全身性エリテマトーデス
臨床マニュアル

第4版

順天堂大学名誉教授 **橋本博史** 著

日本医事新報社

本書を，恩師塩川優一名誉教授ならびに廣瀬俊一名誉教授，順天堂大学医学部膠原病内科学講座同門会と教室員の皆様，ならびに全身性エリテマトーデス(SLE)の患者様に捧げます。

謝　辞

　本書の発刊にあたり，長年にわたりご指導とご協力を頂きました学内外の先生に深く感謝の意を表します。

　SLE症例のデータ集積とその解析に多大なご尽力とご協力を頂きました大東文化大学スポーツ・健康科学部・故・樺澤一之教授ならびに順天堂大学膠原病内科学教室の皆様に深謝の意を表します。

　本書の遺伝的要因の項をご執筆頂きました筑波大学・土屋尚之名誉教授，ならびにSLEのエピゲノム機序・免疫応答と調節異常の項をご執筆頂いた順天堂大学練馬病院膠原病・リウマチ内科・天野浩文准教授に深謝の意を表します。

　本書の病理組織学的所見の提示に際し，順天堂大学練馬病院病理診断科・松本俊治特任教授にご教示頂きましたことを付記し，また，本書の編集に際し順天堂大学膠原病内科学教室・田村直人教授，山路　健教授，順天堂大学・高崎芳成名誉教授，同・津田裕士名誉教授，同・小林茂人名誉教授，戸叶医院・戸叶嘉明院長にご協力頂きましたことを付記し，深謝の意を表します。

　また，本書の出版に際し日本医事新報社編集局の加藤範也様，土居　楓様はじめ皆様に多大なご尽力とご支援を頂き，深く感謝の意を表します。

第4版　序文

　本書の初版刊行は2006年，筆者の大学退職時である。恩師である故・塩川優一先生（順天堂大学名誉教授）の勧めでSLEをライフワークとし，35年の間に経験した1125症例をまとめた。

　このたび第3版から8年ぶりに改訂を行い，第4版発刊の運びとなった。これまでの臨床経験をもとに温故知新を探りつつ，SLEを取り巻く最新情報の網羅に努めた。第3版出版以降，いくつかの新しい生物学的製剤が使用可能となり，それに伴い脱ステロイド薬の風潮があり治療の章を大幅に改訂させて頂いた。

　ステロイド薬（グルココルチコイド）は半世紀にわたりSLEの救命的薬剤として用いられ，生命予後の著しい改善をもたらした。その背景には，これまでの診断技術の進歩と治療法の発達により，早期に診断され治療されるようになったことがあると考えられる。

　診断基準については，1971年のARA（アメリカリウマチ協会）によるSLE分類予備基準から改変を重ね，2019年にはEULAR/ACRより感度と特異度が共に高いSLEの分類基準が提唱された。そして2024年度より厚労省指定難病の診断基準にも採用されている。

　治療の面ではステロイド薬に加え免疫調節薬や免疫抑制薬を含む伝統的な治療法と相まって，寛解導入と予後改善に寄与したと思われる。

　ステロイド薬は，活動性の重篤な臓器病変に対して欠かすことのできない薬剤である。しかし，生活の質の向上を重視する観点から，ステロイド薬の功罪の罪を最小限に抑える手法が勧められるようになった。最近では病態の解明とともに新たにリツキシマブ，ベリムマブ，アニフロルマブなどの分子標的治療薬が加わり，T2Tの概念のもと寛解をめざす治療法の検討が積極的に進められている。現在，多くの分子標的治療薬を含む生物学的製剤の導入が検討されつつあり，個別化医療への期待も高まっている。

　一方で，多臓器病変を伴い再燃を繰り返す患者さんにとっては最適で最良の治療管理が望まれ，多分野にわたる専門領域の協力を必要としている。

　また，SLEの生命予後の改善に伴い加齢に伴う心身への影響も考慮する必要があり，全人的医療が求められる。

　SLEの診断や鑑別，病態把握，治療法の選択，合併症への対応とその対策など，必要に応じて本書を活用して頂ければ幸いである。膠原病の医療に携わっているメディカルスタッフの皆様にも医療の質と安全性を維持すべく活用して頂ければ幸いである。

　前版同様，浅学菲才のため網羅できなかった点も多々あると思われるが，忌憚のないご批判，ご叱正を頂ければ幸いである。

2025年1月

橋本博史

発刊に当たって

　これまで数多くの全身性エリテマトーデス（SLE）の著書が出版されてきたが，本書『全身性エリテマトーデス臨床マニュアル』は，過去半世紀にわたり順天堂大学医学部膠原病内科学教室で経験したSLE 1125症例をもとに記述したものである．筆者は，2005年3月をもって順天堂大学を定年退職したが，1965年に順天堂大学塩川優一教授（現名誉教授）に師事し大学院医学研究科へ入学後，恩師より「皮膚病変に興味をもっているようだからSLEの研究をしてはどうか．臨床の研究は時間がかかるけれども，同じ病気を長く手がけていれば必ず新しいことが発見できるから」という身に余るお話しを頂き，このことがSLEをライフワークとする契機となった．未だ新しい発見ができず内心忸怩たるものがあるが，このたび自験例をまとめる機会を得た．

　半世紀を経た今日，SLEの予後は著しく改善し，予後不良の疾患から慢性に経過する疾患へと変貌した．本書の出版に際し，恩師　塩川名誉教授が最初にSLEの患者さんに出会ったときの強烈な印象と今日の隔世の感について玉稿をお寄せ頂き，コラムとして掲載させて頂いた（☞25頁）．現在においては，未だ原因療法はないものの，多くは長期寛解導入が可能となった．しかしながら，加齢や長期治療に伴う動脈硬化症や骨粗鬆症などの生活習慣病，感染症や悪性腫瘍合併など新たな問題も提起されている．同じ病態を有していても一人として同じ患者さんはいないが，SLEの診断や鑑別，病態把握，治療法の選択，予後の予測，合併症への対応とその対策など，必要性に応じ本書を活用して頂ければ幸いである．膠原病の診療に携わっている臨床医やリウマチ専門医，リウマチ登録医は無論のこと研修医や看護師，ソーシャルワーカー，薬剤師，理学療法士などのコメディカルワーカーの方々や医学生にも本書をお読み頂き，SLEの理解を深めて頂ければ望外の喜びである．

　しかしながら，浅学菲才のため十分に網羅できなかった事項や今後の進歩により改変すべき事項が多々あるかと思われる．今後に向けて忌憚のないご批判，ご意見を頂ければ幸いである．

　本書は日本医事新報社出版局加藤範也氏の多大なご支援と全面的なご協力のもとに上梓できたことを記し，ここに深甚なる謝意を表する．

2006年1月

橋本博史

目次

I章　概念・疫学　　1

1．SLEの概念とその変遷　　2
1. SLEの歴史　　2
2. 抗核抗体の発見と自己免疫　　3
3. 診断基準の変遷　　5
4. 治療の変遷　　5
5. SLEのモデル動物　　8
6. 現在におけるSLEの疾患概念　　8

2．SLEの疫学　　11
1. 推定患者数，有病率　　11
2. 男女比，診断時年齢　　13
3. 背景因子　　13
4. 初発症状　　15
5. 臨床症状・検査所見　　15
6. 予後・死因　　19
   1) 自験例の成績　19
   2) 最近の動向　20

II章　病因　　27

1．遺伝的要因　　28
1. 家族集積性　　28
2. 性染色体/性ホルモン　　28
3. 疾患感受性遺伝子　　29
   1) 主として候補遺伝子アプローチに基づいて見出された疾患感受性候補遺伝子　31
   2) ゲノムワイド解析の成果と課題　35
   3) 単一遺伝子疾患の様式でSLE発症の原因となるバリアント　36

4）SLE感受性遺伝子が集積する分子パスウェイ　*37*
　　　5）疾患感受性遺伝子から推測されるSLE発症機構　*37*
　　　6）ポリジェニックリスクスコア（PRS）　*40*
　　　7）SLEのゲノム解析における今後の展望　*41*

2. 環境因子　*46*

3. SLEのエピゲノム機序　*49*
　1．DNA脱メチル化　*49*
　2．ヒストン修飾の異常　*50*
　3．非コードRNA（ncRNA）　*50*

4. 免疫応答と調節機構の異常　*52*
　1．免疫寛容（トレランス）の破綻　*52*
　2．抗原の由来　*52*
　3．抗原供給に伴う免疫応答細胞と可溶性メディエーター　*55*
　4．T細胞異常　*57*
　　　1）Th1細胞　*57*
　　　2）Th2細胞　*58*
　　　3）Th17細胞／DN T細胞　*58*
　　　4）制御性T（Treg）細胞　*59*
　　　5）組織常在型メモリーT（Trm）細胞　*59*
　　　6）濾胞性ヘルパーT（Tfh）細胞　*59*
　　　7）末梢性ヘルパーT（Tph）細胞　*60*
　5．B細胞異常　*60*
　6．免疫異常に対する治療戦略　*61*

5. 組織障害機序　*69*
　1．皮膚　*69*
　2．ループス腎炎　*71*
　3．中枢神経性（CNS）ループス　*71*

6. 病理組織学的所見　*74*
　1．皮膚　*74*
　2．腎　*74*
　3．心　*81*
　4．血管　*82*
　5．肺　*82*
　6．網内系　*84*

III章　検査所見　　85

1. 一般検査所見　86
1. 血液学的検査　86
2. 尿検査　86
3. 便検査　86
4. 生理学的検査　86
5. 画像検査　86

2. 免疫血清学的検査所見　87
1. 抗核抗体　87
1) 蛍光抗体間接法による抗核抗体　87
2) 抗DNA抗体　87
3) LE因子または抗DNA：ヒストン抗体　90
4) 抗非ヒストン核蛋白抗体　91
5) 抗核小体抗体　91
6) 抗セントロメア抗体　91

2. 抗リン脂質抗体　91
3. その他の自己抗体　92
4. 免疫複合体　92
5. 血清補体価　92
6. 細胞性免疫検査　95

3. 生検による病理組織学的検査　96

IV章　診　断　　97

1. 診断の進め方　98
1. 初発症状と病歴聴取のポイント　98
1) 主訴，初発症状からSLEを疑う　98
2) 既往歴　99
3) 家族歴　99
4) 社会歴，生活歴など　99

2. 診断に重要な臨床症状　100
1) 発熱　100
2) 皮膚症状　100
3) 関節・筋症状　101
4) 腎臓の障害　101

   5) 中枢神経障害　*101*
   6) 心臓・肺障害　*102*
   7) 消化器の障害　*102*
   8) その他の症状　*102*
  3. 検査の組み立て方 ·· *103*
 2. 診断・分類基準 ··· *104*
 3. 鑑別診断 ·· *112*
 4. SLEの近縁疾患とその鑑別 ·· *116*
  1. 関節リウマチ (RA) ··· *116*
   1) 概念　*116*
   2) 臨床的特徴　*117*
   3) 診断, 鑑別診断　*117*
  2. 全身性強皮症 (SSc) ·· *119*
   1) 概念　*119*
   2) 臨床的特徴　*121*
   3) 診断, 鑑別診断　*121*
  3. 多発性筋炎・皮膚筋炎 (PM/DM) ·· *122*
   1) 概念　*122*
   2) 臨床的特徴　*122*
   3) 診断, 鑑別診断　*123*
  4. シェーグレン症候群 (SjS) ·· *125*
   1) 概念　*125*
   2) 臨床的特徴　*125*
   3) 診断　*125*
  5. IgG4関連疾患 (IgG4-RD) ·· *127*
  6. 混合性結合組織病 (MCTD) と重複症候群 (overlapping syndrome),
   鑑別不能の結合組織疾患 (UCTD) ·· *129*
   1) MCTDとは, 重複症候群とは, UCTDとは　*129*
   2) MCTDの臨床的特徴　*130*
   3) MCTDの診断, 鑑別診断　*130*
  7. 血管炎症候群 ··· *132*
   1) 結節性多発動脈炎 (PN)　*132*
   2) 顕微鏡的多発血管炎 (MPA)　*133*
   3) 多発血管炎性肉芽腫症 (GPA)　*137*

        4) 好酸球性多発血管炎性肉芽腫症 (EGPA, C-S) *139*

        5) 巨細胞性動脈炎 *141*

        6) 高安動脈炎 (大動脈炎症候群) (Takayasu's arteritis) *142*

    8. 薬剤誘発ループス ……………………………………………………………… *144*

    9. 抗リン脂質抗体症候群 …………………………………………………………… *144*

    10. 成人 (発症) スチル病 …………………………………………………………… *144*

        1) 概念 *144*

        2) 臨床的特徴 *146*

        3) 診断, 鑑別疾患 *146*

    11. ベーチェット病 ………………………………………………………………… *147*

        1) 概念 *147*

        2) 臨床的特徴 *147*

        3) 診断, 鑑別疾患 *147*

    12. リウマチ性多発筋痛症 (PMR) ………………………………………………… *147*

        1) 概念 *147*

        2) 臨床的特徴 *147*

        3) 診断, 鑑別疾患 *149*

    13. 自己炎症性疾患 ………………………………………………………………… *150*

    14. 脊椎関節炎 (SpA) ……………………………………………………………… *150*

        1) 体軸性脊椎関節炎 (axial SpA) *150*

        2) 乾癬性関節炎 *151*

        3) 反応性関節炎 *152*

        4) 炎症性腸疾患に伴う SpA *152*

    15. 結合織炎, 線維筋痛症 (fibrositis, fibromyalgia syndrome) …… *152*

V章　病型分類, 亜型　　　　　　　　　　　　　　　　　　　　　　　　　*157*

1. 病型分類 ……………………………………………………………………………… *158*

    1. 皮疹による分類 ………………………………………………………………… *158*

    2. 経過による分類 ………………………………………………………………… *159*

    3. 加齢による分類 ………………………………………………………………… *159*

    4. 自己抗体, 免疫異常による分類 ……………………………………………… *161*

    5. ループス腎炎の組織学的病型分類 …………………………………………… *162*

    6. 重症度・予後からみた病型分類 ……………………………………………… *162*

        1) 軽症 SLE *162*

        2) 中等症と重症 SLE *162*

2. 亜型 ··· 170
1. Pre-SLE ·· 170
2. 薬剤誘発ループス ·· 172
3. 円板状エリテマトーデス (DLE) ·· 173
4. 亜急性皮膚型LE (SCLE) ··· 174
5. 新生児ループス ··· 174
6. 補体欠損に伴うSLE様症候群 ··· 175
7. 抗核抗体陰性SLE ··· 175
8. 抗リン脂質抗体症候群 (APS) ··· 175

VI章　治療　　177

1. 治療目標と治療方針 ·· 178

2. 非ステロイド性抗炎症薬 (NSAIDs) ··· 182
1. 作用機序 ··· 182
2. NSAIDsの種類と選択の仕方 ··· 182
3. 適用 ··· 183
4. 副作用 ··· 184

3. 副腎皮質ステロイド薬 (ステロイド薬) ······································ 187
1. ステロイド薬の抗炎症作用機序 ·· 187
2. ステロイド薬の種類 ··· 187
3. 投与方法 ··· 189
4. 適用病態 ··· 189
5. 用法・用量 ··· 190
6. 妊娠合併SLE患者におけるステロイド治療 ······················· 191
7. ステロイド薬が不応性の場合の要因 ··································· 193
8. ステロイド薬の吸収・代謝と他剤相互作用 ······················· 194
9. 副作用とその対策 ··· 195
    1) 感染症　195
    2) 糖尿病・耐糖能異常　197
    3) 消化性潰瘍　197
    4) 骨粗鬆症・圧迫骨折　197
    5) 精神症状 (ステロイド精神病)　198
    6) 副腎皮質機能不全　198
    7) その他　198

4. 免疫調整薬 … 200
- 1. ヒドロキシクロロキン硫酸塩(HCQ) 200
  - 1) クロロキンとは 200
  - 2) 薬理作用・薬物動態 201
  - 3) 適応・効果 201
  - 4) 投与量 201
  - 5) 副作用 202
  - 6) 投与中モニタリング 204
  - 7) 妊娠・授乳 204
- 2. 抗リウマチ薬として用いられる免疫調整薬 … 204

5. 免疫抑制薬 … 207
- 1. SLEにおける免疫抑制薬の位置づけ … 207
- 2. SLEに用いられる免疫抑制薬とその作用機序 … 207
  - 1) 代謝拮抗薬 207
  - 2) アルキル化薬 208
  - 3) 葉酸拮抗薬 209
  - 4) 細胞内シグナル伝達阻害薬 209
  - 5) JAK阻害薬 210
- 3. 適応 … 211
- 4. 投与法 … 212
- 5. 使用上の留意点 … 213

6. 生物学的製剤 … 217
- 1. TNF阻害薬，IL-6阻害薬，共刺激分子阻害薬 … 217
- 2. B細胞を標的とする治療薬 … 217
  - 1) リツキシマブ 217
  - 2) ベリムマブ 220
- 3. I型IFNα阻害薬（アニフロルマブ）… 222

7. アフェレーシス療法 … 226
- 1. 原理と歴史 … 226
- 2. 施行方法 … 226
  - 1) 血漿交換療法(PE) 226
  - 2) 血球成分除去療法(CAP) 227
- 3. 生物学的意義 … 228
  - 1) 血漿交換療法(PE) 228
  - 2) 血球成分除去療法(CAP) 229

- 4. 適応疾患・病態 *229*
  - 1) 血漿交換療法（PE） *229*
  - 2) 血球成分除去療法（CAP） *229*
- 5. 臨床的効果 *230*
- 6. 施行上の注意点 *233*

8. ガンマグロブリン療法 *235*

9. 治療の変貌と今後の治療 *237*
- 1. 治療の変貌 *237*
- 2. 今後の治療 *237*
  - 1) 形質細胞を標的とする治療薬 *237*
  - 2) B細胞を標的とする治療薬 *239*
  - 3) T細胞を標的とする治療薬 *240*
  - 4) サイトカイン阻害薬・TLR阻害薬 *241*
  - 5) 造血幹細胞移植 *241*

VII章　臨床病態と治療・管理　　　　　　　　　　　　　　　245

1. 皮膚病変 *246*
- 1. 急性皮膚型LE（ACLE） *246*
- 2. 亜急性皮膚型LE（SCLE） *246*
- 3. 慢性皮膚型LE（CCLE） *248*
- 4. 新生児ループス *249*
- 5. bullous LE *249*
- 6. 口腔内粘膜潰瘍 *250*
- 7. 日光過敏症 *250*
- 8. 蕁麻疹様皮疹 *250*
- 9. 皮膚血管炎 *250*
- 10. 脱毛 *253*
- 11. レイノー現象，末梢循環障害，凍瘡様皮疹 *253*
- 12. その他 *254*

2. 骨・関節・筋症状 *256*
- 1. 関節症状 *256*
- 2. 筋症状 *258*
- 3. 治療 *259*

3. 腎症（ループス腎炎） ……………………………………………………………… 260
1. ループス腎炎の特徴 ……………………………………………………………… 260
2. ループス腎炎の病態評価 ………………………………………………………… 263
1）臨床的評価　263
2）組織学的指標　263
3）血清学的指標　265
3. 病型別治療法と治療手段 ………………………………………………………… 267
1）ステロイド薬　268
2）免疫抑制薬　269
3）生物学的製剤　275
4）アフェレーシス療法（血漿交換療法）　276
5）抗凝固療法　276
6）血液透析，その他　276
4. 主な病態における治療の実際 …………………………………………………… 277
5. 最近の動向 ………………………………………………………………………… 278

4. 精神神経症状 ……………………………………………………………………… 289
1. 自験例の検討 ……………………………………………………………………… 289
1）病態とその頻度　289
2）精神症状　289
3）神経症状　292
2. 病態診断 …………………………………………………………………………… 293
1）SLEの他の症状との相関　293
2）検査所見　295
3）重症度の評価　298
3. 新しいSLEの精神神経症状分類 ……………………………………………… 299
[A] 中枢神経系──a. 神経症状 …………………………………………… 299
1）無菌性髄膜炎　299
2）脳血管障害　299
3）脱髄性症候群　301
4）頭痛　301
5）運動障害（舞踏病）　302
6）脊髄障害　303
7）痙攣発作および発作性疾患　303

　　　　[A] 中枢神経系 ── b. びまん性精神的／精神神経症候 304
　　　　　　1）急性昏迷状態　304
　　　　　　2）不安障害　304
　　　　　　3）認知障害　305
　　　　　　4）気分障害　306
　　　　　　5）精神病性症状　307
　　　　[B] 末梢神経系 307
　　　　　　1）急性炎症性脱髄性多発神経根神経炎，ギラン・バレー症候群　307
　　　　　　2）自律神経障害　307
　　　　　　3）単神経炎，単発／多発　307
　　　　　　4）重症筋無力症　308
　　　　　　5）脳神経障害　308
　　　　　　6）神経叢炎　309
　　　　　　7）多発性神経炎　309
　　　4. 治療 310

5. 心病変 314
　　　1. 心囊炎 314
　　　2. 心筋炎 314
　　　3. 心内膜炎 319
　　　4. 心筋梗塞，冠動脈病変 320
　　　5. 血管病変 322

6. 肺病変 324
　　　1. 胸膜病変 324
　　　2. 肺臓炎・間質性肺炎 325
　　　　　1）急性ループス肺臓炎　325
　　　　　2）慢性間質性肺炎　328
　　　　　3）肺胞出血　328
　　　3. 肺血管病変 331
　　　　　1）肺高血圧症　331
　　　　　2）肺血栓・塞栓症　337
　　　4. 横隔膜病変 337
　　　5. その他 339

7. 消化器病変 342

1. 消化管障害 342
2. 腹膜炎・腹水 343
3. 腸管の血管炎 343
4. 非血管炎による腸梗塞 346
5. 炎症性腸疾患 348
6. 蛋白漏出性胃腸症・吸収障害 348
7. 膵炎 349
8. 肝障害 352
9. 食道障害 352

8. 血液学的病変 354

1. 貧血 354
    1) 炎症に伴う貧血　354
    2) 自己免疫性溶血性貧血（AIHA）　354
    3) 鉄欠乏性貧血　355
    4) その他　357
2. 白血球減少 357
    1) 顆粒球減少　357
    2) リンパ球減少　357
3. 血小板減少 359
    1) 血小板減少症／血小板減少性紫斑病（TP）　359
    2) 血栓性血小板減少性紫斑病（TTP）　360
4. 抗リン脂質抗体症候群（APS） 361
    1) 定義　361
    2) aPLの生物学的特性　361
    3) aPLの分類　362
    4) 臨床症状　363
    5) 診断基準　365
    6) 治療　365
5. 血球貪食症候群（HPS） 368

9. 内分泌系障害，膀胱障害 371

1. 甲状腺疾患 371
2. 1型糖尿病 371
3. 副腎不全 372
4. 副甲状腺疾患 372

5. 高プロラクチン血症 ……………………………… *372*
　　6. 膀胱障害 …………………………………………… *373*

10. 合併症 　　　　　　　　　　　　　　　　　　　　*377*

　　1. 感染症 ……………………………………………… *378*
　　2. 糖尿病 ……………………………………………… *384*
　　3. 消化性潰瘍 ………………………………………… *384*
　　4. 骨粗鬆症・圧迫骨折 ……………………………… *384*
　　5. 無菌性骨壊死 ……………………………………… *390*
　　6. 動脈硬化，心筋梗塞，冠動脈病変 ……………… *392*
　　7. 悪性腫瘍 …………………………………………… *393*

11. 妊娠・出産 　　　　　　　　　　　　　　　　　　*398*

　　1. 妊娠・出産の容認 ………………………………… *398*
　　2. 妊娠がSLEに及ぼす影響 ………………………… *399*
　　3. 胎児へ及ぼす影響 ………………………………… *400*
　　　　1) 児の転帰・予後　*400*
　　　　2) 抗リン脂質抗体 (aPL) による習慣流産　*403*
　　　　3) 新生児ループス　*404*
　　4. 妊娠・出産の治療・管理 ………………………… *408*
　　　　1) 妊娠中の治療・管理　*408*
　　　　2) 分娩時，分娩後の留意点と治療・管理　*410*

Ⅷ章　臨床評価／日常生活指導　　　　　　　　　*413*

1. 臨床評価 　　　　　　　　　　　　　　　　　　　*414*

　　1. 活動性指標 ………………………………………… *414*
　　　　1) 日本における活動性判定基準　*414*
　　　　2) 欧米における活動性判定基準　*415*
　　2. 傷害度指標 ………………………………………… *417*
　　3. 寛解基準と再燃 …………………………………… *418*
　　4. 健康度指標 (QOL評価) …………………………… *419*

2. 日常生活指導 　　　　　　　　　　　　　　　　　*422*

　　1. 安静 ………………………………………………… *422*
　　2. 食事 ………………………………………………… *422*
　　3. 薬 …………………………………………………… *422*
　　4. 歯の治療・外科的手術 …………………………… *423*
　　5. 予防接種 …………………………………………… *423*

6. 紫外線・日光照射 ……………………………………………………… 424
7. 戸外スポーツ・レクリエーション ………………………………… 424
8. 家事 ……………………………………………………………………… 424
9. 鍼・灸 …………………………………………………………………… 424
10. 結婚 ……………………………………………………………………… 424
11. 妊娠・出産 ……………………………………………………………… 425
12. 避妊 ……………………………………………………………………… 425
13. 指定難病の医療費の助成 ……………………………………………… 425

　　索　引 …………………………………………………………………… 427

謹　告

本書に記載されている事項に関しては，発行時点における最新の情報に基づき，正確を期するよう，著者・出版社は最善の努力を払っております。しかし，医学・医療は日進月歩であり，記載された内容が正確かつ完全であると保証するものではありません。したがって，実際，診断・治療等を行うにあたっては，読者ご自身で細心の注意を払われるようお願いいたします。本書に記載されている事項が，その後の医学・医療の進歩により本書発行後に変更された場合，その診断法・治療法・医薬品・検査法・疾患への適応等による不測の事故に対して，著者ならびに出版社は，その責を負いかねますのでご了承下さい。

I章

概念・疫学

I章　概念・疫学

1. SLEの概念とその変遷

1. SLEの歴史

　　全身性エリテマトーデス（SLE）は年代とともにその概念の変遷，病名の変遷があった。時代とともにlupusからlupus erythematosus, acute disseminated lupus erythematosusと名称が変わり，現在ではsystemic lupus erythematosusと最もふさわしい病名で称されている。lupus（狼瘡）という言葉は，約700年前に予後の悪い浸食性皮膚病変の記載に用いられた[1]。それはラテン語から派生したもので，狼があたかも呑食する，咬む，砕くかのような感覚を表現する顔面の紅斑性潰瘍を意味するものであった。Virchow[2]によるlupusに関する歴史的考察の中で，Rogerius（1230），Paracelsus（1493～1541），Manardi（1500），Sennert（1611）ら先人の紹介がされている。HebraとKaposiはlupus vulgarisの総説の中で，Hippocrates（460～370B.C.頃）が記述したherpes esthiomenosとAmatus Lusitanus（1510～1568）が記述したherpes ulcerosusを同意語として取り扱っている。Batemanは彼の恩師Willanの集成をもとにlupusの症状と治療について論述し，Dr. Willanによって称せられたlupusという言葉は，鼻，口唇，頬部，前頭部を主に侵し，時に他の部位にも認め，皮膚と筋肉の破壊を伴うことを意味し，根本的な治療法がないことを指摘している。1851～1852年にCazenaveはlupus erythemateauxと名称を変え，これには今でいうSLEとdiscoid LEの2型があり，前者は女性に後者は男性に多いことを指摘した。

　1872年，Kaposiはdiscoid lupusとaggregated formを区別し，lupus erythematosusは皮膚病変に限らず多臓器病変をも認める系統的疾患であるとした。その頃のlupusの病因としては主に一種の癌が考えられていたが，19世紀の初めにはWillanは結核として分類し，それは100年以上も続いた。1880年にHutchinsonはtubercular lupus vulgarisをlupus erythematosusと区別しようとしたが，確たる結論が得られぬまま失敗に終わっている。

　　1895～1903年までのOsler[3]の文献の中で皮膚病変に関係なく内臓病変がみられることが記載され，関節炎，出血傾向，腎炎，消化管病変，中枢神経病変，心・肺病変を認めている。また，関節炎は変形を伴わないことや，中枢神経症状は皮膚病変と同様に血管病変によって生じたものである可能性を指摘している。1924年，LibmanとSacks[4]

は"A hitherto undescribed form of valvular and mural endocarditis"と題し4症例を報告，当時Libman-Sacks diseaseとして新しい疾患と考えられたが，これはまもなくSLEのvariant以外の何ものでもないことがわかった。このことはGrossによっても確かめられ，hematoxylin stained bodies（HE体）の存在も認められた。1935年，Baehr，Klemperer，SchifrinらはSLEの臨床病理学的検討を行い腎糸球体にみられるワイヤーループ病変を特徴的であるとした。1942年にKlempererら[5]により膠原病の概念が提唱されたが，1930年よりSLEとthrombocytopenic purpura（TP）の移行ないし重複例が報告され，Beigelman（1951）によりTPも膠原病の範疇に含まれることが示唆された。ワイヤーループ像，HE体とともに網膜にみられるcytoid bodies（Maumenee, 1940：Bergmeister, 1929），リンパ節の壊死（Short, 1907），脾にみられるonion-ring lesion（Libman & Sacks, 1924）などはSLEに特異的とされた。

SLEと膠原病の主な歴史を表Ⅰ-1-1に示す。

2. 抗核抗体の発見と自己免疫

1900年の前半には，これら形態学的特徴が明らかにされると同時に臨床検査の上で興味ある，かつ重要な事実が見出されている。1つは，ワッセルマン反応（serological test for syphilis：STS）の偽陽性（Gennerich, 1922）であり，もう1つはLE細胞現象[6]（Hargraves, 1948）である。特に後者は患者の骨髄標本の中で発見されたものであったが，SLEが自己免疫疾患であるという概念への発端となった。その後，LE細胞，LE因子に関する数多くの研究がなされ，その本態が明らかにされてきたが，SLE以外の疾患でも認められることが知られるようになり（Kievits, 1956），他の疾患とのオーバーラップ例，薬剤誘発ループス（Dustan, 1954），ループス肝炎（Joske & King, 1955）など新たな疾患概念が提示されるようになった。1957年，Friou[7]は核蛋白と反応する物質の検索法に蛍光抗体法を紹介し，Mellors，DixonらはLE細胞内封入体にガンマグロブリンの存在を蛍光抗体法で証明し，MiescherはLE因子は核または核蛋白と直接反応する物質で，おそらく抗体であろうと述べ，Dameshek（1958），Burnet（1962）[8]らにより自己免疫説が強調され，Mackay，Burnet（1963）らは抗核病の病名を提唱した。蛍光抗体法による抗核抗体の研究は数多くの抗核抗体の発見につながり，基質に用いられる核材の改良とともにゲル内沈降や二重免疫拡散法，血球凝集反応，酵素抗体法，ラジオイムノアッセイ法などの特異的抗体検出法の発達により疾患特異的抗核抗体の同定が可能となった。LE細胞の発見から10年後に抗DNA抗体の存在も知られ，抗dsDNA抗体が抗Sm抗体とともに疾患特異性のあることも明らかとなった。また，抗DNA抗体の多くは種々の核酸とも多様な反応性を示し，このことがカルジオリピンをはじめとするリン脂質

■表 I-1-1　SLEと膠原病に関連する主な歴史的背景

年代	人物	内容
ギリシャ時代	Hippocrates	リウマチ熱の記述（？）
1643年	Guillaume de Baillou	リウマチ熱と痛風を区別
1686年	Syndenham	rheumatism（リウマチ熱）
1754年	Curzio	強皮症の記述
1800年	Landré-Beauvais	RAの記述
1850年	Cazenave	SLEの記述
1859年	Garrod	rheumatoid arthritisと命名
1863年	Wegener	皮膚筋炎の記述
1866年	Kussmaul, Maier	結節性動脈周囲炎の記述
1872年	Kaposi	SLEは全身性疾患
1880年	Koch	ツベルクリン反応
1881年	Ogston	リウマチ熱の原因が溶連菌
1904年	Aschoff	アショッフ体（リウマチ熱）
1906年	von Pirquet	アレルギー
1924年	Libman, Sacks	SLEの疣贅性心内膜炎
1932年	Gross	ヘマトキシリン体（SLE）
1933年	Klinge	実験的フィブリノイド変性
1933年	Sjögren	シェーグレン症候群
1942年	Klemperer	膠原病の概念
1947年	Rich	実験的PN（collagen-vascular disease）
1948年	Hench, Kendal	RAにコルチゾール投与
1948年	Hargraves	LE細胞の発見
1957年	Friou	抗核抗体
1957年	Burnet	クローン選択説
1958年	Dausset	HLA抗原
1959年	Porter	免疫グロブリンの構造
1961年	Miller, Good	胸腺の役割
1961年	Helyer, Howie	NZB×NZW　F1マウス
1962年	Burnet	自己免疫の概念
1963年	Mackay, Burnet	抗核病
1969年	McDevitt	免疫応答遺伝子
1971年	Vane	非ステロイド薬のプロスタグランジン産生抑制
1971年	Gershon	サプレッサーT細胞
1971年	米国リウマチ協会	SLE分類予備基準
1972年	Sharp	MCTDの概念
1972年	厚生省	SLEを特定疾患に認定
1974年	Jerne	イディオタイプ・ネットワーク
1975年	Köhler, Milstein	モノクローナル抗体
1976年	Cathcart	ステロイドパルス療法
1976年	Jones	血漿交換療法（アフェレーシス療法）
1977年	利根川	免疫グロブリン遺伝子
1982年	米国リウマチ協会	SLEの改訂基準
1983年	谷口	IL-2遺伝子
1984年	Davis	T細胞受容体遺伝子
1984年	Sessoms	シクロホスファミド間欠大量静注療法（IVCY）
1985年	Mullis	PCR法開発
1986年	Hughes	抗リン脂質抗体症候群の概念
1989年	Yonehara	アポトーシスを誘導する抗Fas抗体
1993年	Derkx B	クローン病に抗TNFα抗体療法
1993年	Elliott MJ	RAに抗TNFα抗体療法
1997年	米国リウマチ協会	SLEの（再）改訂基準
2005年	Int. Hap Map Cons.	ヒトゲノム地図

〈次頁に続く〉

I章　概念・疫学

2008年	Herley, Homら	SLEのGWAS (genome-wide association study)
2011年	FDA	SLEに抗BLyS抗体（ベリムマブ）療法承認
2012年	FDA	JAK阻害薬初保険適用（トファシチニブ）
2017年	Jayne DRW	C5a受容体阻害薬（アバコパン），AAV適用
2019年	日本リウマチ学会	全身性エリテマトーデス診療ガイドライン2019
	EULAR／ACR	新SLE改訂分類基準
2020年	WHO	新型コロナ感染症（COVID-19）
2021年	FDA	SLEにⅠ型IFN受容体阻害薬（アニフロルマブ）承認
	FDA	ループス腎炎にボクロスポリン承認
2023年	厚労省	ループス腎炎にリツキシマブ承認

との交差反応性にもつながり，STSの要因ともなっていることが示された。また，非ヒストン酸性核蛋白物質であるU1-RNPに対する抗体の発見はSharpらによるMCTDの疾患概念の提唱[9]につながった。

3. 診断基準の変遷

　これまでSLEの診断基準は数多く提唱されてきたが，感度と特異度の改善とともに，より簡易化が求められてきた。1971年に米国リウマチ協会からSLEの分類予備基準が提唱されるまでは各施設で用いられる基準は異なり，それらの感度と特異度も相違のあるものであった。したがって，施設間の疫学調査などを含む比較試験は厳密なものではなかった。1982年のSLE改訂基準[10]では，免疫血清学的診断技術の進歩により分類予備基準項目のLE細胞とSTSに加え，蛍光抗体法による抗核抗体とSLEに特異的な抗dsDNA抗体と抗Sm抗体が基準項目に加えられた。これにより感度と特異度が高められ，改訂基準ではそれぞれ96.1％，97.3％を示すようになった。さらに，抗リン脂質抗体症候群の疾患概念の提唱に伴い，これがSLEに多く認められることからさらなる改訂につながり，1997年に提唱された改訂基準[11]では，LE細胞が削除され，代わりに抗リン脂質抗体が加えられた。

　また，2012年には米国リウマチ学会により，SLEの臨床的な多様性と最近の免疫学的進歩に基づき臨床現場に則したSystemic Lupus International Collaborating Clinics (SLICC) 分類基準が提唱された[12]。さらにEULAR／ACRより2019年に感度・特異度共に優れたスコアリングシステムによる新しい分類基準が提唱された[13]。

4. 治療の変遷

　SLEの治療に欠かすことのできない副腎皮質ステロイドが使用されるようになってから半世紀以上が経過した。すなわち，1949年にHench, Kendallら[14]がRAやリウマチ熱，以後，SLEにもコルチゾールとACTHを投与し劇的効果を認め，それ以来その有用性が示されてきた。ステロイドが使用される以前は対症療法，金剤，蒼鉛，ビタミン剤，

肝エキス，抗菌薬などであった．抗マラリア薬（クロロキン）がPayne（1894）により試みられているが，これも普及して使用されるようになったのは1951年以降であり，ステロイドの劇的効果が認められたあとのことである．日本で使用禁止になっていたクロロキンは2015年より使用可能となった．メチルプレドニゾロンによるパルス療法は，1976年のCathcartら[15]によるびまん性増殖性ループス腎炎の治療に始まる．

　免疫抑制薬はアザチオプリン，6-MP，シクロホスファミド，ミゾリビンなどが用いられているが，シクロホスファミド間欠大量静注療法（IVCY）は1984年にSessomsにより試みられ，頻回に行われるようになったのは1987年のBalow，1992年のBoumpasによるNIHグループからの比較対照試験の報告以後である．日本では従来保険適用がなかったが，2010年以降，公知申請によりシクロホスファミドとアザチオプリンが承認され，SLEをはじめ血管炎症候群，PM/DM，SSc，MCTD，その他難治性のリウマチ性疾患に適用となった．ミコフェノール酸モフェチルは2015年よりループス腎炎に使用承認された．細胞内シグナル伝達阻害薬として知られるシクロスポリンは1999年より用いられ，タクロリムスは2005年よりRA，引き続いてSLEのループス腎炎に保険適用となった．また，RAで用いられるTNF阻害薬のインフリキシマブは2003年より導入され，以後，エタネルセプト，アダリムマブ，IL-6阻害薬のトシリズマブ，共刺激分子阻害薬のアバタセプトが順次保険適用された．2011年にはヒト抗TNFαモノクローナル抗体（ゴリムマブ）が，2013年には，ペグ化抗ヒトTNFα抗体（セルトリズマブ ペゴル）が，さらには経口の分子標的薬JAK阻害薬（トファシチニブ）が新たに保険適用された．また，SLEでは2011年にFDAがSLEの治療に生物学的製剤抗BLyS抗体（ベリムマブ）を承認した．これはステロイド薬以来50年ぶりに承認された画期的な薬剤となった[16]．さらに，SLEの病態にⅠ型インターフェロン（IFN）が密接に関わっていることが明らかとなり，Ⅰ型IFNの受容体に対する完全ヒト型モノクローナル抗体アニフロルマブがFDAより認可され，本邦において2021年に適応承認された[17]．また，カルシニューリン阻害薬ボクロスポリン（voclosporin）[18]が2021年にFDAよりSLEの治療薬として承認された．特に活動性ループス腎炎に対して他の免疫抑制薬との併用で有用であることが指摘され，本邦においても近々承認，適用されるものと思われる．

　一方，血液透析は1970年より導入され，これにより腎不全を伴うSLEの予後が著しく改善した．プラズマフェレーシス療法（血漿交換療法）は1976年のJonesらの報告[19]に始まるが，筆者らは1978年より難治性病態を伴う症例に施行している．最近では白血球除去療法も試みられている．図Ⅰ-1-1に膠原病の治療法の変遷を示す．

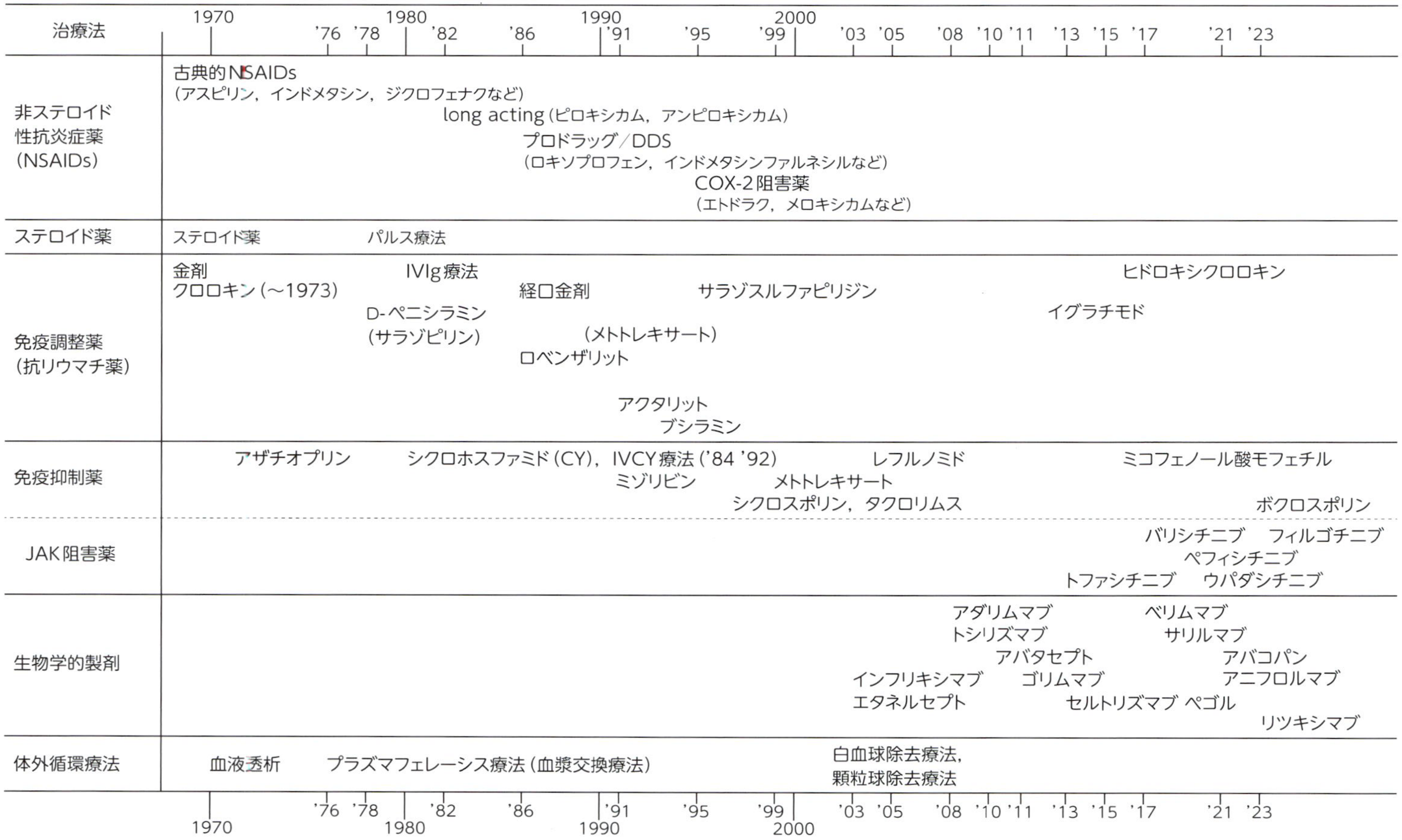

治療法	1970　'76　'78　1980　'82　　'86　　1990　'91　　'95　　2000　'99　'03　'05　'08　'10　'11　'13　'15　'17　'21　'23
非ステロイド性抗炎症薬（NSAIDs）	古典的NSAIDs（アスピリン、インドメタシン、ジクロフェナクなど） long acting（ピロキシカム、アンピロキシカムなど） プロドラッグ/DDS （ロキソプロフェン、インドメタシンファルネシルなど） COX-2阻害薬（エトドラク、メロキシカムなど）
ステロイド薬	パルス療法
免疫調整薬（抗リウマチ薬）	金剤 クロロキン（～1973）　IVIg療法 D-ペニシラミン （サラゾピリン） 経口金剤 （メトトレキサート） ロベンザリット アクタリット ブシラミン サラゾスルファピリジン イグラチモド ヒドロキシクロロキン
免疫抑制剤	アザチオプリン シクロホスファミド（CY）、IVCY療法（'84 '92） ミゾリビン シクロスポリン、タクロリムス メトトレキサート レフルノミド ミコフェノール酸モフェチル ボクロスポリン
JAK阻害薬	トファシチニブ バリシチニブ　フィルゴチニブ ペフィシチニブ ウパダシチニブ
生物学的製剤	インフリキシマブ エタネルセプト アダリムマブ トシリズマブ アバタセプト ゴリムマブ セルトリズマブペゴル ベリムマブ サリルマブ アバコパン アニフロルマブ リツキシマブ
体外循環療法	血液透析　プラズマフェレーシス療法（血漿交換療法）　白血球除去療法、顆粒球除去療法
	1970　'76　'78　1980　'82　　'86　　1990　'91　　'95　　2000　'99　'03　'05　'08　'10　'11　'13　'15　'17　'21　'23

図 I-1-1　膠原病治療法の変遷

NSAIDs：non-steroidal anti-inflammatory drugs，IVIg：intravenous immunoglobulin，IVCY：intravenous cyclophosphamide，JAK：Janus kinase-signal transducer，COX-2：cyclooxygenase-2

5. SLEのモデル動物

　　SLEの病因論には常に慢性感染症が挙げられてきた。現在重要視されているウイルス感染説の発端は1952年MoolterとClarkの報告である。1961年，HelyerとHowie[20]はBielschowskyの発見したNZBマウスとNZWマウスのhybridマウス（NZB×NZW F1）がヒトSLEに類似した病態を自然発症させることを見出し，SLEの動物モデルとして広く利用されるようになった。現在では，MRL-lpr/lprマウスやBXSBマウス，（SWR×NZB）F1（SNF1）マウスなどがSLEのモデルマウスとして知られ，免疫異常の解析や治療実験，さらには疾患感受性遺伝子の同定とともに相同性をみるヒトの遺伝子の解析にも応用されている。

6. 現在におけるSLEの疾患概念

　　いまだ原因は不明であるが，SLEは代表的な全身性自己免疫疾患のひとつと考えられている。また，形態学的には炎症性結合組織疾患，臨床的にはリウマチ性疾患の範疇に含まれる膠原病の代表的な疾患でもある。以前は予後不良で致死的な疾患と考えられていたが，診断技術の進歩と治療法の発達により慢性に経過する比較的予後良好な疾患に変貌している。また，本邦においては，1972年以降SLEは厚生省（現 厚生労働省）特定疾患に認定され，調査研究班の設置と医療助成が行われてきたが，このことも社会的啓蒙とともにSLEの研究の進歩に大きく貢献してきたと考えられる。一方，生命予後の改善に伴い長期生存する患者の増加とともに，難治性病態と合併症の増加が危惧され新たな問題が提起されている[21,22]。

　　SLEは早期診断が重要で，臓器病変がみられれば寛解を目標とした早期治療を行い，再燃と臓器障害の防止に努め，予後の改善とQOLを高める。多彩な臓器障害を伴い，その診断と治療は多分野の学際的関与を必要とする。多臓器病変を対象としたSLEのガイドラインは少ないが，2019年に本邦でSLEの診療ガイドラインが発刊された[23]。また，RAではtreat-to-target（T2T）の手法により治療成績の向上がみられるが，これは「単に症状を改善する治療」ではなく「治療目標を設定し，それに向けて達成する治療」をめざすものである。SLEにおいても2014年にこの手法が提唱された[24]。その目標は，長期生存，臓器障害の予防，QOLの最適化とされ，寛解達成ないし低疾患活動性である。これまでSLEの救命的薬剤として長年使用されてきたステロイド薬は，その有害事象と合併症が問題視されていた。しかし近年，アンカードラッグとして認識されてきたヒドロキシクロロキン，生物学的製剤として初めて認可されたB細胞を標的とするベリムマブやリツキシマブ，SLEの病因に関与しているⅠ型IFNαに対するモノクローナル抗体アニフロルマブ，ループス腎炎に有効性が指摘されているリツキシマブ，カルシニューリン阻害薬ボ

クロスポリンなどが使用可能となり，ステロイドを極力減らし，可能であれば中止とすることを意図したステロイド離れが生じている。無論，活動性の致死性臓器病変に対しては，ステロイドパルス療法や各種免疫抑制薬を含む多剤併用が用いられる。これらをもとに，EULARは2023年にSLE managementのレコメンデーションを発表しているので参照されたい[25]。

〈文 献〉

1) Dubois EL：Lupus Erythematosus. 2nd ed, University of California Press, Los Angeles, 1974.
2) Virchow R：Historical note on lupus. Arch Path Anat 32：139, 1865.
3) Osler W：The visceral lesions of the erythema group. Brit J Dermatol 12：227, 1900.
4) Libman E, et al：A histherto undescribed form of valvular and mural endocarditis. Arch Int Med 33：701, 1924.
5) Klemperer P, et al：Diffuse collagen disease：Acute disseminated lupus erythematosus and diffuse scleroderma. JAMA 119：331, 1942.
6) Hargraves MM, et al：Presentation of two bone marrow elements；the "Tart" cell and "LE" cell. Proc Mayo Clin 23：25, 1948.
7) Friou GJ：Clinical application of lupus serum-nucleoprotein reaction using fluorescent antibody technique. J Clin Invest 36：890, 1957.
8) Burnet FM：Cellular aspect of immunology as manifested in Simonsen reaction. Yale J Biol Med 34：207, 1962.
9) Sharp GC, et al：Mixed connective tissue disease, an apparently distinct rheumatic disease syndrome associated with specific antibody to an extractable nuclear antigen(ENA). Am J Med 52：148, 1972.
10) Tan EM, et al：The 1982 revised criteria for classification of systemic lupus erythematosus. Arthritis Rheum 25：1271, 1982.
11) Hochberg MC：Updating the American College of Rheumatology revised criteria for the classification of systemic lupus erythematosus(letter). Arthritis Rheum 40：1725, 1997.
12) Petri M, et al：Derivation and validation of the systemic lupus international collaborating clinics classification criteria for systemic lupus erythematosus. Arthritis Rheum 64：2677, 2012.
13) Aringer M, et al：2019 European League Against Rheumatism/American College of Rheumatology classification criteria for systemic lupus erythematosus. Ann Rheum Dis 78(9)：1151-9, 2019.
14) Hench PS, et al：Effect of hormone of adrenal cortex(17-hydroxy-11-dehydrocorticosterone：compound E) and pituitary adrenocorticotropic hormone on rheumatoid arthritis；Preliminary report. Proc Mayo Clin 24：181, 1949.
15) Cathcart ES, et al：Beneficial effects of methylprednisolone "pulse" therapy in diffuse proliferative lupus nephritis. Lancet 1(7952)：163, 1976.
16) Sanz I：Connective tissue disease：targeting B cells in SLE：good news at last! Nature Rev Rheumatology 7：255, 2011.

17) Furie RA, et al:Type I interferon inhibitor anifrolumab in active systemic lupus erythematosus (TULIP-1): a randomised, controlled, phase 3 trial. Lancet Rheumatol 69:376-86, 2017.
18) Heo YA:Voclosporin:First Approval. Drugs 81(5):605-10, 2021.
19) Jones JV, et al:Plasmapheresis in the management of acute systemic lupus erythematosus? Lancet 1(7962):709, 1976.
20) Helyer BJ, et al:Positive lupus erythematosus test in a cross-bred strain of mice NZB/B1-NZY/B1. Proc Univ Otago Med Sch(NZ) 39:3, 1961.
21) 橋本博史:全身性エリテマトーデスの病態と治療―病像の変貌と今後の課題. 日内会誌 92:50, 2003.
22) Yurkovich M, et al:Overall and cause-specific mortality in patients with systemic lupus erythematosus:a meta-analysis of observational studies. Arthritis Care Res 66:608, 2014.
23) 全身性エリテマトーデス診療ガイドライン2019. 厚生労働科学研究費補助金難治性疾患等政策研究事業 自己免疫疾患に関する調査研究(自己免疫班), 日本リウマチ学会 編, 南山堂, 2019.
24) van Vollenhoven RF, et al:Treat-to-target in systemic lupus erythematosus: recommendations from an international task force. Ann Rheum Dis 73(6):958-67, 2014.
25) Fanouriakis A, et al:EULAR recommendations for the management of systemic lupus erythematosus:2023 update. Ann Rheum Dis 83(1);15-29, 2024.

Ⅰ章　概念・疫学

2. SLEの疫学

1. 推定患者数，有病率

　日本の推定患者数は，1993年における厚生省（現 厚生労働省）調査研究班による調査結果から3万2,599人（95% CI＝2万9,417～3万5,782）である[1]。これにより有病率は人口10万人当たり33人とされ，アイスランドを含む欧州とほぼ同率である。人種別では，日本人，白人の有病率は10万人当たり10～50人であるが，黒人では400人と高率である[2]。

　また，日本では1972年に難病対策要綱が策定されてからSLEは特定疾患に指定され，2014年1月から難病対策の改革のもと難病法が施行されたが，指定難病として従来に準じて医療費の助成が行われている。

　医療費受給者をもとに患者数の実態を捕捉できるかどうかという問題もあるが，全国疫学調査と受給者資料とを比較することにより妥当性は見出されている。難病対策による医療費受給者は，1999年度4万7,000人，2002年度5万2,000人，2005年度5万3,000人，2008年度5万6,000人，2011年度5万9,000人，2014年度6万3,000人，2017年度6万人，2020年度6万4,000人と年々増加傾向にある。

　2016年，Carterらは，世界におけるSLEの有病率，発症率について検討し，発症率は10万人当たり0.3～31.5人，有病率は10万人当たり3.2～517.5人と報告した[3]。表Ⅰ-2-1[3]に国別の有病率を示す。

　Reesらは，地理的に検討した最近の発症率は10万人当たり年0.3～23.2人で，最も高い発症率は北米で，一方サハラ以南のアフリカ，欧州，オーストラリアは，より低い発症率であり，これらの相違は遺伝的素因，社会経済的要因，環境因子によるとしている[4]。男女比は地域により1：8～1：15と差を認め[5]，発症率，死亡率はアフリカ系アメリカ人が最も多く，以下ヒスパニック，アジア人と続き白人は最も低い[6]。アフリカ系アメリカ人は最も罹病率が高く，ステロイドと免疫抑制薬の治療に抵抗性を示した[7]。全体的にSLEの死亡リスクは健常者の2.6倍であった[8]。

　Taylorらは，サンフランシスコ在住のSLE患者の死因についてpopulation-based studyを行っている。California Lupus Surveillance Projectによる2007年1月～2009年12月の調査であるが，813人（白人38％，アジア人36％，黒人20％，ヒスパニック

表 I-2-1　各国におけるSLEの有病率

国	有病率（人口10万人当たり） 総計	女性	男性
台湾	37.0〜97.5	66.6〜179.4	8.4〜28.5
韓国	18.8〜26.5	35.7〜45.8	5.5〜7.5
マレーシア	43.0	N/D	N/D
中国	30.0〜37.6	60〜67.8	0〜6.2
日本	3.7〜37.7	6.6〜68.4	0.83〜7.0
インド	3.2	N/D	N/D
パキスタン	50.0	N/D	N/D
イラン	40.0〜190.0	250.0	110.0
イラク	53.6	88.7	N/D
オーストラリア	19.3〜92.8	127.0	N/D
ノルウェー	44.9〜51.8	89.3〜91.0	9.7〜10.7
デンマーク	21.9〜28.3	N/D	N/D
ロシア	9.0	15.8	0.5
ウクライナ	14.9	23.8	3.7
カザフスタン	20.6	35.9	1.8
イギリス	24.0〜517.5	35.0〜177.0	3.7
スペイン	17.5〜34.1	29.2〜57.9	5.8〜8.3
イタリア	57.9〜81.0	100.1	12.0
フランス	47.0	N/D	N/D
トルコ	59.0	104.0	12.0
ギリシャ	39.5〜110.0	69.3	9.5
アイスランド	35.9	62.0	7.2
スウェーデン	39.0〜85.0	64.8〜144.0	11.7〜25.0
アイルランド	25.4	N/D	N/D
米国	42.0〜300.0	45.0〜408.2	4.4〜54.0
カナダ	31.9〜51.0	271.0〜322.0	32.0
ブラジル	98.0	110.0	90.0
アルゼンチン	58.6	83.2	23.0
ベネズエラ	70.0	N/D	N/D
キュラソー島	47.0	83.8	8.5
メキシコ	60.0	80.0	40.0
キューバ	60.0	100.0	0
バルバドス	84.1	152.6	10.1

N/D：不明

（文献3より引用）

15％，メキシカン他5％）のうち135人の死亡を認め，主たる死因は心血管系によるもので33％を占め，一般住民に比べ3.63倍多く，特にアジア人，ヒスパニックが4～6倍多いことを指摘している[9]。

一方，米国のメディケイドによる2002～2004年のSLE有病率が報告されている[10]。これによれば，10万人当たり166人で，ループス腎炎の有病率は34人である。メディケイドによらない以前の検討よりも軽度の増加傾向をみる。女性は93％を占め，人種別では白人38％，アフリカ系アメリカ人37％，ヒスパニック12％である。

また，Georgia Lupus Registry（GLR）によれば2002年のSLE有病率は10万人当たり72.8人で，黒人が118.5人（男女比1：10），白人が32.7人（男女比1：8）と黒人が圧倒的に多い。2002～2004年の3年間の発症率では，10万人当たり5.6人で，黒人は8.6人，白人は2.7人であると報告され，黒人女性の発症率は以前の報告よりも有意に高いことが指摘されている[11]。

最近，米国の8地区の地域住民を対象とした40年間のループス腎炎のpopulation-based studyが報告された[12]。調査期間は1976～2018年であるが，76％が女性で68％は非ヒスパニックの白人であるが，年間のループス腎炎発症率は10万人当たり1.0で，30～39歳が最も多い。ループス腎炎患者は1985年に比べ2015年では増加傾向にあるが，40年間で死亡率の改善はみられず10年後の生存率は70％，末期腎不全を13％に認め，死亡率も一般住民に比べ6倍高く，依然予後不良であることを認めている。

また，診断の遅延，腎病変，高疾患活動性，感染症，大きな心血管系の障害は，主たる死因の予測因子とされる[7]。

他方，2010年度におけるスウェーデンのSLE有病率は，10万人当たり46～85人（女性79～144人/10万，男性12～25人/10万）で，年齢分布では加齢とともに有病率の増加がみられ，地域による有病率の違いがあることも報告されている[13]。

2. 男女比，診断時年齢

自験SLEのデータを図Ⅰ-2-1に示す。圧倒的に女性に多く，男女比は1：9である。女性では20～30歳代の発症が多いが，男性ではその傾向が少なく年齢による男女比は若年者，高齢者で少ない傾向にある。最近，発症年齢は高齢化の傾向にある。無論，若年発症，高齢発症も存在する。

3. 背景因子

自験SLE患者の膠原病家族内発症，薬物過敏症，重複症候群を表Ⅰ-2-2に示す。膠原病家族内発症ではRAが最も多く（全体の約10％），ついでSLE，リウマチ熱と続く。薬

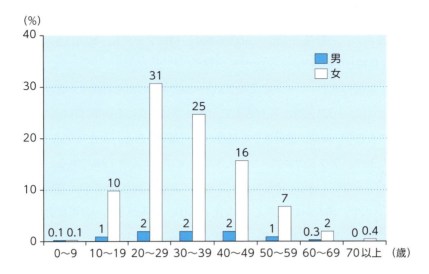

■図Ⅰ-2-1　SLEにおける診断時年齢分布と性差（SLE 1,125例，2002年）

■表Ⅰ-2-2　SLEの背景因子（SLE 1,125例，2002年）

●膠原病家族内発症	231/1,103（21）
RA	117（51）
SLE	46（20）
リウマチ熱	16（ 7）
PM/DM	13（ 6）
SSc	8（ 3）
SjS	2（ 1）
MCTD	2（ 1）
●薬物過敏症	284/1,053（27）
●重複症候群（$n=695$）	
SjS	127（18）
MCTD	48（ 7）
橋本病	21（ 3）
SSc	20（ 3）
PM/DM	13（ 2）
RA	9（ 1）
ルポイド肝炎	8（ 1）

（　）内は%

物過敏症は27％にみられる。重複症候群では，SjSが最も多く，次いでMCTD，橋本病，強皮症，PM/DMである。

4. 初発症状

関節痛，発熱，紅斑が三大初発症状（図Ⅰ-2-2）であるが，軽症・不全例の診断率が高まり，これらの頻度は低下傾向にある。しばしば全身倦怠感，易疲労感，こわばり，体重減少などの全身症状を伴う。これら以外では，レイノー現象，浮腫，脱毛，発疹，蛋白尿，筋肉痛，リンパ節腫大など多彩である。

5. 臨床症状・検査所見

自験SLEの経過中の臨床症状・検査所見の頻度を表Ⅰ-2-3に示す。また，他の報告者との比較を表Ⅰ-2-4[14]に示す。海外の報告に比べ自験例では蝶形紅斑，脱毛，口腔内潰瘍を含む皮膚粘膜症状，レイノー現象，蛋白尿，抗SS-A抗体などが多くみられ，胸膜炎，肺臓炎，LE因子などは少ない傾向にある。

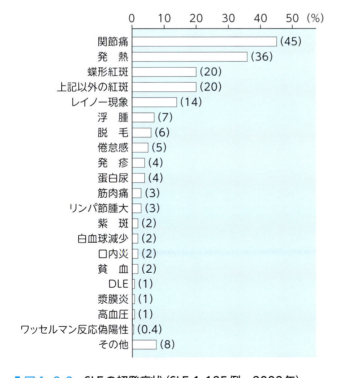

図Ⅰ-2-2　SLEの初発症状（SLE 1,125例，2002年）

表 I-2-3　SLEの臨床症状，検査所見，治療，死因　(n＝1,125)

分類	項目	値	分類	項目	値
全身症状	発熱	892 (79)	消化器症状	急性腹症	56 (5)
	≧38.5℃	267/684 (39)		腹膜炎	14 (1)
	38.0〜38.5℃	109/684 (16)		イレウス	12 (1)
	37.5〜38.0℃	102/684 (15)		腹水	22 (2)
	＜37.5℃	206/684 (30)		肝腫	126 (11)
	リンパ節腫大	305/1,082 (28)		脾腫	41 (4)
	甲状腺腫	48/891 (5)		ルポイド肝炎	5/769 (1)
	浮腫	384 (34)	腎症状（ループス腎炎）	蛋白尿　無	176 (16)
	ツ反　陰性	66/108 (61)		蛋白尿　有	949 (84)
皮膚症状	日光過敏症	450 (40)		間欠性	431 (45)
	蝶形紅斑	787 (70)		持続性	354 (37)
	爪床・手掌紅斑	611 (54)		多量 (3.5g/dL以上)	164 (17)
	斑点状丘疹	143 (13)		赤血球尿	1,066 (95)
	円板状紅斑	191 (17)		円柱尿	838 (74)
	蕁麻疹様皮疹	280 (25)		BUN増加	659/1,063 (62)
	脱毛	540 (48)		クレアチニン増加	429/1,047 (41)
	紫斑	158 (14)		腎生検所見 (n＝216) (%)	
	水疱形成	61 (5)		Ⅰ．MC or normal	49 (23)
	色素沈着	196 (17)		Ⅱ．mesangial alteration	34 (16)
	結節性紅斑	45 (4)		Ⅲ．focal segmental	35 (16)
	皮下結節	56 (5)		Ⅳ．diffuse GN	55 (25)
	網状皮斑	58 (5)		Ⅴ．membranous GN	39 (18)
	レイノー現象	539 (48)		Ⅵ．Advanced	4 (2)
	下腿潰瘍	65 (6)	精神神経症状	精神症状	241 (21)
	手指潰瘍	44 (4)		痙攣発作	92 (8)
	他の皮膚潰瘍	56 (5)		意識消失	61 (5)
	指趾壊疽	30 (3)		脳神経障害	45 (4)
	血栓性静脈炎	43 (4)		末梢神経障害	84 (7)
	皮下石灰化	13 (1)		脳波異常	110/443 (25)
	口腔内潰瘍	474 (42)		CT異常	56/283 (20)
関節・筋症状	関節痛	1,000 (89)		髄液異常	37/303 (12)
	関節腫脹	189 (17)		眼底異常	63/338 (19)
	紡錘状腫脹	80 (7)		cytoid body	8/63 (13)
	関節変形	75 (7)	検査所見	赤沈亢進 (＞20/時)	853/1,026 (83)
	無菌性骨壊死	109 (10)		血色素低下 (＜10g/dL)	429 (38)
	筋痛	354 (31)			
	筋萎縮/筋力低下	60 (5)		赤血球数減少 (＜380×10⁴/μL)	705 (63)
心症状	心雑音	163 (14)			
	心外膜炎	77 (7)		溶血性貧血	97/865 (11)
	心筋炎	25 (2)		白血球減少 (＜4,000)	697 (62)
	心電図異常	274/820 (33)		リンパ球減少 (＜1,500)	858/938 (91)
	伝導障害	65 (24)		血小板減少 (＜15万)	344/1,009 (34)
	心筋障害	76 (28)		IgG増加 (＞1,800mg/mL)	634/1,011 (63)
	心筋梗塞	5 (2)			
	狭心症	7 (3)		IgM増加 (＞250mg/mL)	438/1,010 (43)
	疣贅性心内膜炎	10/45 (22) (剖検)			
	心臓超音波異常	45/238 (19)		IgA増加 (＞400mg/mL)	154/1,010 (15)
呼吸器症状	胸膜炎	119 (11)			
	間質性肺炎・肺線維症	42 (4)		CRP	632/908 (70)
	肺高血圧	11/487 (2)		CH50低下 (＜30.0)	660/1,025 (64)
	肺梗塞	9/689 (1)		C3低下 (＜70mg/mL)	712/940 (76)
	拘束性障害	39/503 (8)		C4低下 (＜20mg/mL)	659/939 (70)
	拡散能障害	80/523 (15)		クリオグロブリン	16/169 (10)

〈次頁に続く〉

自己抗体	クームス抗体（直）	137/748 (18)	死因 151/1,125 (13)	腎不全	45 (30)
	クームス抗体（間）	67/739 (9)		脳血管障害	34 (23)
	RAHA	308/739 (42)		感染症	29 (19)
	RAPA	195/557 (35)		DIC	13 (9)
	RAテスト	352/908 (39)		心不全	10 (7)
	ワッセルマン反応偽陽性	78/510 (15)		間質性肺炎・肺線維症	10 (7)
	ループス抗凝固因子	151/349 (43)		悪性腫瘍	10 (7)
	抗カルジオリピン抗体	177/349 (51)		消化管出血	8 (5)
	抗アシアロGM_1抗体	48/115 (42)		肺高血圧症	7 (5)
	サイログロブリン抗体	28/224 (13)		自　殺	4 (3)
	マイクロゾーム抗体	65/306 (21)		心筋梗塞	2 (1)
	ミトコンドリア抗体	3/62 (5)		その他	8 (5)
	抗平滑筋抗体	6/52 (12)			
SLEにおける抗核抗体	抗核抗体（蛍光抗体法）	1,094 (97)			
	抗DNA抗体（RIA）	645/935 (69)			
	抗dsDNA抗体（IgG）（ELISA）	151/326 (46)			
	抗dsDNA抗体（IgM）（ELISA）	22/67 (33)			
	抗ssDNA抗体（IgG）（ELISA）	244/315 (78)			
	抗ssDNA抗体（IgM）（ELISA）	32/63 (51)			
	抗dsDNA抗体（クリシジア法）				
	IgGクラス	197/491 (40)			
	IgAクラス	77/475 (16)			
	IgMクラス	68/475 (14)			
	補体結合性	59/464 (13)			
	LE因子	448/957 (47)			
	抗U1-RNP抗体	314/876 (36)			
	抗Sm抗体	176/894 (20)			
	抗SS-A抗体	371/814 (46)			
	抗SS-B抗体	70/816 (9)			
	抗PCNA抗体	6/237 (3)			
	抗Ki抗体	24/142 (17)			
	抗Scl-70抗体	5/110 (5)			
	抗PM-1抗体	3/29 (10)			
	抗Jo-1抗体	4/64 (6)			
治療	非ステロイド性抗炎症薬	800 (71)			
	ステロイド薬	1,026 (91)			
	PSL（＜40mg/日）	769 (75)			
	PSL（40〜60mg/日）	133 (13)			
	PSL（≧60mg/日）	124 (12)			
	パルス療法	171 (17)			
	免疫抑制薬	300 (27)			
	アザチオプリン	160 (53)			
	シクロホスファミド	70 (23)			
	6-MP	26 (9)			
	メトトレキサート	7 (2)			
	ミゾリビン	32 (11)			
	その他	12 (4)			
	アフェレーシス	105/953 (11)			
	人工透析	25 (2)			

（　）内は％

表Ⅰ-2-4　報告者によるSLEの臨床症状と検査所見の頻度の比較

症状・所見	Harvey, et al 1954 (105 cases)	Dubois, et al 1964 (520 cases)	Estes, et al 1971 (140 cases)	Hochberg, et al 1985 (150 cases)	Eurolupus, et al 1992 (704 cases)	Jacobsen, et al 1998 (513 cases)	Hashimoto, et al 2002 (1,125 cases)
発熱	86	84	—	—	52	—	79
関節痛（炎）	90	92	95	76	84	67	89
心外膜炎	45	31	19	23	—	20	7
心筋炎	40	8	8	—	—	3	2
高血圧	14	25	46	—	—	23	38
胸膜炎	56	45	48	57	—	31	11
肺臓炎	22	1	9	—	—	8	4
蝶形紅斑	39	57	39	61	58	48	70
脱毛	3	21	39	45	—	23	48
口腔内潰瘍	14	9	7	23	24	11	42
日光過敏症	11	33	—	45	45	43	40
レイノー現象	10	18	21	44	34	32	48
円板状紅斑	—	29	9	15	10	14	17
末梢神経障害	—	12	7	21	—	6	7
精神症状	19	12	37	13	—	6	21
痙攣	17	14	26	13	—	9	8
蛋白尿/沈渣異常	65	46	53	—	39	45	74
ネフローゼ症候群	—	23	26	13	—	—	17
リンパ節腫大	34	59	36	—	12	—	28
貧血（Hb＜11g/dL）	78	57	73	57	—	—	63
溶血性貧血	—	—	12	8	8	—	11
白血球減少	—	43	66	41	—	42	62
血小板減少（＜10万）	26	7	19	30	22	24	34（＜15万）
ワッセルマン反応偽陽性	15	11	29	26	—	10	15
LE因子	82	82	78	71	—	62	47
抗核抗体	—	—	87	—	96	98	97
抗C3低値	—	—	—	59	—	87	76
抗DNA抗体	—	—	—	28	78	7	69
抗Sm抗体	—	—	—	17	10	—	20
抗SS-A（Ro）抗体	—	—	—	32	25	—	46
抗U1-RNP抗体	—	—	—	34	13	—	36
抗カルジオリピン抗体	—	—	—	—	—	—	51

数字は％

（文献14に自験例を追加）

6. 予後・死因

1）自験例の成績

自験SLEの生命予後は近年著しく改善している。これまでの1,125例の5，10，20年の生存率は93，89，69％である。自験例と海外の報告[2]との比較を表Ⅰ-2-5に示すが，特に1990年以降予後の改善がみられる。自験例を診断時期により3群に区分し死因と予後を比較すると（表Ⅰ-2-6，図Ⅰ-2-3），1976年以降腎死の激減を認め，予後の有意な改善をみる。

■表Ⅰ-2-5　主な報告者によるSLEの生存率の比較

著者	症例数	年度	地域	生存率 5年	10年	15年	20年
Merrel & Shulman	99	1953	Baltimore	50	〜	〜	〜
Kellum & Hasericke	299	1964	Cleveland	69	54	〜	〜
Estes & Christian	150	1971	New York	77	60	50	〜
Wallace, et al	609	1979	Los Angeles	88	79	74	〜
Ginzler, et al	1,103	1982	Multicenter	86	76	〜	〜
Pistiner, et al	570	1990	Los Angeles	97	93	83	〜
Wang, et al	539	1990	Malaysia	82	70	〜	〜
Abu-Shakra, et al	665	1993	Toronto	93	85	79	68
Jacobson, et al	513	1999	Denmark	91	76	64	53
Hashimoto, et al	1,125	2002	Japan	93	89	79	69

（文献2に自験例を追加）

■表Ⅰ-2-6　SLEの死因の変貌

	A	B	C	有意差
診断時年度	1955〜1975	1976〜1985	1986〜2001	
症例数	269	462	394	
死亡数	68（25）	59（13）	24（6）	A：B，B：C，A：C $P<0.001$
腎不全	31（46）	12（20）	2（8）	A：B，B：C，A：C $P<0.05$
脳血管障害	14（21）	17（29）	3（13）	
感染症	15（22）	7（12）	7（29）	
間質性肺炎	8（12）	1（2）	1（4）	A：B $P<0.05$
肺高血圧症	2（3）	2（3）	3（13）	
消化管出血	3（4）	4（7）	1（4）	
心筋梗塞	2（3）	0	0	
悪性腫瘍	5（7）	5（9）	0	
心不全	5（7）	4（7）	1（4）	
DIC	2（3）	8（13）	3（13）	A：B $P<0.05$
自殺	1（2）	2（3）	1（4）	

（　）内は％

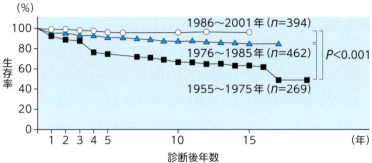

図Ⅰ-2-3　SLEの予後の変貌

　予後改善の要因には診断技術の進歩と治療法の発達が挙げられる。病理組織学的所見の変貌を73例の剖検例で検討すると，1980年以降に剖検された症例はそれ以前の症例に比べ，診断時年齢と死亡年齢が高齢で，罹病期間も長く，腎のフィブリノイド壊死やワイヤーループ像が有意に少なく，腎の硬化性病変が有意に多いことを認めている。腎の硬化性病変は罹病期間が長くなるに従い有意な増加をみる[15]。これは，ループス腎炎の組織学的活動性病変は近年の治療法の発達による改善が示唆され，反面，長期治療と慢性化に伴う硬化性病変増加の一面を表していると思われる。1976年代には，1年以内の主たる死因は活動性病変によるもので，診断後5年以上の死因は動脈硬化によるものが多く死因に2相性の分布がみられることが指摘されているが[16]，その結果につながるものと思われる。

　死因を特定することは難しいが，大きくSLEに関連するものと関連しないものにわけられる。それらの死因の頻度を表Ⅰ-2-7に示す[17,18]。

2) 最近の動向

　2003年以降に報告されたSLEの生命予後をみると，5年生存率は90％を超えており，予後の改善が持続ないしは，さらなる改善をし続けている（表Ⅰ-2-8）[19〜26]。古くは急速に進行する予後不良の疾患と考えられていたが，最近では慢性に経過する予後良好の疾患という考えに変わってきた。しかしながら，依然として急速に進行し短期間で死に至る症例も存在し，また，長期経過観察される症例では感染症や動脈硬化症など合併症による死因が注目されている。生命予後の改善は，抗核抗体をはじめとする早期診断技術の進歩，軽症例の診断を可能とした感度と特異度のバランスのとれた分類基準の提唱，これらと並行してステロイド薬，免疫抑制薬，血液透析を含む体外循環療法などの治療法の発達と感染症や高血圧，腎不全などに対する治療薬剤の開発が進められたことによると考えられる。

　Doriaら[21]は重症／軽症や腎症の有無による生存曲線は発症後10〜15年は変わらないこ

表Ⅰ-2-7　SLEの死因

	Abu-Shakra, et al (1995)	自験例 (2000)
死亡例	124	136
1. 活動性SLE	20 (16)	22 (16)
2. 感染症	40 (32)	27 (20)
3. 上記以外の病態	38 (31)	59 (43)
心筋梗塞	13 (11)	1 (1)
脳血管病変	5 (4)	6 (4)
腎不全	2 (2)	25 (18)
肺線維症／間質性肺炎	2 (2)	14 (10)
肺出血		3 (2)
肺塞栓症／肺梗塞	2 (2)	1 (1)
肺高血圧症		1 (1)
消化管穿孔／虚血性腸炎		3 (2)
うっ血性心不全	2 (2)	2 (1)
突然死	10 (8)	
その他（HPS，動脈瘤破裂など）	2 (2)	2 (1)
4. SLEに関連しない死因	13 (11)	20 (15)
悪性腫瘍	8 (7)	10 (7)
慢性閉塞性肺疾患	2 (2)	1 (1)
消化管出血		3 (2)
自殺／事故	3 (2)	4 (3)
DIC		2 (1)
5. 不　明	13 (11)	8 (6)

（　）内は％　　　　　　　　　　　　　　　　　　　　　（文献18より一部改変引用）

とを指摘し，それは重症や腎症がみられても初期治療が奏効していることによるとしている。

　生命予後に関わる要因は性差，年齢，地域性，人種，遺伝的背景，重症度，疾患活動性，環境因子，社会経済状況，保健衛生状況，教育レベルなど種々挙げられている。それぞれの直接的な要因を明らかにすることは難しいが，この中でこれまで指摘されてきた白人に比べ，黒人やアフリカ系アメリカ人，ヒスパニックの生命予後が不良であるのは，人種による腎症の重症度の違いが反映されていると思われる[27〜29]。しかしながら，米国のメディケイド受給者を対象としたSLE患者の人種による死亡のリスクについての検討では，アジアとヒスパニックのSLE患者は黒人や白人，米国先住民の患者に比べて死亡率が低いという逆説的な結果が認められている[30]。女性に比べ男性のSLEが予後不良であること[21,24]や高齢発症のSLEが予後不良であること[25,31]などが指摘されている。

■表Ⅰ-2-8　SLEの生命予後

報告者 (文献番号)		Al-Saleh (19)	Cervera (20)	Doria (21)	Funauchi (22)	Heller (23)	Kasitanon (24)	Mok (25)	Wadee (26)
年　度		2008	2003	2006	2007	2007	2006	2005	2007
症例数		151	1,000	207	306	92	1,378	285	226
白　人		2	1,000	207	0	0	767	0	2
黒　人		4	0	0	0	7	543	0	210
ヒスパニック		0	0	0	0	0	−	0	0
アジア		35	0	0	306	7	−	285	7
その他		110	0	0	0	78	68	0	7
地　域		UAE	Europe	Italy	Japan	Saudi Arabia	USA	China	South Africa
診断後生存率(%)	5年	94	95	96	94	92	95	92	57〜72
	10年	−	92	93	92	−	91	83	−
	15年	−	−	76	−	−	85	80	−
	20年	−	−	−	77	−	78	−	−

(文献19〜26より一部改変引用)

　また，死亡率の著しい減少とともに死因の変貌がみられる。最近ではSLE自体よりも感染症，動脈硬化性病変，悪性腫瘍などが注目されている。Cerveraらは，1990年からの5年間とその後1995年からの5年間の経過観察では，前者の最初の5年間は後者に比べ活動性SLEと感染症で死亡する症例が多く，後者の5年間では血栓症による死亡が多いことを認めている[20]。感染症では，免疫抑制療法による免疫能の低下が大きなリスクであるが，SLE自体による自然免疫能の低下の可能性もある[1]。動脈硬化性病変では，Framingham Studyをもとに性と年齢をマッチさせた比較で，女性SLEの心筋梗塞は50倍のリスクを有することが指摘されている[32]。フランスの死因に関するデータベースによれば，心血管病変がSLE自体の死因に結びつきやすく，死因の期待値よりも実際の数が1を上回ったものでは，特に40歳以下の症例で心血管病変と腎病変が挙げられリスクとなることが指摘されている[33]。また，脳血管障害も2〜10倍のリスクを有するとされる[34]。SLEにおける動脈硬化症は，高血圧や脂質異常症，糖尿病，肥満，喫煙，遺伝性などが関与するが，これらに加え疾患活動性，ステロイド薬，抗リン脂質抗体，ホモシステイン，CRP上昇などが寄与する。悪性腫瘍では，リンパ腫を含む血液学的な悪性腫瘍，肺癌，子宮頸癌などがみられるが，免疫抑制療法との因果関係は不明である。今後，さらなる予後改善のために上記のリスク要因に対する予防対策が重要である。
　SLEは一般の人に比べ2〜5倍の死亡リスクを有している[35]。診断後10年以内の死亡率は2〜8%であるが，半世紀以上が経過した今は，予後が劇的に改善したことは明らか

で，今後もさらに改善し続けることが期待される．最近，MEDLINEとEmbaseのデータベースを用いた観察研究によるメタアナリシスを行い，一般人とSLE患者の死因を比較した成績が出されている．SLE患者は一般人に比べ3倍死亡リスクが高く，心血管病変と感染症，腎病変によるリスクがいずれも有意に高い．一方，SLEに関連した病態の死因では悪性腫瘍を除きいずれも高いが，特に腎病変が最も高いリスクを有する[36]．他方，最近の報告ではCNSループスを認める症例は年間10.8%の死亡率を示し，認めない症例（3.8%）に比べ高いことが報告されている．特に，脳血管障害と器質性脳症候群は独立した生命予後不良因子として挙げられる[37]．

〈文 献〉

1) 松本美富士：全身性エリテマトーデス．難病の記述疫学（稲葉 裕，大野良之 編）．厚生省特定疾患調査研究特定疾患に関する疫学研究班，1997, p145.
2) Gladman DD, Urowitz MB：Prognosis, mortality and morbidity in systemic lupus erythematosus. Dubois' Lupus Erythematosus. 7th ed, ed by Wallace DJ, Hahn BH, Lippincott Williams & Wilkins, Philadelphia, 2007, p1333.
3) Carter EE, et al：The global burden of SLE：prevalence, health disparities and socioeconomic impact. Nat Rev Rheumatol 12：605, 2016.
4) Rees F, et al：The worldwide incidence and prevalence of systemic lupus erythematosus: a systematic review of epidemiological studies. Rheumatology (Oxford) 56(11)：1945-1961, 2017.
5) Danchenko N, et al：Epidemiology of systemic lupus erythematosus：a comparison of worldwide disease burden. Lupus 15(5)：308-318, 2006.
6) Stojan G, et al：Epidemiology of systemic lupus erythematosus：an update. Curr Opin Rheumatol 30(2)：144-150, 2018.
7) Ocampo-Piraquive V, et al：Mortality in systemic lupus erythematosus：causes, predictors and interventions. Expert Rev Clin Immunol 14(12)：1043-1053, 2018.
8) Lee YH, et al：Overall and cause-specific mortality in systemic lupus erythematosus: an updated meta-analysis. Lupus 25(7)：727-734, 2016.
9) Taylor T, et al：Causes of death among individuals with systemic lupus erythematosus by race and ethnicity：a population-based study. Arthritis Care Res(Hoboken) 75(1)：61-68, 2023.
10) Feldman CH, et al：Prevalence and demographics of systemic lupus erythematosus and lupus nephritis among U.S. adults with medical coverage, 2002-2004. Arthritis Rheum 63(Suppl 10)：S950, 2011.
11) Lim SS, et al：The Georgia Lupus Registry：The incidence and prevalence of systemic lupus erythematosus. Arthritis Rheum 63(Suppl 10)：S952, 2011.
12) Hocaoğlu M, et al：Incidence, prevalence, and mortality of lupus nephritis：a population-based study over four decades using the Lupus Midest Network. Arthritis Rheumatol 75(4)：567-573, 2023.
13) Simard J, et al：Systemic lupus erythematosus prevalence in Sweden in 2010：What do national registers say? Arthritis Care Research 66：1710, 2014.

14) Wallace DJ：The clinical presentation of systemic lupus erythematosus. Dubois' Lupus Erythematosus. 7th ed, ed by Wallace DJ, Hahn BH, Lippincott Williams & Wilkins, Philadelphia, 2007, p638.
15) Kon T, et al：Investigation of pathological and clinical features of lupus nephritis in 73 autopsied cases with systemic lupus erythematosus. Mod Rheumatol 20(2)：168-177, 2010.
16) Urowitz MB, et al：The bimodal mortality pattern of systemic lupus erythematosus. Am J Med 60(2)：221-225, 1976.
17) Gladman DD, Urowitz MB：Prognosis, mortality, and morbidity in systemic lupus erythematosus. Dubois' Lupus Erythematosus. 6th ed, ed by Wallace DJ, Hahn BH, Lippincott Williams & Wilkins, Philadelphia, 2002, p1255.
18) Abu-Shakra M, Urowitz MB, Gladman DD, et al：Mortality studies in systemic lupus erythematosus. Results from a single centre. 1. Causes of death. J Rheumatol 22：1259, 1995.
19) Al-Saleh J, et al：Clinical and immunological manifestations in 151 SLE patients living in Dubai. Lupus 17(1)：62-66, 2008.
20) Cervera R, et al：Morbidity and mortality in systemic lupus erythematosus during a 10-year period：a comparison of early and late manifestations in a cohort of 1,000 patients. Medicine(Baltimore) 82(5)：299-308, 2003.
21) Doria A, et al：Long-term prognosis and causes of death in systemic lupus erythematosus. Am J Med 119(8)：700-706, 2006.
22) Funauchi M, et al：Survival study by organ disorders in 306 Japanese patients with systemic lupus erythematosus：results from a single center. Rheumatol Int 27(3)：243-249, 2007.
23) Heller T, et al：Systemic lupus erythematosus in Saudi Arabia：morbidity and mortality in a multiethnic population. Lupus 16(11)：908-914, 2007.
24) Kasitanon N, et al：Predictors of survial in systemic lupus erythematosus. Medicine (Baltimore) 85(3)：147-156, 2006.
25) Mok CC, et al：Long-term survival of southern Chinese patients with systemic lupus erythematosus：a prospective study of all age-groups. Medicine(Baltimore) 84(4)：218-224, 2005.
26) Wadee S, et al：Causes and predictors of death in South Africans with systemic lupus erythematosus. Rheumatology(Oxford) 46(9)：1487-1491, 2007.
27) Fernandez M, et al；LUMINA Study Group：A multiethnic, multicenter cohort of patients with systemic lupus erythematosus(SLE)as a model for the study of ethnic disparities in SLE. Arthritis Rheum 57(4)：576-584, 2007.
28) Korbet SM, et al：Collaborative Study Group：Severe lupus nephritis：racial differences in presentation and outcome. J Am Soc Nephrol 18(1)：244-254, 2007.
29) Contreras G, et al：Outcomes in African Americans and Hispanics with lupus nephritis. Kidney Int 69(10)：1846-1851, 2006.
30) Gomez-Puerta JA, et al：Racial/ethnic variation in all-cause mortality among United States Medicaid recipients with systemic lupus erythematosus, A Hispanic and Asian paradox. Arthritis Rheum 67：752, 2015.

31) Hashimoto H, et al:Differences in clinical and immunological findings of systemic lupus erythematosus related to age. J Rheumatol 14(3):497-501, 1987.
32) Manzi S, et al:Age-specific incidence rates of myocardial infarction and angina in women with systemic lupus erythematosus:comparison with the Framingham Study. Am J Epidemiol 145(5):408-415, 1997.
33) Thomas G, et al:Mortality associated with systemic lupus erythematosus in France assessed by multiple-cause-of-death analysis. Arthritis Rheum 66:2503, 2014.
34) Mok CC, et al:Incidence and risk factors of thromboembolism in systemic lupus erythematosus:a comparison of three ethnic groups. Arthritis Rheum 52(9):2774-2782, 2005.
35) Petri AIM:An update on mortality in systemic lupus erythematosus. Clin Exp Rheumatol 26(5 Suppl 51):S72-79, 2008.
36) Yurkovich M, et al:Overall and cause-specific mortality in patients with systemic lupus erythematosus:a meta-analysis of observational studies. Arthritis Care Research 66:608, 2014.
37) Magro-Checa C, et al:Central nervous system involvement in systemic lupus erythematosus:Data from the Spanish Society of Rheumatology Lupus Register (RELESSER). Semin Arthritis Rheum 58:152121, 2023.

コラム

昭和27年（1952年）頃だったと思う。私は内科病棟（東京大学附属病院）で患者を受持ち，診療に当たっていた。そこへ，一人の若い女性の患者が入院してきた。高熱があり，しかも顔面が真っ赤で，腫れ上がっていた。病名はまったくわからない。病院の多くの医師に聞いてまわったところ，一人の医師が，「これは紅斑性狼瘡という，ごく稀な病気だ」と教えてくれた。すなわち全身性エリテマトーデス（SLE）である。そして，「この病気の原因はわからないし，治療法は今のところまったくない」ということであった。私は，米国の「セシル内科学」を調べたところ，これは膠原病に属する病気であることがわかった。その患者は治療することもなく，約1週間で亡くなったが，非常に印象的であった。紅斑性狼瘡という病名も，膠原病という病名も，そのときはじめて知った。しかし，やがて将来，私が膠原病の専門医になるとは，当時はまったく想像もできなかった。現在，SLEの患者がかなりよく治療され，多くが明るく生活しているのをみると，夢のようである。　　　　　（塩川優一）

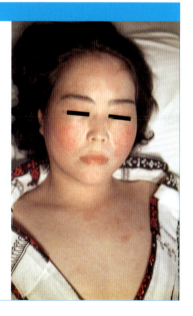

II章

病因

II章 病因

1. 遺伝的要因

　SLEは多因子疾患であるが，その病因はいまだ不明である．発症には疾患感受性遺伝子による遺伝的要因と環境因子が重視される．

1. 家族集積性

　SLEの発症に遺伝的要因が関与していることはいくつかの事実により明らかである．SLEに家族集積性が認められることはこれまで数多く報告されている[1~3]．Hochbergらの報告[1]では，SLE発端者の第一度近親者541人におけるSLEの有病率は1.67％であり，対照健常人の第一度近親者540人における0.18％と比較して，オッズ比（odds ratio：OR）9で増加していた[1]．SLEは女性に好発するが，家族内発症においても姉妹，母娘など女性同士の組み合わせが多く男性同士は少ない[3]．

　SLE患者と健常人女性の第一度近親者におけるSLE発症率は，それぞれ2.64％，0.40％（OR6.8）である．さらに，一卵性双生児におけるSLEの発症の一致率（24～69％）が二卵性双生児（2～9％）に比べ有意に高いこと[4,5]が家族内発症率の高さとともに遺伝的関与を強く支持している．反面，一卵性双生児におけるSLE発症の不一致率が31～76％にみられることは，遺伝的要因のみでは説明がつかず，環境因子の関与が重視される1つの根拠となっている．

2. 性染色体／性ホルモン

　SLEは女性に好発することから，性染色体や性ホルモンが発症に関与する可能性が検討されてきた．エストロゲンとテストステロンは自己抗体産生には相反する作用を持ち，前者は亢進的に，後者は抑制的に働く．また，男性SLEでは，免疫能を増強させる作用のある16α-hydroxyestroneとプロラクチンを女性と同等に有することが指摘されている[6]．これらのことは，SLEが女性に好発し男性に少ないことを考えると好都合であるが，もともと免疫グロブリンのIgM量は男性に比べ女性に多く，これはX染色体の数的支配を受けているためと考えられる[7]．

　SLEの女性優位をX染色体異常によると考えた場合，核型47,XXYを有する男性であるクラインフェルター症候群患者にSLEが有意に多く発症するかどうかが注目される．

最近の研究では、男性SLE患者に占めるクラインフェルター症候群の割合は、SLEに罹患していない男性に比べて高いことが報告されている[8]。さらに、約1,000人の女性に1人の割合でみられるトリソミーX (47,XXX) の核型を有する者では、一般の46,XXの核型を有する女性と比較して、SLEが2.5倍、シェーグレン症候群 (Sjögren syndrome：SjS) が2.9倍増加しているとの報告がなされている[9]。トリソミーXでは性ホルモンの分泌亢進は認められないことから、これらの知見はSLEおよびSjSが女性に多い理由の少なくとも一部は、X染色体の数により説明しうる可能性を支持するものと考えられる。

一般に、女性では2本のX染色体のうち1本からの遺伝子発現が不活化されている〔X染色体不活化 (X chromosome inactivation：XCI)〕。しかし、この現象は必ずしも完全ではなく、X染色体にコードされた遺伝子の一部では、一部の細胞において、両方のX染色体からの発現が観察される。X染色体上には多くの免疫系遺伝子がコードされており、SLEの発症や病態における重要性が示唆されている分子をコードする遺伝子群も含まれる (*TLR7*, *CD40LG*, *CXCR3*, *IRAK1*, *IL13RA1*, *CYBB*, *BTK*, *Cxorf21/TASL*など)。これらはXCIが不完全であり、一部の細胞では両方の染色体からの遺伝子発現が認められることが知られている。

中でも、I型インターフェロン (interferon：IFN) 遺伝子群の発現誘導に重要な役割を果たす*TLR7*遺伝子は、形質細胞様樹状細胞 (plasmacytoid dendritic cell：pDC) やB細胞においてXCIからの逸脱が認められ、エストロゲンの一種であるエストラジオールと協調的に作用して、TLR7刺激に対して女性においてより強いI型IFN産生が認められることが報告されている[10]。

また、プロラクチンは下垂体性ホルモンで幅広い免疫制御の特性を有する。先述のエストラジオールはプロラクチン産生を促し、プロラクチンは性腺ステロイド合成を抑制する。SLEでは高プロラクチン血症をきたすことが指摘され、その値はSLEの活動性や妊娠中のSLEの活動性と相関することが報告されている[11]。さらに、ブロモクリプチンによるプロラクチンの抑制により疾患活動性の低下をみる[12]。

すなわち、SLEが女性に好発するのは、X染色体と性ホルモンのいずれもが、相互に協調的に関与しているためと考えられる。

3. 疾患感受性遺伝子

前述のように、大多数のSLE患者は、主として生まれつき持っている複数のDNA配列の個体差、すなわち、生殖細胞系列バリアント (germline variants)[*1]によって規定される遺伝因子に、紫外線、感染、薬剤など、何らかの後天的要因が加わって発症に至る多因子疾患 (complex disease) の様式が想定される。これらのうち、遺伝因子については、ま

ず，先行研究に基づいて候補遺伝子を設定し，集中的に解析を行う候補遺伝子アプローチによる研究が1970年代に開始され，ヒト主要組織適合性複合体（major histocompatibility complex：MHC）であるヒト白血球抗原（human leukocyte antigen：HLA），補体，Fcγ受容体（FcγR）遺伝子群などの関連が報告された。2000年代以降は，ヒトゲノムプロジェクト，ヒトゲノム多様性プロジェクトによるバリアントのカタログ化とハイスループットな解析技術の飛躍的発展を背景に，先験的仮説なしにゲノム全体の多数のバリアントをスクリーニングするゲノムワイド関連解析（genome-wide association studies：GWAS）により，欧州系集団とアジア系集団から新たなSLEの疾患感受性遺伝子が明らかにされてきた。2023年現在，疾患感受性領域の定義にもよるが，約100～200の染色体領域が，厳格なゲノムワイド有意水準を満たすものとして報告されている[13～15]。

　疾患ゲノム解析を理解する上では，連鎖不平衡（linkage disequilibrium：LD）の概念を理解することが重要である。染色体上の位置を座位（locus）と呼び，複数の座位が同じ染色体上に位置するとき，これらは連鎖（linkage）していると言う。ヒトゲノム全体には，数百万箇所以上のバリアントが存在し，この中で最も高頻度に存在するものは，一塩基の違いによる一塩基バリアント（single nucleotide variant：SNV）[*2]である。バリアントにおいて，それぞれの染色体上の配列をアリル（アレル，allele），同一の染色体にコードされた複数のアリルの組み合わせをハプロタイプ（haplotype）と呼ぶが，減数分裂時に組換えが起こらない限り，同じ組み合わせで子孫に継承される。このために，きわめて近傍に位置する複数のバリアントや，何らかの理由でその間で組換えが起こりにくいバリアント間では，集団内で特定のアリルの組み合わせの頻度が，ランダムに期待される頻度と異なってくる。これを連鎖不平衡と呼ぶ。

　連鎖不平衡が存在する場合，ある疾患とあるバリアントに関連が検出されたとき，そのバリアント自体ではなく，連鎖不平衡にあるバリアントのいずれかが，病因や病態形成に寄与する病因的バリアントであると理解される。病因に寄与する遺伝子を特定するためには，連鎖不平衡パターンが異なる複数の集団間の比較や，実験的研究，インフォマティクス研究などにより，病因的バリアントあるいは遺伝子を絞り込む必要がある。現在，多数の疾患感受性候補領域が検出されているが，病因的バリアントや病因的遺伝子の特定まで至っているものはわずかである。便宜上，ゲノム解析で関連が検出されたバリアントの近傍にある遺伝子名が暫定的な疾患感受性遺伝子として記載されていることが多い。

　また，SLEの一部の患者には，効果量の大きな単一遺伝子バリアントによって発症に至ったと考える例があり，monogenic lupusと呼ばれる。これらは稀少であるが病因・病態の理解の上で重要な情報を提供している。以下，これまでの候補遺伝子解析，GWAS， monogenic lupusの解析で明らかにされた，主要な疾患感受性候補遺伝子および染色体領域について概説する．

* 1：DNA配列の個体差は，これまで集団中の頻度に基づいて「多型」あるいは「変異」と呼ばれてきたが，現在，頻度にかかわらず「バリアント」と統一される流れにある．
* 2：これまで，一塩基多型（single nucleotide polymorphism：SNP）と呼ばれてきた．

1）主として候補遺伝子アプローチに基づいて見出された疾患感受性候補遺伝子

(1) *HLA*遺伝子群，*C4*遺伝子

ヒト*MHC*領域は染色体6p21.3に位置し，200以上の遺伝子がコードされ，その中には，免疫学的役割に関与する遺伝子が多数含まれている．MHC領域は，クラスⅠ，Ⅱ，Ⅲ領域にわけられ，クラスⅠ領域とクラスⅡ領域には，T細胞に対する抗原提示を行う糖蛋白質をコードする*HLA*クラスⅠ，*HLA*クラスⅡ遺伝子群がそれぞれコードされている．また，隣接するクラスⅢ領域は，*TNF*，*C2*，*C4A*，*C4B*，*CFB*など，*HLA*と構造的な類似性はないが，免疫系で機能する重要な遺伝子群を含んでいる．MHC領域には，ほぼすべての人類集団で広範囲にわたる強い連鎖不平衡が認められることから，病因的バリアントを特定することが非常に困難である．

*HLA*は最大の候補遺伝子として早くから解析され，1970年代からSLEとの関連が報告されてきた．欧州系集団におけるGWASにおいても，*HLA*領域はSLEに対して最も強く関連することが確認されている[16]．

SLEと関連する*HLA*ハプロタイプは集団によって異なる．集団を超えて関連が検出されるのはHLA-DR2のグループであり，欧州系集団や本邦を含む東アジア集団ではこのグループに属する*DRB1*15：01*[17,18]，アフリカ系集団では*DRB1*15：03*[19]，東南アジア集団では，*DRB1*15：01*に加え*DRB1*15：02*を含むハプロタイプの関連が検出される[20]．さらに，欧州系集団では複数の自己免疫疾患に関連する*DRB1*03：01*を含むハプロタイプの関連が検出される[17]．また，*HLA*には疾患感受性のみならず，疾患抵抗性に関連するアリルも存在し，日本人集団では，*DRB1*13：02*と*DRB1*14：03*がSLE抵抗性アリルとして検出されている[18]．

一方，補体C4は，高い相同性を有する*C4A*遺伝子と*C4B*遺伝子にコードされるが，それぞれの遺伝子において，重複あるいは欠失により各染色体上の遺伝子のコピー数が異なる，コピー数多様性が存在する．たとえば，*C4A*遺伝子2コピー，*C4B*遺伝子2コピー（各染色体に1コピーずつ）を有するのが通常であるが，欧州系集団では，*C4A* 0コピー～4コピー，*C4B* 0コピー～3コピーを有する個人が稀ならず存在することが観察される．特に*C4A*のコピー数減少がSLEの疾患感受性に強く関連する[21～23]．C4完全欠損症は稀であるが，

その75％以上が，C2完全欠損症はその約20％が，SLEないしSLE様の症状を呈し，後述するmonogenic lupusのひとつと考えられる[24]。血清中のC4の低下はSLEの大部分に認められる重要な所見であり，死細胞や免疫複合体処理能の低下により，病因に重要な寄与を有すると考えられる[25]。

　HLAとSLEの関連分子機構を解明する上では，病因的バリアントの特定が必要である。しかし上述したように，多くの重要な免疫系機能遺伝子が存在し，広範囲にわたる連鎖不平衡が存在するMHC領域では，解析は難しい。特に欧州系集団におけるHLA-DRB1*03：01は，補体C4A遺伝子欠失アリルと強い連鎖不平衡にある。したがって，HLA-DRB1*03：01-C4A欠失ハプロタイプにおいて，いずれの遺伝子が病因的なのかは長く議論されてきた。近年，全ゲノムシークエンスデータを利用し，ゲノムワイドSNVタイピングにおけるMHC領域のデータに基づいて，C4遺伝型を推測するインピューテーション法が開発された。これを利用して大規模なSLE関連解析が行われ，DRB1*03：01とC4A欠失が連鎖不平衡にないアフリカ系集団において，DRB1*03：01ではなく，C4A欠失が病因的であることを支持する結果が報告されている[23, 25]。

　一方，HLA-DRB1*15のグループでは，C4A欠失との連鎖不平衡は認められないものの，DRB1とDQA1の遺伝子間領域に存在し，HLA遺伝子群の発現レベルに影響するXL9領域のSNVが病因的である可能性が提唱された[23, 26]。このSNVは欧州系集団ではDRB1*15：01，アフリカ系集団ではDRB1*15：03と強い連鎖不平衡にあるため，これらとの独立性の解析が困難であったが，Kawasakiらは，日本人集団においては，DRB1*15：01とDRB1*15：02のいずれもがXL9領域SNVと弱い連鎖不平衡にあるにもかかわらず，DRB1*15：01のみがSLEの疾患感受性に関連すること，DRB1*15：01の関連は，XL9領域SNVによって調整した後も残存することから，DRB1*15：01自体に独立の寄与が認められることを報告した[27]。すなわち，SLE発症におけるMHC領域の役割は，すべてC4で説明できるわけではなく，HLA分子自身も寄与する可能性が示唆された。

　また，MHC領域には重要な候補遺伝子が多数存在するため，複数の疾患感受性遺伝子が存在する可能性が示唆されている。Fernandoらは，欧州系集団および東南アジア集団におけるMHC領域全体のSNV解析により，DRB1-DQA1，DPB1，MSH5，HLA-BおよびHLA-Gに独立の関連多型が存在することを報告している[28]。Hachiyaらの日本人集団を対象とした解析でも，HLA-GとDRB1のいずれにも独立の関連が存在することが示唆されている[29]。

(2) Fcγ受容体ファミリー遺伝子群
　IgGに対する低親和性Fc受容体群（FcγRs）は，FCGR2A，FCGR3A，FCGR3B，FCGR2Bによってコードされ，免疫複合体を認識し抗体依存性の反応に関与する。これ

らの遺伝子において機能的影響を持つ遺伝子バリアントとSLEの関連が報告されている。

*FCGR2A*におけるIgG2を含む免疫複合体の低親和性と関連するアリルは，免疫複合体のクリアランスを低下させ，メタアナリシスにおいて，SLE疾患感受性との有意な関連が検出されている[30]。

*FCGR3A*におけるSNVは，IgG1，IgG3，IgG4を含む免疫複合体を貪食する受容体の親和性に影響する。免疫複合体クリアランスが減弱する低親和性アリルはSLE疾患感受性と関連するとの報告が多いが[31]，腎病変を有する症例では，高親和性アリルが末期腎病変への進展と関連するとも報告されている[32]。IgG2とIgG3はループス腎炎に沈着する免疫複合体の主たるサブクラスであるため，*FCGR2A*と*FCGR3A*におけるリスクアリルの病態進展に関わる重要性は，個々の症例の病的自己抗体のIgGサブクラスに依存している可能性がある。

B細胞，単球，樹状細胞上の抑制型受容体であるFcγRⅡbをコードする*FCGR2B*においては，膜貫通領域におけるSNVがSLEに関連する。Kyogokuらは，膜貫通領域に位置する232番目のアミノ酸をイソロイシン（Ile）からスレオニン（Thr）に置換するバリアントrs1050501を見出し，関連解析の結果，日本人において232Thr/Thr遺伝子型がSLEと有意に相関することを報告した[33]。同様の傾向がタイ，中国集団においても認められ，日本人を加えたメタアナリシスにより232Thr/Thr遺伝子型はIle/Ileと比較し，OR2.45の有意な関連が認められている[34]。また，欧州系集団においてもこの関連は検出されている[35]。SLEと関連するFcγRⅡb-232Thrでは，FcγRⅡb分子の脂質ラフトへの局在が減弱し，B細胞受容体（B cell receptor：BCR）シグナルの抑制が減弱し，結果としてB細胞の活性化が亢進することが示唆されている[36, 37]。

*FCGR3B*には6つのSNVにより規定されるFcγRⅢb（NA1，NA2，SH）の3アリルが存在する。日本人ではNA2とSLEとの相関が報告されているが[38]，他の*FCGR*遺伝子との連鎖不平衡による可能性も示唆されている。また，*FCGR3B*のコピー数減少と，SLEをはじめとする各種自己免疫疾患との関連が報告されている[39, 40]。

(3) *TLR7*

Toll-like receptor 7（*TLR7*）および，これとX染色体上に隣接して位置し，機能的にも類似した分子をコードする遺伝子*TLR8*は，RNAを認識し，自然免疫において重要な役割を果たしているが，内在性のRNAを含む自己抗原をも認識し，SLEの病態上重要なサイトカインであるⅠ型IFNの発現をもたらす[41]。オスのSLEモデルマウスBXSBでは，Y染色体上のyaaが責任座位として解析されてきたが，本来X染色体上に存在する*TLR7*遺伝子を含む領域がY染色体上に転座したものであることが明らかになっている[42]。ヒトSLEについて*TLR7*を候補遺伝子として解析したところ，中国人と日本人を含む東

アジア系集団においてTLR7 3'非翻訳領域SNVに関連が認められている[43, 44]。リスクアリルはmiRNA-3148のTLR7 mRNAへの親和性を低下させ，TLR7の発現亢進に結びつく[44]。また，日本人集団における女性SLEと女性健常対照群を解析した研究では，これに加え，*TLR7*イントロンSNPの関連が検出されている[45]。

さらに最近，*TLR7*のアミノ酸置換をコードする機能獲得型 *de novo* 変異（新生突然変異）が，単一遺伝子疾患の様式で，小児発症SLEの原因となった例が報告されている[46]。

*TLR7*は前述したようにX染色体不活化から逸脱する遺伝子であることから，SLEの男女差の一因となりうる遺伝子であり，発症要因としての重要性が支持される。

(4) *NCF1*, *NCF2*

neutrophil cytoplasmic factor 1（*NCF1*）は，主に好中球や単球に発現し，活性酸素種産生を司るNADPHオキシダーゼ複合体（NOX2）の構成要素であり，その機能低下型バリアントは免疫不全症のひとつである慢性肉芽腫症の原因となる。慢性肉芽腫症にはSLEをはじめとする自己免疫疾患の合併がしばしば認められること，また，Olofssonらの研究により，関節炎モデルラットの責任遺伝子として*Ncf1*の機能低下型バリアントが同定されたこと[47]，さらに，ヒトの*NCF1*には98％の塩基配列相同性を有する2つの偽遺伝子が存在し，GWASでは解析が困難であることから，彼らは，SLEをはじめとするヒトの自己免疫疾患との関連を候補遺伝子アプローチにより追求した。この結果，アミノ酸置換p.Arg90Hisを伴うrs201802880とヒトSLEとの関連が検出された[48]。

一方，韓国・中国におけるSLEのGWASにより，これまでの欧州系集団におけるGWASから最も強力な疾患感受性遺伝子と考えられていた*HLA*領域をはるかに凌駕する強い関連が，第7染色体長腕7q11.23領域に検出された[49]。この領域には転写因子*GTF2I*ファミリー遺伝子群とともに*NCF1*遺伝子が位置しており，いずれが病因的かが問題となったが，詳細な解析により，この領域の病因的バリアントは*NCF1* p.Arg90Hisであることが，スウェーデン，中国，本邦それぞれにおいて明らかになった[50~52]。Yokoyamaらの日本人を対象とした研究では，ORは3.57であり，集団中に高頻度に存在するcommon variantとしては，これまで最も強い関連であった*HLA-DRB1*15：01*の2.30を大きく上回るものであった[52]。

*NCF1*同様，NOX2 complexの構成要素である*NCF2*には，欧州系集団においても東アジア集団においても，GWASによりSLE関連SNVが検出されている[53, 54]。*NCF1*および*NCF2*とSLEの関連の機序としては，機能低下型バリアントによる活性酸素種産生低下により，死細胞クリアランスが低下し，核酸をターゲットとする免疫応答やI型IFN産生の亢進がもたらされる可能性が提唱されている[55, 56]。

2) ゲノムワイド解析の成果と課題

(1) ゲノムワイド関連研究

GWASは先験的仮説なしに，多数のケース群，コントロール群を対照に，ゲノム全体に分布する数十万～数百万箇所のSNVの遺伝型をマイクロアレイなどを用いて決定し，関連研究を施行する方法である．SLE最初のGWASが2008年に報告されて以来[57, 58]，多数のGWASが報告されている．以前は欧州系集団を対象とするものが多かったが，最近では東アジア集団を対象とする大規模研究も複数報告されている[59, 60]．個々の研究では，実際には遺伝型決定がなされていないバリアントの遺伝型を連鎖不平衡を利用して推定するインピュテーション法の利用により，多数のGWASメタアナリシスも行われ，サンプルサイズの増大に伴って，前述のように，現在は100～200箇所に及ぶゲノムワイド有意水準を満たす染色体領域にSLEとの有意な関連が検出されるに至っている[13~16, 61]．

GWASによって関連が検出されたバリアントは，これと連鎖不平衡にある複数のバリアントを代表するものであり，それ自体が病因形成に寄与するとは限らない．一般的に，多因子疾患において関連が検出されたバリアントの大部分は，遺伝子内の非翻訳領域や遺伝子間領域に位置し，アミノ酸置換をきたすバリアントや，それと連鎖不平衡にあるものはごく一部であり[62]，SLEも例外ではない[13]．一方で，多くは，それ自体が遺伝子発現レベルと関連する，あるいはそのようなバリアントと連鎖不平衡にあるものであり，そのような座位はexpression quantitative trait loci (eQTL)，eQTLによって発現制御を受ける遺伝子はeGeneと呼ばれる．eQTLは，対象とする集団(欧州系集団かアジア系集団か，など)，細胞種，細胞環境(サイトカイン刺激の有無，疾患の有無など)によっても異なる[63]．Otaらは，免疫系細胞種別に日本人集団におけるeQTLデータベース(ImmuNexUT)を作成し，公開している[64]．

GWASでは，これまで候補遺伝子と考えられなかった多数の座位にSLEとの新たな関連が検出され，再現性も確認されており，多くの新知見が得られている．一方，現在のSNVを解析対象とするGWASには，いくつかの限界がある．まず，GWASでは，対象集団中にある程度の頻度で存在するコモンバリアントが解析対象となり，集団中の頻度は低いが，しばしば大きなエフェクトサイズを持つ低頻度バリアント，稀少バリアントの解析が不完全である．また，相同性の高い塩基配列が存在する領域，反復配列，さらに，重複，欠失，逆位などのゲノム構造多様性を持つような領域ではマイクロアレイによる解析が困難なため，解析対象から除外されている．前項で述べた，主として候補遺伝子アプローチから見出された*HLA*，補体，Fcγ受容体，*NCF1*遺伝子などは，いずれも，解析困難な領域であり，GWASによって直接関連が見出されたわけではない．

このような理由により，GWASでは遺伝疫学的知見から想定される遺伝因子の一部し

か見出されていないと考えられている(missing heritability)。現在急速に進歩しつつある，次世代シークエンシング技術を用いた全ゲノムシークエンス解析により，これらの問題のいくつかが解決されると期待される。

また，GWASによって関連が見出されている領域の多くにおいて，その領域の遺伝学的関連を説明しうる病因的バリアントの絞り込みと，分子機構の解明には至っていない。現在，網羅的遺伝子発現解析(トランスクリプトーム解析)，網羅的蛋白質発現解析(プロテオーム解析)とゲノム解析との連携による多層オミクス解析や，一細胞解析，さらにはゲノム編集を用いた実験室内の機能解析法などの進展により，分子機構の解析の加速が期待されている[15, 64, 65]。

一方，GWASによって見出された疾患感受性関連バリアントのエフェクトサイズはおおむね小さく，OR＜1.5のものが多くを占める。これは，蛋白質の構造変化ではなく，遺伝子発現制御に関連するものが多いためと考えられる。したがって，個々の疾患関連遺伝子に注目するよりも，どのような分子パスウェイに疾患関連遺伝子が集積しているかを解析するパスウェイ解析が，病態の理解や分子標的の探索に用いられている。この成果はさらに，既存の薬剤から有効な薬剤を探索するための，drug repositioning候補の探索にも用いられている[13, 15]。

3) 単一遺伝子疾患の様式でSLE発症の原因となるバリアント

前述したように，ごく少数の患者では，1つのバリアントがSLE発症の原因となっていると考えられ，monogenic lupusとも呼ばれる。代表的な例は，補体初期成分と，核酸クリアランスや核酸シグナル関連遺伝子である。

(1) 死細胞・免疫複合体クリアランス関連遺伝子

C1qは，補体活性化の古典的経路の一部であり，C1rとC1sとともにC1複合体を形成する。C1qの完全欠損は稀ではあるが，SLEの強力なリスク因子であり，90％以上がSLEないしSLE様症状を呈する[66]。加えて，*C1Q*遺伝子のSNVは，集団により亜急性皮膚型ループスや日光過敏症，ループス腎炎などの臨床病態と関連する。また，前述のように，*C4*や*C2*の完全欠損も，高率にSLEを発症する[21]。これらの病態発症機序は，死細胞あるいは免疫複合体クリアランスの不全によると考えられている。

(2) 核酸クリアランスや核酸シグナル関連遺伝子

I型IFNおよび，これに誘導される遺伝子群の過剰発現(type I IFN signature)が特徴的に認められる単一遺伝子疾患群が存在し，type I interferonopathyと総称される[67]。SLEでもtype I IFN signatureが認められるのみならず，I型IFN経路の遺伝子群のバリアントとの関連が多々検出されている。I型IFN産生刺激となるのは，細胞内外の核

酸であり，核酸クリアランス経路の機能低下，核酸シグナル伝達経路の機能亢進の原因となるバリアントは，type I interferonopathyの原因となる。type I interferonopathyの代表的疾患であるエカルディ・グティエール症候群（AGS）は，小児の神経系疾患であるが，凍瘡様皮疹など，SLE類似の症状が認められる[67]。この疾患の責任遺伝子のひとつである*TREX1*は，DNAの修復に関わる酵素3' repair exonuclease 1をコードしている。この酵素は，DNA分解酵素活性を有し，*TREX1*欠損はDNA傷害の再生を障害し，内在性のretroelement-derived DNAをはじめとする細胞質内DNAの集積をもたらす。*TREX1*の稀少バリアントとSLEとの関連が報告されている[68]。

また，細胞外からエンドソームに取り込まれたRNAをリガンドとし，I型IFN誘導シグナルを伝達する*TLR7*の機能獲得型バリアントがSLE発症を誘導したと思われる例も報告されている[46]。

さらに，好中球細胞外トラップ（neutrophil extra-cellular traps：NETs）において放出されたDNAを処理する酵素をコードする*DNASE1*の機能低下型バリアント[69,70]や，アポトーシスに陥った細胞由来のマイクロパーティクルに含まれるクロマチンを分解する酵素をコードする*DNASE1L3*の機能低下型バリアントが，家族発症SLEや小児発症SLEにおいて報告されている[71〜73]。

4) SLE感受性遺伝子が集積する分子パスウェイ

上述したように，エフェクトサイズが小さい多数の疾患感受性領域が見出されていることから，それぞれの疾患感受性領域から推定される病因的遺伝子が集積している分子パスウェイ（分子経路），あるいは疾患を見出すためのパスウェイ解析が施行されている。表Ⅱ-1-1[14,61]に主な分子パスウェイとそれに属する候補遺伝子を示す。一部の候補遺伝子は，複数のパスウェイにリストされている。

これらのパスウェイは，次項に示すように，発症や病態形成機構を考える上で重要であるのみならず，診断に有用なバイオマーカー候補，創薬のための分子標的を見出す上でも，重要な情報を与える。

5) 疾患感受性遺伝子から推測されるSLE発症機構

以上の情報から，SLEの発症や病態形成機構のひとつの可能性として推測されるモデルを図Ⅱ-1-1に示す[14,74]。以下，図に沿って解説する（番号は図中の①〜⑦に対応）が，これはあくまでも可能性のあるモデルのひとつであることをご理解頂きたい。

①補体初期成分，*NCF1*，*NCF2*など，死細胞のクリアランスに関与する遺伝子の機能低下型バリアントにより，クリアランスが低下し，死細胞からDNAを含むクロマチン

表 II-1-1　疾患感受性候補遺伝子から推測されるSLE発症関連分子パスウェイ

分子経路	ゲノム解析に基づく候補遺伝子	分子経路	ゲノム解析に基づく候補遺伝子
死細胞, 核酸, 免疫複合体クリアランス	C1q, C2, C4	T細胞・B細胞シグナル	ETS1
	FCGR2A, FCGR3A, FCGR3B		IL10
	ITGAM		IL12A
	NCF1		IL21
	NCF2		IKZF1
	DNASE1		IKZF2
	DNASE1L3		PTPN22
	TREX1		STAT4
核酸シグナル, I型IFN経路	IRAK1		TCF7
	IRF5		TNFSF4
	IRF7		ARID5B
	SLC15A4		BACH2
	SPP1		BANK1
	TASL		BLK
	TNIP1		CD40
	TLR7		CSK
	UBE2L3		CXCR5
	IFIH1		FCGR2B
	IKBKE		DEF6
	IRF8		IKZF3
	WDFY4		IRF5
	SOCS1		IRF8
	STAT4		ITGAX
	TYK2		LYN
DNA修復, オートファジー	ATG5		PRDM1
	DRAM1		WDFY4
	PTTG1	活性酸素産生低下	NCF1
	WDFY4		NCF2
T細胞・B細胞シグナル	HLA	標的臓器障害	APOL1
	TET3		HAS2
	MIR146A		PDGFRA
	TNIP1	その他, 不明	JAZF1
	TNFAIP3		PLD2

複数のパスウェイに関連する候補遺伝子も存在する。

(文献14, 61より作成)

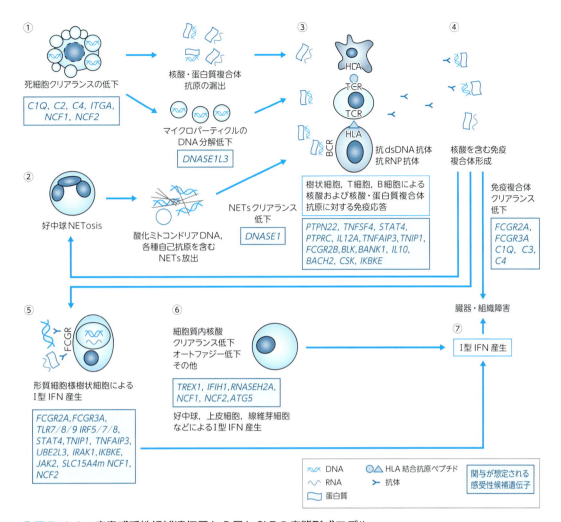

図Ⅱ-1-1　疾患感受性候補遺伝子から見たSLEの病態形成モデル
説明は本文参照。

(文献14, 74より作成)

や，RNA蛋白質複合体が漏出する．また，アポトーシス細胞から放出されるマイクロパーティクルに含まれるdsDNAを分解する*DNASE1L3*の機能喪失型バリアントもSLEの原因になる．

②NETosisを起こした好中球から放出されるNETsには，酸化ミトコンドリアDNA[75]，シトルリン化ヒストン，ミエロペルオキシダーゼなど，多くの自己抗原が含まれる．SLEではNETsの分解に関与する*DNASE1*の機能低下型バリアントの関連が報告されている．

③このようにして，DNA/RNA蛋白質複合体が抗原刺激となり，HLAや免疫系細胞シグナル伝達分子の感受性バリアントを持つ個体において免疫応答が誘導され，抗dsDNA

抗体，抗RNP抗体などの産生が起こる。SLE関連バリアントには，免疫系細胞シグナル伝達に寄与する分子のバリアントが多数みられる。特に，NF-κB活性化および制御に関連しうる遺伝子として，*TNFAIP3*（A20），*TNIP1*（ABIN1），*IKBKE*，*UBE2L3*などの関連が注目される。いずれも，NF-κB活性化の亢進，抑制の減弱に関連するアリルがリスクアリルとして報告されている場合が多い。

個々の疾患関連多型による機能的変化について，確定的な結論が報告されたものは多くないが，これまで述べてきたように，リスクアリルは，B細胞においては活性化亢進あるいは抑制の減弱と，T細胞やⅠ型IFN経路では発現もしくは機能亢進との関連を示唆するものが多い。

④核酸抗原と抗体によって形成された免疫複合体が組織障害を起こす。免疫複合体クリアランスの低下もこの過程に関与する。また，好中球を刺激してNETosisを誘導する。

⑤DNA/RNAを含む免疫複合体が，Fcγ受容体を介して主たるⅠ型IFN産生細胞であるpDCに取り込まれ，TLR経路を介してⅠ型IFN産生が誘導される。これらの経路の機能亢進バリアントがSLEに関連する。

⑥好中球，上皮細胞，線維芽細胞などの細胞もⅠ型IFNを産生する[74]。内在性ウイルス，外因性ウイルス，細胞質内核酸クリアランスの低下，オートファジー経路，活性酸素種産生低下[76]，核酸シグナルの亢進などに関連するバリアントがⅠ型IFN産生亢進を介してSLE感受性に関連する。

⑦このようにして，SLEの病態を特徴づける核酸に対する免疫とⅠ型IFN産生亢進がもたらされ，さらなる免疫系活性化と，臓器・組織障害がもたらされる。

これらの経路に機能する遺伝子群に多くのリスクバリアントを有する個体において，SLE発症リスクが高くなると想定される。

6）ポリジェニックリスクスコア（PRS）

上述したように，少数のmonogenic lupus例を除外すれば，SLEの疾患感受性バリアントは，個々のエフェクトサイズは小さく，アリルの比較におけるORは1.5以下のものが大部分を占める。これを臨床応用するための1つの方法として，ゲノム全体に分布するSLEに関連する傾向を有する多数のSNVにおいて，それぞれの個人が保有するリスクアリル数を，その個人が属する人類集団におけるそのアリルのORにより重みづけし，個人における総和を算出し，スコア化したポリジェニックリスクスコア（polygenic risk score：PRS）を，発症リスクおよび臨床経過や薬剤応答性予測，類縁疾患との鑑別診断に応用しうる可能性が示されている[13, 61, 77]。中国人集団では，PRS上位10%の群は下位10%の群と比較して，OR30.3に及ぶ顕著な発症リスクを有するとの研究も報告されている[61]。

7) SLEのゲノム解析における今後の展望

　ヒトゲノム解析の進展は著しいものがみられるが，まだ解決すべき点は多い．前述のように，現時点で多くの遺伝子は，その遺伝子自体が病因や病態に関与する病因的遺伝子であるかどうかの確定的な証拠はなく，候補遺伝子という段階である．さらに，これまでのマイクロアレイを用いたSNV解析では，多くの免疫系遺伝子が含まれる多重遺伝子ファミリーのように，相同性の高い遺伝子やゲノム構造多様性が存在する領域など「難読領域」の解析が十分なされていない．今後，ロングリードシークエンス技術などを用いた全ゲノムシークエンスがさらなる解明に重要と思われる．

　特に患者群におけるトランスクリプトーム解析との連携により，これまでのGWASで見出された疾患感受性バリアントは，疾患活動性に応じて発現レベルが変動する遺伝子よりも，疾患の有無に強く関連するものが多く，疾患発症リスク推定や診断上有用である一方，治療標的を見出す上では異なるアプローチが必要である可能性も示唆されている[65]．機能解析においても，細胞種や細胞環境（疾患や治療の有無を含む）によってeQTLが変わることなどが明らかになり，現在病因的と想定されている細胞種や分子経路の見直しが必要になる可能性も高い．マルチオミクス解析や一細胞解析に期待が持たれる．

　臨床応用に関しても，PRSにより個人個人のSLE発症リスクが明らかになったとして，どのような予防介入が可能なのかも，今後研究を進めていく必要があろう．

〈文献〉

1) Hochberg MC：Familial aggregation of systemic lupus erythematosus. Am J Epidemiol 122：526-527, 1985.
2) Lawrence JS, et al：A family survey of lupus erythematosus.1.Heritability. J Rheumatol 14(5)：913-921, 1987.
3) Hashimoto H, et al：Systemic lupus erythematosus and congenital anomalies,focusing on neonatal lupus erythematosus and anti-SS-A/SS-B antibodies. Cog Anom 32：301-307, 1992.
4) Block SR, et al：Studies of twins with systemic lupus erythematosus. A review of the literature and presentation of 12 additional sets. Am J Med 59(4)：533-552, 1975.
5) Deapen D, et al：A revised estimate of twin concordance in systemic lupus erythematosus. Arthritis Rheum 35(3)：311-318, 1992.
6) Lavalle C, et al：Correlation study between prolactin and androgens in male patients with systemic lupus erythematosus. J Rheumatol 14(2)：268-272, 1987.
7) Rhodes K, et al：Immunoglobulins and the X-Chromosome. Br Med J 3(5668)：439-441, 1969.
8) Scofield RH, et al：Klinefelter's syndrome(47,XXY)in male systemic lupus erythematosus patients：Support for the notion of a gene-dose effect from the X chromosome. Arthritis Rheum 58(8)：2511-2517, 2008.

9) Liu K, et al:X chromosome dose and sex bias in autoimmune diseases:Increased prevalence of 47,XXX in systemic lupus erythematosus and Sjögren's syndrome. Arthritis Rheumatol 68(5):1290-1300, 2016.
10) Miquel CH, et al:Influence of X chromosome in sex-biased autoimmune diseases. J Autoimmun 137:102992, 2023.
11) McMurray RW, et al:Sex hormones and systemic lupus erythematosus review and meta-analysis. Arthritis Rheum 48(8):2100-2110, 2003.
12) Alvarez-Nemegyei J, et al:Bromocriptine in systemic lupus erythematosus:a double-blind, randomized, placebo-controlled study. Lupus 7(6):414-419, 1998.
13) Khunsriraksakul C. et al:Multi-ancestry and multi-trait genome-wide association meta-analyses inform clinical risk prediction for systemic lupus erythematosus. Nat Commun 14(1):668, 2023.
14) Crow MK:Pathogenesis of systemic lupus erythematosus:risks, mechanisms and therapeutic targets. Ann Rheum Dis 82(8):999-1014, 2023.
15) Guga S, et al:A review of genetic risk in systemic lupus erythematosus. Expert Rev Clin Immunol 19(10):1247-1258, 2023.
16) Langefeld CD, et al:Transancestral mapping and genetic load in systemic lupus erythematosus. Nat Commun 8:16021, 2017.
17) Graham RR, et al:Visualizing human leukocyte antigen class II risk haplotypes in human systemic lupus erythematosus. Am J Hum Genet 71(3):543-553, 2002.
18) Furukawa H, et al:Human leukocyte antigens and systemic lupus erythematosus:A protective role for the HLA-DR6 alleles DRB1*13:02 and *14:03. PLoS ONE 9(2):e87792, 2014.
19) Hanscombe KB, et al:Genetic fine mapping of systemic lupus erythematosus MHC associations in Europeans and African Americans. Hum Mol Genet 27(21):3813-3824, 2018.
20) Sirikong M, et al:Association of HLA-DRB1*1502-DQB1*0501 haplotype with susceptibility to systemic lupus erythematosus in Thais. Tissue Antigens 59:113-117, 2002.
21) Pickering MC, et al:Links between complement abnormalities and systemic lupus erythematosus. Rheumatology(Oxford) 39:133-141, 2000.
22) Yang Y, et al:Gene copy-number variation and associated polymorphisms of complement component C4 in human systemic lupus erythematosus(SLE):low copy number is a risk factor for and high copy number is a protective factor against SLE susceptibility in European Americans. Am J Hum Genet 80(6):1037-1054, 2007.
23) Kamitaki N, et al:Complement genes contribute sex-biased vulnerability in diverse disorders. Nature 582(7813):577-581, 2020.
24) Truedsson L, et al:Complement deficiencies and systemic lupus erythematosus. Autoimmunity 40(8):560-566, 2007.
25) Vyse TJ, et al:Complement C4, the major histocompatibility complex, and autoimmunity. Arthritis Rheumatol 74(8):1318-1320, 2022.
26) Raj P, et al:Regulatory polymorphisms modulate the expression of HLA class II molecules and promote autoimmunity. Elife 5:e12089, 2016.

27) Kawasaki A, et al:Genetic dissection of HLA-DRB1*15:01 and XL9 region variants in Japanese patients with systemic lupus erythematosus:primary role for HLA-DRB1*15:01. RMD Open 9(2):e003214, 2023.
28) Fernando MM, et al:Transancestral mapping of the MHC region in systemic lupus erythematosus identifies new independent and interacting loci at MSH5, HLA-DPB1 and HLA-G. Ann Rheum Dis 71(5):777-784, 2012.
29) Hachiya Y, et al:Association of HLA-G 3'untranslated region polymorphisms with systemic lupus erythematosus in a Japanese population:A case-control association study. PLoS ONE 11(6):e0158065, 2016.
30) Zhu XW, et al:Comprehensive Assessment of the Association between FCGRs polymorphisms and the risk of systemic lupus erythematosus: Evidence from a Meta-Analysis. Sci Rep. 2016;6:31617.
31) Koene HR, et al:The FcγRⅢA-158F allele is a risk factor for systemic lupus erythematosus. Arthritis Rheum 41(10):1813-1818, 1998.
32) Alarcón GS, et al:Time to renal disease and end-stage renal disease in PROFILE:a multiethnic lupus cohort. PLoS Med Oct 3(10):e396, 2006.
33) Kyogoku C, et al:Fcγ receptor gene polymorphisms in Japanese patients with systemic lupus erythematosus:contribution of FCGR2B to genetic susceptibility. Arthritis Rheum 46(5):1242-1254, 2002.
34) Chu ZT, et al:Association of Fcγ receptor Ⅱb polymorphism with susceptibility to systemic lupus erythematosus in Chinese:a common susceptibility gene in the Asian populations. Tissue Antigens 63(1):21-27, 2004.
35) Willcocks LC, et al:A defunctioning polymorphism in FCGR2B is associated with protection against malaria but susceptibility to systemic lupus erythematosus. Proc Natl Acad Sci USA 107(17):7881-7885, 2010.
36) Kono H, et al:FcγRⅡB Ile232Thr transmembrane polymorphism associated with human systemic lupus erythematosus decreases affinity to lipid rafts and attenuates inhibitory effects on B cell receptor signaling. Hum Mol Genet 14(19):2881-2892, 2005.
37) Tsuchiya N, et al:Role of B cell inhibitory receptor polymorphisms in systemic lupus erythematosus:a negative times a negative makes a positive. J Hum Genet 51(9):741-750, 2006.
38) Hatta Y, et al:Association of Fcγ receptor ⅢB, but not of Fcγ receptor ⅡA and ⅢA polymorphisms with systemic lupus erythematosus in Japanese. Genes Immun 1(1):53-60, 1999.
39) Fanciulli M, et al:FCGR3B copy number variation is associated with susceptibility to systemic, but not organ-specific, autoimmunity. Nat Genet 39(6):721-723, 2007.
40) Niederer HA, et al:Copy number, linkage disequilibrium and disease association in the FCGR locus. Hum Mol Genet 19(16):3282-3294, 2010.
41) Banchereau J, et al:Type I interferon in systemic lupus erythematosus and other autoimmune diseases. Immunity 25(3):383-392, 2006.
42) Pisitkun P, et al:Autoreactive B cell responses to RNA-related antigens due to TLR7 gene duplication. Science 312(5780):1669-1672, 2006.

43) Shen N, et al:Sex-specific association of X-linked Toll-like receptor 7(TLR7)with male systemic lupus erythematosus. Proc Natl Acad Sci USA 107(36):15838-15843, 2010.
44) Deng Y, et al:MicroRNA-3148 modulates allelic expression of toll-like receptor 7 variant associated with systemic lupus erythematosus. PLoS Genet 9(2):e1003336, 2013.
45) Kawasaki A, et al:TLR7 single-nucleotide polymorphisms in the 3'untranslated region and intron 2 independently contribute to systemic lupus erythematosus in Japanese women:a case-control association study. Arthritis Res Ther 13(2):R41, 2011.
46) Brown GJ, et al:TLR7 gain-of-function genetic variation causes human lupus. Nature 605(7909):349-356, 2022.
47) Olofsson P, et al:Positional identification of Ncf1 as a gene that regulates arthritis severity in rats. Nat Genet 33(1):25-32, 2003.
48) Zhong J, et al:Association of NOX2 subunits genetic variants with autoimmune diseases. Free Radic Biol Med 125:72-80, 2018.
49) Sun C, et al:High-density genotyping of immune-related loci identifies new SLE risk variants in individuals with Asian ancestry. Nat Genet 48(3):323-330, 2016.
50) Zhao J, et al:A missense variant in NCF1 is associated with susceptibility to multiple autoimmune diseases. Nat Genet 49(3):433-437, 2017.
51) Olsson LM, et al:Asingle nucleotide polymorphism in the NCF1 gene leading to reduced oxidative burst is associated with systemic lupus erythematosus. Ann Rheum Dis 76(9):1607-1613, 2017.
52) Yokoyama N, et al:Association of NCF1 polymorphism with systemic lupus erythematosus and systemic sclerosis but not with ANCA-associated vasculitis in a Japanese population. Sci Rep 9(1):16366, 2019.
53) Cunninghame Graham DS, et al:Association of NCF2, IKZF1, IRF8, IFIH1, and TYK2 with systemic lupus erythematosus. PLoS Genet 7(10):e1002341, 2011.
54) Kim-Howard X, et al:Allelic heterogeneity in NCF2 associated with systemic lupus erythematosus(SLE)susceptibility across four ethnic populations. Hum Mol Genet 23(6):1656-1668, 2014.
55) Hahn J, et al:NOX2 mediates quiescent handling of dead cell remnants in phagocytes. Redox Biol 26:101279, 2019.
56) Linge P, et al:NCF1-339 polymorphism is associated with altered formation of neutrophil extracellular traps, high serum interferon activity and antiphospholipid syndrome in systemic lupus erythematosus. Ann Rheum Dis 79(2):254-261, 2020.
57) Hom G, et al:Association of systemic lupus erythematosus with C8orf13-BLK and ITGAM-ITGAX. N Engl J Med 358(9):900-909, 2008.
58) International Consortium for Systemic Lupus Erythematosus Genetics(SLEGEN); Harley JB, et al:Genome-wide association scan in women with systemic lupus erythematosus identifies susceptibility variants in ITGAM, PXK, KIAA1542 and other loci. Nat Genet 40(2):204-210, 2008.
59) Akizuki S, et al:PLD4 is a genetic determinant to systemic lupus erythematosus and involved in murine autoimmune phenotypes. Ann Rheum Dis 2019 78(4):509-518, 2019.

60) Yin X, et al: Meta-analysis of 208370 East Asians identifies 113 susceptibility loci for systemic lupus erythematosus. Ann Rheum Dis 80(5): 632-640, 2021.
61) Wang YF, et al: Identification of 38 novel loci for systemic lupus erythematosus and genetic heterogeneity between ancestral groups. Nat Commun 12(1): 772, 2021.
62) Maurano MT, et al: Systematic localization of common disease-associated variation in regulatory DNA. Science 337(6099): 1190-1195, 2012.
63) Fairfax BP, et al: Innate immune activity conditions the effect of regulatory variants upon monocyte gene expression. Science 343(6175): 1246949, 2014.
64) Ota M, et al: Dynamic landscape of immune cell-specific gene regulation in immune-mediated diseases. Cell 184(11): 3006-3021, 2021.
65) Nakano M, et al: Distinct transcriptome architectures underlying lupus establishment and exacerbation. Cell 185(18): 3375-3389, 2022.
66) Walport MJ, et al: C1q and systemic lupus erythematosus. Immunobiology 199(2): 265-285, 1998.
67) Crow YJ, et al: Aicardi-Goutières syndrome and the type I interferonopathies. Nat Rev Immunol 15(7): 429-440, 2015.
68) Lee-Kirsch MA, et al: Mutations in the gene encoding the 3'-5' DNA exonuclease TREX1 are associated with systemic lupus erythematosus. Nat Genet 39(9): 1065-1067, 2007.
69) Kaplan MJ, et al: Neutrophil extracellular traps: double-edged swords of innate immunity. J Immunol 189(6): 2689-2695, 2012.
70) Yasutomo K, et al: Mutation of DNASE1 in people with systemic lupus erythematosus. Nat Genet 28(4): 313-314, 2001.
71) Al-Mayouf SM, et al: Loss-of-function variant in DNASE1L3 causes a familial form of systemic lupus erythematosus. Nat Genet 43(12): 1186-1188, 2011.
72) Sisirak V, et al: Digestion of chromatin in apoptotic cell microparticles Prevents Autoimmunity. Cell 166(1): 88-101, 2016.
73) Caielli S, et al: Systemic lupus erythematosus Pathogenesis: Interferon and beyond. Annu Rev Immunol 41: 533-560, 2023.
74) Crow MK: Type I interferon in the pathogenesis of lupus. J Immunol 192(12): 5459-5468, 2014.
75) Caielli S, et al: Oxidized mitochondrial nucleoids released by neutrophils drive type I interferon production in human lupus. J Exp Med 213(5): 697-713, 2016.
76) Urbonaviciute V, et al: Low production of reactive oxygen species drives systemic lupus erythematosus. Trends Mol Med 25(10): 826-835, 2019.
77) Knevel R, et al: Using genetics to prioritize diagnoses for rheumatology outpatients with inflammatory arthritis. Sci Transl Med 12(545): eaay1548, 2020.

(土屋尚之,橋本博史)

II章　病因

2. 環境因子

　紫外線照射（日光照射）はSLEの発症要因としてもよく知られ，経過中再燃の要因ともなる．また，日光過敏症を有する頻度も高い．紫外線照射により皮膚ケラチノサイトはアポトーシスに陥り，その過程の中でヌクレオソームDNA，SS-A（Ro），SS-B（La），小分子リボ核蛋白は変性を受け，これらの抗原はアポトーシスに陥った細胞膜表面上へ移動する．これらは自己抗原のソースとなりうるし，これらに対する抗体を持っている場合やこれらの抗原を認識するT細胞を有している場合には，抗体依存性ないしはT細胞依存性の組織障害が生じる．すべての症例がこれで説明できるわけではないが，病態発症機序の一因と考えられる．プロカインアミドやイソニアジド，ヒドララジンなどは薬剤誘発ループスとして知られているが，通常は薬剤中止によりループス様症状は消失する．しかしながら，時に真性のSLEを発症する．

　最近，HaugaardらはデンマークのE全国患者登録データに基づくシステマティックな薬剤のスクリーニングを行い，いくつかの薬剤とSLE，皮膚型ループス（CLE）の発症に関与する可能性を報告した[1]．同国の全国患者に登録されているSLEとCLE症例3,148例を特定し，年齢と性を一致させた一般人口対象群（1症例に対し10例の比率）3万1,480人との比較を行った．初発症状のバイアスの可能性が低く，これまで報告されていない可能性のある薬剤がいくつか同定された．それらは，抗アレルギー薬のフェキソフェナジン（OR：SLE 2.61，CLE 5.05），甲状腺ホルモン薬のレボチロキシン（OR：SLE 2.46，CLE 1.30），消化管機能改善薬メトクロプラミド（OR：SLE 3.38，CLE 1.47），抗菌薬のメトロニダゾール（OR：SLE 1.57，CLE 1.93）などである．

　シリコンやパラフィン注入による美容形成術後に膠原病が発症するヒトアジュバント病が知られており，頻度としてはSScが多いがSLEの発症もみられる[2]．ウイルスを含む各種感染症も発症誘因のひとつに挙げられてきたが，いまだ同定されたものはない．しかしながら，ウイルス感染によるポリクローナルB細胞の活性化や細菌のスーパー抗原によるポリクローナルヘルパーT細胞の活性化などが発症に関与している可能性がある[3]．Epstein-Barr virus（EBV），cytomegalovirus（CMV）がSLE発症の契機となることも示唆されている[4]．また，システマティックレビューとメタアナリシスによりEBVがSLE発症に関与しているか否かが検討されている[5]．SLE発症例では，対照群に比べIgG anti-viral capsid antigen（VCA）の有意な増加がみられているが，anti-EBV-nuclear antigen 1（EBNA1）では有意差はみられていない。メタアナリシスによるanti-early antigen（EA）/D IgGとanti-VCA IgAは対照例に比べ発症例で有意に高いオッズ比を認め，SLE発症の関与を示唆しているが，同時にバイアスがある可能性も危惧されている。自己抗原と感染源の分子相同性による可能性も論議されているところであり，ヒト内在性レトロウイルスによる発症の可能性も示唆されている[6]。各種ワクチン接種によるSLE発症のリスクは否定的である[7]が，ヒトパピローマウイルスワクチン接種後にSLEを発症した症例が報告されている[8]。コロナワクチンに関しては予防接種の項（☞383, 423頁）を参照されたい。その他，妊娠・出産，外科的手術，過度のストレス，アルファルファもやしの摂取，毛染めや口紅，ドライクリーニング剤などの有機物への曝露など[9]が言われている。

最近，約7万7,000人を対象とした疫学調査により，閉経後の白人女性は殺虫剤や除草剤などの農薬がSLEとRA発症のリスクとなることが報告された[10]。これらの農薬を扱った人の危険度は扱わなかった人に比べ1.57倍であるが，20年以上これらを使用している場合は1.97倍に上昇し，6種以上の製剤を扱った場合には2.04倍に上昇する。これらの農薬や溶媒，汚染物質はアリール炭化水素受容体やTLRを介して疾患感受性遺伝子へ影響を及ぼし，自己免疫疾患の発症につながる可能性がある。

喫煙とリウマトイド因子，抗シトルリン化ペプチド（CCP）抗体の産生，さらにはRAの発症との関連が示唆されている[11]が，SLEにおいても喫煙者との弱い相関が指摘されている[12,13]。特に喫煙者は，過去の喫煙者や非喫煙者に比べSLE発症リスクが高く，ヒスパニックのコホート研究では抗dsDNA抗体との相関が強い[14]。要因は不明であるが，喫煙によるアポトーシス細胞をクリアランスする貪食細胞の機能低下やDNA付加物に対する抗体産生などが示唆されている[15]。

オハイオのFernaldにあるウラニウム炭鉱処理施設近郊の居住者におけるコホート研究（the Fernald Community Cohort；FCC）によりSLE発症のcase-control studyが報告されている[16]。18年間追跡調査されているが，低濃度のウラニウム曝露者は4,187人，中等度は1,273人，高濃度は2,756人で，SLEと診断された25人のうち12人は高濃度の曝露者であった。SLEの発症は高濃度のウラニウム曝露者に有意に多く（$P=0.031$）認められた。発症の要因にウラニウムの免疫ないしエストロゲンへの影響，体細胞変異（somatic mutation），エピゲノム効果などが示唆される。

〈文 献〉

1) Haugaard JH, et al：Association between drug use and subsequent diagnosis of lupus erythematosus. JAMA Dermatol 156(11)：1199-1207, 2020.
2) Kumagai Y, et al：Clinical spectrum of connective tissue disease after cosmetic surgery. Arthritis Rheum 27：1, 1984.
3) Friedman SM, et al：A potential role for microbial superantigens in the pathogenesis of systemic autoimmune disease. Arthritis Rheum 34：468, 1991.
4) Nelson P, et al：Viruses as potential pathogenic agents in systemic lupus erythematosus. Lupus 23：596, 2014.
5) Hanlon P, et al：Systematic review and meta-analysis of the sero-epidemiological associateon between Epstein-Barr virus and systemic lupus erythematosus. Arthritis Res Ther 16(1)：R3, 2014.
6) Sekigawa I, et al：Retroviruses and autoimmunity. Int Med 40(2)：80-86, 2001.
7) Grimaldi-Bensouda L, et al：The risk of systemic lupus erythematosus associated with vaccines, An International case-control study. Arthritis Rheum 66(6)：1559-1567, 2014.
8) 伊藤晴康，他：Human papillomavirus(HPV)ワクチン接種後にSLEを発症した一例．日臨免会誌 39：145, 2016.
9) Hahn BH：An overview of the pathogenesis of systemic lupus erythematosus. Dubois' Lupus Erythematosus. 6th ed, ed by Wallace DJ, Hahn BH, Lippincott Williams & Wilkins, Philadelphia, 2002, p87.
10) Parks CG, et al：Insecticide use and risk of rheumatoid arthritis and systemic lupus erythematosus in the Women's Health Initiative Observational Study. Arthritis Care Res(Hoboken) 63(2)：184-194, 2011.
11) McDonagh JE, et al：Smoking and rheumatoid arthritis—observations from a multicase family study：comment on the article by Silman et al. Arthritis Rheum 40(3)：594, 1997.
12) Freemer MM, et al：Association of smoking with dsDNA autoantibody production in systemic lupus erythematosus. Ann Rheum Dis 65(5)：581-584, 2006.
13) Costenbader KH, et al：Cigarette smoking and the risk of systemic lupus erythematosus：a meta-analysis. Arthritis Rheum 50(3)：849-857, 2004.
14) Ghaussy NO, et al：Cigarette smoking, alcohol consumption, and the risk of systemic lupus erythematosus：a case-control study. J Rheumatol 28(11)：2449-2453, 2001.
15) Majika DS, et al：Cigarette smoking and the risk of systemic lupus erythematosus and rheumatoid arthritis. Ann Rheum Dis 65(5)：561-563, 2006.
16) Pai-Uue Lu-Fritts, et al：Association of systemic lupus erythematosus with uranium exposure in a community living near a uranium-processing plant. Arthritis Rheum 66：3105-3112, 2014.

Ⅱ章 病因

3. SLEのエピゲノム機序

　エピゲノムとは，DNAの塩基配列を変化させることなく遺伝子の発現を調節する，化学的修飾や構造的な変化のことを指す。SLEでは，一卵性双生児における疾患一致率は14〜25％とされていることから[1]，エピゲノム修飾がSLEの発症に寄与していると考えられる。さらに，SLE疾患感受性遺伝子の多型は全体の60％がエンハンサー領域に存在するとの報告がある[2]。そして，このエンハンサーの機能を制している要因のひとつはエピゲノム修飾であることから，遺伝素因の発現にはエピゲノム制御が関与していると想定される[2]。

　エピゲノム修飾には主に以下の3つの機構があり，それぞれがSLEの病態に関与している。

---

① **DNAメチル化**：DNAの特定部位にメチル基が付加されることで遺伝子の発現を抑制
② **ヒストン修飾**：DNAを巻きつけているヒストン蛋白質の化学的修飾により，遺伝子発現を調節
③ **非コードRNA修飾**

　さらに，環境，食事，ホルモン，薬物，ストレスなどの様々なSLE関連病原性因子が，エピゲノム修飾を介して免疫細胞や炎症誘発細胞に関連する遺伝子の発現を調節し，免疫細胞サブセットの分化に影響を与え，自己抗体やサイトカインの発現が増強される[3,4]。

1. DNA脱メチル化

　アポトーシス細胞は自己抗原の供給源と想定されるが，その細胞のDNAが脱メチル化されている場合，そのDNAは微生物のDNAと類似しているために脱メチル化したDNAを認識するTLR9を介したシグナル伝達が誘導され，免疫応答が促進される[5]。薬剤性ループスをきたすプロカインアミドなどはDNAメチル化の阻害薬であるが，DNAメチル化の低下により遺伝子発現の亢進が発症に関与していることが示唆されている[6]。

　活動性SLE，特にループス腎炎のT細胞はメチル化低下を示し[7]，その結果，遺伝子の

過剰発現をもたらす．さらにDNAの修飾は5-hydroxymethylcytosineの形成であり，cytosineの修飾形の程度はSLEのT細胞で増加しており，遺伝子発現の増強とも関連している[8]．また，酸化ストレスを誘発する環境汚染物質や生活習慣因子は活性酸素種（ROS）を生成し，それがDNAに直接ダメージを与え，DNAのメチル化を変化させる可能性がある[9, 10]．

2. ヒストン修飾の異常

SLEのT細胞ではヒストン修飾の異常がみられ，それはミコフェノール酸モフェチル（MMF）の投与によって是正される[11]．さらに，ゲノムワイド解析によりヒストンのH4アセチル化はSLEの単球で増強しており，これはDNAメチル化低下とともに標的遺伝子の発現増強をもたらす[12]．増強したH4アセチル化では，インターフェロン（IFN）regulatory factor（IRF）1の強力な結合部位が同定されており，SLEでIRF1結合の増加が示されている[13]．IRF1はⅠ型IFN発現を誘導すると同時に，Ⅰ型のIFNによって発現誘導を受ける転写因子である．

3. 非コードRNA（ncRNA）

非コードRNA（non-coding RNA：ncRNA）には，その塩基の長さによってマイクロRNA（miR）とロングノンコーディングRNA（lncRNA）の2種類がある．これらはメッセンジャーRNAに結合し，mRNAの分解や翻訳阻害を引き起こすことから，自己免疫疾患のみならず，多くの疾患に関与する[14, 15]．

Xist RNA（X-inactive specific transcript RNA）は，X染色体の不活化に関与するlnc RNAで，哺乳類のメスにおいて2つのX染色体のうち一方を不活化して遺伝子量を調整することで，X染色体に由来する遺伝子の発現量は均等に保たれる．Xist RNAがX染色体に結合すると，クロマチンの構造が変化し，ヒストン修飾やDNAメチル化が促進されることで，遺伝子の発現が抑制される．

SLEにおいては，患者およびマウスにおいてT細胞サブセットの成熟段階でXist RNAが消失することでX染色体の不活化が変化し，TLR7，CD40LをはじめとするX染色体に存在する遺伝子の低メチル化が生じていることが報告されている[16]．これらの低脱メチル化により遺伝子の発現量は男性の2倍となる[5, 16, 17]．このことがSLE発症の性差の違いの一因である可能性がある．

SLEにおけるエピゲノム修飾は不明な点が多いが，遺伝的要因と環境因子の関連を解明する上で今後の重要な課題である．

〈文 献〉

1) Ulff-Møller CJ, et al：Concordance of autoimmune disease in a nationwide Danish systemic lupus erythematosus twin cohort. Semin Arthritis Rheum 47(4)：538-44, 2018.
2) Farh KK, et al：Genetic and epigenetic fine mapping of causal autoimmune disease variants. Nature 518(7539)：337-43, 2015.
3) Montoya T, et al：Epigenetic linkage of systemic lupus erythematosus and nutrition. Nutr Res Rev 36(1)：39-59, 2023.
4) Smeeth D, et al：The role of epigenetics in psychological resilience. Lancet Psychiatry 8(7)：620-629, 2021.
5) 藤尾圭志：自己免疫疾患とエピゲノム修飾. 日臨免疫会誌 39(1)：23-29, 2016.
6) Lee BH, et al：Procainamide is a specific inhibitor of DNA methyltransferase I. J Biol Chem 280(49)：40749-56, 2005.
7) Patel DR, et al：Dissecting complex epigenetic alterations in human lupus. Arthritis Res Ther 15(1)：201, 2013.
8) Zhao M, et al：Increased 5-hydroxymethylcytosine in $CD4^+$ T cells in systemic lupus erythematosus. J Autoimmun 69：64-73, 2016.
9) Al Aboud NM, et al：Genetics, Epigenetic Mechanism. StatPearls, 2018.
10) Li Y, et al：Oxidative stress, T cell DNA methylation, and lupus. Arthritis Rheumatol 66(6)：1574-82, 2014.
11) Yang Y, et al：The effect of mycophenolic acid on epigenetic modifications in lupus $CD4^+$ T cells. Clin Immunol 158(1)：67-76, 2015.
12) Zhang Z, et al：Global H_4 acetylation analysis by ChIP-chip in systemic lupus erythematosus monocytes. Gene Immun 11(2)：124-33, 2010.
13) Zhang Z, et al：Interferon regulatory factor 1 marks activated genes and can induce target gene expression in systemic lupus erythematosus. Arthritis Rheum 67(3)：785-96, 2015.
14) Vicente R, et al：Deregulation and therapeutic potential of microRNAs in arthritic diseases. Nat Rev Rheumatol 12(8)：496, 2016.
15) Chen JQ, et al：The role of microRNAs in the pathogenesis of autoimmune diseases. Autoimmun Rev 15(12)：1171–80, 2016.
16) Syrett CM, et al：Altered X-chromosome inactivation in T cells may promote sex-biased autoimmune diseases. JCI Insight 4(7)：e126751, 2019.
17) Lu Q, et al：Demethylation of CD40LG on the inactive X in T cells from women with lupus. J Immunol 179(9)：6352-8, 2007.

〈天野浩文〉

II章 病因

4. 免疫応答と調節機構の異常

1. 免疫寛容（トレランス）の破綻

　　SLEでは多種自己抗体の産生と抗体産生の持続性がみられる。そして，その自己抗体産生は好中球，単球，マクロファージ，樹状細胞といった自然免疫系の異常，およびT細胞，B細胞を中心とした獲得免疫系の異常があることが知られている。通常，健常人においては自己抗原に対しての免疫応答は起こさず，自己免疫寛容が成立している。自己免疫寛容の成立には，以下の機序が働いていると考えられている[1]。

- negative selection：自己反応性の高いT細胞が排除されることによる自己反応性T/B細胞の排除（クローン除去：clonal deletion）
- clonal anergy：抗原を認識するリンパ球が存在しても，それらが応答しない状態
- suppression：制御性T細胞やサイトカインによる抑制
- ignorance：免疫系が抗原を認識しない

　　しかしながら，SLEではどのような機序で自己抗原に対する免疫寛容が破綻しているのかについての詳細は，いまだ不明である。健常人でも潜在的に自己抗原に反応するリンパ球は存在し，抑制性の調節機構により発症が制御されていると考えられる[2]。また，自己反応性T細胞ないしB細胞が必ずしもすべて除去されるわけではなく，特に親和性の高い自己反応性T細胞はクローン除去から逃れる可能性も考えられる。クローン選択説とは異なる観点から，長期にわたる抗原刺激による免疫系の疲弊により自己免疫疾患がみられるとする遷延感作説[3]や，免疫システムの安定性が臨界点を超える抗原刺激によってシステムが破綻し，SLEを発症するとする自己臨界点説[4]が提唱されている。

2. 抗原の由来

　　SLEでは数多くの自己抗体をみるが，その主たるものは抗核抗体である。抗核抗体の対応抗原はDNAをはじめとしてヒストン，RNA蛋白，さらにはDNA複製，転写，スプライシング，RNA合成など，生命維持に重要な役割を担っている物質が多種含まれる。そして，抗核抗体産生の抗原のソースは主にアポトーシスに陥った細胞であることが強く

示唆されている[5]。アポトーシス細胞表面には大小のブレブ（細胞膜の構造変化により球状に膨らんだ構造）が形成され，ブレブの膜表面上に種々の抗原が露出し免疫応答の契機となる（図Ⅱ-4-1）[6]。すなわち，細胞死により生じたヌクレオソームをはじめとする各種抗原が自己抗体の主要な免疫源となり，抗原提示細胞，自己反応性T細胞，自己反応性B細胞により抗核抗体が産生される。とりわけクロマチンと(H2A-H2B)2-DNAヌクレオソームの立体構造上のエピトープ（抗原の特定部分）は，段階的なepitope spreading（免疫応答が特定のエピトープから他のエピトープに広がる現象）によりIgG抗ヒストン抗体や抗native DNA抗体など特異的な自己抗体を産生する[7]。H2AとH4に含まれる少なくとも2つのエピトープがSLE患者の自己反応性T細胞により認識されていることが明らかにされた[8]。

　SLEの活動期に血球成分のアポトーシスが亢進しているか否か議論のあるところであるが，むしろアポトーシスに陥った細胞の排除が障害されているために，核抗原を豊富に含むヌクレオソームが流出していることが重要と考えられる。アポトーシスに陥った細胞は通常C1q受容体を介してマクロファージに貪食処理されるが，SLEにみられるC1qをはじめとする補体の欠損，機能障害は抗原過剰状態をもたらしていると考えられる。

　C1qノックアウトマウスでは，ループス様腎病変組織に多くのアポトーシスに陥った断片が認められている[9]。またSLEでは，アポトーシス細胞のクリアランスに重要なマクロファージのスカベンジャー受容体1（macrophage scavenger receptor 1：MSR1）

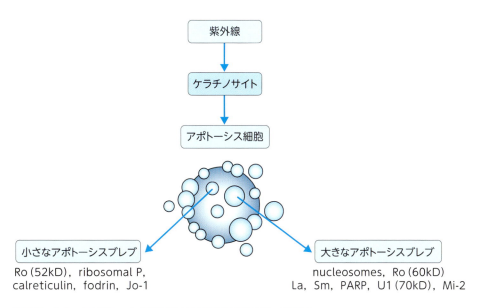

■図Ⅱ-4-1　アポトーシスにおける細胞表面のブレブ形成

（文献6より）

に対する自己抗体が認められ、これによるアポトーシス細胞のクリアランスの低下が抗原過剰をもたらしている可能性がある[10]。核抗原の多くは一次構造がcDNAのクローニングにより明らかにされているが、種々の抗原のcDNAがコードするアミノ酸配列とウイルス関連蛋白との間に相同性があることも知られている（U1-RNPとマウスレトロウイルスP30gag、SmとHIV-1P24gag、SS-Bとレトロウイルスgag蛋白、KiとSV40largeT抗原など）。これにより、病因としてウイルス説、分子相同性による交差反応も指摘されている。表Ⅱ-4-1に自己抗体が反応する抗原の由来を示す[11]。

　自己抗体産生の抗原のソースとして、他に活性化好中球からのneutrophil extracellular traps（NETs）が挙げられる。好中球は感染に際して活性化し、細菌を貪食し活性酸素を産生することで細菌を死滅させて細菌防御に寄与する。活性化好中球はNETsと呼ばれる網状の構造物を放出し細菌をとらえるが、NETsはクロマチンや他の核蛋白、シトルリン化蛋白、細胞質、ミエロペルオキシダーゼ、サイトカインなどを含んでいる[12]。NETsの放出により好中球自身も死滅するが、アポトーシスやネクローシスとは異なるタイプの細胞死のため、NETsの放出による好中球の死滅はNETosisと呼ばれる。NETosisは形質細胞様状細胞によるIFN産生に寄与する[13～15]（図Ⅱ-4-2）。この効果はNETs由来の抗菌ペプチドとDNA/抗DNAの結合物によるTLR9の活性化を介してもたらされる[16,17]。NETsの主な分解因子は血清中のDNase Iであるが、SLEではDNase I活性が低いことが知られており、抗DNA抗体自体もDNaseの阻害因子であることが示唆されている[18,19]。

　SLE患者の末梢血単核細胞（PBMC）分画中では、低密度顆粒球（LDG）の割合が、健常者の約5％に対し約17％と有意に高くなっていることが報告されており[20]、LDGで

表Ⅱ-4-1　自己抗体が反応する抗原の由来

1. アポトーシスに陥った細胞（ヌクレオソーム、DNA、SS-A、SS-B、U1-RNP、Sm、リン脂質、αアクチニンなど）
2. NETosisによるNETsからの放出物質（ヒストン、DNA、MPO、LL-37、好中球エラスターゼ）
3. 活性化した細胞（細胞質から細胞膜へ移動した分子ないし膜表面上の分子）
4. アポトーシスの過程で修飾される蛋白
5. 感染症
   (1) 分子相同性
   (2) epitope spreading（最初は感染源の蛋白や脂質に対し特異的に免疫応答→免疫応答の持続に従い自己抗原に対しても免疫応答）
   (3) T細胞、B細胞の非特異的な活性化
   (4) 炎症性サイトカインやケモカインにより傷害された自己組織

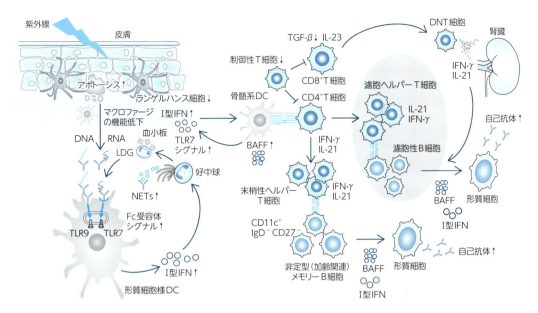

図Ⅱ-4-2　SLE発症に関わる細胞と主な因子

紫外線などにより，皮膚の傷害からアポトーシスが誘導され，好中球はNETosisにより細胞内成分を放出する。ランゲルハンス細胞数の減少やマクロファージの機能低下に伴い，核内に存在するDNAやRNA関連蛋白が形質細胞様樹状細胞のTLRに認識され，Ⅰ型IFNが誘導される。NETosisを起こした好中球はLDGとなり，血小板と結合しやすくなる。血小板に発現するTLR7を刺激することで，さらにⅠ型IFNの産生が亢進する。骨髄系樹状細胞はⅠ型IFNなどの刺激を受け，活性化し，BAFFを産生する。CD4⁺T細胞，あるいはCD8⁺T細胞はそれぞれ活性化し，Tfh, Tph, DNT細胞へと分化し，濾胞B細胞や非典型メモリー細胞を刺激することで自己抗体産生へとつながる。DNT細胞の活性化からIFN-γ, IL-17が産生され，腎臓局所で組織障害をきたす。
BAFF：B cell activating factor, DNT：double negative T cell, IFN：interferon, LDG：low density granulocyte, TLR：Toll-like receptor

(文献14, 15, 43より作成)

は高密度顆粒球（HDG）と比較して血小板に結合しやすいことが報告されている[21〜23]。TLR7は血小板にも発現がみられ，TLR7依存的にLDGが血小板と結合した血小板−顆粒球複合体を形成し，これが腎臓に浸潤しNETosisを通じて組織の炎症を引き起こすことが示されている[24]。

3. 抗原供給に伴う免疫応答細胞と可溶性メディエーター

　前項で述べられたような自己抗原や免疫複合体の細胞内取り込みには，細胞表面上に表現されるBCR（B細胞抗原受容体），Fcγ受容体（FcγR），CR（補体受容体）などが関与する。

　FcγRは，IgGのFc部分を認識し，沈着する免疫複合体に対する免疫応答にとって重要な役割を担っている。さらにFcγRは，抗原と複合体を形成したIgGと結合した後，活性型FcγRであるFcγRⅠ，Ⅱa，Ⅲaと抑制性FcγRであるFcγRⅡbがバランスを取り

ながら免疫応答を調節している。SLE患者では，メモリーB細胞や形質芽細胞においてFcγRⅡbの発現が低いことが報告されている[25, 26]。

核酸をはじめとした自己抗原はFc受容体を介して細胞内に取り込まれた後，エンドゾームに存在するToll様受容体（Toll like receptor：TLR）で認識されることで産生されるⅠ型インターフェロン（IFN）（IFNα，β，λ，κ）を産生し自己免疫反応を賦活化することで，SLEの病態形成に重要な役割を果たしていることが示されている[27, 28]。SLE患者では血中IFNαレベルが上昇していること，ウイルス性肝炎に対するIFN治療過程で抗核抗体やSLE症状が出現することが知られており，形質細胞様樹状細胞（plasmacytoid DC：pDC）の細胞内に存在するTLR7やTLR9を介してIFNαが大量に産生されること，さらにIFNαにより発現誘導される遺伝子群（IFN signature）の多くが，活動性SLE患者で発現上昇していることがDNAマイクロアレイを用いた研究で明らかとなっている[29]。TLR7は単鎖RNA，TLR9は非メチル化CpGモチーフDNAを認識するパターン認識受容体（PRRs）であるが，これらはpDCのみならずB細胞や血小板にも存在する[30]。pDCから産生されたIFNαは，骨髄系樹状細胞（myeloid DC：mDC）の成熟分化をもたらし抗原提示能を飛躍的に高める[31]（図Ⅱ-4-2）。その結果，自己反応性T細胞やB細胞が活性化され，免疫寛容の破綻をもたらすことが考えられる。Ⅰ型IFNαは，B細胞に直接働き形質細胞に分化させることや，CD4およびCD8T細胞応答を直接活性化することも明らかにされている[32]。

これまでにSLEでは，IL-4，IL-6，IL-10，IL-17，BAFF（B cell activating factor belonging to the TNF family）など多くのサイトカインないし可溶性メディエーターの増加が報告されているが，主たる効果は自己抗体産生と炎症の増強である[33]。また，TNFαもTLR9刺激を介して産生されるが，このサイトカインはRAの病態形成に重要で，抗TNFα抗体による治療が確立されている[34]。TNFα阻害薬は，RAに対する治療過程でSLE症状が出現することや，形質細胞様樹状細胞によるIFNα産生を促進することなどから，SLEの病態を悪化させる可能性がある。逆にTNFα自体はpDCからのIFNα産生を抑制することからSLEを改善する可能性がある。実際，SLEの動物モデルのひとつであるNZB/WF1マウスではTNFα投与が症状を改善させ，コラーゲン誘導関節炎マウスではIFNβを投与することで滑膜のTNFαの発現を抑制し，滑膜の増殖を抑制することが報告されている[35, 36]。また，SLE患者では可溶性TNF受容体の増加が認められることから，IFNαとTNFαの間のクロスレギュレーションが障害されていることも考えられる[37]。この点に関して，SLE疾患感受性遺伝子解析においてTNFαの発現に関わるIFN調節因子5（IRF5）の一塩基多型（SNPs）が有意に相関しており興味深い[38]。

一方，末梢性トレランスに関わる制御性T細胞（regulatory T cell：Treg）としてFoxp3

陽性TregやIL-10産生を特徴とする1型制御性T細胞（Tr1）があり，現在はいくつかのサブセットにわかれることが報告されている[39]。

TLR7やTLR9を介して産生されたIFNαがこれらの細胞にどのように関与するのかについて，さらにSLEにおける病理学的意義については未解明の点が多い．また形質細胞への分化を誘導し，自己抗体の産生に役割を果たすIL-21を産生する濾胞性ヘルパーT細胞（Tfh）と末梢性ヘルパーT細胞（Tph），IFN-γとIL-10を同時に産生するTh10,炎症性サイトカインIL-9，IL-17を産生するTh9，Th17細胞などとIFNαの関連も明らかにされつつある[15, 40, 41]。

SLE治療に用いられる生物学的製剤では，BAFFに対するモノクローナル抗体ベリムマブがSLE治療薬として認可され，有意な治療効果がみられている[42]。また前述のように，SLEにおけるIFNαの病理学的意義が強く示唆されたことから，IFNαをSLE治療の新たな分子標的として薬剤が開発され，抗IFN-α受容体抗体であるアニフロルマブの有効性が示されたことから臨床の場で使用されている[43]。

図Ⅱ-4-2にSLE発症に関わる細胞と可溶性メディエーターを示した[14, 15, 44]。

4. T細胞異常

活動期SLEでは，末梢血においてTリンパ球の減少を認め，CD3，CD4（helper/inducer），CD8（suppressor/cytotoxic）のいずれも減少する．また，*in vitro*における種々のmitogen（細胞分裂を誘導または促進する生理活性蛋白質やペプチド）刺激によるT細胞の反応は低下している．その背景に，CD8$^+$細胞傷害性T細胞機能低下が存在し，自己免疫異常持続の原因となっている[45]。また，腎生検標本においては糸球体周辺領域でクローン増殖したCD4$^+$およびCD8$^+$T細胞が，尿細管においてはCD8$^+$T細胞が組織障害に役割を果たしていることが示されている[46]。

1）Th1細胞

Th1細胞は，IL-2およびIFN-γを産生し，細胞性炎症反応および細胞内病原体に対する防御に関与する[47]。Th1サイトカインはSLEの発症において中心的な役割を果たし，中でもIFN-γはB細胞のクラススイッチを促進し，後述するTfh細胞の活性化および胚中心形成を誘導することによって，自己抗体の産生を刺激する[48]。SLE患者では対照群と比較してIFN-γレベルが高く，SLE疾患活動性指数（SLEDAI）スコアと正の相関関係を示し[49, 50]，またループス腎炎患者においては，びまん性増殖性糸球体腎炎患者における，Th1応答の優位性が観察されている[51, 52]。

2) Th2細胞

　Th2細胞はIL-4, IL-5, IL-13を産生し，寄生虫感染において重要な役割を果たす。IL-4はB細胞から形質への分化を促進し，IgG1およびIgEへの抗体クラススイッチを誘導する[47]。ループス病態を示すマウスでは，IL-4を阻害すると抗二本鎖DNA抗体（抗dsDNA）が減少し，IL-4を投与するとこの自己抗体のレベルが増加する[53]。SLE患者ではIL-4産生T細胞の数は減少しており，IFN-γ/IL-4 CD4$^+$T細胞比の増加がSLEDAIスコアと正の相関関係を示す[54]。IL-13はB細胞の増殖と分化を促進し，MHCクラスⅡ，CD23，およびIgEの発現を誘導する。さらに，IL-13は線維化を促進するサイトカインであり，Th17分化を抑制する働きを持つ[55]。SLE患者では循環IL-13レベルが高いことが報告されている[56~58]。またIL-5は，活性化B細胞からの抗体産生，および好酸球の増殖と分化を刺激するサイトカインとして知られており，SLE患者皮膚病変のケラチノサイトおよび血清で過剰発現している[59, 60]。

3) Th17細胞/DN T細胞

　血清IL-17レベルはSLE患者で健常対照（HC）と比較して高いことが示されており，SLEDAIスコアとも相関する[61]。Th17細胞は，IL-17を産生するヘルパーT細胞であり，IL-17は強力な炎症作用を有し，細胞外細菌や真菌に対する宿主防御において重要な役割を果たす。Th17細胞は，RORγtとRORαにより制御され，STAT3依存的にTGFβとIL-6により誘導される[47]。SLE患者では，血液中のTh17細胞数は健常者と比較して増加しており，刺激を与えた場合も同様の結果が報告されている[62, 63]。ループス腎炎における腎組織においてIL-17 CD3$^+$T細胞は観察されるが対象群では観察されないことから，IL-17産生細胞が優先的に腎組織でも増殖している可能性が示唆される[64]。

　IL-17とBAFFは，B細胞の分化，増殖，抗体産生を促進する相乗効果を持つ可能性がある[65]。さらに，治療抵抗性の活動性腎炎が持続する患者ではベースラインのIL-17レベルが高いことが示されている[66, 67]。同様に，Th17の維持に必要なIL-23は，対照群と比較してSLE患者で高くなっており，IL-23高値は腎障害と関連している[68]。活動性ループス腎炎患者では，治療抵抗性の患者において部分的または完全反応を示した患者と比較してIL-23のレベルが高かった[67]。ループスマウスでは，IL-23受容体を欠損した際，抗dsDNAのレベルが低く，腎炎の重症度が軽減していた[69]。

　SLEにおいて，Th17細胞以外のIL-17産生細胞として，T細胞受容体（TCR）αβ陽性CD4$^-$CD8$^-$ダブルネガティブ（DN）T細胞の重要性が知られている。活性化したCD8$^+$T細胞はCD8の発現を失うことでDNT細胞となり，SLEにおいては，この細胞数の増加[70~72]が認められている。これらの背景には，脾臓における辺縁帯マクロファージの減少に伴

い，アポトーシス細胞の除去障害およびサイトカインプロファイルの変化（IL-23の上昇，TGFβの減少）をきたすことが，活性化したCD8T細胞からIL-17産生DNT細胞への変換につながるとされている[73]。これらはMHCクラスII分子であるHLA-DRを高発現し[74]，IL-17を産生する表現型を獲得して局所組織に浸潤し，大量のIL-17とIFN-γを産生する特徴がある[75]。またそれらに加え，IL-4も産生することで病態に関与する[76,77]。DNT細胞の割合は臨床的疾患活動性指数であるSLEDAI-2Kスコアと有意に正の相関を示す[78]。

4) 制御性T（Treg）細胞

　SLEでは，Th17細胞の増加とTreg細胞の機能低下が同時に観察されており，この免疫調節のバランス崩壊がSLEの病態に寄与していると考えられている。Treg細胞は，IL-2受容体α鎖（CD25）と核転写因子FoxP3の発現を特徴とし，自己反応性リンパ球の活性化と増殖を抑制するため，自己抗原に対する末梢寛容の維持に重要とされる。

　SLE患者において，制御性T細胞の機能的および量的欠損が示されている[79,80]。一方で，Treg細胞自体による機能異常ではなく，SLE患者におけるエフェクターT細胞のTreg細胞による抑制に対する抵抗性を示唆する報告も存在する[81,82]。

5) 組織常在型メモリーT（Trm）細胞

　活動期SLEでは，$CD4^+CD45RA^+$T細胞（ナイーブT細胞）の減少に比例して$CD4^+CD45RO^+$T細胞（メモリーT細胞）の増加を認めている[83]。

　Trm細胞は末梢臓器に長期間常在し，局所での免疫応答に速やかに対応する特徴を有する[84,85]。

　SLEにおいては，排除されずに局所に残存する自己抗原に対して持続的に活性化したTrmが存在することで，局所において遷延する免疫応答の活性化が生じている。ループス腎炎においては，$CD8^+CD103^+$組織常在メモリーTrm細胞が疾患重症度と正の相関を認めた[86]。また，皮膚エリテマトーデス（CLE）においても異常なT細胞シグナル伝達がCLEの発症に寄与していることが示されている[87〜89]。一方，抗マラリア薬に抵抗性を示したCLE患者においては，Trm細胞が増加していることが報告されている[90]。

　これらから，SLEにおいては皮膚および腎臓におけるTrmの重要性が示唆されている。

6) 濾胞性ヘルパーT（Tfh）細胞

　Tfh細胞は，二次リンパ組織のリンパ濾胞に存在する$CD4^+$T細胞であり，CXCR5の表面マーカー発現を特徴とする[91]。CXCR5のリガンドであるCXCL13は，リンパ濾

胞の胚中心に豊富に存在することからTfh細胞を胚中心に局在させる。またTfh細胞は，IL-21によって分化誘導され，B細胞からの免疫グロブリン産生を誘導する[92]。これらは，胚細胞の形成と維持，ナイーブB細胞から記憶B細胞と形質細胞への分化促進，および自己反応性B細胞に対しては排除する負の選択として機能する。SLEの病態形成においては病原性自己抗体の生成，さらに続いて生じる組織障害において重要な役割を果たすことが数多くの報告で示されている。SLE患者においてはIL-21が高値を示すこと，またCD4$^+$CXCR5$^+$PD1$^+$Tfh細胞の頻度は，SLE患者における形質細胞数，抗核抗体価および疾患活動性と相関し，副腎皮質ステロイドによる治療後では，この細胞数と割合は減少していた[93]。しかしながら，別の報告ではSLE患者末梢血においては，SLEDAIスコアと相関してCXCL13の増加を認め，Tfh細胞はむしろ減少していたことから，Tfh細胞の組織への移動による結果とされている[94]。

7）末梢性ヘルパーT（Tph）細胞

TfhがSLEの主因とされていたが，SLEにおいては自己抗体に遺伝子変異が乏しいことから，自己反応性B細胞は濾胞外で分化するとされる[95]。RA患者の滑膜などの炎症組織においては，Tfh様細胞とB細胞で形成される異所性リンパ濾胞が存在し[96]，このTfh様細胞はCXCR5の発現は減弱しているものの，IL-21の産生やB細胞の分化誘導などTfh細胞の機能を有することが報告された[97]。後に，この細胞がCXCL13を産生し，形質芽細胞分化と異所性リンパ濾胞の形成を誘導することが報告され，Tph細胞と呼ばれる[98]。Tph細胞の頻度はSLE患者の疾患重症度と相関していることが示されており，SLEにおける濾胞外でのT/B細胞相互作用の重要性が示されている[99~101]。

5. B細胞異常

T細胞の異常は末梢性免疫寛容の破綻につながり，B細胞の異常な活性化を誘導する[102]。SLEにおいては，B細胞の異常な活性化が生じることで自己抗体の産生，炎症性サイトカインの分泌，抗原提示などが生じている[103]。SLE患者末梢血では，ナイーブB細胞の減少とともにメモリーB細胞と形質細胞の増加を認めている[104,105]。抗原認識したメモリーB細胞は，B細胞において活性化シグナルを負に制御するFcγRⅡbによる機能が低下することにより，TLRによる刺激あるいはBAFFによって活性化される[105,106]（図Ⅱ-4-3）[6]。疾患活動性を有するSLE患者では形質細胞の顕著な増加がみられ，循環血中形質細胞の頻度は疾患活動性スコア，抗dsDNA力価，血清免疫グロブリン産生と相関していることが報告されている[107,108]。一方，ループス腎炎患者では，腎臓局所におけるB細胞浸潤の程度およびBAFFの発現は重篤な腎疾患と関連する[109]。

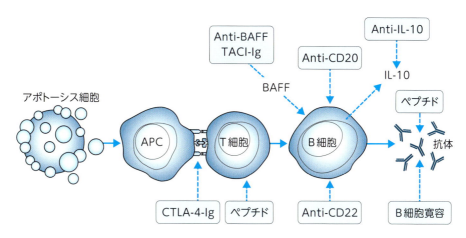

図Ⅱ-4-3　SLEにおける標的治療戦略

(文献6より引用)

　SLE患者の細胞サブセット別の遺伝子発現データでは，SLEリスク遺伝子は加齢関連（age associated）または非定型的メモリー（atypical memory）B細胞（ABC）において認められている[110]。ABCは特にメスのマウスで加齢とともに蓄積する細胞として報告され[111, 112]，脾臓においてCD11c，CD11bの発現，CD21，CD23の欠如，またそれらの約50％でT-betを発現する。SLE患者においては，ABCはCD27-IgD-のダブルネガティブ（DN）B細胞と共有されており，特にCD21の発現を欠くDN2細胞と共通する[113]。この細胞集団は健常人と比較してSLE患者の末梢血で増加しており，その頻度は腎炎などの臨床徴候の重症度と相関することから治療標的として注目されている[113~117]。

6. 免疫異常に対する治療戦略

　SLEの免疫異常を背景として，これらを制御する様々な治療戦略が開発されている。海外においては古くから使用されている抗マラリア薬であるヒドロキシクロロキンは，2015年に本邦で認可されて使用されている。その作用メカニズムとしては，TLR7, 9のアンタゴニストとしての作用，細胞内pHを上昇させることによる抗原処理作用，マクロファージを介したサイトカイン産生の抑制作用，ホスホリパーゼA2とCの抑制やライソゾーム膜の安定化作用など，様々な作用を有することでCLEを含むSLEのすべての病態で使用されている[118]。分子標的薬としては，2011年に米国FDAによりBAFFを標的としたモノクローナル抗体であるベリムマブが承認され，本邦でも2017年に認可され使用されている。また，2021年には2剤目の生物学的製剤として抗Ⅰ型IFN受容体抗体のアニフロルマブが承認され，使用されている。さらに2023年には，既存治療で効果不十分なループス腎炎に対して抗CD20抗体が本邦で承認されている。

CD19を標的とした治療戦略としてキメラ抗原受容体T細胞(chimeric antigen receptor-T cell：CAR-T)療法が開発され，SLEを含む難治性の自己免疫疾患に対する治療として報告された[119]。これは，B細胞に発現するCD19の認識部位とT細胞に発現するCD28，CD3ζを融合したキメラ抗原受容体をT細胞に遺伝子導入し，CD19を制御するものであり，新たな治療として期待されている。

　他に，TLR7，IL-17，CD40，CD40L，形質細胞様樹状細胞，補体を標的とした治療，細胞内シグナル分子であるJAK，Tyk2を標的とした治療も開発され臨床試験が行われている。

〈文献〉

1) 藤沢道夫：免疫寛容, Roitt/Brostoff/Male；免疫学イラストレイテッド，多田富雄監訳，南江堂，2003, p187.
2) Sakaguchi S, et al：Immunologic self-tolerance maintained by activated T cells expressing IL-2 receptor alpha-chains(CD25). Breakdown of a single mechanism of self-tolerance causes various autoimmune diseases. J Immunol 155：1151, 1995.
3) 岡林　篤：遷延感作，系統免疫反応の高揚と疲弊化とその間における様々なる病変の台頭．基礎老化研究10：15, 1986.
4) 塩沢俊一：全身性エリテマトーデス(SLE)の発症病因：自己臨界点説-Self-organized criticality theory of autoimmunity. 臨床リウマチ25：286, 2013.
5) Utz PJ, et al：Posttranslational protein modifications, apoptosis, and the bypass of tolerance to autoantigens. Arthritis Rheum 41：1152, 1998.
6) Rahman A, et al：Systemic lupus erythematosus. N Engl J Med. 2008 Feb 28；358(9)：929-939.
7) Burlingame RW, et al：The central role of chromatin in autoimmune responses to histones and DNA in systemic lupus erythematosus. J Clin Invest 94：184, 1994.
8) Lu L, et al：Major peptide autoepitopes for nucleosome-specific T cells of human lupus. J Clin Invest 104：345, 1999.
9) Botto M, et al：Homozygous C1q deficiency causes glomerulonephritis associated with multiple apoptotic bodies. Nat Genet 19(1)：56-59, 1998.
10) Chen XW, et al：Anti-class a scavenger receptor autoantibodies from systemic lupus erythematosus patients impair phagocytic clearance of apoptotic cells by macrophages in vitro. Arthritis Res Ther 13(1)：R9, 2011.
11) Hahn BH：An overview of the pathogenesis of systemic lupus erythematosus. Dubois' Lupus Erythematosus. 6th ed, ed by Wallace DJ, Hahn BH, Lippincott Williams & Wilkins, Philadelphia, 2002, p87.
12) Smith CK, et al：The role of neutrons in the pathogenesis of systemic lupus erythematosus. Curr Opin Rheumatol 27：448, 2015.
13) Villanueva E, et al：Netting neutrophils induce endothelial damage, infiltrate tissues, and expose immunostimulatory molecules in systemic lupus erythematosus. J Immunol 187：538, 2011.

14) Klein B, et al:Current concepts of photosensitivity in cutaneous lupus erythematosus. Front Med (Lausanne) 9:939594, 2022.
15) Caielli S, et al:Systemic lupus erythematosus pathogenesis:interferon and beyond. Annu Rev Immunol 41:533-60, 2023.
16) Garcia-Romo GS, et al:Netting neutrophils are major inducers of type I IFN production in pediatric systemic lupus erythematosus. Sci Transl Med. 2011 Mar 9;3(73):73ra20.
17) Lande R, et al:Neutrophils activate plasmacytoid dendritic cells by releasing self-DNA-peptide complexes in systemic lupus erythematosus. Sci Transl Med. 2011 Mar 9;3(73):73ra19.
18) Hakkim A, et al:Impairment of neutrophil extracellular trap degradation is associated with lupus nephritis. Proc Natl Acad Sci USA 107:9813, 2010.
19) Emlen W, et al:DNA-anti-DNA immune complexes. Antibody protection of a discrete DNA fragment from DNase digestion in vitro. J Clin Invest 74(1):185-90, 1984.
20) Tay SH, et al:Low-Density Neutrophils in Systemic Lupus Erythematosus. Arthritis Rheumatol 72(10):1587-95, 2020.
21) Villanueva E, et al:Netting neutrophils induce endothelial damage, infiltrate tissues, and expose immunostimulatory molecules in systemic lupus erythematosus. J Immunol 187(1):538-552, 2011.
22) Condamine T, et al:Lectin-type oxidized LDL receptor-1 distinguishes population of human polymorphonuclear myeloid-derived suppressor cells in cancer patients. Sci Immunol 1(2):aaf8943, 2016.
23) Wright HL, et al:Low-density granulocytes:functionally distinct, immature neutrophils in rheumatoid arthritis with altered properties and defective TNF signalling. J Leukoc Biol 101(2):599-611, 2017.
24) Tay et al:Platelet TLR7 is essential for the formation of platelet–neutrophil complexes and low-density neutrophils in lupus nephritis Rheumatology(Oxford) 63(2):551-562, 2024.
25) Mackay M, et al:Selective dysregulation of the FcgammaIIB receptor on memory B cells in SLE. J Exp Med 203(9):2157-64, 2006.
26) Su K, et al:Expression profile of FcgammaRIIb on leukocytes and its dysregulation in systemic lupus erythematosus. J Immunol 178(5):3272-80, 2007.
27) Banchereau J, et al:Type I interferon in systemic lupus erythematosus and other autoimmune diseases. Immunity 25:383, 2006.
28) Marshak-Rothstein A, et al:Toll-like receptors in systemic autoimmune diseases. Nature Rev 6:823, 2006.
29) Bennett L, et al:Interferon and granulopoiesis signatures in systemic lupus erythematosus blood. J Exp Med 197:711, 2003.
30) Koupenova M, et al:Platelet-TLR7 mediates host survival and platelet count during viral infection in the absence of platelet-dependent thrombosis. Blood 24(5):791-802, 2014.
31) Jego G, et al:Plasmacytoid dendritic cells induce plasma cell differentiation through type I interferon and interleukin 6. Immunity 19:225, 2003.

32) Le Bon A, et al：Cutting edge：enhancement of antibody responses through direct stimulation of B and T cells by type IIFN. J Immunol 176：2074, 2006.
33) Rönnblom L, et al：Cytokines as therapeutic targets in SLE. Nat Rev Rheum 6：339, 2010.
34) Feldmann M, et al：Anti-TNF alpha therapy of rheumatoid arthritis：what have we learned? Annu Rev Immunol 19：163, 2001.
35) Psarras A, et al：Emerging concepts of type I interferons in SLE pathogenesis and therapy. Nat Rev Rheumatol 18(10)：575-90, 2022.
36) van Holten J, et al：Treatment with recombinant interferon-beta reduces inflammation and slows cartilage destruction in the collagen-induced arthritis model of rheumatoid arthritis. Arthritis Res Ther 6(3)：R239-49, 2004.
37) Palucka AK, et al：Cross-regulation of TNF and IFN-α in autoimmune diseases. Proc Natl Acad Sci USA 102：3372, 2005.
38) Graham RR, et al：Three functional variants of IFN regulatory factor 5(IRF5)define risk and protective haplotypes for human lupus. Proc Natl Acad Sci USA 104：6758, 2007.
39) Sakaguchi S, et al：Emerging challenges in regulatory T cell function and biology. Science 317：627, 2007.
40) Chen F, et al：Impact of T helper cells on bone metabolism in systemic lupus erythematosus. Hum Immunol 84(5-7)：327-336, 2023
41) Khokhar M, et al：The emerging role of T helper 9(Th9)cells in immunopathophysiology：A comprehensive review of their effects and responsiveness in various disease states. Int Rev Immunol 12：1-20, 2024.
42) Navarra SV, et al：Efficacy and safety of belimumab in patients with active systemic lupus erythematosus：a randomized, placebo-controlled, phase 3 trial. Lancet. 377(9767)：721-31, 2011.
43) Morand EF, et al：Trial of Anifrolumab in Active Systemic Lupus Erythematosus. N Engl J Med 382(3)：211-21, 2020.
44) Tsokos GC, et al：New insight into the immunopathogenesis of systemic lupus erythematosus. Nat Rev Rheumatology 12：716, 2016.
45) Chen PM, et al：The role of CD8$^+$T-cell systemic lupus erythematosus pathogenesis：an update Curr Opin Rheumatol. 33(6)：586-91, 2021.
46) Winchester R, et al：Immunologic characteristics of intrarenal T cells：trafficking of expanded CD8$^+$T cell beta-chain clonotypes in progressive lupus nephritis. Arthritis Rheum 64(5)：1589-600, 2012.
47) Raphael I, et al：T cell subsets and their signature cytokines in autoimmune and inflammatory diseases. Cytokine 74(1)：5-17, 2015.
48) Lee SK, et al：Interferon-γ excess leads to pathogenic accumulation of follicular helper T cells and germinal centers. Immunity 37(5)：880-92, 2012.
49) Torell F, et al：Cytokine Profiles in Autoantibody Defined Subgroups of Systemic Lupus Erythematosus. J Proteome Res 18(3)：1208-17, 2019.
50) Wong CK, et al：Hyperproduction of IL-23 and IL-17 in patients with systemic lupus erythematosus：implications for Th17-mediated inflammation in auto-immunity. Clin Immunol 127(3)：385-93, 2008.

51) Lockshin MD:Sex differences in autoimmune disease. Lupus 15(11):753-6, 2006.
52) Baker S, et al:2023. Sex Differences in Autoimmune Disease. Trends in Pharmacological Sciences 44(7):531-543.
53) Clowse ME, et al:Efficacy and Safety of Epratuzumab in Moderately to Severely Active Systemic Lupus Erythematosus: Results From Two Phase Ⅲ Randomized, Double-Blind, Placebo-Controlled Trials. Arthritis Rheumatol. 2017;69(2):362-75.
54) Baker K, et al:Work Disability in Systemic Lupus Erythematosus is Prevalent and Contributes to Socioeconomic Inequality. Arthritis Care Res(Hoboken). 2020;72(12):1670-7.
55) Feldman CH, et al:Dynamic impact of comorbidities on treatment discontinuation in systemic lupus erythematosus:a longitudinal study from the systemic lupus erythematosus long-term study. Lupus Sci Med. 2021;8(1):e000516.
56) Danchenko N, et al:Epidemiology of systemic lupus erythematosus:a comparison of worldwide disease burden. Lupus 15(5):308-18, 2006.
57) Becker-Merok A, et al:Prevalence, predictors and outcome of vascular damage in systemic lupus erythematosus. Lupus 18(6):508-15, 2009.
58) Zhang L, et al:Clinical significance of autoimmune response in patients with systemic lupus erythematosus:a large-scale study using a novel protein microarray. Lupus. 2015;24(11):1112-8.
59) Dall'Era M, et al:Analysis of costs associated with geographic variation in systemic lupus erythematosus care in the United States. Lupus. 2018;27(1):72-9.
60) Petri M, et al:Efficacy of belimumab in systemic lupus erythematosus. N Engl J Med. 2011;365(18):1719-1720.
61) Vincent FB, et al:Clinical associations of serum interleukin-17 in systemic lupus erythematosus. Arthritis Res Ther 15:R97, 2013.
62) Wong CK, et al:Hyperproduction of IL-23 and IL-17 in patients with systemic lupus erythematosus:implications for Th17-mediated inflammation in auto-immunity. Clin Immunol 127(3):385-93, 2008.
63) Yang J, et al:Th17 and natural Treg cell population dynamics in systemic lupus erythematosus. Arthritis Rheum 2009;60(5):1472-83, 2009.
64) Chen, D. Y, et al:The potential role of Th17 cells and Th17-related cytokines in the pathogenesis of lupus nephritis. Lupus. 21(13):1385-96, 2012.
65) López P, et al:A pathogenic IFNα, BLyS and IL-17 axis in Systemic Lupus Erythematosus patients. Sci Rep 6:20651, 2016.
66) Yang XY, et al:Th22, but not Th17 might be a good index to predict the tissue involvement of systemic lupus erythematosus. J Clin Immunol 33(4):767-74, 2013.
67) Zickert A, et al:IL-17 and IL-23 in lupus nephritis — association to histopathology and response to treatment. BMC Immunol. 2015;16(1):7.
68) Fischer K, et al:Serum Interleukin-23 in Polish Patients with Systemic Lupus Erythematosus: Association with Lupus Nephritis, Obesity, and Peripheral Vascular Disease. Mediators Inflamm 2017:9401432, 2017.
69) Dai H, et al:IL-23 Limits the Production of IL-2 and Promotes Autoimmunity in Lupus. J Immunol 2017;199(3):903-10.
70) Moulton VR, et al:T cell signaling abnormalities contribute to aberrant immune cell function and autoimmunity. J Clin Investig 125(6):2220-27, 2015.

71) Crispín JC, et al:Expanded double negative T cells in patients with systemic lupus erythematosus produce IL-17 and infiltrate the kidneys. J Immunol 181(12):8761-6, 2008.
72) Amarilyo G, et al:IL-17 promotes murine lupus. J Immunol 193(2):540-3, 2014.
73) Li H, et al:Systemic lupus erythematosus favors the generation of IL-17 producing double negative T cells. Nat Commun 11(1):2859, 2020.
74) Anand A, et al:Characterization of $CD3^+CD4^-CD8^-$ (double negative)T cells in patients with systemic lupus erythematosus: activation markers. Lupus 11(8):493-500, 2002.
75) Li H, et al:Abnormalities of T cells in systemic lupus erythematosus:new insights in pathogenesis and therapeutic strategies. J Autoimmun 132:102870, 2022.
76) Sieling PA, et al:Human double-negative T cells in systemic lupus erythematosus provide help for IgG and are restricted by CD1c. J Immunol 165(9):5338-44, 2000.
77) Kato H, et al:Mechanistic Target of Rapamycin Complex 1 Expands Th17 and IL-4$^+$ $CD4^-CD8^-$ Double-Negative T Cells and Contracts Regulatory T Cells in Systemic Lupus Erythematosus. J Immunol 192(9):4134-44, 2014.
78) El-Sayed ZA, et al:Alpha Beta Double Negative T Cells in Children with Systemic Lupus Erythematosus:The Relation to Disease Activity and Characteristics. Mod Rheumatol 28(4):654-60, 2018.
79) Bonelli M, et al:Quantitative and qualitative deficiencies of regulatory T cells in patients with systemic lupus erythematosus(SLE). Int Immunol 20(7):861-8, 2008.
80) Valencia X, et al:Deficient $CD4^+CD25$high T regulatory cell function in patients with active systemic lupus erythematosus. J Immunol 178(4):2579-88. 2007.
81) Vargas-Rojas MI, et al:Quantitative and qualitative normal regulatory T cells are not capable of inducing suppression in SLE patients due to T-cell resistance. Lupus 17(4):289-94, 2008.
82) Venigalla RK, et al:Reduced $CD4^+$, $CD25^-$ T cell sensitivity to the suppressive function of $CD4^+$, CD25high, $CD127^-$/low regulatory T cells in patients with active systemic lupus erythematosus. Arthritis Rheum 58(7):2120-30, 2008.
83) Horwitz DA, et al:T lymphocytes, natural killer cells, and immune regulation. ditto. 2002, p157.
84) Schenkel JM, et al:Tissue-resident memory T cells. Immunity 41(6):886–97, 2014.
85) Asada N, et al:Tissue-resident memory T cells in the kidney. Semin Immunopathology 44(6):801-11, 2022.
86) Zhou M, et al:JAK/STAT signaling controls the fate of $CD8^+CD103^+$ tissue-resident memory T cell in lupus nephritis. Autoimmun 109:102424, 2020.
87) Katsuyama T, et al:Aberrant T Cell Signaling and Subsets in Systemic Lupus Erythematosus. Front Immunol 9:1088, 2018.
88) Wenzel J, et al:Type I Interferon-Associated Cytotoxic Inflammation in Cutaneous Lupus Erythematosus. Arch Dermatol Res 301(1):83-6, 2009.
89) Grassi M, et al:Identification of Granzyme B-Expressing CD-8-Positive T Cells in Lymphocytic Inflammatory Infiltrate in Cutaneous Lupus Erythematosus and in Dermatomyositis. Clin Exp Dermatol 34(8):910-4, 2009.

90) Zeidi M, et al:Increased Tissue-Resident Memory T (T-Rm) Cells and STAT3 Expression in Cutaneous Lupus Erythematosus Patients Refractory to Antimalarials. J Invest Dermatol 139(5):1030, 2019.

91) Craft JE:Follicular helper T cells in immunity and systemic autoimmunty. Nat Rev Rheumatol 8(6):337-47, 2012.

92) Ozaki K, et al:Cloning of a type I cytokine receptor most related to the IL-2 receptor beta chain. Proc Natl Acad Sci USA 97(21):11439-44, 2000.

93) Feng X, et al:Inhibition of aberrant circulating Tfh cell proportions by corticosteroids in patients with systemic lupus erythematosus. PLoS ONE 7(12):e51982, 2012.

94) Wong CK, et al:Elevated Production of B Cell Chemokine CXCL13 is Correlated with Systemic Lupus Erythematosus Disease Activity. J Clin Immunol 30(1):45-52, 2010.

95) Tipton CM, et al:Diversity, cellular origin and autoreactivity of antibody-secreting cell population expansions in acute systemic lupus erythematosus. Nat Immunol 16(7):755-65, 2015.

96) Liarsk VM, et al:Cell distance mapping identifies functional T follicular helper cells in inflamed human renal tissue. Sci Transl Med 6(230):230ra46, 2014.

97) Morita R, et al:Human blood CXCR5+CD4+ T cells are counterparts of T follicular cells and contain specific subsets that differentially support antibody secretion. Immunity 34(1):108-21, 2011.

98) Rao DA, et al:Pathologically expanded peripheral T helper cell subset drives B cells in rheumatoid arthritis. Nature 542(7639):110-4, 2017.

99) Makiyama A, et al:Expanded circulating peripheral helper T cells in systemic lupus erythematosus:association with disease activity and B cell differentiation. Rheumatology 58(10):1861-9, 2019.

100) Bocharnikov AV, et al:PD-1hiCXCR5- t peripheral helper cells promote B cell responses in lupus via MAF and IL-21. JCI Insight 4(20):e130062, 2019.

101) Baxter RM, et al:Expansion of extrafollicular B and T cell subsets in childhood-onset systemic lupus erythematosus. Front Immunol 14:1208282, 2023.

102) Suárez-Fueyo A, et al:T cells in Systemic Lupus Erythematosus. Curr Opin Immunol 43:32-38, 2016.

103) Nashi E, et al:The role of B cells in lupus pathogenesis. Int J Biochem Cell Biol 42(4):543-50.

104) Anolik JH, et al:Rituximab improves peripheral B cell abnormalities in human systemic lupus erythematosus. Arthritis Rheumatol. 2004;50(11):3580-90.

105) Dorner T, et al:Abnormalities of B cell subsets in patients with systemic lupus erythematosus. J Immunol. Methods 363(2):187-197, 2011.

106) Tiller T, et al:Autoreactivity in human IgG[+] memory B cells. Immunity. 2007;26(2):205-13.

107) Odendahl M, et al:Disturbed peripheral B lymphocyte homeostasis in systemic lupus erythematosus. J Immunol. 2000;165:5970-9.

108) Jacobi AM, et al:Correlation between circulating CD27 high plasma cells and disease activity in patients with systemic lupus erythematosus. Arthritis Rheumatol 48:1332-42, 2003.

109) Sun CY, et al：The characteristics and significance of locally infiltrating B cells in lupus nephritis and their association with local BAFF expression. Int J Rheumatol. 2013：954292, 2013.

110) Vinuesa CG, et al：Genetics of SLE：mechanistic insights from monogenic disease and disease-associated variants. Nat Rev Nephrol 19(9)：558-72, 2023.

111) Rubtsov AV, et al：2011. Toll-like receptor 7 (TLR7)-driven accumulation of a novel CD11c⁺ B-cell population is important for the development of autoimmunity. Blood 118(5)：1305-15, 2011.

112) Hao Y, et al：A B-cell subset uniquely responsive to innate stimuli accumulates in aged mice. Blood 118(5)：1294-304, 2011.

113) Horisberger A, et al：Measurement of circulating CD21⁻CD27⁻ B lymphocytes in SLE patients is associated with disease activity independently of conventional serological biomarkers. Sci Rep 12(1)：9189, 2022.

114) Jacobi AM, et al：Activated memory B cell subsets correlate with disease activity in systemic lupus erythematosus：Delineation by expression of CD27, IgD, and CD95. Arthritis Rheum 58(6)：1762-73, 2008.

115) Wang, S, et al：IL-21 drives expansion and plasma cell differentiation of autoreactive CD11c(hi)T-bet(+)B cells in SLE. Nat Commun 9(1)：1758, 2018.

116) Wehr C, et al：A new CD21low B cell population in the peripheral blood of patients with SLE. Clin. Immunol 113(2)：161-171, 2004.

117) Wei C, et al：A new population of cells lacking expression of CD27 represents a notable component of the B cell memory compartment in systemic lupus erythematosus. J. Immunol 178(10)：6624-33, 2007.

118) 厚生労働科学研究費補助金難治性疾患等政策研究事業 自己免疫疾患に関する調査研究（自己免疫班），他，編：全身性エリテマトーデス診療ガイドライン2019. 南山堂, 2019.

119) Müller F, et al：CD19 CAR T-Cell Therapy in Autoimmune Disease―A Case Series with Follow-up. N Engl J Med 390(8)：687-700, 2024.

（天野浩文，橋本博史）

II章 病因

5. 組織障害機序

　SLEでは多彩な自己抗体を認め，それらの多くは直接的ないし間接的に組織障害に関わっている。それには抗ヌクレオソーム抗体，抗DNA抗体，抗リン脂質抗体，抗リンパ球抗体，クームス抗体，抗血小板抗体などが含まれる。CoombsとGellによるアレルギー反応機序[1]からみると，II型の細胞傷害型では細胞の膜表面ないし組織上にある抗原とそれに対応する特異抗体（IgGおよびIgM）が結合し，時に補体の関与を伴って細胞を破壊する。また，抗原と結合した抗体のFcを介して単球，キラー細胞，Bリンパ球，好中球などと結合し，その結果，膜表面に抗原を有する標的細胞が破壊される。事例として，リンパ球抗体によるリンパ球減少，クームス抗体による自己免疫性溶血性貧血，抗血小板抗体による自己免疫性血小板減少症などが挙げられる。また，自己抗体はチャージや免疫複合体を介して組織障害に関与する。

　III型の免疫複合体型では，抗原と抗体が血管内で可溶性の免疫複合体を形成し，腎，皮膚，血管などに沈着し，補体の活性化を伴って炎症をもたらす。事例として，ループス腎炎や紅斑，血管炎などが挙げられる。免疫複合体による長期にわたる血管内皮細胞の障害は，抗リン脂質抗体とともに動脈硬化性病変をもたらす要因となる。

　IV型の細胞性免疫型では，抗原に感作されたTリンパ球が標的抗原を有する組織を傷害する。また，標的抗原に接触したときに種々のサイトカインを産生し炎症に関与する。事例として，SLEにみられる筋炎は多発性筋炎と同様に組織傷害性T細胞によるもので，また，抗SS-A抗体を介した皮膚病変ではSS-A特異的T細胞による組織障害が考えられている。間質性腎炎や血管炎もT細胞優位の組織障害をみる[2]。炎症の場においては，ケモカインの活性化，接着分子のup-regulation，リンパ球膜表面の共刺激分子のup-regulation，浸潤した炎症性細胞によるフリーラジカルなどが組織障害に深く関わる[3]。炎症反応の3つの病期を図II-5-1[4]に示す。

　以下，SLEにみられる主な臓器病変の組織障害について述べる。

1. 皮膚

　SLEの皮膚病変は急性，亜急性，慢性（円板状）などにわけられるが，紫外線はケラチノサイトのアポトーシスをもたらし皮膚病変の悪化につながる。皮膚生検では免疫複合

図Ⅱ-5-1 炎症反応の3つの病期

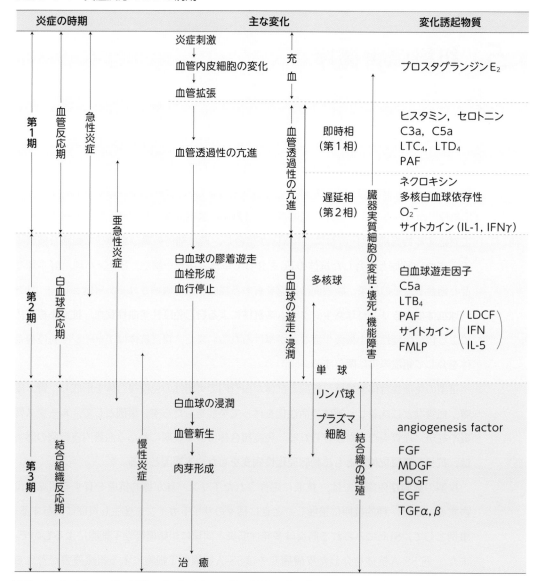

LTC$_4$: leukotriene C$_4$, LTD$_4$: leukotriene D$_4$, PAF: platelet-activating factor, IL: interleukin, IFN: interferon, LTB$_4$: leukotriene B$_4$, FMLP: formylmethionylleucylphenylalanine, LDCF: lymphocyte derived chemotactic factor, FGF: fibroblast growth factor, MDGF: macrophage-derived growth factor, PDGF: platelet-derived growth factor, EGF: epidermal growth factor, TGFα, β: transforming growth factors α and β

（文献4より引用）

体の沈着（ループス・バンド）を認め，診断に有用である．皮膚病変を有する症例にみられる自己抗体は，35-kdの皮膚抗原に対する抗リボソームP蛋白抗体と25-kdの皮膚抗原に対する抗ガレクチン3抗体である[5]．これらの抗体は，皮膚病変を認めるSLE症例は認めない症例に比べ陽性率が有意に高い．また，これらの抗体の皮内注射によりSLE様

の皮膚病変をみる。抗SS-B（Ro52）抗体もみられ，皮膚病変部位に抗原の沈着をみる[6]。Ro52は皮膚の防御因子としてよりも核酸結合蛋白としての役割を反映していると思われる[7]。SLEにみられる皮膚病変は特異的な自己抗体の存在を反映している可能性もあるが，皮膚に優位に発現している蛋白に関係しているように思われる。

2. ループス腎炎

ループス腎炎に関しては，病因に関わる抗dsDNA抗体が流血中のヌクレオソームと免疫複合体を形成し糸球体基底膜に沈着する可能性[8]や，抗dsDNA抗体や抗ヌクレオソーム抗体がαアクチニンやラミニンなどの腎に局在する組織に対して，対応抗原は異なるがshared epitopeやチャージを介して結合し沈着する可能性[9,10]などが示唆されている。

腎糸球体に沈着する自己抗体や免疫複合体は補体と結合するのみならず，内皮細胞を活性化しMCP-1などのケモカインを分泌するとともに，メサンギウム細胞を活性化し細胞増生をもたらす。MCP-1は，リポポリサッカライドとIFNsにより制御され単球遊走に関わる重要な因子である。単球は腎組織に浸潤し腎障害に加担するが，血管への浸潤は動脈硬化にも関与する[11,12]。腎における単球の浸潤はループス腎炎の進展・予後を知る上で良いバイオマーカーとなる[13]。受容体型チロシンキナーゼ（HER2）は，ループス腎炎で過剰発現されており，IFNsとIRF1によってup-regulateされている[14]。HER2は細胞増生を調節しているmiR-26を制御している[15]。すなわち，メサンギウム細胞からIFNsが産生されるが，局所的炎症の増強に伴いHER2の発現が高まり細胞増生をもたらすと考えられる。ループス腎炎の腎組織では血小板由来成長因子（PDGF）とその受容体の発現も亢進しており[16]，動物モデルでは抗PDGF抗体によりメサンギウム細胞増生の抑制が認められる[17]。腎炎の進展過程でみられる血管内皮細胞の障害は尿細管の虚血，萎縮をもたらす。TGF-β，IL-4などは線維化を促進させ腎糸球体硬化や間質の線維化をもたらし，これらは腎不全につながる[18]。また，動脈硬化病変の進展は，当初は免疫異常による慢性的な病変が契機となるが，経過とともに非免疫学的因子が加担する。

3. 中枢神経性（CNS）ループス

CNSループスは種々の難治性病態をきたすが，いくつかの感受性遺伝子が知られている。低親和性IgG Fc受容体ⅢaとⅢbをエンコードしているFCGR3AとFCGR3B，インテグリンαMをエンコードしているITGAMである[19]。DNaseⅢをエンコードしているTREX1の多型もSLEの痙攣発作との関連が知られている[20]。血液－脳関門の障害は脳組織へ免疫グロブリンやサイトカイン，免疫担当細胞などのアクセスを容易にし，CNSループスをきたしやすくする。その血液－脳関門の障害は補体系が鍵を握っており，

モデルマウスではC5a受容体アンタゴニストや抗C5a抗体による治療により血液－脳関門機能の改善および病態の改善が認められている[21, 22]。また，補体の阻害により神経細胞の予後の改善もみられる。抗リン脂質抗体，抗リボソームP抗体，NMDA受容体，MMP-9などを含む自己抗体は，神経細胞死をもたらすなどによりCNSループスに関連して認められる[23]。

〈文 献〉

1) Brostoff J, et al：Clinical Immunology. Gower Medical Publishing, London, 1991.
2) Chan OT, et al：The central and multiple roles of B cells in lupus pathogenesis. Immunol Rev 169：107, 1999.
3) Sfikakis PP, et al：Adhesion and lymphocyte costimulatory molecules in systemic rheumatic diseases. Clin Rheumatol 18：317, 1999.
4) 神原　武：炎症反応. 免疫・炎症・膠原病（水島　裕，編），メディカル葵出版, 1991, p72.
5) Zhen-rui S, et al：Association of anti-acidic ribosomal protein P0 and anti-galectin 3 antibodies with the development of skin lesions in systemic lupus erythematosus. Arthritis Rheum 67：193, 2015.
6) Oke V, et al：High Ro52 expression in spontaneous and UV-induced cutaneous inflammation. J Invest Dermatol 129：2000, 2009.
7) Fabini G, et al：Analysis of the molecular composition of Ro ribonucleoprotein complexes：identification of novel Y RNA-binding proteins. Eur J Biochem 267：2778, 2000.
8) Berden JH, et al：Role of nucleosomes for induction and glomerular binding of autoantibodies in lupus nephritis. Curr Opin Nephrol Hypertens 8(3)：299-306, 1999.
9) Deocharan B, et al：Alpha-actinin is a cross-reactive renal target for pathogenic anti-DNA antibodies. J Immunol 168(6)：3072-3078, 2002.
10) Rahman A, et al：Systemic lupus erythematosus. N Engl J Med 358(9)：929-939, 2008.
11) Hill GS, et al：Predictive power of the second renal biopsy in lupus nephritis：Significance of macrophages. Kidney Int 59：304, 2001.
12) Asanuma Y, et al：Premature coronary-artery Atherosclerosis in systemic lupus erythematosus. N Engl J Med 349：2407, 2003.
13) Li J, et al：Significance of CD163-positive macrophages in proliferative glomerulonephritis. Am J Med Sci 350：387, 2015.
14) Costa-Reis P, et al：The role of microRNAs and human epidermal growth factor receptor 2 in proliferative lupus nephritis. Arthritis Rheum 67：2415, 2015.
15) Ichii O, et al：Decreased miR-26a expression correlates with the progression of podocyte injury in autoimmune glomerulonephritis. PLoS ONE. 2014 Oct 17;9(10)：e110383.
16) Matsuda M, et al：Gene expression of PDGF and PDGF receptor in various forms of glomerulonephritis. Am J Nephrol 17：25, 1997.

17) Ostendorf T, et al：Antagonism of PDGF by human antibody CR002 prevents renal scarring in experimental glomerulonephritis. J Am Soc Nephrol 17：1054, 2006.
18) Hahn BH：The pathogensis of SLE. Dubois' Lupus Erythematosus and related syndromes. 8th ed, ed by Wallace DJ, Hahn BH, Elsevier, Philadelphia, 2013, p25.
19) Ho RC, et al：Genetic variants that are associated with neuropsychiatric systemic lupus erythematosus. J Rheumatol 43：541, 2016.
20) Namjou B, et al：Evaluation of the TREX1 gene in a large multi-ancestral lupus cohort. Gene Immun 12：270, 2011.
21) Jacob A, et al：Inhibition of C5a receptor alleviates experimental CNS lupus. J Neuroimmunol 221：46, 2010.
22) Jacob A, et al：C5a alters blood-brain barrier integrity in experimental lupus. FASEB J 24：1682, 2010.
23) Ho RC, et al：A meta-analysis of serum and serebrospinal fluid autoantibodies in neuropsychiatric systemic lupus erythematosus. Autoimmun Rev 15：124, 2016.

II章 病因

6. 病理組織学的所見

1. 皮膚

　SLEとDLEの主たる病変に大きな違いはない[1]。基底膜の液状変性，硝子的変性，基底膜肥厚，リンパ球浸潤，フィブリノイド変性，毛細血管の拡張と内皮細胞の増生を伴った血管病変などを認めるが，表皮角化と角栓形成，リンパ球浸潤を伴った表皮の萎縮はDLEに顕著である。フィブリノイド変性は結合組織にみられ，時にヘマトキシリン体を

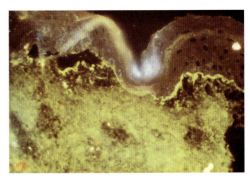

■写真Ⅱ-6-1　バンドテスト
表皮－真皮接合部にIgGの沈着をみる。

みる。上皮結合組織は浮腫状で膠原線維の腫大をみる。蛍光抗体直接法による表皮－真皮接合部の免疫グロブリンと補体の沈着（バンドテスト，写真Ⅱ-6-1）は，SLEでは無疹部でもみられるが，DLEでは皮疹部のみにみられる。

2. 腎

　SLEの腎病変はループス腎炎とも呼ばれ，その糸球体病変は免疫複合体病の原型ともされている。免疫複合体（後出写真Ⅱ-6-14〜21）は，DNA・抗DNA抗体複合体が強く示唆されているが，それ以外の系も病態形成に関与していると考えられる。腎病原性自己抗体[2,3]には，陽性荷電抗dsDNA抗体や高親和性抗dsDNA抗体，さらにはO81イディオタイプを有する抗ssDNA抗体，抗ヒストン／ヌクレオソーム抗体，抗C1q抗体，抗PCNA抗体などが挙げられ，糸球体基底膜障害が既に存在する場合には抗ssDNA抗体，抗ラミニン抗体，抗フィブロネクチン抗体などが増悪因子となる可能性がある。これらの抗体は，流血中で免疫複合体を形成，ないしは糸球体局所で*in situ*による免疫複合体を形成し組織障害に関与するが，さらには自己抗体の直接的，またはFc受容体を介した組織障害の可能性もある。また，抗リン脂質抗体は腎糸球体の微小血栓や動脈硬化性病変に関与している可能性がある。

　グッドパスチャー症候群や顕微鏡的多発血管炎に類似した糸球体腎炎と肺出血をみるこ

とがあるが，この場合，抗基底膜抗体や抗好中球細胞質抗体（ANCA）が関連している可能性がある．

　SLEの糸球体病変は，軽微変化から増殖性病変，膜性病変，硬化性病変など多彩である．従来，WHO分類が用いられてきたが，2003年にInternational Society of Nephrology and Renal Pathology Society（ISN/RPS）により改訂分類が提唱された．それを表Ⅱ-6-1に示す[4]．なお，これは2018年に改訂されており，変更点を後述する．

　Ⅰ型は，糸球体は光顕では正常であるが，蛍光抗体法や電顕でメサンギウム領域に免疫複合体の沈着を認めるものである．光顕，蛍光抗体法，電顕でいずれも異常所見のないものはループス腎炎には含まれない．

　Ⅱ型は，メサンギウム細胞の増殖とその領域に免疫複合体の沈着をみるものである．一部の症例では，蛍光抗体法や電顕で糸球体係蹄壁に孤立性の小さな免疫複合体が認められることがあるが，光顕で内皮下沈着が認められる場合には，それらの程度と分布状況においてⅢ型ないしⅣ型に分類される．

　Ⅲ型は，通常，分節性の管内増殖病変ないし非活動性の糸球体硬化を示し，毛細血管壁の壊死や半月体形成を伴う場合もあるが，内皮下沈着は常に認められ，これらの病変が全糸球体個数の50％以下に認められるものを言う．活動性病変と硬化性病変の両者が考慮される．メサンギウム変化を伴う場合と伴わない場合がある．

　Ⅳ型は，生検で50％以上の糸球体に病変が認められるびまん性ループス腎炎と定義される．糸球体病変は，糸球体係蹄の少なくとも半分が正常に保たれている分節性か，または糸球体係蹄の半分以上が障害されている全節性のいずれかである．この型は，障害された糸球体の50％以上が分節性病変を有するびまん性分節性ループス腎炎（Ⅳ-S型）と，障害された糸球体の50％以上が全節性病変を有するびまん性全節性ループス腎炎（Ⅳ-G型）に細分される．典型的なⅣ-S型は，毛細血管腔に達する分節性管内増殖を示すが，壊死を伴う場合と伴わない場合があり，同様の分布を示す糸球体硬化に重なっている場合もある．Ⅳ-G型は，びまん性かつ全節性の管内，管外ないしメサンギウム・毛細血管領域の細胞増殖，あるいは広範囲のワイヤーループ像を特徴とする．Ⅳ-G型では，核崩壊，毛細血管係蹄壊死，および半月体形成など，あらゆる活動性病変を認める可能性がある．細胞増殖はほとんど認められないが，広範囲の内皮下糸球体沈着物を認める症例もこの分類に含まれる．分節性病変と全節性病変に細分された理由は，両者の転帰が異なることによるとされる．

　Ⅴ型は，全節性ないし分節性の連続した顆粒状上皮下免疫沈着物を伴う膜性ループス腎炎と定義され，しばしばメサンギウムにも免疫沈着物が認められる．Ⅴ型では，種々の程度のメサンギウム細胞増殖をみる．散在する内皮下免疫沈着物が蛍光抗体法や電顕で同定されることもある．光顕により散在する内皮下免疫沈着物の存在が認められた場合には，

■ 表Ⅱ-6-1 International Society of Nephrology and Renal Pathology Society (ISN/RPS) によるループス腎炎の2003年分類

Ⅰ型	微小メサンギウムループス腎炎（写真Ⅱ-6-2）	
	・光顕において糸球体は正常であるが，蛍光抗体法ではメサンギウムに免疫沈着物が認められる	
Ⅱ型	メサンギウム増殖性ループス腎炎（写真Ⅱ-6-3）	
	・光顕でメサンギウム細胞増殖（程度は問わない）もしくはメサンギウムに限局した基質拡大が認められ，メサンギウムに免疫沈着物が認められる	
	・蛍光抗体法あるいは電顕において孤立性の上皮下ないし内皮下沈着物がわずかに認められる場合もあるが，光顕では認められない	
Ⅲ型	巣状ループス腎炎[a]	
	・活動性もしくは非活動性，分節性ないし全節性，管内性ないし管外性の巣状糸球体腎炎で，全糸球体の<50%に病変が認められる。典型例では巣状の内皮下免疫沈着物が認められ，メサンギウム変化は伴う場合と伴わない場合がある	
Ⅲ(A)型	活動性病変：巣状増殖性ループス腎炎（写真Ⅱ-6-4）	
Ⅲ(A/C)型	活動性および慢性化病変：巣状増殖性および硬化性ループス腎炎	
Ⅲ(C)型	糸球体瘢痕を伴う慢性化非活動性病変：巣状硬化性ループス腎炎	
Ⅳ型	びまん性ループス腎炎[b]	
	・活動性もしくは非活動性，分節性ないし全節性，管内性ないし管外性のびまん性糸球体腎炎で，全糸球体の≧50%に病変が認められる。典型例ではびまん性の内皮下免疫沈着物が認められ，メサンギウム変化は伴う場合と伴わない場合がある。この型は，病変を有する糸球体の≧50%が分節性病変を示すびまん分節性（Ⅳ-S）ループス腎炎と，病変を有する糸球体の≧50%が全節性病変を示すびまん性全節性（Ⅳ-G）ループス腎炎にわけられる。分節性とは，病変部分が糸球体係蹄の半分未満の糸球体病変と定義される。びまん性のワイヤーループ状沈着物を有するが，糸球体増殖は軽度あるいは存在しない症例もこの型に含まれる	
Ⅳ-S(A)型	活動性病変：びまん性分節性増殖性ループス腎炎（写真Ⅱ-6-5）	
Ⅳ-G(A)型	活動性病変：びまん性全節性増殖性ループス腎炎（写真Ⅱ-6-6, 7）	
Ⅳ-S(A/C)型	活動性および慢性化病変：びまん性分節性増殖性および硬化性ループス腎炎（写真Ⅱ-6-8）	
Ⅳ-G(A/C)型	活動性および慢性化病変：びまん性全節性増殖性および硬化性ループス腎炎（写真Ⅱ-6-9）	
Ⅳ-S(C)型	硬化を伴う慢性化非活動性病変：びまん性分節性硬化性ループス腎炎	
Ⅳ-G(C)型	硬化を伴う慢性化非活動性病変：びまん性全節性硬化性ループス腎炎（写真Ⅱ-6-10）	
Ⅴ型	膜性ループス腎炎（写真Ⅱ-6-11, 12）	
	・光顕，あるいは蛍光抗体法ないし電顕により，全節性または分節性の上皮下免疫沈着物，もしくはそれらの形態学的遺残が認められる。メサンギウム変化は伴う場合と伴わない場合がある	
	・Ⅴ型ループス腎炎はⅢ型もしくはⅣ型と複合する場合があり，その場合には両者を診断名とする	
	・Ⅴ型ループス腎炎は進行した硬化性病変を示す場合がある	
Ⅵ型	進行した硬化性ループス腎炎（写真Ⅱ-6-13）	
	・糸球体の≧90%が全節性硬化を示し，残存腎機能は認められない	

間質の炎症と線維化，動脈硬化および他の血管病変の程度についても明記し，評価（軽度・中等度・高度）を行うこと。
a：活動性病変および硬化性病変を有する糸球体の割合を明記すること。
b：フィブリノイド壊死および（または）細胞性半月体を有する糸球体の割合を明記すること。

(文献4より引用)

(組織学的所見の提示は，順天堂大学医学部附属練馬病院病理診断科・松本俊治特任教授と順天堂大学腎臓内科・故・白土公前助教授のご協力による)

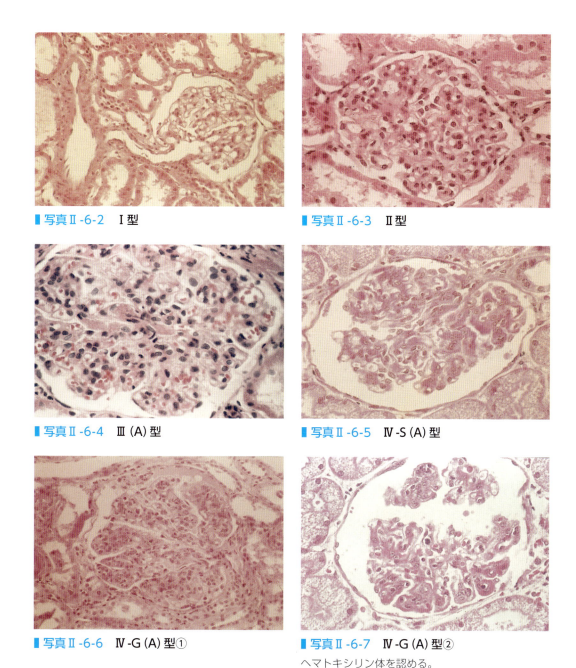

■写真Ⅱ-6-2　Ⅰ型
■写真Ⅱ-6-3　Ⅱ型
■写真Ⅱ-6-4　Ⅲ(A)型
■写真Ⅱ-6-5　Ⅳ-S(A)型
■写真Ⅱ-6-6　Ⅳ-G(A)型①
■写真Ⅱ-6-7　Ⅳ-G(A)型②
ヘマトキシリン体を認める。

その分布に応じてループス腎炎Ⅲ型とⅤ型の合併，ないしはⅣ型とⅤ型の合併と診断する根拠となる。Ⅴ型は慢性に進行するため，典型例では増殖性ループス腎炎の合併なしに分節性または全節性糸球体腎炎が生じる。

　Ⅵ型は，全節性糸球体硬化が90％以上の糸球体に認められ，臨床的ないし病理学的根拠によって裏づけられる場合である。活動性糸球体病変は存在しない。Ⅵ型は，非活動性のⅢ型，Ⅳ型ないしⅤ型ループス腎炎が進行した型であると考えられる。

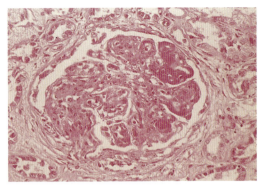
■ 写真Ⅱ-6-8　Ⅳ-S(A/C)型
ワイヤーループ像をみる。

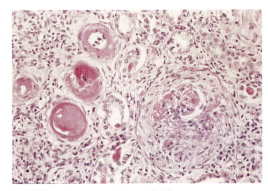
■ 写真Ⅱ-6-9　Ⅳ-G(A/C)型
半月体形成性腎炎，血栓をみる。

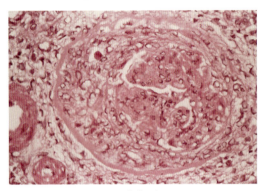
■ 写真Ⅱ-6-10　Ⅳ-G(C)型
半月体形成をみる。

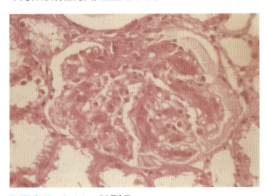
■ 写真Ⅱ-6-11　Ⅴ型①

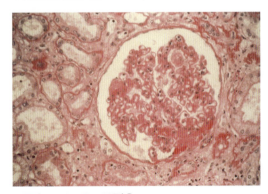
■ 写真Ⅱ-6-12　Ⅴ型②

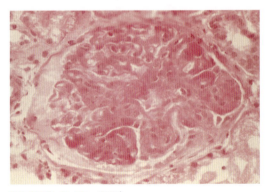
■ 写真Ⅱ-6-13　Ⅵ型

　以上の病型に加え活動性病変と慢性化病変も評価される．活動性病変では，白血球浸潤の有無にかかわらず管腔狭小化を伴った管内細胞増殖，核崩壊，フィブリノイド壊死，糸球体基底膜の断裂，細胞性もしくは線維細胞性半月体形成，光顕で同定される内皮下沈着物（ワイヤーループ像），管腔内免疫沈着物（ヒアリン血栓）などを認める．慢性化病変では，糸球体硬化（分節性，全節性），線維性癒着，線維性半月体などを認める．

表Ⅱ-6-2に活動性病変と非活動性病変の組織学的所見を示す[5]。

2018年に，ISN/RPSによる2003年のループス腎炎病理組織学的分類が改訂された（表Ⅱ-6-3）[6]。主な変更点は，Ⅲ/Ⅳ型におけるGlobal（G），Segmental（S）の記述がなくなり，活動性病変，慢性病変においてスコアリングされるようになったことが挙げられる（表Ⅱ-6-4）[6]。また，活動性病変について尿細管，間質の記載が含まれることになった。

■ 表Ⅱ-6-2　ループス腎炎における活動性と非活動性の形態学的特徴

検査法		活動性病変	非活動性病変
糸球体	光学顕微鏡所見	分節性ないし全節性細胞増生，分節性壊死，核崩壊，フィブリノイド変性とワイヤーループ像（写真Ⅱ-6-8），内皮下免疫沈着，ヘマトキシリン体（写真Ⅱ-6-7），血栓（写真Ⅱ-6-9），細胞性半月体形成（写真Ⅱ-6-9，10）	基底膜肥厚，上皮下免疫沈着，硬化性病変，癒着，線維性半月体形成
	電子顕微鏡所見	内皮細胞下とメサンギウムに著しい免疫沈着（写真Ⅱ-6-14〜16）	上皮細胞下に免疫沈着（写真Ⅱ-6-17，18），メサンギウムにわずかな免疫沈着
	蛍光抗体法による所見	内皮細胞下とメサンギウムに著しい免疫グロブリンと補体の沈着（写真Ⅱ-6-19〜21），内皮細胞下にフィブリン	上皮細胞下に免疫グロブリンと補体の沈着，メサンギウムに限局した沈着
間質と血管	光学顕微鏡所見	リンパ球，形質細胞の間質への浸潤，細小動脈にフィブリノイド変性	間質の線維化と尿細管萎縮，細小動脈に硬化性病変

（組織学的所見の提示は，順天堂大学医学部附属練馬病院病理診断科・松本俊治特任教授と順天堂大学腎臓内科・故・白土公前助教授のご協力による）

（文献5より一部改変引用）

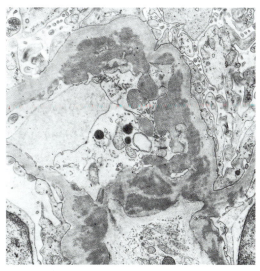

■ 写真Ⅱ-6-14　メサンギウムに免疫複合体の沈着

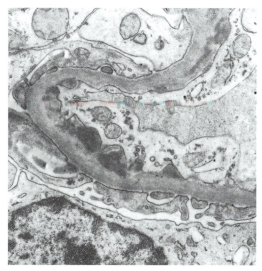

■ 写真Ⅱ-6-15　内皮細胞下に免疫複合体の沈着

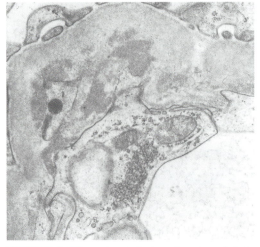

▎写真Ⅱ-6-16　microtubular structureとともに内皮細胞下に免疫複合体の沈着をみる

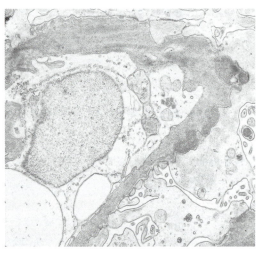

▎写真Ⅱ-6-17　上皮細胞下に免疫複合体の沈着

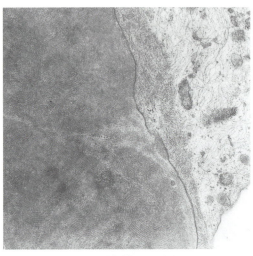

▎写真Ⅱ-6-18　上皮細胞下の沈着はfinger printとしてみられる

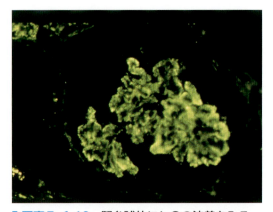

▎写真Ⅱ-6-19　腎糸球体にIgGの沈着をみる

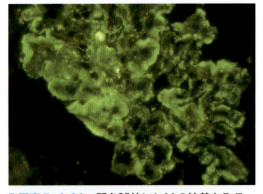

▎写真Ⅱ-6-20　腎糸球体にIgMの沈着をみる

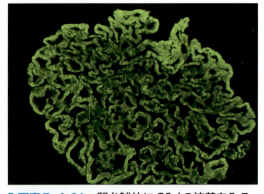

▎写真Ⅱ-6-21　腎糸球体にC3dの沈着をみる

■ 表Ⅱ-6-3　ISN/RPS ループス腎炎組織分類（2018年改訂）

Ⅰ型	微小メサンギウム ループス腎炎
Ⅱ型	メサンギウム増殖性 ループス腎炎
Ⅲ型	巣状ループス腎炎
Ⅳ型	びまん性ループス腎炎
Ⅴ型	膜性ループス腎炎
Ⅵ型	進行した硬化性ループス腎炎

・Ⅲ型：管内細胞増多性病変が全糸球体の50％以下，Ⅳ型：50％以上
・Ⅲ＋Ⅴ，Ⅳ＋Ⅴの分類も存在する。　　　　　　　　（文献6より引用）

■ 表Ⅱ-6-4　modified NIH lupus nephritis activity and chronicity scoring system

activity index	定　義	スコア
管内細胞増多	＜25％（1＋），25〜50％（＋2），＞50％（3＋）	0〜3
好中球 and/or 核崩壊	＜25％（1＋），25〜50％（＋2），＞50％（3＋）	0〜3
フィブリノイド壊死	＜25％（1＋），25〜50％（＋2），＞50％（3＋）	（0〜3）×2
ヒアリン沈着	＜25％（1＋），25〜50％（＋2），＞50％（3＋）	0〜3
細胞性・線維細胞性半月	＜25％（1＋），25〜50％（＋2），＞50％（3＋）	（0〜3）×2
間質の炎症	＜25％（1＋），25〜50％（＋2），＞50％（3＋）	0〜24
計		0〜45

chronicity index	定　義	スコア
全糸球体硬化	＜25％（1＋），25〜50％（＋2），＞50％（3＋）	0〜3
線維性半月	＜25％（1＋），25〜50％（＋2），＞50％（3＋）	0〜3
尿細管萎縮	＜25％（1＋），25〜50％（＋2），＞50％（3＋）	0〜3
間質線維化	＜25％（1＋），25〜50％（＋2），＞50％（3＋）	0〜3
計		0〜12

（文献6より引用）

3. 心

　Libman-Sacks（L-S）型心内膜炎（L-S型，写真Ⅱ-6-22，23）[7]は，報告者により異なるが，肉眼的には3〜78％（一般には約30％）にみられる。顕微鏡的にはほぼ全例存在するとされていたが，最近では減少している。多くは剖検ないし心臓超音波検査で診断される。僧帽弁，三尖弁，肺動脈弁の順に多くみられ，大動脈弁が最も少ない。L-S型は，肉眼的に心弁，心内膜，腱索，乳頭筋の表層上に疣贅増殖の形で認められる。疣贅増殖は小さく（直径1〜4mm），硬く，密で，flat spreading typeを呈する。弁の潰瘍形成や穿孔は稀で，弁が変形したとしても重篤なものではない。細菌性心内膜炎が合併するとL-S型の疣贅により，大きなもろくはがれやすい増殖物が加わる。顕微鏡的には，弁膜実質に細

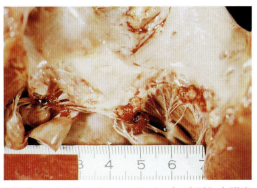
■写真Ⅱ-6-22　Libman-Sacks (L-S)型心内膜炎（マクロ）

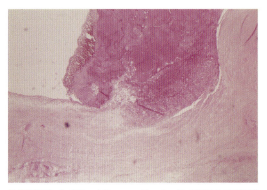
■写真Ⅱ-6-23　Libman-Sacks (L-S)型心内膜炎（ミクロ）
フィブリノイド壊死を伴う疣贅を認める。

胞増生とフィブリノイド変性を認め，結合組織や基質の増生，内膜細胞の腫脹，線維芽細胞の増生，炎症性細胞浸潤，ヘマトキシリン体などをみる。疣贅はフィブリンと血栓性病変，ならびにフィブリノイド変性からなり，同時に認められるヘマトキシリン体は本疾患に特徴的である。巣状の線維化に陥った虚血性心筋障害をみることがあるが，心筋炎は稀である。心外膜炎はしばしば認められる。

4. 血管

細・小動脈の壊死性血管炎（写真Ⅱ-6-24），内膜肥厚性血管炎（写真Ⅱ-6-25）をみることがある。フィブリノイド変性は内膜に認められる。抗リン脂質抗体症候群を伴う症例では動静脈の血栓症（写真Ⅱ-6-26）をみる。また最近では，長期ステロイド治療に伴う動脈硬化性病変（写真Ⅱ-6-27）の増加がみられる。

5. 肺

ループス肺臓炎がみられるが，感染症を併発していることが多い。稀ではあるが，急速に進行するものにdiffuse alveolar damage (DAD) がある。これは，胞隔ならびに肺胞腔内の浮腫，肺胞腔内の出血，フィブリン析出，硝子膜形成を特徴とするが，上皮基底膜の断裂，毛細血管内フィブリン血栓などもみられる[8]。

間質性肺炎の他の病態として通常型間質性肺炎 (UIP)，非特異的間質性肺炎 (NSIP)，閉塞性細気管支炎・器質化肺炎 (BOOP)，リンパ球性間質性肺炎 (LIP) などをみる。肺高血圧症も稀であるが，高度なものでは原発性肺高血圧症と同様にplexiform lesionを伴う同心性の中ないし内膜の肥厚（写真Ⅱ-6-28～30）[9]を認める。肺高血圧症の要因のひとつに肺血栓・塞栓症が関与することがある。胸膜炎は高頻度に認められる。

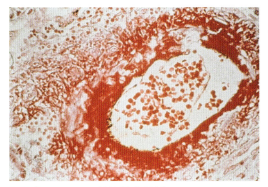

▎写真Ⅱ-6-24　壊死性血管炎

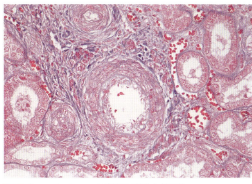

▎写真Ⅱ-6-25　内膜肥厚性血管炎

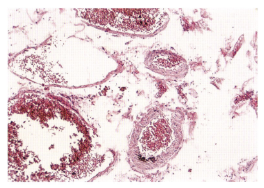

▎写真Ⅱ-6-26　血栓形成

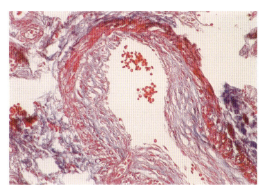

▎写真Ⅱ-6-27　動脈硬化性病変

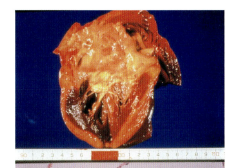

▎写真Ⅱ-6-28　肺高血圧症にみられる右室肥大とplexiform lesion

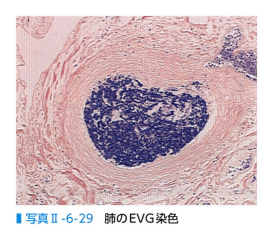

▎写真Ⅱ-6-29　肺のEVG染色

線維性肥厚と中膜の筋性肥厚で求心的に狭窄している肺動脈を認める。

6．病理組織学的所見　83

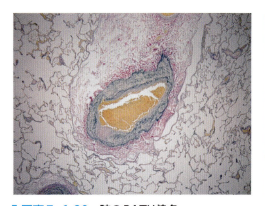

■写真Ⅱ-6-30　肺のPATH染色
狭小化した肺血管内に血栓の形成を認める。

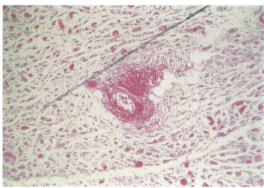

■写真Ⅱ-6-31　onion-skin像
フィブリノイド壊死を伴う。

6. 網内系

　　未治療では少なからず脾腫が認められ，髄質の腫大をみる。ヘマトキシリン体は稀であるが，濾胞の過形成をみる。onion-skin像（写真Ⅱ-6-31）が特徴的で，脾動脈や筆毛動脈周囲に線維性病変をみる。リンパ節では，胚中心の発達，細網細胞，形質細胞の増加を認め，巣状壊死やヘマトキシリン体をみることがある。

〈文献〉

1) Gardner DL:Pathology of the connective tissue diseases. Edward Arnold LTD, London, 1965, p144.
2) Lefkowith JB, et al:Nephritogenic autoantibodies in lupus, Current concepts and continuing controversies. Arthritis Rheum 39:894, 1996.
3) Muryoi T, et al:Clonotypes of anti-DNA antibodies expressing specific idiotypes in immune complexes of patients with active lupus nephritis. J Immunol 144:3856, 1990.
4) 槇野博史，他訳：全身性エリテマトーデスにおける糸球体腎炎の分類改訂. Blackwell Publishing, 2004, translation from "The classification of glomerulonephritis in systemic lupus erythematosus". Kidney Int 65:521-530, 2004.
5) Pollak VE, et al:Systemic lupus erythematosus and kidney. Systemic Lupus Erythematosus. ed by Lahita RG, A Wiley Medical Publication, New York, 1987, p643.
6) Bajema IM, et al:Revision of the International Society of Nephrology/Renal Pathology Society classification for lupus nephritis: clarification of definitions, and modified National Institutes of Health activity and chronicity indices. Kidney Int 93(4):789-796, 2018.
7) 橋本博史：膠原病の弁膜疾患. 内科シリーズ―心弁膜症のすべて. 南江堂, 1976, p369.
8) 橋本博史：全身性エリテマトーデスの肺病変. リウマチ 33:186, 1993.
9) 草生真規雄，他：肺高血圧の急性増悪を認めた全身性エリテマトーデスの一例. モダンフィジシャン 24:1420, 2004.

Ⅲ 章

検査所見

Ⅲ章　検査所見

1. 一般検査所見

1. 血液学的検査

　一般検査では，赤沈亢進，正球性正色素性貧血，自己免疫性溶血性貧血，白血球減少，リンパ球減少，血小板減少，高ガンマグロブリン血症などをみる。汎血球減少がみられやすいが，他の血液疾患との鑑別を要する。血小板減少は，自己免疫性血小板減少症，血栓性血小板減少性紫斑病，抗リン脂質抗体症候群などによる。抗リン脂質抗体症候群ではAPTTの延長をみる。免疫グロブリンでは，IgG，IgA，IgMのポリクローナルな増加がみられるが，特にIgGの増加が顕著である。CRPは活動性であっても強陽性を示すことは少なく，通常陰性か弱陽性を示す。強陽性の場合には，感染症，関節炎，漿膜炎，血管炎の併発，他の膠原病との重複症候群などが考えられる。腎機能障害では，血清クレアチニン値の増加，BUNの増加，クレアチニンクリアランスの低下などをみる。筋炎では筋原性酵素の増加をみる。

2. 尿検査

　尿の異常所見はループス腎炎の存在を示唆し，種々の程度の蛋白尿，赤血球尿，白血球尿，円柱尿（赤血球，顆粒，硝子，ろう様など）をみる。非腎症SLEでは尿異常所見を欠く。

3. 便検査

　便潜血は消化管出血を知る上で重要である。脂肪染色は吸収障害が疑われる場合に検査される。

4. 生理学的検査

　臓器病変の障害程度を知る上で，各種生理学的検査が行われる。それらは，心電図，心音図，呼吸機能，脈波，脳波，腎機能，筋電図，末梢神経伝達速度などである。

5. 画像検査

　上記と同様に，X線検査をはじめ超音波，シンチグラフィ，CTスキャン，HRCT，MRI，血管造影などが適宜行われる。

Ⅲ章 検査所見

2. 免疫血清学的検査所見

1. 抗核抗体

1) 蛍光抗体間接法による抗核抗体

　SLEでは多彩な自己抗体の出現をみるが，特に，Hep-2細胞を基質とした蛍光抗体間接法(indirect immunofluorescent antibody method：IIF)による抗核抗体はほぼ100％陽性を示す。IIFの染色像により抗体が反応している核成分(対応抗原)が推測される。すなわち，周辺型(peripheral pattern)を示す対応抗原はDNA，均一型(homogeneous pattern)ではDNAとヒストン，斑紋型(speckled pattern)ではDNAとヒストン以外の酸性核蛋白質，離散斑紋型(discrete speckled pattern)またはセントロメア型(centromere pattern)ではセントロメア(染色体中心体)，核小体型(nucleolar pattern)では核小体成分である。各染色像を写真Ⅲ-2-1に示す。SLEではいずれの染色像も認められるが，周辺型と均一型が多い。抗体価は陽性をみる最終血清稀釈倍率で示されるが，抗核抗体が複数で存在する場合には周辺型や均一型は低倍率で認められ，斑紋型は高い稀釈倍率で認められることが多い。各種核抗原に対する特異的抗体の多くは，RIA(radioimmunoassay)法や，ELISA(enzyme-linked immunosorbent assay)法，EIA(enzyme immunoassay)法，二重免疫拡散法(double immunodiffusion method：DID)，immunoblot法など特異的測定法で同定される。すなわち，IIFによるスクリーニングで抗核抗体陽性を認めた場合には，ついで各種抗核抗体が特異的に検出される測定法で検査を行い，特異的抗体の定性，抗体価，抗体の免疫グロブリンクラスなどの検索を行う。表Ⅲ-2-1にIIF像と代表的な抗核抗体，疾患病態との関係を示す[1]。

2) 抗DNA抗体

　沈降反応，タンニン酸処理赤血球凝集反応，50％硫安法，固相法，ミリポアフィルター法，*Crithidia luciliae* kinetoplast(CLK)を基質に用いたIIF法(写真Ⅲ-2-2)，RIA法，ELISA法などで測定されるが，RIA法によるFarr assay，ELISA法がよく用いられる。RIA法によるFarr assayは感度は低いが特異性が高く，他方，ELISA法は高親和性抗体，低親和性抗体ともに検出され，特異性は低いが感度が高い[2]。そのため，診断や活動性の指標目的で抗DNA抗体を測定する際には，この点を考慮し検査を行う。ELISA

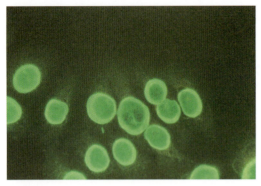
周辺型

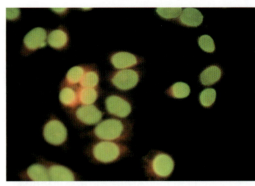
均一型

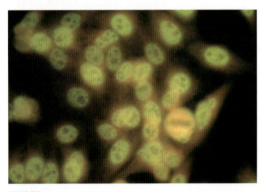
斑紋型

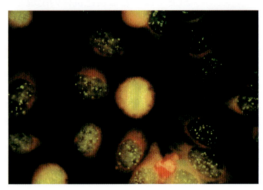
離散斑紋型(セントロメア型)

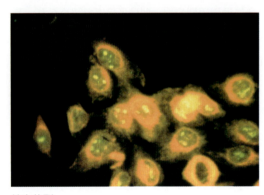
核小体型

▎写真Ⅲ-2-1 抗核抗体(IIF，基質はHep-2細胞)

■ 表Ⅲ-2-1 代表的な抗核抗体とIIFにおける染色型

染色型	対応抗原	関連する疾患
Homogeneous	DNA	SLE
	ヒストン	SLE，薬剤性ループス
Peripheral	二本鎖DNA	SLE
Speckled	U1-RNP	MCTD，SSc，SLE
	Sm	SLE
	SS-A*	SjS，SLE
	SS-B	SjS
	Ki	SLE，SjS
	Scl-70	SSc
	Ku	筋炎／SSc重複症候群
	その他非ヒストン核蛋白	
Nucleolar	U3-RNP (fibrillarin)	SSc
	7-2 RNP	SSc
	RNAポリメラーゼⅠ	SSc
	PM-Scl	筋炎／SSc重複症候群
	リボソーム**	SLE
Discrete-Speckled	セントロメア	SSc
PCNA型	PCNA	SLE，SjS
	他の細胞周期関連抗原	
細胞質	ミトコンドリア	原発性胆汁性肝硬変
	Jo-1	PM／DM，抗ARS症候群
	SS-A*	SjS，SLE
	リボソーム**	SLE
	ゴルジ体	SLE，SjS

＊：対応抗原が核質および細胞質に存在
＊＊：対応抗原が核小体および細胞質に存在
抗ARS症候群：抗アミノアシルtRNA合成抗体症候群

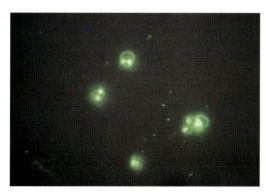

■ 写真Ⅲ-2-2 *Crithidia*を基質としたIIFによる抗dsDNA抗体

2．免疫血清学的検査所見

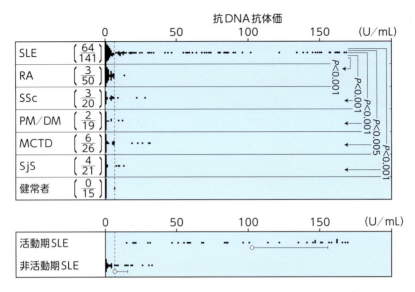

■ 図Ⅲ-2-1　各種膠原病における抗dsDNA抗体価の比較（RIAによるFarr assay）

法では抗体の免疫グロブリンクラスの抗体価の測定が可能で，CLK-IIFでは補体結合性抗体の検索が可能である．抗DNA抗体には抗一本鎖DNA（ssDNA）抗体と抗二本鎖DNA（dsDNA）抗体が存在するが，SLEに特異的なのは抗dsDNA抗体である．抗ssDNA抗体はSLE以外の膠原病や薬剤性ループス，他の疾患でも認められる．抗体の免疫グロブリンクラスではIgG，IgA，IgM，IgD，IgE，light chainなどが認められるが，多くはIgGとIgMクラスである．抗dsDNA抗体価は，SLEの活動期，特にループス腎炎の活動期に高値陽性を示し治療により低下するため，治療上良い指標となる（図Ⅲ-2-1）．また，活動性ループス腎炎ではIgGクラスと補体結合性抗dsDNA抗体がよく相関する[3]．

3）LE因子または抗DNA：ヒストン抗体

　DNAとヒストンの結合物に対する抗体はLE因子と呼ばれ，その存在はLE細胞現象あるいはLEラテックス凝集反応（LEテスト）で検索することができる．LE因子はIgGに属し，LE細胞における抗原とIgGクラスの抗体の結合物はLE体と呼ばれヘマトキシリン体と同一であるが，LE細胞現象はLE体を白血球が貪食した現象を言う．LE因子はSLEに特異性の高い抗体であるが，LE細胞現象の検索は採血量も多く検査が煩雑で，最近はLEテストないしはIIFによる均一型染色像が取って代わり，現在用いられている診断基準では，基準項目にLE細胞は含まれていない．一方，抗ヒストン抗体もSLEの約35％に認められるが，プロカインアミドやヒドララジンによる薬剤性ループスで高率に認められる．

4) 抗非ヒストン核蛋白抗体

　非ヒストン可溶性核蛋白抗体の対応抗原には数多くの核蛋白が含まれるが，SLEに特異的な抗体は抗Sm抗体と抗PCNA抗体，抗Ki抗体である．これらはDID法やELISA法などで検索される．抗U1-RNP抗体，抗SS-A抗体，抗SS-B抗体なども陽性をみるが，これらはSLE以外の膠原病においても頻度の差はみられるものの共通して認められる．また，抗Scl-70抗体や抗Jo-1抗体のようにそれぞれSScやPM/DMに特異的に認められる抗体も存在し，これらが陽性の場合には鑑別診断に有用である．抗核抗体の出現では，いくつかの抗体が共存して認められることがある．これはlinked responseと呼ばれ，抗DNA抗体と抗ヒストン抗体，抗Sm抗体と抗RNP抗体，抗PCNA抗体と抗Ki抗体，抗SS-A抗体と抗SS-B抗体などである．これは，それぞれの対応抗原が孤立した高分子としてよりも，立体構造における粒子ないしは複合体として反応していることによると考えられる．

5) 抗核小体抗体

　核小体に対する抗体で，対応抗原としてfibrillarin(U3-RNP)，RNAポリメラーゼⅠなどが挙げられる．SScに認められることが多いが，SLEでも認められることがある．

6) 抗セントロメア抗体

　染色体のセントロメア領域と特異的に反応する抗体で，抗原は2本の染色体が接合する一次狭窄部位に存在する．CREST症候群など限局性に皮膚硬化をみるSScに認めることが多いが，SLEにおいても約2%に陽性をみることがある．また，原発性胆汁性肝硬変症においても高い陽性率を示す．

2. 抗リン脂質抗体

　抗リン脂質抗体には，抗カルジオリピン抗体(aCL)，β_2-glycoprotein Ⅰ (β_2-GPI)依存性aCL，抗β_2GPI抗体，ループス抗凝固因子(lupus anticoagulant：LAC)，抗prothrombin抗体(aPT)などが含まれ，臨床的に動静脈血栓症，習慣流産，血小板減少症，ワッセルマン反応偽陽性などをみる．aCL，β_2GPI-aCL，抗β_2GPI抗体などはELISA法やRIA法で，LACは稀釈APTTによる血漿混合試験，カオリン凝固時間mixing test，稀釈ラッセル蛇毒凝固時間などによって検出される．原発性抗リン脂質抗体症候群の分類基準には，LAC，ELISA法によるIgGまたはIgMaCL，ELISA法によるIgGまたはIgM抗β_2GPI抗体が含まれる(☞366頁)．

3. その他の自己抗体

　クームス抗体は自己免疫性溶血性貧血と関連して認められ，IgGタイプが多いが，稀にIgM（cold type），IgAクラスもみられる。抗白血球抗体と抗リンパ球抗体は，それぞれ白血球減少とリンパ球減少に関連して認めることがある。血小板抗体（platelet associated IgG：PA-IgG）は特発性血小板減少性紫斑病で認められるが，SLEにおいても血小板減少と関連して認められる。抗リボソーム抗体のひとつであるribosomal acidic phosphoprotein（P蛋白）に対する抗体はSLE患者の15％に認められるが，特にうつなどの精神症状を伴うSLEで高率に認められる。P蛋白はP0（38kDa），P1（19kDa），P2（17kDa）からなり，抗P蛋白抗体はこれら3つの抗原に共通して存在するC末端22個のアミノ酸からなるエピトープを認識する[4]。抗P蛋白抗体は精神症状とともに変動するが，血清中よりも髄液中のほうが低い値を示す。精神症状以外では腎症や肝障害との関連も示唆されている。また，皮膚病変を伴うSLEでは抗P0抗体と抗ガレクチン3抗体の抗体価が有意に高く，抗体価は白血球減少とC3低値とで相関がみられる。抗ガレクチン3抗体はループス皮膚血管炎との相関もみられている[5]。一方，抗アシアロGM_1抗体は痙攣発作を含む脳神経障害と関連して認められる[6]。リウマトイド因子は，IgGのFcに対する自己抗体で，主にIgMに属するが，他の免疫グロブリンクラスもみられる。RAをはじめ多くのリウマチ性疾患で認められ，SLEにおいても陽性をみる。他方，RAに特異的にみられる抗シトルリン化ペプチド抗体（抗CCP抗体）は通常陰性である。その他，稀ではあるが抗基底膜抗体，抗好中球細胞質抗体などをみることがある。慢性甲状腺炎や自己免疫性肝炎など臓器特異性自己免疫疾患が併発している場合には，それら疾患にみられる標識自己抗体をみる。

4. 免疫複合体

　流血中の抗原と抗体の結合物は免疫複合体と呼ばれる。その測定法には酵素抗体法によるC1q固相法，抗C3d抗体法，モノクローナルリウマトイド因子（mRF）法などがある。いずれも疾患特異性は高いものではないが，SLEではC1q固相法と抗C3d抗体法で検出率が高く，Ⅲ型アレルギーが関与する腎炎や血管炎などで陽性をみる。低温で析出するクリオグロブリンは免疫複合体を形成していると考えられ，SLEでしばしば認められる。クリオフィブリノーゲンとともに皮膚血管炎，糸球体腎炎，末梢神経炎などの病態をもたらす。

5. 血清補体価

　補体の反応系にはC1からC9まであり，これらはC1（C1q，C1r，C1s），C4，C2

のearly componentsと，C3以下C9までのlate componentsに区分される。また，その反応系はearly componentsから活性化される古典経路（C1→C4→C2→C3…の順で活性化）と，エンドトキシン，リポポリサッカライド，ザイモザン，イヌリン，IgAなどがC3と結合し，B因子，D因子，プロパジンの関与のもとC3が活性化されてlate componentsの経路をとる第二経路（副経路）と，細胞表面のマンノースなどに結合するレクチンの反応によりC2，C4，C3が活性化されるレクチン経路にわけられる。

　これらの補体系活性化経路と活性化産物，その作用を図Ⅲ-2-2に示す[7]。血清補体価の変動は，補体の消費，分解，排泄，異化作用，産生異常，阻害因子，抗補体性物質などによるが，SLEでは多くは免疫複合体の消費によりearly componentsとC3の低下，CH50活性の低下をみる。early components の低下は補体欠損の場合もある。SLEの活動期（特にループス腎炎）ではC3，C4，CH50の低下を認めることが多く，治療によって改善をみるため，抗DNA抗体価と並んで治療上良い指標となる。

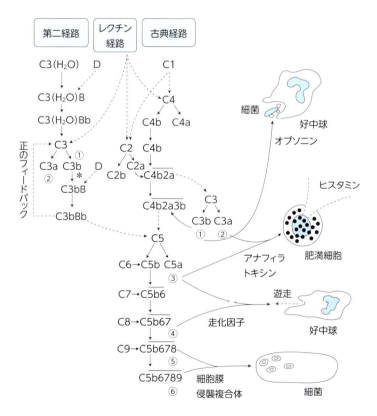

■ 図Ⅲ-2-2　補体系活性化産物の作用

＊：通常はこの段階で阻止因子が働き，反応は拡大しない。それが働かない条件があると反応が進行する。

（文献7より引用）

膜性ループス腎炎以外の増殖性ループス腎炎と非腎症SLEでは，血清のマンノース結合レクチンに関連するセリンプロテアーゼ（MASP-1／MASP-2）が減少していることが認められ，病態に関連していることが示唆されている[8]。

C3，C4，C1q，CH50などがSLEの疾患活動性に相関する一方，免疫複合体が関与しない血管炎などの組織障害ではC3a，C5a，SC5b-9などの補体活性化産物が炎症性細胞を集積，活性化させる機序が働く。そのため，各種補体活性化産物と疾患活動性の関連が検討され，報告されている。それらを表Ⅲ-2-2に示す[9]。

2022年，補体カスケードの終末産物であるC5aを阻害し，好中球を介した炎症を抑制する補体C5a受容体阻害薬（アバコパン）[10]が，抗好中球細胞質抗体（ANCA）関連血管炎（顕微鏡的多発血管炎，多発血管炎性肉芽腫症）に対し保険適用された。

■ 表Ⅲ-2-2　SLEの活動性に伴う補体の活性化

報告者（年）	活性化産物	症例数	SLEにおける知見
Negoro (1989)	iC3b neoantigen	40（未治療）	85％で血漿中濃度上昇，疾患活動性，活動性ループス腎炎と良く相関
Hopkins (1988)	C3a and C5a	40	C3aはすべての症例で上昇，再燃1〜2カ月前にみられ脳炎で著明，C5aは感度低い
Wild (1990)	C4a and C3a	24	C4a値は軽症よりも重症例で上昇，C4aは抗dsDNA抗体価とC1q結合能と相関。C3aよりも有用
Senaldi (1988)	C4d and C3d	48	C4dはC3dよりも疾患活動性と相関。C3，C4は活動性と相関しない
Horigome (1987)	terminal C attack complex (TCC)	54	TCCは免疫複合体，CH50，C4，C3，C5，第二経路と相関
Garwryl (1988)	terminal C complex (C5b-9)	22	TCCの上昇は89％再燃と相関
Kerr (1989)	factor B activation (Ba)	51	Ba高値を有する症例の51％は重篤な多臓器病変を有する。皮膚血管炎と相関。BaはC4aとC3dよりも重症度と相関
Buyun (1992)	BaBb，C4d，SC5b-9	86	C4dは再燃との感度86％
Porcel (1995)	C3，C4，C3a，C4a iC3b	39	SC5b-9は活動性感度77％，特異度80％
Mollnes (1999)	C4bc，Bb，C3a，C3bc，C5a，SC5b-9	21	SC5b-9のみが疾患活動性スコアと相関
Nagy (2000)	C1rs-C1inh，C3b (Bb) P，SC5b-9	65	C3b (Bb) Pは疾患活動性に対し高い感度と特異度を有す

（文献9より一部改変引用）

6. 細胞性免疫検査

　末梢リンパ球のT，B細胞数は，SLEの活動期，非活動期ともに減少するが，T細胞減少のほうが顕著である。さらに，CD4/CD8比は活動期SLEで低下を認め，これはCD4$^+$CD45RA$^+$のサプレッサー・インデューサー細胞の低下によるとされる。他方，リンパ球の減少をみるも，活性化T細胞（HLA-DR陽性，DP陽性，PCNA陽性など）の増加，null cellの増加がみられる。ツベルクリン反応，PPDやDNCBなどの皮内反応による遅延型皮内反応は陰性を示すことが多い。また，PHAやCon A刺激によるリンパ球幼若化現象は低下をみるが，DNA刺激によるリンパ球幼若化現象は亢進し，DNA添加によるマクロファージ遊走阻止がみられる。

〈文　献〉

1) 竹内　健：抗核抗体．リウマチ科 27(Suppl)：308, 2002.
2) Pisetsky DS：Anti-DNA antibodies-quintessential biomarkers of SLE. Nat Rev Rheumatol 12：102, 2016.
3) 橋本博史：抗核抗体検査．医学と薬学 12：1059, 1984.
4) Elkon KB, et al：Lupus autoantibodies target ribosormal P protein. J Exp Med 162：459, 1985.
5) Shi Z, et al：Association of anti-acidic ribosomal protein P0 and anti-galectin 3 antibodies with the development of skin lesions in systemic lupus erythematosus. Arthritis Rheum 67：193, 2015.
6) Hirano T, et al：Antiglycolipid autoantibody detected in the sera from systemic lupus erythematosus patients. J Clin Invest 66：1437, 1980.
7) 矢田純一：医系免疫学．中外医学社，2003, p233.
8) Asanuma Y, et al：Critical role of lectin pathway mediated by MBL-associated serine proteases in complement activation for the pathogenesis in systemic lupus erythematosus. Heliyon 9(8)：e19072, 2023.
9) Quismorio FP：Clinical application of serologic abnormalities in systemic lupus erythematosus. Dubois' Lupus Erythematosus. 6th ed, ed by Wallace DJ, et al, Lippincott Williams & Wilkins, Philadelphia, 2002, p939.
10) Jayne DRW, et al：Randomized trial of C5a receptor inhibitor Avacopan in ANCA-associated vasculitis. J Am Soc Nephrol 28(9)：2756-2767, 2017.

3. 生検による病理組織学的検査

　診断や病態把握のために，皮膚，腎，肺，血管，筋，末梢神経，リンパ節，口唇などの生検を行い病理学的検索が行われる。光顕，蛍光抗体法，酵素抗体法，電子顕微鏡などによる観察を行う。各組織にみられる特徴的な所見はⅡ章6．病理組織学的所見の項（☞74頁）を参照されたい。

Ⅳ章

診 断

Ⅳ章　診断

1. 診断の進め方

1. 初発症状と病歴聴取のポイント

1) 主訴，初発症状からSLEを疑う

(1) SLEを疑わせる症状（初発症状）

　　SLEは初発時および全経過を通じて多彩な臨床症状をきたす。全身倦怠感，易疲労感，食欲不振，体重減少などの全身症状とともに原因不明の発熱，移動性の関節痛，こわばり，頰部（蝶形紅斑）・手指・爪床・足指・耳介部・前胸部など主に露出部にみられる紅斑・皮疹・円板状紅斑，レイノー現象，脱毛，口腔内潰瘍などを認めた場合にSLEを疑う。全身倦怠感や易疲労感などはSLE自体によることもあるが精神症状や不眠，生理，貧血などによることもある。生理前に症状が強く出ることがある。

　　しかしながら，必ずしもすべての症例が上記の症状をもって発症するわけではない。たとえば，発熱を認めず腎障害で発症する場合などである。したがって，若い女性で蛋白尿などの尿異常所見を認める場合には，SLEを含めて鑑別診断される。逆に，高熱があり白血球増加がみられれば，まず感染症を考慮すべきである。最近では，健康診断などで抗核抗体やリウマトイド因子が陽性を示しSLEや膠原病を疑われることもある。自験SLEの初発症状を表Ⅳ-1-1に示す（☞15頁，図Ⅰ-2-2も参照）。SLEはあらゆる臓器を侵す可能性があるが，各臓器症状の頻度は必ずしも高いものではない。重篤な臓器病変がみら

表Ⅳ-1-1　SLEの初発症状

n＝1,125，（　）内は％

関節痛	503 (45)	リンパ節腫大	30 (3)
発　熱	404 (36)	紫　斑	25 (2)
蝶形紅斑	226 (20)	白血球減少	21 (2)
上記以外の紅斑	222 (20)	口内炎	17 (2)
レイノー現象	156 (14)	貧　血	17 (2)
浮　腫	82 (7)	DLE	16 (1)
脱　毛	64 (6)	漿膜炎	15 (1)
倦怠感	59 (5)	高血圧	9 (1)
発　疹	46 (4)	ワッセルマン反応偽陽性	4 (0.4)
蛋白尿	43 (4)	その他	88 (8)
筋肉痛	34 (3)		

れるとすれば，多くは発症1～2年以内である。観察研究によれば，発症から診断までの遅れは平均24カ月であり，早期に診断されるのは28.4%で，12カ月以上経て診断されるのは55.6%に及び，診断までに3人の医師を受診している[1]。

(2) 症状出現の契機

紫外線照射（日光過敏），感冒様症状（ウイルス感染），薬剤（薬剤過敏），妊娠・出産，寒冷，美容形成や異物注入（アジュバント病），外科的手術，ストレスなどが発症誘因となることがあるため，これらの点に留意する。

2) 既往歴

(1) 臓器特異的疾患の有無

これまでの既往歴を聴取する。特に，腎炎，てんかん（痙攣発作），精神病，溶血性貧血，特発性血小板減少性紫斑病，レイノー病などが既往にある場合には，SLEの部分症として先行していることがあるため留意する。

(2) 妊娠歴，月経歴

習慣流産や子宮内胎児死亡などの既往は抗リン脂質抗体症候群の存在を示唆する。また，無月経をみることがある。

(3) 薬剤アレルギーと常用薬

これまで薬剤アレルギーの既往があれば，その薬剤について聴取する。また，薬剤誘発ループスをきたしうる薬剤の服用の有無と，その基礎疾患を聴取する。たとえば，高血圧に用いられるヒドララジン，レセルピンなど，不整脈に用いられるプロカインアミド，てんかんに用いられる抗痙攣薬（ヒダントイン，フェニトインなど），結核に用いられるイソニアジド，経口避妊薬（ピル）などである（2. 薬剤誘発ループス☞172頁参照）。

3) 家族歴

しばしば家族内にSLEや他の膠原病，自己免疫疾患を発症している患者をみることがある。

4) 社会歴，生活歴など

他の疾患と同様に患者の全体像を知るために社会歴，生活歴などを聴取する。これには，出生地，就学，職業，結婚歴，家庭状況，嗜好品，飲酒歴，喫煙歴，常用薬，健康食品，ペット，趣味などが含まれる。

紫外線に対する過敏症は，発症の契機となっていない場合でも有していることがあるため，薬剤アレルギー，外科的手術と同様に既往症として聴取する。

2. 診断に重要な臨床症状

1) 発熱

　発熱は重要な症状のひとつであるが，特異的な熱型はない。弛張熱のこともあれば微熱，または無熱のこともある。微熱と生理的な高温相を区別するために基礎体温をつけることも重要である。発熱からみた鑑別疾患を図Ⅳ-1-1に示す[2]。

2) 皮膚症状

　定型的には顔の頰部と鼻梁に鮮紅色の蝶形紅斑と呼ばれる紅斑がみられる。この部位にみられる紅斑は，散在性の落屑を伴った斑点状丘疹や慢性の円板状紅斑であることもある。これらの紅斑は一過性にみられたり，永続性のこともある。また，これらの紅斑は顔面のほかに，耳介部，前胸部，手掌，手指，足の裏などにも好発し，紫外線や寒冷によって増悪する。紫外線に対する過敏症も多い。蕁麻疹様の皮疹や多型滲出性紅斑，血管神経性浮腫，紫斑，環状紅斑，乾癬様紅斑，尋常性天疱瘡に類似した小水疱を伴う紅斑（Senear-Usher症候群），bullaを伴う紅斑（bullous SLE）などもみられる。全経過を通じて特有の紅斑を欠く症例もみられ，これは無疹型と呼ばれる。脱毛や皮膚潰瘍，指趾壊疽，口腔・鼻咽頭粘膜の潰瘍などもみられる。レイノー現象は末梢循環障害によるもので，白色，紫，赤色と色調変化をきたし，寒冷やストレスなどで容易に誘発される。皮膚症状からみた膠

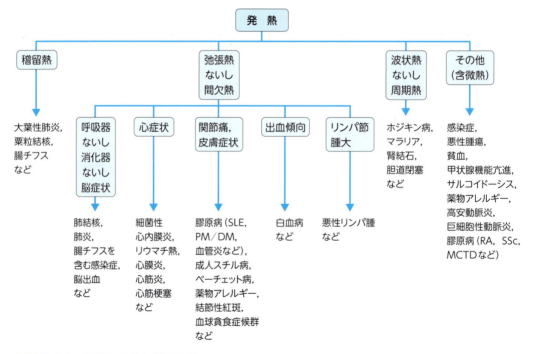

図Ⅳ-1-1　発熱からみた鑑別診断　　　　　　　　　　　　　　　　　　　　　（文献2より引用）

原病の鑑別疾患を図Ⅳ-1-2に示す[2]。

3) 関節・筋症状

　手指，手，肘，肩，膝，足などの移動性関節痛や筋肉痛がみられる。朝起きたときにこわばり感もみられるが，腫脹は稀である。レイノー現象を伴っている場合には腫れぼったい感じを訴えることがある。関節痛からみた鑑別疾患を図Ⅳ-1-3[2]に示す。筋炎を合併している場合には，多発性筋炎と同様に近位筋の筋力低下をみる。

4) 腎臓の障害

　最も侵されやすい内臓の障害であるが，尿検査を行うことにより明らかになることが多い。種々の程度の蛋白尿や赤血球尿，白血球尿，円柱尿などをみる。ネフローゼ症候群により低蛋白血症をきたしている場合には浮腫が認められるが，初発時より認めることは比較的少ない。血圧は，通常正常である。

5) 中枢神経障害

　精神症状と痙攣発作が比較的多いが，これらは精神病やてんかんと診断されていることがある。無菌性髄膜炎や脊髄横断症状，頭痛，多発性単神経炎，うつ状態，統合失調症様

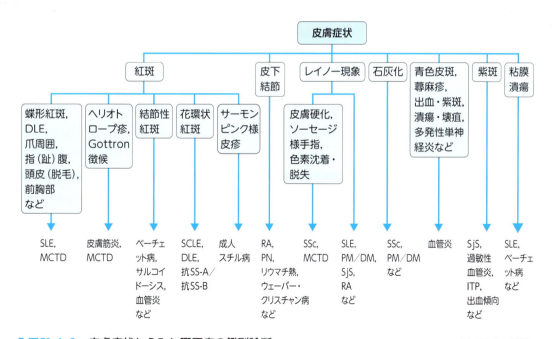

■ 図Ⅳ-1-2　皮膚症状からみた膠原病の鑑別診断　　　　　　　　　　　　　　　（文献2より引用）

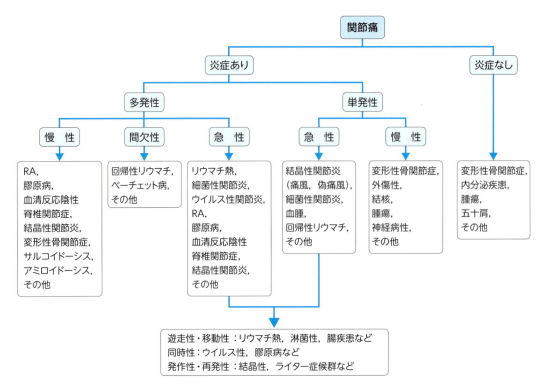

■ 図Ⅳ-1-3　関節痛からみた鑑別診断　　　　　　　　　　　　　　　　　　　　　　　　　　　　　　（文献2より引用）

反応などをみることがある。脳血栓症を認める場合は抗リン脂質抗体症候群の存在を示唆する。

6) 心臓・肺障害

心臓・肺障害ともに心外膜炎，胸膜炎が最も多い。心筋炎や間質性肺炎，肺高血圧などをみることがあるが，初発よりみられることは少ない。急性ループス肺臓炎では肺出血をみることがあり，抗リン脂質抗体症候群では肺塞栓・血栓をみることがある。

7) 消化器の障害

稀に腹膜炎，腸管の壊死，イレウス症状，膵炎などで発症することがあり，時に急性腹症として緊急的に手術を必要とすることがある。自己免疫性肝炎や原発性胆汁性肝硬変症の併発があれば肝・脾腫と肝機能障害をみる。

8) その他の症状

リンパ節腫大，脾腫，ループス膀胱炎，無月経，内分泌異常などがみられることがある。

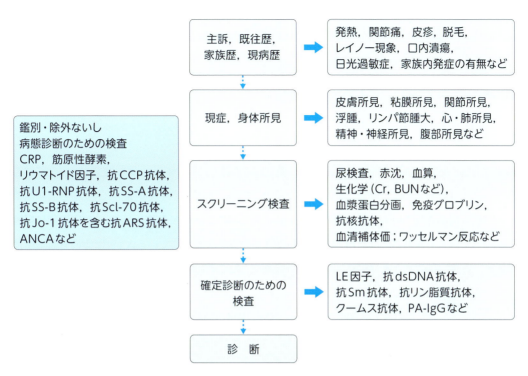

■ 図Ⅳ-1-4　SLE診断のアプローチをしていく上での検査の位置づけ

3. 検査の組み立て方

　SLEを診断するための検査では，スクリーニング，確定診断をするための検査，他の疾患と鑑別をするための検査，さらには病態を把握するための検査が同時に並行して行われることが多い。診断のアプローチをしていく上での検査の位置づけを図Ⅳ-1-4に示す。

　スクリーニング検査には，尿検査，赤沈，血算，生化学的検査，血漿蛋白分画，免疫グロブリン，抗核抗体，血清補体価などを含み，確定診断をするための検査には，LE因子，抗dsDNA抗体，抗Sm抗体，抗リン脂質抗体などを含み，併せて他の膠原病との鑑別ないしは除外するための検査を行う（Ⅲ章 検査所見 ☞85頁）。また，治療方針を決めるにあたり病態の把握，活動性，重症度の評価を行う必要があり，そのための検査を行う。

〈文 献〉

1) Kapsala NN, et al：From first symptoms to diagnosis of systemic lupus erythematosus：mapping the journey of patients in the observational study. Clin Exp Rheumatol 41(1)：74-81, 2023.
2) 橋本博史：新・膠原病教室. 新興医学出版社, 2009, p35-42.

Ⅳ章 診断

2. 診断・分類基準

　診断は，臨床症状と検査所見を総合的に判断して行われる．定型像を示す場合には診断は容易である．問題は非定型像の場合である．米国リウマチ学会（ACR）から分類基準が提唱されているため，通常は，それに当てはめて診断することが多い．1982年に提唱された分類基準[1]は1997年に表Ⅳ-2-1[2]の通り改訂されている．1982年の分類基準は感度，特異度ともに高く，自験例の検討[3]でもいずれも96.1％を示し，ACRの成績とほぼ同様の結果である．

　しかしながら，特異度では，RA，SSc，PM/DMなどはいずれも除外されたが，MCTDに対しては30％の感度を示し，鑑別する上で留意する必要がある．同様のことはSjSにおいても危惧される．特に，抗SS-A抗体，抗SS-B抗体を有するsubclinical siccaにおいては，基準項目中の円板状紅斑，光線過敏症，関節炎，白血球減少，抗核抗体陽性などの項目を満たす症例は少なからずみられるため留意する．表Ⅳ-2-1[2]の基準は，Hughes[4]による抗リン脂質抗体症候群（APS）の疾患概念の提唱に伴い，1982年の分類基準の免疫学的基準項目が一部改変されたものであるが，これによりAPSを伴うSLEの診断の感度が高まると思われる．

　SLEは多因子性疾患であるが，多因子性疾患はある連続分布を人為的に切断して定義され，その症候は強く現れる場合からほとんど正常な場合まであり，単因子遺伝性疾患の症候が正常域から離散的となるのと異なっている．すなわち，SLEは典型的な症例から，軽症，不全型，時にはほとんど正常と思われるところまで連続して存在し，診断基準によって人為的に切断されていると考えられる．図Ⅳ-2-1のごとく，現在，公的診断基準によってSLEと診断される患者は6万人以上とされている．その底辺には疑いや不全型の患者が多く存在すると考えられるが，問題となるのはボーダーライン上にある患者を分類基準の適用によって的確に診断できるかどうかということである．

　分類基準は，共通の基準で抽出された症例を用いて，多施設による疫学調査，薬効評価，自然経過の比較などを行う際に有用である．すなわち，これらの臨床研究に際し，確かな診断根拠を持つ必要性から設定されている．そのため診断基準というよりも疾患分類のための基準として用いられるのが本質的である．しかしながら，実際には，日常診療においても診断基準として多用されている．この場合，問題となるのは，必ずしも早期診断に有

■ 表Ⅳ-2-1　SLEの分類改訂基準（1997年）

1.	顔面紅斑	頬骨隆起部の，扁平あるいは隆起性の持続性紅斑。鼻口唇皺襞は避ける傾向がある
2.	円板状皮疹	癒着性，角化性鱗屑および毛嚢角栓を伴う隆起性紅斑。萎縮性瘢痕を残すことがある
3.	光線過敏症	日光光線に対する異常反応による皮疹（患者の既往歴または医師の観察による）
4.	口腔内潰瘍	通常無痛性の口腔あるいは鼻咽頭潰瘍（医師の観察による）
5.	関　節　炎	2箇所以上の末梢関節の非破壊性関節炎（圧痛，腫脹あるいは関節液貯留を特徴とする）

6. 漿　膜　炎
　　(a) 胸　　膜　　炎：胸膜痛の確実な既往，あるいは医師による摩擦音の聴取あるいは胸水の証明
　　(b) 心　　膜　　炎：心電図あるいは摩擦音により確認されたもの，あるいは心膜液の証明
7. 腎　病　変
　　(a) 蛋　　白　　尿：1日0.5g以上，定量されていない場合は（3＋）以上の持続性蛋白尿
　　(b) 細 胞 性 円 柱：赤血球，ヘモグロビン，顆粒性，尿細管性，あるいは混合性でもよい
8. 神経学的病変
　　(a) 痙　　攣　　発　　作：薬剤あるいは尿毒症，ケトアシドーシス，電解質不均衡などの代謝異常によるものを除く
　　(b) 精　　神　　異　　常：同上
9. 血液学的異常
　　(a) 溶 血 性 貧 血：網赤血球増加を伴う
　　(b) 白 血 球 減 少：2回以上にわたり4,000/μL以下
　　(c) リンパ球減少：2回以上にわたり1,500/μL以下
　　(d) 血 小 板 減 少：10万/μL以下，原因薬剤のないこと
10. 免疫学的異常
　　(a) 抗dsDNA抗体
　　(b) 抗Sm抗体
　　(c) 抗リン脂質抗体（IgG/IgM抗カルジオリピン抗体，ループス抗凝固因子，梅毒反応の生物学的偽陽性のいずれか）
11. 抗核抗体：蛍光抗体法あるいはそれに相当する手法による抗核抗体の高値。経過中のどの時点でもよい。薬剤誘発ループスに関連する薬剤は投与されていないこと

観察期間中に同時に，あるいは時期を隔てても，上記11項目中4項目以上あれば全身性エリテマトーデスと分類してよい

各項目の小項目はいずれか1つあればよい。

（文献2より引用）

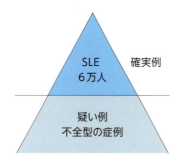

■ 図IV-2-1　SLEにおける確実例と疑い例の連続性

用であるとは限らないこと，軽症，不全型の場合には必ずしも分類基準を満たすとは限らないこと，時間的経過が加味されないことなどである．したがって，SLEに限ったことではないが，分類基準を満たさない症例も存在する．この場合，治療の対象となる臓器病変が認められれば，分類基準を満たさなくとも治療を開始しなければならない．また，分類基準を満たしていても他の膠原病や類縁疾患であることもある．この場合，治療に際し的確な鑑別診断と病態の把握が重要である．

　2011年にACRでは，1997年のSLE改訂分類基準を改訂した「SLICC（Systemic Lupus International Collaborating Clinics）分類基準」を提唱した（表IV-2-2)[5]．これは，SLEの臨床的な多様性と1982年以来の免疫学の進歩に基づき，新たな分類基準の必要性から厳密な手法によって作成し，その妥当性の検証を行ったものである．この基準では，①少なくとも1つの臨床的項目と1つの免疫学的項目を含む4項目を満足するか，または，②抗核抗体ないしは抗dsDNA抗体陽性を示すループス腎炎単独の場合にSLEと分類される．なお，この基準は分類基準作成のderivation setでは感度94%・特異度92%（ACRではそれぞれ86%，93%）を示したが，validation setでは感度97%・特異度84%（ACRではそれぞれ83%，96%）を示し，ACRよりも特異度の低下をみる．

　また，小児SLEの診断基準では，1997年の改訂基準に低補体血症を加えた12項目からなる診断の手引きが用いられ，12項目中4項目以上を満たす場合に小児SLEと分類される．その感度はACR分類基準に比べ優れていることが示されている[6]．

　これまで提唱されてきた分類基準は，必ずしも早期診断を意図しているわけではない．主要臓器病変のある患者が診断基準を満たすまでに時間がかかり，治療開始が遅れる場合もしばしばみられる．このような場合，医療の遅れは避けなければならない．そのため，Bertsiasらにより早期診断へのアプローチのアルゴリズムが提唱されている（図IV-2-2)[7]．

　さらに2019年，ACRとEULARより早期診断を意図した新しいSLE分類基準が提唱さ

表Ⅳ-2-2　SLEの新しい分類改訂基準 (Systemic Lupus International Collaborating Clinics Classification Criteria：SLICC，2012)

SLICC基準
1. 下記の基準項目17項目より分類する場合：臨床的基準項目11項目と免疫学的基準項目6項目の中でそれぞれ1項目以上，計4項目以上あればSLEと分類する
   または，
2. 腎生検所見でループス腎炎に合致する所見があり，抗核抗体もしくは抗dsDNA抗体が陽性の場合，SLEと分類する

SLICC基準に用いられる臨床的基準項目と免疫学的基準項目

臨床的基準項目
① 急性皮膚型ループス (以下を含む)：ループス頬部紅斑，水疱性ループス，SLEの中毒性表皮壊死剥離症，斑状丘疹状皮疹，日光過敏性皮疹 (皮膚筋炎を否定)
または亜急性皮膚型ループス
② 慢性皮膚型ループス (以下を含む)：円板状紅斑 (限局型，全身型)，肥大性 (疣贅性) ループス，ループス脂肪織炎 (深在性)，粘膜ループス，LE tumidus，凍傷ループス，円板状ループス／扁平苔癬重複
③ 口内潰瘍 (他の原因を除く)：口蓋 (頬部，舌) 潰瘍，または鼻粘膜潰瘍
④ 瘢痕を伴わない脱毛 (びまん性の菲薄化または断絶をみる髪の脆弱性，他の原因を除く)
⑤ 腫脹ないし貯留液をみる2関節以上の滑膜炎，または2関節以上の圧痛と30分以上の朝のこわばり
⑥ 漿膜炎 (以下の胸膜炎ないし心膜炎)：
　1日以上みられる典型的な胸膜炎，または胸水貯留，または胸膜摩擦音
　1日以上みられる典型的な心膜痛 (仰臥位でみられる疼痛が坐位で消失)，または心膜液貯留，または心膜摩擦音，または心電図でみられる心膜炎
⑦ 腎症：蛋白尿／クレアチニン比 (または24時間尿) で500mg蛋白尿／24時間，または赤血球円柱
⑧ 神経症状：痙攣，精神症状，多発性単神経炎 (原発性血管炎など，他の原因によるものは除く)，脊髄炎，末梢ないし脳神経障害 (他の原因によるものは除く)，急性錯乱状態 (他の原因によるものは除く)
⑨ 溶血性貧血
⑩ 白血球減少 (少なくとも1回は＜4,000mm^3)，またはリンパ球減少 (少なくとも1回は＜1,000mm^3) (いずれも他の原因によるものは除く)
⑪ 血小板減少 (少なくとも1回は＜10万mm^3，他の原因によるものは除く)

免疫学的基準項目
① 抗核抗体陽性
② 抗dsDNA抗体陽性
③ 抗Sm抗体陽性
④ 抗リン脂質抗体陽性，以下のいずれかの方法による：
　ループス抗凝固因子陽性，梅毒反応をみるRPR (rapid plasma reagin) の偽陽性，抗カルジオリピン抗体 (IgA，IgG，またはIgM) 中等度以上の抗体価で陽性，抗β$_2$グリコプロテインⅠ抗体 (IgA，IgG，またはIgM) 陽性
⑤ 血清低補体価：C3低値，C4低値，CH50低値
⑥ 直接クームス試験陽性 (溶血性貧血を認めない場合)

(文献5より引用)

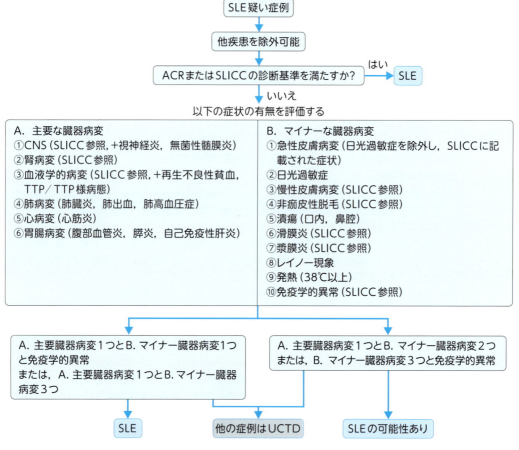

■ 図Ⅳ-2-2　SLEを示唆する症例の診断アプローチ

SLE：systemic lupus erythematosus, ACR：American College of Rheumatology, SLICC：Systemic Lupus International Collaborating Clinics, TTP：thrombotic thrombocytopenic purpura, UCTD：undifferentiated connective tissue disease

（文献7より一部改変引用）

れた（表Ⅳ-2-3）[8, 9]。この分類基準では，エントリー基準としてHep-2細胞を用いた抗核抗体検査が80倍以上もしくは同等の検査で陽性を示すことが必須とされ，これにより感度の高い抗核抗体でスクリーニングが可能となった。それだけに同時に認められるSLEの特徴的な臨床症候の把握が重視されるが，特異度の低下を解決するために，付加基準とスコアリングが設定されている。これにより本分類基準では，感度96％，特異度93％と，ともに高い水準を示す。分類基準に示される臨床的領域の各項目の定義を表Ⅳ-2-4[8, 9]に示す。この分類基準は2024年4月より本邦の指定難病のSLE診断基準として適用，使用されている。

またGuttmannらは，Manhattan Lupus Surveillance Programに登録されている

表Ⅳ-2-3　2019年 ACR/EULARの新分類基準

エントリー基準
Hep-2細胞を用いた抗核抗体検査が80倍以上またはそれと同等の検査が陽性

付加基準
・各項目において，SLEよりもその他の疾患の可能性が考えられる場合はカウントしない ・該当項目は経過中に1回認めればよい ・少なくとも1つ以上の臨床的項目を満たすことが必要 ・各項目が同時に出現する必要はない ・各項目において，最も点数の高い基準の点数だけカウントする

臨床的領域		点数
全身症状	発熱	2
血液症状	白血球減少	3
	血小板減少	4
	自己免疫性溶血性貧血	4
神経精神症状	せん妄	2
	精神症状	3
	痙攣	5
皮膚症状	非瘢痕性脱毛	2
	口腔内潰瘍	2
	亜急性皮膚または円板状ループス	4
	急性皮膚ループス	6
漿膜炎	胸水または心囊液貯留	5
	急性心膜炎	6
関節症状	2関節以上の関節における滑膜炎	6
腎病変	蛋白尿＞0.5g／24時ないしはそれに相当する随時尿蛋白クレアチニン比	4
	ClassⅡまたはⅤのループス腎炎	8
	ClassⅢまたはⅣのループス腎炎	10

免疫学的領域		点数
抗リン脂質抗体	抗カルジオリピン抗体 抗β_2GPⅠ抗体 ループス抗凝固因子 　のいずれか陽性	2
補体	低C3血症または低C4血症	3
	低C3血症かつ低C4血症	4
SLE特異抗体	抗ds-DNA抗体または抗Sm抗体陽性	6

合計点数10点以上でSLEと分類する。

（文献8, 9より改変引用）

■ 表Ⅳ-2-4　臨床的領域の各項目の定義

発熱	体温38.3℃を超える発熱
白血球減少	白血球数<4,000/μL
血小板減少	血小板<10万/μL
自己免疫性溶血性貧血	溶血所見（網状赤血球の上昇，ハプトグロビンの低下，ビリルビン上昇，LDH上昇）と直接クームス試験陽性
せん妄	①意識レベルの変動あるいは焦点の定まらない覚醒レベル ②2日間のうち数時間以上の症状発現があること ③1日の間に症状の動揺があること ④(a)急性あるいは亜急性の認知障害，(b)行動，気分，情動の変化のうちいずれか1つ
精神症状	①意味のない妄想あるいは幻覚，②せん妄がないこと
痙攣	全般発作あるいは間代発作
非瘢痕性脱毛	医師により観察された非瘢痕性脱毛
口腔内潰瘍	医師により観察された口腔内潰瘍
亜急性皮膚または円板状ループス	医師により観察された亜急性皮膚または円板状ループス
急性皮膚エリテマトーデス	医師により観察された急性皮膚エリテマトーデス
胸水または心嚢液貯留	画像で確認された胸水あるいは心嚢液
急性心膜炎	①心膜に由来する胸痛，②心摩擦音，③心電図異常（広範なST上昇，PR低下），④新規の出現もしくは増悪が画像で確認された心嚢液 ①〜④のうち2つ以上満たすこと
関節症状	①2箇所以上の関節腫脹，②2箇所以上の関節疼痛かつ30分以上の朝のこわばり ①もしくは②を満たすこと
腎病変	蛋白尿>0.5g/24時ないしはそれに相当する随時尿蛋白クレアチニン比 ClassⅡまたはⅤのループス腎炎 ClassⅢまたはⅣのループス腎炎

（文献8，9より改変引用）

　地域住民のSLE症例を用いて，2019年に提唱されたEULAR/ACR分類基準を従来の1997年のACR基準，2012年のSLICC基準と比較検証し，類似した発症率と有病率であることを報告している[10]。

　参考までに，上記3つの分類基準の感度と特異度を表Ⅳ-2-5に示す。2019年の基準はいずれも90％以上を示す。

■ 表Ⅳ-2-5 ACR(1997), SLICC(2012), EULAR/ACR(2019)の感度と特異度の比較

	感　度	特異度
ACR(1997)	83%	93%
SLICC(2012)	97%	84%
EULAR/ACR(2019)	96%	93%

〈文 献〉

1) Tan EM, et al: The 1982 revised criteria for the classification of systemic lupus erythematosus. Arthritis Rheum 25: 1271, 1982.
2) Hochberg MC: Updating the American College of Rheumatology revised criteria for the classification of systemic lupus erythematosus. Arthritis Rheum 40: 1725(letter), 1997.
3) 橋本博史, 他: 全身性エリテマトーデスの1982年改訂基準に関する検討. リウマチ 25: 2, 1985.
4) Hughes GRV: The anticardiolipin syndrome. Clin Exp Rheumatol 3: 285, 1985.
5) Petri M, et al: Derivation and validation of the systemic lupus international collaborating clinics classification criteria for systemic lupus erythematosus. Arthritis Rheum 64: 2677, 2012.
6) Takei S, et al: Clinical features of Japanese children and adolescents with systemic lupus erythematosus: results of 1980-1994 survey. Acta Paediatr Jpn 39(2): 250-256, 1997.
7) Bertsias GK, et al: Diagnostic criteria for systemic lupus erythematosus: has the time come? Nature Rev Rheumatol 9: 687, 2013.
8) Aringer M, et al: 2019 European League Against Rheumatism/American College of Rheumatology classification criteria for systemic lupus erythematosus. Ann Rheum Dis 78(9): 1151-1159, 2019.
9) Aringer M, et al: 2019 European League Against Rheumatism/American College of Rheumatology classification criteria for systemic lupus erythematosus. Arthritis Rheumatol 71(9): 1400-1412, 2019.
10) Guttmann A, et al: Evaluation of the EULAR/American College of Rheumatology Classification Criteria for Systemic Lupus Erythematosus in a Population-Based Registry. Arthritis Care Res (Hoboken) 75(5): 1007-1016, 2023.

Ⅳ章 診断

3. 鑑別診断

　鑑別すべき疾患としてSLE以外の膠原病，感染症，悪性腫瘍などが挙げられる（表Ⅳ-3-1）。SLE以外の膠原病では，RA，SSc，PM/DM，SjS，MCTD，血管炎症候群などとの鑑別を要する。特に，SjSとMCTDに留意する。各種膠原病の臨床的特徴と症候，検査所見の相違を表Ⅳ-3-2〜5に示す。若年女性では高安動脈炎との鑑別も大切で，血管雑音の有無に留意する。

　感染症との鑑別では各種培養を含む細菌学的検査が施行される。悪性リンパ腫を含む悪性腫瘍との鑑別では，造血器，腫瘍マーカー，画像診断，組織生検などの検査が行われる。

表Ⅳ-3-1　膠原病以外の間違えられやすい疾患

感染症	臓器疾患	その他
細菌性心内膜炎	皮膚疾患	レイノー病
敗血症	腎炎	肺高血圧症
真菌症	貧血	結節性紅斑
結核	白血球減少症	ウェーバー・クリスチャン病
梅毒	てんかん	キャッスルマン病
各種ウイルス感染	精神病	血球貪食症候群
その他	その他	サルコイドーシス
悪性腫瘍	臓器特異性自己免疫疾患	アミロイドーシス
リンパ腫	慢性甲状腺炎	AIDS
細網内皮系組織球症	特発性間質性肺炎	その他
その他	自己免疫性肝炎	
	溶血性貧血	
	特発性血小板減少性紫斑病	
	その他	

表Ⅳ-3-2 膠原病の主な疾患にみられる臨床的特徴

疾患名	SLE	RA	SSc	PM/DM	SjS	MCTD	MPA
日本における推定患者数*	6万3,000人	70万人（MRA 6,200人）	3万800人	2万1,000人	9,100人	1万1,000人	8,500人
性差	女性 90%	女性 75%	女性 66%	女性 66%	女性 90%	女性 90%	女性 65%
好発年齢	20～30歳	30～50歳	30～50歳	10～50歳	40～60歳	20～30歳	高齢者（>50）
主な初発症状	発熱, 関節痛, 紅斑, レイノー現象	関節痛, 関節腫脹, 朝のこわばり	レイノー現象, 皮膚の硬化, こわばり	筋力低下, 筋肉痛, 関節痛, 紅斑, レイノー現象	口内乾燥, 涙液分泌低下, 耳下腺腫脹	レイノー現象, 関節痛, 手指のこわばりと紡錘状腫瘍, 手指硬化	発熱, 体重減少, 咽頭痛, 筋肉痛, 関節痛, 腎不全, 間質性肺炎
主な標的臓器	皮膚, 腎, 心, 脳, 肺, 血液	関節, 肺	皮膚, 肺, 腎, 消化管	皮膚, 筋, 肺	眼, 口腔, 外分泌腺	SLE, SSc, PM/DM, SjSなど, 2疾患以上が重複	全身の細動脈炎, 細静脈炎, 毛細血管炎

MRA：悪性関節リウマチ　　　＊：平成27年度末指定難病受給者証所持者数による。

表Ⅳ-3-3 膠原病各疾患の臨床的症候

疾患名	SLE	RA	SSc	PM/DM	SjS	MCTD	MPA
皮膚・粘膜症状	紅斑, 脱毛, レイノー現象, 口腔内潰瘍	皮下結節, 皮膚潰瘍, 指趾壊疽	レイノー現象, 皮膚硬化, 色素沈着・脱失	ヘリオトロープ疹, ゴットロン徴候, 紅斑, レイノー現象	環状紅斑, 高ガンマグロブリン血症性紫斑, 口内乾燥	レイノー現象, 手指硬化・紡錘状腫脹, 紅斑	皮膚潰瘍, 紫斑, 網状皮斑, 蕁麻疹様皮疹
関節症状	疼痛（移動性）, 骨壊死	こわばり, 疼痛, 腫脹, 変形	屈曲拘縮	疼痛, こわばり	こわばり	疼痛, 腫脹, こわばり	疼痛, こわばり
筋症状	多少	筋力低下	筋萎縮	筋力低下, 筋萎縮	多少	筋力低下, 筋萎縮	筋力低下, 筋萎縮
リンパ節腫大	中	少	―	―	多	多	少
心症状	心外膜炎・内膜炎	多少	伝導障害	心筋炎, 伝導障害	多少	心外膜炎	心筋炎, 心外膜炎
肺症状	胸膜炎, 肺臓炎, 肺梗塞・出血	間質性肺炎, BOOP, 胸膜炎	間質性肺炎, 胸膜炎	間質性肺炎	間質性肺炎	胸膜炎, 肺高血圧, 間質性肺炎	間質性肺炎, 胸膜炎, 肺出血
腎病変	ループス腎炎	アミロイドーシス, 薬剤性, 間質性	強皮症腎	稀	間質性腎炎	少	急速進行性糸球体腎炎（RPGN）, 腎機能障害
精神神経症状	痙攣発作, 精神症状	多発性単神経炎	稀	稀	多少	三叉神経痛, 髄膜炎	多発性単神経炎
眼症状	cytoid body	上強膜炎, 虹彩炎	少	少	乾燥性角結膜炎	少	少
消化器症状	急性腹症	アミロイドーシス	食道下部拡張, 消化吸収障害, ループサイン	悪性腫瘍, 急性腹症	無酸症	食道下部拡張	急性腹症

BOOP：bronchiolitis obliterans organizing pneumonia（器質化肺炎を伴う閉塞性細気管支炎）

表Ⅳ-3-4 膠原病にみられる特徴的な検査異常〜診断に有用な検査の組み合わせ（Ⅰ）

検査異常 \ 疾患	SLE	RA	SSc	PM/DM	SjS	MCTD	MPA	関連する病態
赤沈亢進	╫	╫	╫	Ⓗ	╫	╫	╫	
CRP強陽性	±	╫	±	⊕	±	+	Ⓗ	
血球　溶血性貧血	⊕					+		
白血球減少（リンパ球減少）	╫				+	Ⓗ		
白血球増多		+					╫	
血小板減少	⊕					⊕		
リウマトイド因子（RAPA, RAテスト）	+	Ⓗ	+	+	╫	+		関節炎
抗シトルリン化ペプチド（CCP）抗体		Ⓗ						関節炎
クームス抗体（赤血球抗体）	⊕					+		溶血性貧血
ワッセルマン反応偽陽性	⊕					+		血栓症，抗リン脂質抗体症候群
血清補体価（C3, C4, CH50）低値	⊕							
筋原性酵素上昇（CPK, アルドラーゼ）			+	Ⓗ		⊕		筋炎
蛋白尿，尿沈渣異常	╫		+				Ⓗ	腎炎
抗リン脂質抗体	╫					+		抗リン脂質抗体症候群*
血小板抗体	+					+		血小板減少症
リンパ球抗体	╫				+	+		リンパ球減少

╫：よくみられる，＋：みられることがある，±：ときどき
＊：抗リン脂質抗体症候群；血栓症，臓器梗塞，自然流産・死産，血小板減少症，溶血性貧血，ワッセルマン反応偽陽性
○：診断基準に含まれている検査

表IV-3-5 膠原病にみられる特徴的な検査異常～診断に有用な検査の組み合わせ（II）

	疾患 検査異常	SLE	RA	SSc	PM/DM	SjS	MCTD	MPA	関連する病態
抗核抗体	蛍光抗体間接法（スクリーニング）	⊞	+	⧺	+	⧺	⧺		
	DNA抗体	⊞		+		+	+		ループス腎炎
	LE細胞，LEテスト	⧺	±	±		±	±		関節炎，ルポイド肝炎，薬剤誘発ループス
	U1-RNP抗体	+	±	±	±	±	⊞		レイノー現象，リンパ節腫大，肺高血圧症
	Sm抗体	⊕							ループス腎炎，中枢神経症状を伴うSLE（CNSループス）
	SS-A抗体	+				⊞	+		抗SS-A抗体症候群*
	SS-B抗体	±				⊕			乾燥症状，関節炎，皮疹
	Scl-70抗体			⊕					広汎性皮膚硬化
	Ki抗体	+							間質性肺炎，乾燥症状
	PCNA抗体	+							ループス腎炎，CNSループス，血小板減少
	Ku抗体			+ ⌒ +					重複症候群
	PM-Scl（PM-1抗体）			+ ⌒ +					重複症候群
	セントロメア抗体			⊕					CREST症候群，原発性胆汁性肝硬変症
抗細胞質抗体	Jo-1抗体を含むARS抗体**				⊕				筋炎，間質性肺炎
	好中球細胞質抗体（ANCA）							⊕（主にMPO-ANCA）	血管炎症候群，半月体形成腎炎，急速進行性腎炎，肺出血，多発血管炎性肉芽腫症，顕微鏡的多発血管炎，好酸球性多発血管炎性肉芽腫症

⧺：よくみられる，＋：みられることがある，±：ときどき，⌒：重複症候群
＊：抗SS-A抗体症候群；円板状皮疹, 亜急性ループス皮疹, 新生児ループス, 補体欠損, 乾燥症状
＊＊：抗ARS症候群（☞123頁）
○：診断基準に含まれている検査

IV章　診断

4. SLEの近縁疾患とその鑑別

1. 関節リウマチ（RA）

1）概念

　関節リウマチ（rheumatoid arthritis：RA）は，滑膜関節炎を主病変とする原因不明の全身性炎症性疾患である．慢性に経過するが，経過中，関節炎による疼痛，腫脹，破壊をもたらし，最終的に可動関節の機能不全をきたす．また，種々の関節外症状もみられ，血管炎を基盤とする重篤な臓器病変は悪性RAと呼ばれ，生命予後に影響する病態もみられる．30〜50歳代の女性に好発するが，小児（若年性RA），高齢者にもみられる．日本における患者数は約70万人とされている．

　RAの滑膜炎では，マクロファージやT細胞，好中球，滑膜細胞，線維芽細胞，軟骨細胞，破骨細胞など多くの細胞とともに，これらの細胞から産生される炎症性サイトカイン（IFNγ，TNFα，IL-1，IL-6など）やコラゲナーゼ，メタロプロテアーゼ，プロスタグランジン，活性酸素などが関与し，骨関節破壊をもたらす．線維芽細胞の増殖性で侵襲性の強い肉芽腫は，パンヌスと呼ばれている．遺伝的にはHLA-DR4やPADI4，death receptor 3（DR3）などとの相関をみるが，RAの疾患感受性はDRのサブタイプに関係なくHLA-DRβ1鎖の第3可変領域に共通したアミノ酸配列を有する（shared epitope）．また，自己抗体では，リウマトイド因子としてIgGFcに対する抗体やガラクトース欠損IgGに対する抗体（CARF）が認められるが，特異性の高い自己抗体として抗シトルリン化ペプチド（cyclic citrullinated peptide：CCP）抗体が認められる（感度：約80％，特異度：90％以上）．

　最近，RAの病態に関わる分子を標的とする生物学的製剤（抗TNF阻害薬，抗IL-6受容体抗体，抗CTLA-4抗体など）の導入により，他の治療法が奏効しなかった重症のRAに対しても効果がみられ，既に骨破壊のみられる場合においてもそれを修復させる効果がみられる．これによりRAの治療目標は，疼痛のコントロールから骨破壊の抑制，臨床的寛解，X線写真やMRIによる画像的寛解，身体の機能的寛解へとパラダイムシフトし，治癒も夢ではない時代に入った．そして，早期治療による完全寛解をめざすべく，早期診断のための診断基準も提唱された（後述）．

2) 臨床的特徴

朝のこわばりとともに対称性の多関節炎をみる。よく侵されるのは，近位指節間（PIP）関節，中手指節間（MCP）関節，手関節，中足趾節間（MTP）関節などで，疼痛，腫脹，発赤，圧痛をみる。高齢発症では，膝，肘，肩関節など大関節で発症することもある。発症は緩徐発症が多いが，急性発症もみられる。関節外症状では，皮下結節，間質性肺炎，胸膜炎，心外膜炎，多発性単神経炎，上強膜炎などをみるが，初発時よりみられることは少ない。

検査では，赤沈亢進，CRP陽性，白血球増加，MMP-3増加，リウマトイド因子陽性，抗CCP抗体などをみる。発症初期ではリウマトイド因子の陽性率は低いが，抗CCP抗体は特異性が高く，陽性の場合には早期診断に有用である。関節X線所見では骨粗鬆症，関節裂隙の狭小化，骨びらん，囊胞形成などをみるが，最近では早期の詳細な骨・関節病変を診断するためにMRIや超音波が導入されている。

3) 診断，鑑別診断

これまでRAの診断は，1987年に提唱された米国リウマチ学会（ACR）によるRAの分類基準（表IV-4-1）[1]が用いられてきた。しかしながら，この基準は早期診断に適さないた

表IV-4-1　RA分類基準（米国リウマチ学会，1987年）

基　準	定　義
①朝のこわばり	関節およびその周辺の朝のこわばりが最大寛解する前に少なくとも1時間続くこと
②3箇所以上での関節炎	少なくとも3箇所の関節で，同時に軟部組織の腫脹または関節液貯留（骨の過成長のみであってはならない）が医師により確認されること。部位は14箇所，すなわち左右のPIP（近位指節間），MCP（中手指節間），手関節，肘，膝，足，MTP（中足趾節間）の関節とする
③手関節炎	手関節，MCP，またはPIPの関節の少なくとも1箇所で腫脹（定義は上記に同じ）が確認されること
④対称性関節炎	体の左右の同じ関節部位が同時に罹患していること（定義は上記②に同じ。ただしPIP，MCP，MTPの両側性罹患については対称性が完全でなくてもよい）
⑤リウマトイド結節	骨突起部，伸展筋表面，または傍関節部位に皮下結節が医師により確認されること
⑥血清リウマトイド因子	血清リウマトイド因子レベルが異常値を示すこと。測定法に限定はないが，正常な対照者での陽性率は5％未満であること
⑦X線異常所見	手または手関節の後前投影によるX線写真上で関節リウマチの典型的な所見が認められること。こうした所見には関節のびらんあるいは罹患関節に局在した，あるいはその関節周辺に最も顕著で明確な骨の脱石灰化が含まれていること（変形性関節炎の所見のみではこれに該当しない）

分類上，これらの7項目のうち少なくとも4項目について該当している場合，関節リウマチとみなす。基準①～④は少なくとも6週間継続していなければならない。

め，2010年にACRと欧州リウマチ学会（EULAR）の協同により，早期に診断し治療を開始するための分類診断基準が提唱された（表Ⅳ-4-2)[2]。この基準を適用するに際し，最初の段階で2つの条件が挙げられている．1つ目は，少なくとも1つの滑膜炎のある腫脹関節炎を認めること（変形性関節炎にみられる遠位指節間関節，第1中足趾節関節，第1手根中手骨関節を除く），2つ目は，滑膜炎が他の疾患で説明がつかないこと，である．すなわち，1関節以上の腫脹をみたときに数多くのリウマチ性疾患からRA以外の疾患を除外し，表Ⅳ-4-2[2]の基準に従い罹患関節，血清学的因子，急性相反応物質，滑膜炎の罹病期間のスコアリングを行い，合計点数が6点以上の場合にRAと診断される．早期の非定型的な場合には，変形性関節症や乾癬性関節炎，痛風，RAの近縁疾患であるSLEやSSc，MCTDなどの他の膠原病との鑑別が必要である．

　日本リウマチ学会では，RAと鑑別すべき代表的疾患を難易度別に3群に分類している（表Ⅳ-4-3)[3]．

表Ⅳ-4-2　RAの分類基準（ACR/EULAR，2010）

対象患者	
少なくとも1つの腫脹関節を有する	
他疾患では十分説明ができない	
definite RA	
合計スコア≧6/10の際にRAと分類される	
罹患関節	
1 大関節	0
2〜10 大関節	1
1〜3 小関節	2
4〜10 小関節	3
>10 関節，少なくとも1小関節を含む	5
血清学的因子	
RF・ACCPともに陰性	0
少なくとも一方が低力価陽性	2
少なくとも一方が高力価陽性	3
急性相反応物質	
CRP・ESRともに正常	0
少なくとも一方が異常	1
滑膜炎期間	
<6週	0
≧6週	1

RF：リウマトイド因子，ACCP：抗シトルリン化ペプチド抗体，CRP：C-reactive protein，ESR：赤血球沈降速度

（文献2より引用）

■ 表IV-4-3　RAの分類基準（2010年）を使用する際の鑑別疾患難易度別リスト

鑑別難易度	
高	1. ウイルス感染に伴う関節炎（パルボウイルス，風疹ウイルスなど） 2. 全身性結合組織病（シェーグレン症候群，全身性エリテマトーデス，混合性結合組織病，皮膚筋炎・多発性筋炎，強皮症） 3. リウマチ性多発筋痛症 4. 乾癬性関節炎
中	1. 変形性関節症 2. 関節周囲の疾患（腱鞘炎，腱付着部炎，肩関節周囲炎，滑液包炎など） 3. 結晶誘発性関節炎（痛風，偽痛風など） 4. 脊椎関節炎（強直性脊椎炎，反応性関節炎，炎症性腸疾患関連関節炎） 5. 掌蹠膿疱症性骨関節炎 6. 全身性結合組織病（ベーチェット病，血管炎症候群，成人スチル病，結節性紅斑） 7. その他のリウマチ性疾患（回帰リウマチ，サルコイドーシス，RS3PEなど） 8. その他の疾患（更年期障害，線維筋痛症）
低	1. 感染に伴う関節炎（細菌性関節炎，結核性関節炎など） 2. 全身性結合組織病（リウマチ熱，再発性多発軟骨炎など） 3. 悪性腫瘍（腫瘍随伴症候群） 4. その他の疾患（アミロイドーシス，感染性心内膜炎，複合性局所疼痛症候群など）

関節症状を主訴に受診する患者集団における頻度，RAとの症状・徴候の類似性，新分類基準スコア偽陽性の頻度などを総合して，新分類基準を用いる際にRAと鑑別すべき代表的疾患を鑑別難易度高・中・低の3群に分類した．疾患名は日本リウマチ学会専門医研修カリキュラムに準拠した．
鑑別難易度高：頻度もスコア偽陽性になる可能性も比較的高い．
鑑別難易度中：頻度は中等または高いが，スコア偽陽性の可能性は比較的低い．
鑑別難易度低：頻度もスコア偽陽性になる可能性も低い．

（文献3より引用）

RAの経過中に悪性RAがみられることがあり，SLEとの重複症候群が問題となることがある．表IV-4-4[4]に厚生労働省による悪性RAの診断基準を示す．

2. 全身性強皮症（SSc）

1）概念

　全身性強皮症（systemic sclerosis：SSc）は皮膚，消化管，肺，心，腎，筋など広範囲にわたり硬化性病変をもたらす原因不明の慢性に経過する炎症性疾患である．通常レイノー現象を伴い，SScの他の症状が出そろうまで長年にわたって認められることがある．女性が男性に比べ3～5倍多く，発病年齢はSLEよりやや高齢で20～40歳である．鉱山の労働者や，塩化ビニール，エポキシレジンを扱う労働者にSSc類似の病変がみられたり，また，美容形成術によりシリコンやパラフィンの異物注入を行った女性に，数年後SSc様病変が認められる（ヒトアジュバント病）ことがある．

表Ⅳ-4-4　悪性RAの改訂診断基準

既存の関節リウマチに，血管炎をはじめとする関節外症状を認め，難治性もしくは重篤な臨床病態を伴う場合，これを悪性関節リウマチ (malignant rheumatoid arthritis：MRA) と定義し，以下の基準により診断する

1. **臨床症状**
   (1) 多発神経炎または多発性単神経炎：知覚障害，運動障害いずれを伴ってもよい
   (2) 皮膚潰瘍または梗塞または指趾壊疽：感染や外傷によるものは含まない
   (3) 皮下結節：骨突起部，伸側表面または関節近傍にみられる皮下結節
   (4) 上強膜炎または虹彩炎：眼科的に確認され，他の原因によるものは含まない
   (5) 滲出性胸膜炎または心外膜炎：感染症など，他の原因によるものは含まない。癒着のみの所見は陽性にとらない
   (6) 心筋炎：臨床所見，炎症反応，心筋逸脱酵素および心筋特異的蛋白，心電図，心臓超音波などにより診断されたものを陽性とする
   (7) 間質性肺炎または肺線維症：理学的所見，胸部X線，肺機能検査により確認されたものとし，病変の広がりは問わない
   (8) 臓器梗塞：血管炎による虚血，壊死に起因した腸管，心筋，肺などの臓器梗塞
   (9) リウマトイド因子高値：2回以上の検査で，RF 960 IU/mL以上の値を示すこと
   (10) 血清低補体価または血中免疫複合体陽性：2回以上の検査で，C3，C4などの血清補体成分の低下もしくはCH50による血清補体価の低下をみること，または2回以上の検査で血中免疫複合体陽性 (C1q結合免疫複合体を標準とする) をみること

2. **組織所見**
   皮膚，筋，神経，その他の臓器の生検により小ないし中動脈の壊死性血管炎，肉芽腫性血管炎ないしは閉塞性動脈内膜炎を認めること

3. **診断のカテゴリー**
   ACR/EULARによる関節リウマチの分類基準2010年 (表Ⅳ-4-2) を満たし，
   Definite1　1．臨床症状 (1)〜(10) のうち3項目以上満たすもの
   Definite2　1．臨床症状 (1)〜(10) の項目の1項目以上と2．組織所見の項目を満たすもの
   を悪性関節リウマチと診断する

4. **鑑別診断**
   鑑別すべき疾患，病態として，感染症，続発性アミロイドーシス，治療薬剤 (薬剤誘発性間質性肺炎，薬剤誘発性血管炎など) があげられる。アミロイドーシスでは，胃，直腸，皮膚，腎，肝などの生検によりアミロイドの沈着をみる。関節リウマチ以外の膠原病 (全身性エリテマトーデス，強皮症，多発性筋炎など) との重複症候群にも留意する。シェーグレン症候群は，関節リウマチに最も合併しやすい膠原病で，悪性関節リウマチにおいても約10%に合併する。フェルティ症候群も鑑別すべき疾患であるが，この場合，顆粒球減少，脾腫，易感染性をみる

(文献4より引用)

2) 臨床的特徴

　診断に有用な皮膚硬化は，浮腫期に始まり，ついで硬化期，萎縮期へと移行する。よく侵される部位は手指で，早期にはレイノー現象とともにソーセージ様腫脹がみられる。硬化が進むと皮膚は緊張し，しわが消失し，光沢を生じるようになる。手指の可動制限もみられ，屈曲，強直した状態はわし手と呼ばれる。皮膚硬化は，手指，手に限局する限局性皮膚硬化をみるタイプと前腕，上肢，顔面，胸部など広汎に皮膚硬化をみるタイプがある。

　内臓病変では，食道下部拡張と蠕動低下，消化吸収障害，肺線維症，肺高血圧症，高レニン活性と高血圧を伴う強皮症腎などをみる。

　SScに特異的な抗核抗体は抗Scl-70抗体(約30%)で，広汎性皮膚硬化と関連する。一方，限局性皮膚硬化をみる症例では抗セントロメア抗体がみられやすい。

3) 診断，鑑別診断

　SScは，レイノー現象と皮膚硬化により強く疑われる。表Ⅳ-4-5にACRの基準をもとに作成された厚生労働省による診断基準を示す[5, 6]。また，2013年にACR/EULARより新しい分類基準が提唱された(表Ⅳ-4-6)[7]。

　鑑別疾患として，浮腫性硬化症，粘液水腫，ウェルナー症候群などが挙げられる。浮腫性硬化症は，頸と胸部に褐色の浮腫性硬化をみ，四肢末端は正常でレイノー現象を欠く。粘液水腫では，皮膚の浮腫性病変を認めるが，甲状腺機能低下をみる。

　広汎性皮膚硬化をみるタイプではSLEとの鑑別は比較的容易であるが，SLEとの重複症候群に留意する。限局性皮膚硬化をみるタイプではSLEとの鑑別に留意する。

表Ⅳ-4-5 SScの診断基準

大基準
手指あるいは足趾を越える皮膚硬化*
小基準
1) 手指あるいは足趾に限局する皮膚硬化
2) 手指尖端の陥凹性瘢痕，あるいは指腹の萎縮**
3) 両側性肺基底部の線維症
4) 抗Scl-70 (トポイソメラーゼⅠ) 抗体，抗セントロメア抗体，抗RNAポリメラーゼⅢ抗体陽性
診断のカテゴリー
大基準，あるいは小基準1) かつ2)～4) の1項目以上を満たせば全身性強皮症と診断

*：限局性強皮症 (いわゆるモルフィア) を除外する。
**：手指の循環障害によるもので，外傷などによるものを除く。

(文献6より引用)

■表Ⅳ-4-6　ACR/EULARによる新SSc分類基準(2013年)

ドメイン	基準項目	ポイント
手指硬化が中手指節間(MCP)関節を越えて近位まで存在(近位皮膚硬化)		9
手指の皮膚硬化 (ポイントの高いほうを採用)	手指腫脹(puffy fingers)	2
	MCP関節より遠位に限局した皮膚硬化	4
指尖部所見 (ポイントの高いほうを採用)	手指潰瘍	2
	指尖陥凹性瘢痕	3
爪郭毛細血管異常		2
毛細血管拡張		2
肺病変 (いずれか陽性)	肺動脈性肺高血圧症	2
	間質性肺疾患	
レイノー現象		3
SSc関連自己抗体 (いずれか陽性)	抗セントロメア抗体	3
	抗Scl-70/トポイソメラーゼⅠ抗体	
	抗RNAポリメラーゼⅢ抗体	

以上のスコアリングに当てはめ, 合計9以上であればSScに分類する。
皮膚硬化を有するが手指に皮膚硬化がない例, 臨床所見を説明できる他疾患を有する例には本基準を適用しない。

(文献7より引用)

3. 多発性筋炎・皮膚筋炎 (PM/DM)

1) 概念

　多発性筋炎・皮膚筋炎 (polymyositis/dermatomyositis：PM/DM) は全身の横紋筋, 特に近位筋を侵す炎症性疾患である。皮膚病変を認める場合に皮膚筋炎 (DM), 認めない場合に多発性筋炎 (PM) と呼ぶ。40歳以上に好発するが, 小児にも発症する。成人のDMでは悪性腫瘍を合併しやすい。男女比は1：2～3である。原因は不明であるが, ウイルス感染 (ピコルナウイルスやコクサッキーウイルスなど), 筋に対する組織傷害性リンパ球の関与, 免疫複合体による血管炎 (小児) などが示唆されている。

2) 臨床的特徴

　多くは徐々に発病し, 主症状は筋力低下, 脱力感である。時に, 発熱, 筋肉痛, 筋力低下, 紅斑, 体重減少などの症状をもって急性に発病することもある。
　全身の筋肉を侵すが, 特に軀幹に近い近位の骨格筋が障害を受けやすい。また, 嚥下困難や呼吸筋の障害による呼吸不全を伴うこともある。障害を受けた筋肉は萎縮し, 拘縮をきたす。
　DMでは紅斑がみられ, SLEと同様に日光照射を受けやすい部位に出現するが, 色彩はす

みれ色ないしはheliotrope（ヘリオトロープ）色と呼ばれる皮疹である．蝶形紅斑もみられるが，さらに上眼瞼に浮腫性の紅斑をみる．また，手指や肘，膝の関節伸側部（背部）に落屑を伴った角化性［手ではmechanic hand（機械工の手）］，隆起性の紅斑（Gottron徴候），上背部にショールをかけたような皮疹（shawl sign），多型皮膚萎縮症（poikiloderma）などもみられる．その他，SLEと同様に関節痛，レイノー現象などをみる．

　内臓病変では，間質性肺炎，嚥下障害，心筋炎などをみる．また，筋症状が軽微で筋原性酵素の上昇もみられず，間質性肺炎が急速に進行する予後不良なamyopathic dermatomyositisの病型が存在する．成人DMでは，しばしば悪性腫瘍の合併をみる．

　検査所見では，通常，血中筋原性酵素（GOT，LDH，アルドラーゼ，CK，クレアチニンなど）が増加する．自己抗体の出現頻度はSLEに比べ低い．PM/DMに特異的な抗核抗体は抗Jo-1抗体（陽性率約30％）で，間質性肺炎を伴う症例に多くみられる．抗Jo-1抗体以外にもアミノアシルtRNA合成酵素（ARS）に対する自己抗体がみられ，これらを有する症例は筋炎，間質性肺炎，関節炎，レイノー現象，機械工の手などを共通して認め，抗ARS症候群と呼ばれる[8]．また，臨床的に上述した筋症状を認めず急速進行性間質性肺炎をきたす予後不良な病型に抗MDA（melanoma differentiation-associated gene）5抗体，別名抗CADM（clinically amyopathic DM）-140抗体が特異的に認められる．その他，悪性腫瘍を伴う症例では抗TIF1-γ（transcriptional intermediary factor-γ）抗体やDM特異的でショール徴候，V徴候を高頻度にみる抗Mi-2抗体などがみられる．筋電図では筋原性変化を認め，筋生検では，リンパ球細胞浸潤，筋線維の変性，壊死，間質の線維化などをみる．

3）診断，鑑別診断

　臨床症状，筋原性酵素の上昇，筋電図，筋生検所見により診断する．表Ⅳ-4-7に2024年より適用されている厚生労働省の診断基準[9]を示す．また，2017年に国際筋炎診断基準策定プロジェクトにおいてACR/EULARより特発性炎症性筋疾患（idiopathic inflammatory myopathy：IIM）の国際的な診断基準案が提唱された．これは発症年齢，近位筋優位の筋力低下，皮膚症状，自己抗体，筋原性酵素，生検による筋病理の所見に基づき，生検の有無によりスコアリングシステムを用いて分類・診断するものである．主に研究目的で開発されたものであるが，診断に際し一助となる[10]．鑑別すべき疾患として，封入体筋炎，ウイルス感染に伴う筋炎，進行性筋ジストロフィー，その他の変性筋疾患，高齢者ではリウマチ性多発筋痛症（polymyalgia rheumatica：PMR），巨細胞性動脈炎などが挙げられる．皮膚症状を伴う場合にはSLEとの鑑別が必要となるが，SLEにみられる多臓器病変，特徴的な血液・血清学的所見，特異的抗核抗体などにより鑑別される．

■表Ⅳ-4-7　PM/DMの診断基準

1. 診断基準項目
   (1) 皮膚症状
      (a) ヘリオトロープ疹：両側または片側の眼瞼部の紫紅色浮腫性紅斑
      (b) ゴットロン丘疹：手指関節背面の丘疹
      (c) ゴットロン徴候：手指関節背面および四肢関節背面の紅斑
   (2) 上肢または下肢の近位筋の筋力低下
   (3) 筋肉の自発痛または把握痛
   (4) 血清中筋原性酵素（クレアチンキナーゼまたはアルドラーゼ）の上昇
   (5) 筋炎を示す筋電図変化[*1]
   (6) 骨破壊を伴わない関節炎または関節痛
   (7) 全身性炎症所見（発熱，CRP上昇，または赤沈亢進）
   (8) 筋炎特異的自己抗体陽性[*2]
   (9) 筋生検で筋炎の病理所見：筋線維の変性および細胞浸潤

2. 診断のカテゴリー
   皮膚筋炎：18歳以上で発症したもので，(1)の皮膚症状の(a)〜(c)の1項目以上を満たし，かつ経過中に(2)〜(9)の項目中4項目以上を満たすもの
   若年性皮膚筋炎：18歳未満で発症したもので，(1)の皮膚症状の(a)〜(c)の1項目以上と(2)を満たし，かつ経過中に(4)，(5)，(8)，(9)の項目中2項目以上を満たすもの
   無筋症性皮膚筋炎：(1)の皮膚症状の(a)〜(c)の1項目以上を満たし，皮膚病理学的所見が皮膚筋炎に合致するか[*3] (8)を満たすもの
   多発性筋炎：18歳以上で発症したもので，(1)の皮膚症状を欠き，(2)〜(9)の項目中4項目以上を満たすもの
   若年性多発性筋炎：18歳未満で発症したもので，(1)皮膚症状を欠き，(2)を満たし，(4)，(5)，(8)，(9)の項目中2項目以上を満たすもの

3. 鑑別を要する疾患
   感染による筋炎，好酸球性筋炎などの非感染性筋炎，薬剤性ミオパチー，内分泌異常・先天代謝異常に伴うミオパチー，電解質異常に伴う筋症状，中枢性ないし末梢神経障害に伴う筋力低下，筋ジストロフィーその他の遺伝性筋疾患，封入体筋炎，湿疹・皮膚炎群を含むその他の皮膚疾患。なお，抗ARS抗体症候群（抗合成酵素（抗体）症候群），免疫介在性壊死性ミオパチーと診断される例も，本診断基準を満たせば本疾患に含めてよい

*1：若年性皮膚筋炎および若年性多発性筋炎で筋電図の施行が難しい場合は，MRIでの筋炎を示す所見（T2強調／脂肪抑制画像で高信号，T1強調画像で正常信号）で代用できるものとする。
*2：ア）抗ARS抗体（抗Jo-1抗体を含む），イ）抗MDA5抗体，ウ）抗Mi-2抗体，エ）抗TIF1-γ抗体，オ）抗NXP2抗体，カ）抗SAE抗体，キ）抗SRP抗体，ク）抗HMGCR抗体。
*3：角質増加，表皮の萎縮（手指の場合は肥厚），表皮基底層の液状変性，表皮異常角化細胞，組織学的色素失調，リンパ球を主体とした血管周囲性あるいは帯状の炎症細胞浸潤，真皮の浮腫増加，ムチン沈着，脂肪織炎あるいは脂肪変性，石灰沈着などの所見の中のいくつかが認められ，臨床像とあわせて合致するかどうかを判断する。

（文献9より引用）

PMRでは，炎症所見を欠く。PMR，巨細胞性動脈炎では，血清筋原性酵素，筋電図所見，筋生検所見において著変を認めない。

4. シェーグレン症候群（SjS）

1）概念

　シェーグレン症候群（Sjögren syndrome：SjS）は涙腺，唾液腺を含む外分泌腺の分泌低下をきたす原因不明の炎症性疾患である。SLEやRAなどの膠原病，自己免疫疾患に合併することが多い。膠原病を伴わない場合には，単に乾燥症候群（sicca alone）と呼ばれる。SLEと同様に女性に好発（男女比1：9）するが，好発年齢はより高齢者（40～60歳）である。SjSの原因にウイルス感染（EBウイルスなど）が示唆されている。SLEやRAなどとの合併が多いこと，SLEについで自己抗体がよく認められることなどから自己免疫機序が考えられている。自己抗体では，リウマトイド因子や抗核抗体を高率に認める。抗核抗体の中では抗SS-A抗体，抗SS-B抗体が高率にみられる。特に抗SS-B抗体は，SjSで48％に認められ特異性が高い。欧米ではHLA-DR3との相関が認められる。

2）臨床的特徴

　涙液の分泌低下，乾燥性角結膜炎をみる。涙の分泌機能低下は，客観的にシルマーテストで確認される。耳下腺，顎下腺，舌下腺のほか，口唇，口蓋，頬粘膜に存在する副唾液腺のいずれもが侵され，唾液分泌低下に伴う口内乾燥をきたす。舌の萎縮，口角炎，う歯の多発などもみられる。時に耳下腺，顎下腺の腫大をみる。腺外症状では，難聴や中耳炎，慢性気管支炎，間質性肺炎，胸膜炎，嚥下障害をみる。慢性萎縮性胃炎，無酸症，尿細管性アシドーシスなどをみる。原発性胆汁性肝硬変症を合併することがある。ミトコンドリア抗体は，SjSの約10％にみられる。その他，レイノー現象や乾皮症，腟乾燥症，高ガンマグロブリン血症性紫斑病，クリオグロブリン血症などをみる。

3）診断

　臨床症状，検査所見により診断する。厚生労働省により提唱されている診断基準を表Ⅳ-4-8[11]に示す。また，2016年にACR/EULARよりSjSの改訂分類基準が提唱された（表Ⅳ-4-9）[12]。また，表Ⅳ-4-9[12]中のESSDAI（EULAR Sjogren's Syndrome Disease Activity Index）を表Ⅳ-4-10に示す[13]。準臨床的なSjS（subclinical sicca）では軽症SLEとの鑑別に留意する。

表Ⅳ-4-8　SjSの診断基準

1. 生検病理組織検査で次のいずれかの陽性所見を認めること
    A) 口唇腺組織でリンパ球浸潤が4mm^{2}当たり1focus以上
    B) 涙腺組織でリンパ球浸潤が4mm^{2}当たり1focus以上
2. 口腔検査で次のいずれかの陽性所見を認めること
    A) 唾液腺造影でstageⅠ（直径1mm未満の小点状陰影）以上の異常所見
    B) 唾液分泌量低下（ガムテスト10分間10mL以下，またはサクソンテスト2分間2g以下）があり，かつ唾液腺シンチグラフィーにて機能低下の所見
3. 眼科検査で次のいずれかの陽性所見を認めること
    A) シルマー（Schirmer）試験で5mm/5分以下で，かつローズベンガルテスト（van Bijsterveldスコア）でスコア3以上
    B) シルマー（Schirmer）試験で5mm/5分以下で，かつ蛍光色素（フルオレセイン）試験で陽性（角膜に染色あり）
4. 血清検査で次のいずれかの陽性所見を認めること
    A) 抗SS-A抗体陽性
    B) 抗SS-B抗体陽性

診断のカテゴリー
以上1.　2.　3.　4.　のいずれか2項目が陽性であればシェーグレン症候群と診断する

（文献11より引用）

表Ⅳ-4-9　ACR/EULAR 2016 SjSの改訂分類基準

以下のいずれかに該当する患者に適用する
1. 眼球あるいは口腔内の乾燥症状（1つ以上）
   「目が乾いて困る症状が3カ月以上続いていますか？」，「目に砂や小石が入ったような感じがよくありますか？」，「1日3回以上乾き目の目薬をさしますか？」，「口が乾いて困る症状が3カ月以上続いていますか？」，「乾いた食べ物を食べるときによく飲み物を必要としますか？」
2. ESSDAI（シェーグレン症候群の重症度分類）（表Ⅳ-4-10）で陽性所見があり，シェーグレン症候群が疑われる患者

項　目	スコア
唾液腺生検でfocus score≧1	3
抗SSA/SSB（抗Ro/La）抗体陽性	3
角結膜検査：少なくとも片側でocular staining score≧5	1
シルマーテスト：少なくとも片側で5mm/5分以下	1
無刺激唾液分泌量：0.1mL/分以下	1

スコア4点以上でシェーグレン症候群と分類する．
除外診断：頭頸部への放射線照射，C型肝炎，AIDS，サルコイドーシス，アミロイドーシス，GVHD，IgG4関連疾患
注：抗コリン作用薬剤服用中は，ocular staining score，シルマーテスト，唾液分泌量検査を行う場合には十分な休薬期間をおいて行うこと．

（文献12より引用）

表Ⅳ-4-10 ESSDAIによるSjSの重症度分類

領域	重み（係数）	活動性	点数（係数×活動性）
健康状態	3	無0☐ 低1☐ 中2☐	
リンパ節腫脹	4	無0☐ 低1☐ 中2☐ 高3☐	
腺症状	2	無0☐ 低1☐ 中2☐	
関節症状	2	無0☐ 低1☐ 中2☐ 高3☐	
皮膚症状	3	無0☐ 低1☐ 中2☐ 高3☐	
肺病変	5	無0☐ 低1☐ 中2☐ 高3☐	
腎病変	5	無0☐ 低1☐ 中2☐ 高3☐	
筋症状	6	無0☐ 低1☐ 中2☐ 高3☐	
末梢神経障害	5	無0☐ 低1☐ 中2☐ 高3☐	
中枢神経障害	5	無0☐ 中2☐ 高3☐	
血液障害	2	無0☐ 低1☐ 中2☐ 高3☐	
生物学的所見	1	無0☐ 低1☐ 中2☐	
ESSDAI（合計点数）		0〜123点 EULARの疾患活動性基準 　中・高疾患活動性（5点≦） 　低疾患活動性（＜5点）	

一次性SS，二次性SSともにESSDAIにより軽症，重症に分類する。
ESSDAI≧14点→重症，14点＞ESSDAI≧5点→中症，ESSDAI＜5点→軽症

（文献13より引用）

5. IgG4関連疾患（IgG4-RD）

　IgG4関連疾患（IgG4 related disease：IgG4-RD）は日本で見出された新しい疾患概念で，血清IgG4高値を認め，罹患臓器にIgG陽性形質細胞の浸潤と線維化による腫瘤性，肥厚性病変をみる慢性疾患である．これらの所見をみる疾患ないし病態は自己免疫性膵炎，ミクリッツ病をはじめ多岐にわたり，それらを包含する疾患概念である[14, 15]．2011年の厚生労働省難治性疾患調査研究班の全国調査では，IgG4-RDの患者数は1万〜2万人と推定され，自己免疫性膵炎は5,745人で，自己免疫性膵炎を合併しないIgG4-RDは5,190人である．このうち，ミクリッツ病（IgG4関連涙腺炎・唾液腺炎）は4,304人，IgG4関連肺疾患は354人，IgG4関連後腹膜線維症は272人，IgG4関連リンパ節腫大は203人，IgG4関連腎症は57人と推定されている．比較的高齢者に多いが，自己免疫膵炎の平均年齢は66.5歳で，男女比は3：1で男性に多いが，ミクリッツ病では平均年齢57.8歳で，男女比はほぼ1：1である[16]．

　病因は不明であるが，疾患感受性遺伝子と環境因子を含む多因子の関与が示唆される．罹患臓器には，中枢神経系（下垂体炎，肥厚性硬膜炎），涙腺・唾液腺（ミクリッツ病，硬

化性唾液腺炎，Kuttner腫瘍），眼窩，甲状腺，肺，膵（自己免疫性膵炎），胆管（硬化性胆管炎），肝臓，消化管，腎臓，前立腺，後腹膜（線維症），リンパ節，大動脈，皮膚，乳腺などである．多くは，複数の臓器に病変が及び全身性疾患としての特徴を有するが，単一臓器の場合もありうる．

症状は侵される臓器によって異なるが，頻度の高いものは，閉塞性黄疸，上腹部不快感，食欲不振，涙腺腫脹（ドライアイを伴うことあり），唾液腺腫脹（口内乾燥を伴うことあり），眼球運動障害・眼球突出，甲状腺腫大，リンパ節腫大，後腹膜線維症による水腎症，腎機能障害，喘息様症状，糖尿病などである．

診断は，IgG4関連疾患包括診断基準（表Ⅳ-4-11）[16]による．この基準で診断困難な場合には，既に提唱されている各臓器病変の診断基準（自己免疫性膵炎診断基準，IgG4関連硬化性胆管炎診断基準，IgG4関連腎臓病診断基準，IgG4関連涙腺・眼窩および唾液腺病変の診断基準など）を用いて診断する．また，2019年に臨床・検査・画像・病理所見のすべてを総合的に判断できるようにACR/EULARの分類基準が提唱された．8つの領域における所見のポイントの合計が20以上の場合に分類される[17]．

表Ⅳ-4-11　IgG4関連疾患包括診断基準

以下のDefinite，Probableを対象とする．

1. 臨床的に単一または複数臓器に特徴的なびまん性あるいは限局性腫大，腫瘤，結節，肥厚性病変を認める．
2. 血液学的に高IgG4血症（135mg/dL以上）を認める．
3. 病理組織学的に以下の2つを認める．
    a. 組織所見：著明なリンパ球，形質細胞の浸潤と線維化を認める．
    b. IgG4陽性形質細胞浸潤：IgG4/IgG陽性細胞比40％以上，かつIgG4陽性形質細胞が10/HPFを超える．

〈診断のカテゴリー〉
　　Definite：1＋2＋3を満たすもの
　　Probable：1＋3を満たすもの
　　Possible：1＋2を満たすもの

ただし，できる限り組織診断を加えて，各臓器の悪性腫瘍（癌，悪性リンパ腫など）や類似疾患（シェーグレン症候群，原発性/二次性硬化性胆管炎，キャッスルマン病，二次性後腹膜線維症，多発血管炎性肉芽腫症，サルコイドーシス，好酸球性多発血管炎性肉芽腫症など）と鑑別することが重要である．

また，比較的生検困難な臓器病変（膵，胆道系，中枢神経，後腹膜，血管病変など）で，十分な組織が採取できず，本基準を用いて臨床的に診断困難であっても各臓器病変の診断基準を満たす場合には診断する．

（文献16より引用）

治療はステロイドが第一選択薬で，反応性は良いがしばしば再燃・再発をみる．ステロイドに抵抗性をみる場合には免疫抑制薬を併用する．予後は比較的良好である．

6. 混合性結合組織病（MCTD）と重複症候群（overlapping syndrome），鑑別不能の結合組織疾患（UCTD）

1）MCTDとは，重複症候群とは，UCTDとは

各膠原病疾患は，それぞれ特徴のある病像を認めることもさることながら，臨床的，免疫学的，病理的にも共通性や類似性が認められる．それら共通類似性の中にも，主たる疾患に他の膠原病ないし近縁疾患が共存したり，特徴とされる病像が重複する症例がみられる．これは重複症候群と呼ばれる．

重複症候群の病型として，①明らかに2つ以上の疾患が同時に重複・重合して認められる場合，②異なる時期に2疾患以上が移行ないし交差して認められる場合，③主たる疾患に他疾患の特徴ある病像が認められる場合，④明らかに膠原病であるが，既知の疾患のいずれとも診断されえない場合などに区分される．

①，②の病型は狭義の重複症候群と考えられ，その診断にあたっては，通常，各膠原病の診断基準を用いて検討される．一方，③，④の病型に含まれる疾患に混合性結合組織病（mixed connective tissue disease：MCTD）（Sharp，1972）と鑑別不能の結合組織疾患（undifferentiated connective tissue disease：UCTD）が挙げられる．MCTDは，臨床的にSLE，SSc，PM/DMの3疾患の臨床像を併せ持ち，血清中に抗核抗体のひとつである抗U1-RNP抗体高値陽性を認めるのを特徴とする[18]．MCTDは，SLE，SSc，PM/DMの各疾患からみると，非定型像ないしは軽症としてとらえることが多い．狭義の重複症候群とMCTDとの関係を図Ⅳ-4-1[19]に示す．また，臨床像が軽微で抗核抗体陽性をみるも，いずれの膠原病とも診断できない鑑別不能な症例も存在し，これはUCTDと呼ばれる．

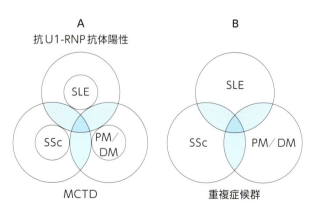

図Ⅳ-4-1　MCTDと重複症候群の違い

A：各疾患の中心の丸の部分が定型像，周辺部は非定型像を示す．MCTDは非定型像の部位で重複する．
B：いずれの疾患も定型像を示す．重複症候群は定型像で重複する．

MCTDはステロイド薬によく反応し予後良好とされているが，肺高血圧症を伴いやすく，その病態はMCTDの代表的な死因に挙げられる．MCTDはSLEと同様に20〜30歳代の女性に多いが，小児や高齢発症もみられる．以下，MCTDについて述べる．

2) MCTDの臨床的特徴

SLE，SSc，PM/DMのうち2つ以上の疾患の臨床像を重複して認める．すなわち，以下の(1)〜(3)などである．

(1) SLEを考えさせる所見

①関節炎（ほとんど常に変形を伴わない），②SLE類似の紅斑がときどきみられる，③発熱，④肝腫大（重症の機能障害を伴わない），⑤脾腫，⑥リンパ節腫大，⑦漿膜炎，⑧白血球減少，⑨貧血（重症クームス陽性溶血性貧血を含む），⑩多クローン性高ガンマグロブリン血症，⑪ステロイド薬に反応する．

(2) SScを考えさせる所見

①手指に限局した皮膚硬化と手指のソーセージ様腫脹，②レイノー現象（きわめて高頻度），③肺線維症，④食道の蠕動低下または下部拡張．

(3) PM/DMを考えさせる所見

①眼瞼のヘリオトロープ様発疹，②中手骨・指骨関節，近位指骨間関節，遠位指骨間関節部伸側の紅斑性発疹，③近位筋群の筋力低下，痛みおよび圧痛，④血清CK値の上昇，⑤筋生検で炎症性細胞浸潤，⑥筋電図による筋原性変化．

検査所見では，白血球減少，高ガンマグロブリン血症（2〜5g/100mL），リウマトイド因子陽性，クームス抗体陽性，抗核抗体陽性など，SLE類似の所見をみるが，血清補体価は正常か高値のことが多い．抗U1-RNP抗体高値陽性を示すが，SLEでも認められることがある．

3) MCTDの診断，鑑別診断

MCTDの診断は，SLE，SSc，PM/DMのうち，2つ以上の疾患の重複症状と，抗U1-RNP抗体高値陽性による．表Ⅳ-4-12に厚生労働省により提唱されている診断基準[20]を示す．鑑別疾患は，SLE，SSc，PM/DM，RA，SjSなどの膠原病，また，SLE＋SSc，SLE＋PM/DM，SSc＋PM/DMなど，定型的な病像を示す2つの疾患の狭義の重複症候群が挙げられる．

表Ⅳ-4-12 MCTDの診断基準

Definite1，2を対象とする。

1．共通所見
①レイノー現象
②手指ないし手背の腫脹

2．免疫学的所見
抗U1-RNP抗体陽性
- 抗U1-RNP抗体の検出は二重免疫拡散法あるいは酵素免疫測定法（ELISA）のいずれでもよい。ただし，二重免疫拡散法が陽性でELISAの結果と一致しない場合には，二重免疫拡散法を優先する
  ※以下の予後，および臓器障害と関連する疾患標識抗体が陽性の場合は混合性結合組織病の診断は慎重に行う
  a．抗二本鎖DNA抗体，抗Sm抗体
  b．抗トポイソメラーゼⅠ抗体（抗Scl-70抗体），抗RNAポリメラーゼⅢ抗体
  c．抗ARS抗体，抗MDA5抗体

3．特徴的な臓器所見
①肺動脈性肺高血圧症　②無菌性髄膜炎　③三叉神経障害

4．混合所見
(1) 全身性エリテマトーデス様所見
　①多発関節炎
　②リンパ節腫脹
　③顔面紅斑
　④心膜炎または胸膜炎
　⑤白血球減少（4,000/μL以下）または血小板減少（10万/μL以下）
(2) 全身性強皮症様所見
　①手指に限局した皮膚硬化
　②間質性肺疾患
　③食道蠕動低下または拡張
(3) 多発性筋炎/皮膚筋炎様所見
　①筋力低下
　②筋原性酵素上昇
　③筋電図における筋原性異常所見

5．診断のカテゴリー
- Definite1：1の1所見以上が陽性，2が陽性，3の1所見以上が陽性，以上3つをいずれも満たす場合
- Definite2：1の1所見以上が陽性，2が陽性，4の(1)，(2)，(3)項より2項目以上からそれぞれ1所見以上が陽性，以上3つをいずれも満たす場合
- 小児（16歳未満の場合）：1の1所見以上が陽性，2の所見が陽性，4の(1)，(2)，(3)項より1項目以上からそれぞれ1所見以上が陽性，以上3つをいずれも満たす場合

（文献20より引用）

7. 血管炎症候群

　血管炎は病理学的に血管壁の炎症として定義されるが，血管炎症候群は血管炎を基盤としてもたらされる多種多様の臨床病態ないし症候群を総称したものである。これには血管炎を主病変とする独立した疾患（原発性）と他の基礎疾患に血管炎を伴う病態（続発性）が含まれる。SLEに伴う血管炎は後者に属するが，ここでは，鑑別に必要な主な原発性血管炎症候群について述べる。

1）結節性多発動脈炎（PN）

（1）概念

　結節性多発動脈炎（polyarteritis nodosa：PN）は，KussmaulとMaier（1866）により報告された疾患（結節性動脈周囲炎）で，古典的PNとも呼ばれる。病因は不明であるが，B型肝炎ウイルス保持，重篤な中耳炎，薬物過敏症（メタンフェタミン，サルファ剤，ペニシリンなど）などが誘因または先行する病態としてみられることがある。日本における患者数は約1,400人で，男女比は1：1である[20]。Cogan症候群はPNの亜型であるが，若年男性に好発し，非梅毒性角膜炎と前庭聴覚障害による症状が先行ないし合併する。

　病理学的には，中・小動脈がよく侵され，組織学的にⅠ期；変性期，Ⅱ期；急性炎症期，Ⅲ期；肉芽期，Ⅳ期；瘢痕期の4期にわけられる。急性期に中動脈の筋線維の腫脹，内膜浮腫，血管腔の狭小がみられ，ついでフィブリノイド変性，好中球細胞浸潤，時に好酸球，単球の浸潤をみる。巨細胞は稀である。内・外弾性板は断裂し，最終的に血管腔の狭窄と動脈瘤の形成をみる。

（2）臨床的特徴

　原因不明の発熱，体重減少，関節痛，陰嚢痛などの全身症状をみる。小動脈瘤による皮下結節，網状青色皮斑，結節性紅斑，皮膚潰瘍，指趾壊死，紫斑などの皮膚症状をみるが，皮膚のみに限局した皮膚型PNも存在する。内臓病変では，心筋梗塞，心外膜炎，腎血管病変に伴う腎症，高レニン活性を伴う高血圧，消化管や胆嚢などの臓器梗塞，腸間膜動脈炎による急性腹症，器質的脳症候群，小脳失調，痙攣発作，脳神経症状などが認められる。頭痛，視力障害，脳血管障害は進行する高血圧症によるところが大きい。多発性単神経炎により知覚・運動障害をきたす。

　検査所見では，赤沈亢進，CRP強陽性，貧血，白血球増多，血小板増多，尿異常所見，高ガンマグロブリン血症などをみる。抗好中球細胞質抗体（ANCA）は通常陰性である。腎動脈を含む血管造影で，小動脈瘤，血管壁の不整，狭窄を示す断片的陰影，血管閉塞などをみる。また，皮膚，筋，腎，肝，精巣などの組織生検により壊死性血管炎を認める。

(3) 診断，鑑別疾患

診断は臨床症状，検査所見，動脈造影による。厚生労働省により提唱されている診断基準を表Ⅳ-4-13に示す[21]。鑑別すべき疾患は，感染症，悪性腫瘍，顕微鏡的多発血管炎を含む他の血管炎症候群，他の膠原病などである。抗核抗体は通常陰性であるため，SLEとの鑑別は比較的容易である。

2) 顕微鏡的多発血管炎（MPA）

(1) 概念

顕微鏡的多発血管炎（microscopic polyangiitis：MPA）は，侵される血管の太さとANCA陽性をみることから，PNより分離独立した原因不明の疾患である。MPAの疫学調査はないが，高齢者に好発し，MPAを含むANCA関連血管炎の日本における患者数は約2,700人である[22]。細小血管の壊死性血管炎を認めミエロペルオキシダーゼ（MPO）-ANCAを高率に認める。発症1～2週間前に，特に上気道感染をみることが多い。また，粉塵が誘因となることがある。

(2) 臨床的特徴

PNと同様に全身症状をみるが，壊死性半月体形成性腎炎による急速進行性腎炎と間質性肺炎・肺出血の2臓器症状（肺・腎症候群）が代表的である。腎限局性，肺限局性のMPAも存在する。その他，網状青色皮斑，紫斑，皮下出血，多発性単神経炎などの血管炎症候をみる。検査では，赤沈亢進，CRP陽性，白血球増加，尿蛋白，赤血球尿，白血球尿，円柱尿，腎機能低下，MPO-ANCA陽性，腎組織生検による壊死性血管炎，壊死性半月体形成性腎炎をみる。

(3) 診断，鑑別疾患

特徴的な臨床症状と検査所見により診断する。厚生労働省により提唱されている診断基準を表Ⅳ-4-14に示す[23]。高齢者で症状に乏しい場合に診断が遅れる可能性があるため留意する。PN，他のANCA関連血管炎，グッドパスチャー症候群，他の膠原病との鑑別を要するが，SLEでは高齢発症の場合に特に留意する。PNとの相違を表Ⅳ-4-15に示す[22]。

2022年にACR/EULARよりMPAの新分類基準が提唱された（表Ⅳ-4-16）[24]。分類基準の適応に際し，あらかじめ中・小型血管炎の診断が確定しMPA，GPAなどの類似した疾患を客観的に分類することを目的としており，リスクスコアが採用されている。臨床試験などの研究目的で作成されているが，感度91％，特異度94％，POC 0.97と高い精度を有している。

表Ⅳ-4-13 結節性多発動脈炎 (PN) の診断基準

Definite, Probableを対象とする。

(1) 主要症候	①発熱 (38℃以上, 2週以上) と体重減少 (6カ月以内に6kg以上) ②高血圧 ③急速に進行する腎不全, 腎梗塞 ④脳出血, 脳梗塞 ⑤心筋梗塞, 虚血性心疾患, 心膜炎, 心不全 ⑥胸膜炎 ⑦消化管出血, 腸閉塞 ⑧多発性単神経炎 ⑨皮下結節, 皮膚潰瘍, 壊疽, 紫斑 ⑩多関節痛 (炎), 筋痛 (炎), 筋力低下
(2) 組織所見	中・小動脈のフィブリノイド壊死性血管炎の存在
(3) 血管造影所見	腹部大動脈分枝 (特に腎内小動脈) の多発小動脈瘤と狭窄・閉塞
(4) 診断のカテゴリー	①Definite:主要症候のうち2項目以上あり, かつ組織所見を満たす例 ②Probable:以下の (a), または (b) を満たす。 　(a) 主要症候のうち2項目以上あり, かつ血管造影所見を満たす例 　(b) 主要症候のうち①を含む6項目以上を満たす例
(5) 参考となる検査所見	①白血球増加 (1万/μL以上), ②血小板増加 (40万/μL以上), ③赤沈亢進, ④CRP強陽性
(6) 鑑別診断	①顕微鏡的多発血管炎 ②多発血管炎性肉芽腫症 (旧称:ウェゲナー肉芽腫症) ③好酸球性多発血管炎性肉芽腫症 (旧称:アレルギー性肉芽腫性血管炎) ④川崎病 ⑤膠原病 (全身性エリテマトーデス, 関節リウマチなど) ⑥IgA血管炎 (旧称:ヘノッホ・シェーライン紫斑病) ⑦アデノシンデアミナーゼ2 (adenosine deaminase 2:ADA2) 欠損症
【参考事項】	(1) 組織学的にⅠ期変性期, Ⅱ期急性炎症期, Ⅲ期肉芽期, Ⅳ期瘢痕期の4つの病期に分類される (2) 臨床的にⅠ, Ⅱ期病期は全身の血管の高度の炎症を反映する症候, Ⅲ, Ⅳ期病変は侵された臓器の虚血を反映する症候を呈する (3) 除外項目の諸疾患は壊死性血管炎を呈するが, 特徴的な症候と検査所見から鑑別できる

(文献21より引用)

表Ⅳ-4-14　顕微鏡的多発血管炎（MPA）の診断基準

Definite, Probableを対象とする。

【主要項目】
(1) 主要症候 　①急速進行性糸球体腎炎 　②肺出血または間質性肺炎 　③腎・肺以外の臓器症状：紫斑，皮下出血，消化管出血，多発性単神経炎など
(2) 主要組織所見 　細動脈・毛細血管・後毛細血管細静脈の壊死，血管周囲の炎症性細胞浸潤
(3) 主要検査所見 　①MPO-ANCA 陽性 　②CRP 陽性 　③蛋白尿・血尿，BUN，血清クレアチニン値の上昇 　④胸部X線所見：浸潤陰影（肺胞出血），間質性肺炎
(4) 診断のカテゴリー 　①Definite 　　(a) 主要症候の2項目以上を満たし，かつ組織所見が陽性の例 　　(b) 主要症候の①および②を含め2項目以上を満たし，MPO-ANCAが陽性の例 　②Probable 　　(a) 主要症候の3項目を満たす例 　　(b) 主要症候の1項目とMPO-ANCA陽性の例
(5) 鑑別診断 　①結節性多発動脈炎 　②多発血管炎性肉芽腫症（旧称：ウェゲナー肉芽腫症） 　③好酸球性多発血管炎性肉芽腫症（旧称：アレルギー性肉芽腫性血管炎／チャーグ・ストラウス症候群） 　④膠原病（全身性エリテマトーデス，関節リウマチなど） 　⑤IgA血管炎（旧称：ヘノッホ・シェーライン紫斑病） 　⑥抗糸球体基底膜腎炎（旧称：グッドパスチャー症候群）
【参考事項】
(1) 主要症候の出現する1～2週間前に先行感染（多くは上気道感染）を認める例が多い (2) 主要症候①，②は約半数例で同時に，その他の例ではいずれか一方が先行する (3) 多くの例でMPO-ANCAの力価は疾患活動性と平行して変動する (4) 治療を早期に中止すると，再発する例がある (5) 鑑別診断の諸疾患は，特徴的な症候と検査所見・病理組織所見から鑑別できる

（文献23より引用）

■ 表Ⅳ-4-15　結節性多発動脈炎（PN）と顕微鏡的多発血管炎（MPA）の相違

	特徴	PN （古典的PN）	MPA （顕微鏡的PN）
病理所見	血管炎のタイプ	壊死性動脈炎	壊死性血管炎
	侵襲血管のサイズ	中・小筋型動脈，時に細動脈	小血管（毛細血管，細動静脈），時に小動脈
臨床所見	急速進行性腎炎	稀	多い
	高血圧	多い	稀
	肺出血	稀	多い
	間質性肺炎	稀	あり
	再発	稀	あり
	MPO-ANCA	陰性	陽性
	動脈造影（小動脈瘤，狭窄）	あり	なし
	確定診断	動脈造影	生検

（文献22より引用）

■ 表Ⅳ-4-16　ACR／EULARによるMPA分類基準（2022年）

> 分類基準に当てはめる際に考慮すべきこと
> ・本分類基準は，小型もしくは中型血管炎の診断がなされている患者をMPAと分類するために使用される
> ・本基準を適用する前に血管炎類似疾患が除外されている必要がある

臨床基準	
鼻腔病変：血性鼻漏，潰瘍，痂皮，鼻閉，鼻閉塞，鼻中隔欠損/穿孔	−3
検査・画像・生検の基準	
pANCA陽性またはMPO-ANCA陽性	+6
胸部画像での線維化もしくは間質性肺疾患	+3
腎生検でのpauci-immune型糸球体腎炎	+3
cANCA陽性またはPR3-ANCA陽性	−1
血中好酸球数≧$1×10^9$/L（1,000/μL）	−4

もし存在すれば，6項目の合計スコアを計算する：MPAと分類するにはスコア≧5が必要である。

（文献24より改変引用）

3) 多発血管炎性肉芽腫症（GPA）

(1) 概念

多発血管炎性肉芽腫症（granulomatosis with polyangiitis：GPA）は，上気道病変（副鼻腔など）から下気道病変（肺），腎病変へと進行し，組織学的に壊死性肉芽腫性炎，壊死性血管炎をみる原因不明の疾患である。全身型と限局型がある。日本における患者数は約670人で，発病年齢は30～60歳，男女比はほぼ1：1である[22]。なお，本疾患の病名は，2012年にCHCC2012分類によりウェゲナー肉芽腫症から「多発血管炎性肉芽腫症」に変更された[25]。

(2) 臨床的特徴

PNと同様の全身症状，皮膚症状をみるが，頻度はPNに比べ低い。上気道症状はGPAの目印となり，化膿性・血性の鼻汁，副鼻腔の疼痛をきたす。鼻粘膜は紅斑性・硬結性潰瘍をきたし，鼻中隔穿孔，鞍鼻をきたす。副鼻腔炎，眼球突出（片側が多い），結膜炎，上強膜炎，慢性中耳炎，内耳炎，めまい，耳痛，難聴などもみられる。下気道症状では，二次感染を伴っている以外は肺症状に乏しいが，X線上，直径1～9cmの結節性陰影をみる。60～80％に腎症をみるが，早期には尿所見や腎機能障害が軽微であるため見すごされやすい。腎生検で，微小変化や巣状糸球体腎炎から壊死性糸球体腎炎などを認め，進行すると，著明な尿異常所見とともに腎機能障害を認める。副鼻腔からの病変の波及ないしは脳内・髄膜の肉芽腫病変により中枢神経症状をみることがある。

検査所見では，赤沈亢進，CRP強陽性，白血球増多，尿異常所見，腎機能障害などをみる。プロテアーゼ（PR3）に対するANCAは本疾患に特異的とされ，90％以上に陽性をみる。生検による病理組織学的所見では，上・下気道病変部の壊死性血管炎と壊死性肉芽腫が特徴的である。細胞浸潤は単球が主体で，巨細胞の出現をみる。腎では，糸球体炎から巣状ないし分節状糸球体腎炎，びまん性増殖性糸球体腎炎，半月体形成性腎炎，硝子血栓まで種々の病変がみられる。

(3) 診断，鑑別疾患

診断は，臨床症状，PR3-ANCAを含む検査所見，生検所見による。厚生労働省により提唱されている診断基準を表Ⅳ-4-17に示す[26]。また，2022年にACR/EULARより新分類基準が提唱された（表Ⅳ-4-18）[27]。MPAと同様に分類基準の適応に際して，あらかじめ中・小型血管炎の診断が確定し，MPA，GPAなどの類似した疾患を客観的に分類することを目的としている。リスクスコアが採用され，臨床研究を目的として作成されているが，感度は93％，特異度は94％である。鑑別診断には，PN，MPA，好酸球性多発血管炎性肉芽腫症（EGPA），グッドパスチャー症候群，サルコイドーシス，悪性リンパ腫，致死性中心性肉芽腫などが挙げられる。抗核抗体は通常陰性であるため，SLEとの鑑別は比較的容易である。

表Ⅳ-4-17　多発血管炎性肉芽腫症（GPA）の診断基準

Definite，Probableを対象とする。

1. 主要症状 　(1) 上気道（E）の症状 　　E：鼻（膿性鼻漏，出血，鞍鼻），眼（眼痛，視力低下，眼球突出），耳（中耳炎），口腔・咽頭痛（潰瘍，嗄声，気道閉塞） 　(2) 肺（L）の症状 　　L：血痰，咳嗽，呼吸困難 　(3) 腎（K）の症状 　　K：血尿，蛋白尿，急速に進行する腎不全，浮腫，高血圧 　(4) 血管炎による症状 　　①全身症状：発熱（38℃以上，2週間以上），体重減少（6カ月以内に6kg以上） 　　②臓器症状：紫斑，多関節炎（痛），上強膜炎，多発性単神経炎，虚血性心疾患（狭心症・心筋梗塞），消化管出血（吐血・下血），胸膜炎
2. 主要組織所見 　①E，L，Kの巨細胞を伴う壊死性肉芽腫性炎 　②免疫グロブリン沈着を伴わない壊死性半月体形成腎炎 　③小・細動脈の壊死性肉芽腫性血管炎
3. 主要検査所見 　proteinase 3-ANCA（PR3-ANCA）（蛍光抗体法でcytoplasmic pattern，cANCA）が高率に陽性を示す
4. 診断のカテゴリー 　(1) Definite 　　(a) 上気道（E），肺（L），腎（K）のそれぞれ1臓器症状を含め主要症状の3項目以上を示す例 　　(b) 上気道（E），肺（L），腎（K），血管炎による主要症状の2項目以上および，組織所見①，②，③の1項目以上を示す例 　　(c) 上気道（E），肺（L），腎（K），血管炎による主要症状の1項目以上と組織所見①，②，③の1項目以上およびC（PR-3）ANCA陽性の例 　(2) Probable 　　(a) 上気道（E），肺（L），腎（K），血管炎による主要症状のうち2項目以上の症状を示す例 　　(b) 上気道（E），肺（L），腎（K），血管炎による主要症状の1項目および，組織所見①，②，③の1項目以上を示す例 　　(c) 上気道（E），肺（L），腎（K），血管炎による主要症状のいずれか1項目とC（PR-3）ANCA陽性を示す例
5. 参考となる検査所見 　①白血球，CRPの上昇 　②BUN，血清クレアチニンの上昇
6. 鑑別診断 　①E，Lの他の原因による肉芽腫性疾患（サルコイドーシスなど） 　②他の血管炎症候群〔顕微鏡的多発血管炎，好酸球性多発血管炎性肉芽腫症（チャーグ・ストラウス症候群），結節性多発動脈炎，抗糸球体基底膜腎炎（グッドパスチャー症候群）など〕
7. 参考事項 　①上気道（E），肺（L），腎（K）のすべてがそろっている例は全身型，上気道（E），下気道（L）のうち単数または2つの臓器にとどまる例を限局型と呼ぶ 　②全身型はE，L，Kの順に症状が発現することが多い 　③発症後しばらくすると，E，Lの病変に黄色ブドウ球菌を主とする感染症を合併しやすい 　④E，Lの肉芽腫による占拠性病変の診断にCT，MRIが有用である 　⑤PR3-ANCAの力価は疾患活動性と平行しやすい。日本では多発血管炎性肉芽腫症の患者の半数はMPO-ANCA陽性である

（文献26より引用）

■ 表Ⅳ-4-18　ACR／EULARによるGPAの新分類基準（2022年）

分類基準に当てはめる際に考慮すべきこと
・本分類基準は，小型もしくは中型血管炎の診断がなされている患者をGPAと分類するために使用される
・本基準を適用する前に血管炎類似疾患が除外されている必要がある

臨床基準	
鼻腔病変：血性鼻漏，潰瘍，痂皮，鼻閉，鼻閉塞，鼻中隔欠損／穿孔	+3
軟骨病変（耳もしくは鼻軟骨炎，嗄声もしくは喘鳴，気管支内病変，もしくは鞍鼻）	+2
伝音性あるいは感音性難聴	+1
検査・画像・生検の基準	
cANCAまたはPR3-ANCA陽性	+5
胸部画像検査で肺結節，腫瘤，もしくは空洞	+2
生検で肉芽腫，血管外肉芽腫性炎，もしくは巨細胞	+2
鼻腔／副鼻腔の画像検査で炎症，均等影，滲出液，もしくは乳様突起炎	+1
生検でpauci-immune型糸球体腎炎	+1
pANCAまたはMPO-ANCA陽性	−1
末梢血好酸球数≧$1×10^9$/L	−4

もし存在すれば，10項目の合計スコアを計算する：GPAと分類するにはスコア≧5が必要である。

（文献27より改変引用）

4）好酸球性多発血管炎性肉芽腫症（EGPA，C-S）

（1）概念

好酸球性多発血管炎性肉芽腫症（eosinophilic granulomatosis with polyangiitis：EGPA，チャーグ・ストラウス症候群：C-S）は，Churg & Strauss（1951）がPNから分離，独立させた疾患で，C-Sとも呼ばれていたが，CHCC2012分類により表記が改訂された[24]。気管支喘息が先行し，好酸球増加とともに血管炎症候をみる。日本における患者数は450人で男女比は1：1である[22]。原因は不明であるが，吸引性アレルゲン（阪神・淡路大震災後に多発例が報告）やマクロライド系抗菌薬，ロイコトリエン受容体拮抗薬などが発症と関連することがある。病理では壊死性血管炎と好酸球に富む肉芽腫を認めるが，肉芽腫は必ずしも血管炎と関連せず（血管外肉芽腫）に認められる。

（2）臨床的特徴

喘息発作やアレルギー体質が先行する。発熱，体重減少，関節痛，筋肉痛などの全身症状もみられる。肺浸潤は，一過性，移動性としてみられ，非空洞性結節性浸潤やびまん性間質性肺炎は稀である。多発性単神経炎を高率に認め（67％），知覚障害，運動障害いずれもみられる。

検査所見では，赤沈亢進，白血球増多，高ガンマグロブリン血症に加えて，好酸球の著しい増加が特徴的である．IgEの高値をみることもある．リウマトイド因子を70％に，MPO-ANCAを50〜80％に認める．

(3) 診断，鑑別疾患

先行する喘息発作，アレルギー体質，好酸球増多，肺浸潤，血管炎症候，生検所見による．厚生労働省の診断基準を表Ⅳ-4-19に示す[28]．MPA，GPAと同様，2022年にACR/EULARより改訂分類基準が提唱された（表Ⅳ-4-20）[29]．MPA，GPAと同様に，あらかじめ小・中型血管炎が認められる症例に適用となる．リスクスコアが採用され，主

表Ⅳ-4-19 好酸球性多発血管炎性肉芽腫症 (EGPA) の診断基準

Definite，Probableを対象とする．

1. 主要臨床所見 　(1) 気管支喘息あるいはアレルギー性鼻炎 　(2) 好酸球増加 (末梢血白血球の10％以上，または1,500/μL以上) 　(3) 血管炎による症状：発熱 (38℃以上，2週間以上)，体重減少 (6カ月以内に6kg以上)， 　　多発性単神経炎，消化管出血，多関節痛 (炎)，筋肉痛 (筋力低下)，紫斑のいずれか 　　1つ以上
2. 臨床経過の特徴 　主要臨床所見 (1)，(2) が先行し，(3) が発症する
3. 主要組織所見 　(1) 周囲組織に著明な好酸球浸潤を伴う細小血管の肉芽腫性またはフィブリノイド壊死 　　性血管炎の存在 　(2) 血管外肉芽腫の存在
4. 診断のカテゴリー 　(1) Definite 　　(a) 1. 主要臨床所見3項目を満たし，かつ3. 主要組織所見の1項目を満たす場合 　　(b) 1. 主要臨床所見3項目を満たし，かつ2. 臨床経過の特徴を示した場合 　(2) Probable 　　(a) 1. 主要臨床所見1項目を満たし，かつ3. 主要組織所見の1項目を満たす場合 　　(b) 1. 主要臨床所見を3項目満たすが，2. 臨床経過の特徴を示さない場合
5. 参考となる所見 　(1) 白血球増加 (≧1万/μL) 　(2) 血小板増加 (≧40万/μL) 　(3) 血清IgE増加 (≧600 U/mL) 　(4) MPO-ANCA陽性 　(5) リウマトイド因子陽性 　(6) (画像所見上の) 肺浸潤陰影

(文献28より引用)

表Ⅳ-4-20 ACR/EULARによるEGPAの改訂分類基準（2022年）

分類基準に当てはめる際に考慮すべきこと
・本分類基準は，小型もしくは中型血管炎の診断がなされている患者をEGPAと分類するために使用される
・本基準を適用する前に血管炎類似疾患が除外されている必要がある

臨床基準	
閉塞性気道疾患	＋3
鼻ポリープ	＋3
多発性単神経炎	＋1
検査・生検の基準	
末梢血好酸球数≧1×10^9/L (1,000/μL)	＋5
生検による血管外の好酸球優位の炎症所見	＋2
cANCAまたはPR3-ANCA陽性	－3
血尿	－1

もし存在すれば，7項目の合計スコアを計算する：EGPAと分類するにはスコア≧6が必要である。

（文献29より改変引用）

に臨床研究に用いられる。鑑別疾患は，PN，MPA，GPA，好酸球性肺炎，好酸球性腸炎などである。特徴的な臨床経過によりSLEとの鑑別は比較的容易である。

5) 巨細胞性動脈炎

(1) 概念

巨細胞性動脈炎（giant cell arteritis）は，中・大動脈炎を主徴とする原因不明の疾患である。その病変部位は，頸動脈とその分枝，特に側頭動脈の病変が主であるが，大動脈とその分枝部の病変は10～15％にみられる。臨床症状はPMRの症状を伴う。55歳以上の高齢者に発症し，若年者にみられる高安動脈炎と対照的である。日本における患者数は1,269人（令和元年度医療受給者証保持者数）で欧米に比べ少なく，男女比は1：1.6である[22]。

巨細胞性動脈炎ではリンパ球，マクロファージが巨細胞とともに集積しているのが認められる。内膜は著明に増殖し，内弾性板の断裂を認める。

(2) 臨床的特徴

発熱，体重減少，倦怠感などの全身症状とともに，頭痛，頸部および肩甲部の疼痛と硬直（PMR症状），間欠性の下顎痛，視力障害などを認める。頭痛は拍動性で，片側性のことが多く，夜間に悪化しやすい。有痛性または肥厚性の側頭動脈を触れる。視力障害

は50％以上に認められ，10％に失明をみる。眼症状を伴う場合にはPMR症状は少ない。大動脈の障害により間欠性跛行，鎖骨下動脈盗血症候群，解離性大動脈瘤などをみることがあるが，高安動脈炎に比べ頻度は低い。この他，うつ病，不安感，記銘力低下，器質的脳症状，聴力障害などをみることがある。

　検査所見で唯一の異常所見は赤沈亢進である。1時間値80〜100mmを示す。自己抗体は通常陰性，血清筋原性酵素も正常で，筋電図，筋生検も異常を認めない。眼底検査では，視神経乳頭の虚血性変化，網膜の綿花様白斑，小出血などがみられる。側頭動脈生検により巨細胞性動脈炎をみる。

(3) 診断，鑑別疾患

　診断は臨床症状と赤沈亢進，側頭動脈生検所見による。Hunderらの知見[30]をもとに厚生労働省により提唱されている診断基準を表IV-4-21に示す[31]。腎病変は稀で，血圧も正常のことが多く，この点，高安動脈炎，PN，その他の中・小動脈炎をきたす疾患との鑑別に有用である。鑑別疾患は悪性腫瘍，感染症，RAなどである。抗核抗体陽性の場合に高齢発症SLEとの鑑別を要する。

6) 高安動脈炎（大動脈炎症候群）(Takayasu's arteritis)

(1) 概念

　原因は不明であるが，大動脈およびその分枝の大・中動脈炎を主徴とする疾患で，別名，脈なし病 (pulseless disease)，大動脈炎症候群 (aortitis syndrome) とも呼ばれる。若年女性に多く，男女比は1：10である。日本に多く，患者数は約5,000人である[22]。

表IV-4-21　巨細胞性動脈炎の診断基準

Definiteを対象とする。
巨細胞性動脈炎の分類基準（1990年，米国リウマチ学会による）

1. 発症年齢が50歳以上	臨床症状や検査所見の発現が50歳以上
2. 新たに起こった頭痛	新たに出現したまたは新たな様相の頭部に限局した頭痛
3. 側頭動脈の異常	側頭動脈の圧痛または動脈硬化に起因しない側頭動脈の拍動の低下
4. 赤沈の亢進	赤沈が50mm／時間以上（Westergren法による）
5. 動脈生検組織の異常	単核球細胞の浸潤または肉芽腫を伴う炎症があり，多核巨細胞を伴う

〈診断のカテゴリー〉
Definite：5項目中少なくても3項目を満たす
※感度93％，特異度91％

（文献31より引用）

HLA-A24-B52-DR2のハプロタイプとの相関をみる[22]。動脈の炎症は全層にわたり，初期には中・外膜にリンパ球と形質細胞などの細胞浸潤を認め，ついで中膜のびまん性壊死と肉芽腫性反応をきたし，弾力層と平滑筋の破壊をもたらす。壊死巣の周囲には巨細胞，組織球がみられ，治癒期には線維性を示す。弾力層の破壊は動脈瘤形成の要因となる。

(2) 臨床的特徴

発熱，倦怠感，関節痛，筋肉痛などの全身症状をみる。加えて侵される動脈の病変部位により多彩な症状をみる（図Ⅳ-4-2）[32]。めまい，頭痛，失神発作，知覚障害，視力障害，間欠性跛行，高血圧などがよくみられる。理学所見では，脈が触れにくい，脈拍の消失・減弱，血圧の左右差，血管雑音などの所見を認める。

検査では，赤沈亢進，CRP陽性，白血球増多，凝固能亢進，高ガンマグロブリン血症，血漿レニン活性高値などをみる。リウマトイド因子や抗核抗体をみることがある。動脈造影所見は重要で，大・中動脈の狭窄，閉塞，拡張，動脈瘤を認める。造影所見により5型に分類される（図Ⅳ-4-3）[22]。眼底所見では乳頭周囲の花環状動静脈吻合が特徴的であるが，

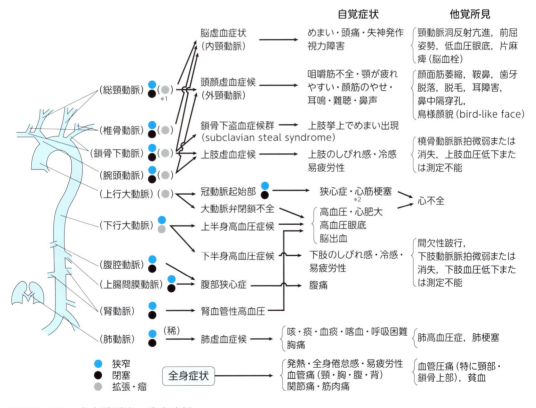

■ 図Ⅳ-4-2　高安動脈炎の臨床症候
＊1：総頸動脈病変の合併で病状出現，＊2：早期診断上，重要な症候

（文献32より引用）

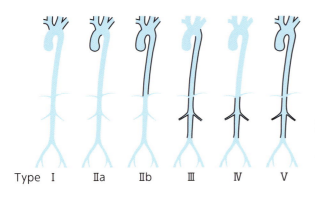

Ⅰ	:大動脈弓分枝の病変を有するもの
Ⅱa	:上行大動脈，大動脈弓ならびにその分枝血管に病変を有するもの
Ⅱb	:上行大動脈，大動脈弓ならびにその分枝血管，胸部下行大動脈に病変を有するもの
Ⅲ	:胸部下行大動脈，腹部大動脈，腎動脈に病変を有するもの
Ⅳ	:腹部大動脈ならびに（または）腎動脈に病変を有するもの
Ⅴ	:上行大動脈，大動脈弓ならびにその分枝血管，胸部下行大動脈に加え，腹部大動脈ならびに（または）腎動脈病変を有するもの

■ 図Ⅳ-4-3　高安動脈炎の病変部位による病型分類
日本における病変部位の出現頻度はⅠ型24％，Ⅱa型11％，Ⅱb型10％，Ⅲ型0％，Ⅳ型1％，Ⅴ型54％でⅤ型が最も多い。

(文献22より引用)

高血圧に伴う所見が多い。

(3) 診断，鑑別疾患

診断は臨床症状，検査所見，血管造影所見による。厚生労働省により提唱されている診断基準を表Ⅳ-4-22に示す[33]。鑑別疾患にはバージャー病，巨細胞性動脈炎，SLEを含む膠原病，梅毒性大動脈炎，大動脈縮窄などが挙げられる。強直性脊椎炎，ライター症候群，ベーチェット病などでは，大動脈炎症候群の併発をみるため留意する。抗核抗体陽性の場合にSLEとの鑑別を要す。

8. 薬剤誘発ループス

Ⅴ章の2. 薬剤誘発ループス（☞172頁）参照。

9. 抗リン脂質抗体症候群

Ⅴ章の8. 抗リン脂質抗体症候群（☞175頁）参照。

10. 成人（発症）スチル病

1) 概念

若年性RAの一病型である全身型（スチル病）と類似した病態が成人にみられる場合に成人（発症）スチル病［adult（onset）Still disease］と定義される。原因不明であるが，感染などを契機として高サイトカイン血症（IL-6，TNFα，IFNγなど）をきたし，病態

表Ⅳ-4-22　高安動脈炎（大動脈炎症候群）の診断基準

Definiteを対象とする。

A．症状等
1. 全身症状：発熱，全身倦怠感，易疲労感，リンパ節腫脹（頸部），若年者の高血圧（140／90mmHg以上）
2. 疼痛：頸動脈痛（carotidynia），胸痛，背部痛，腰痛，肩痛，上肢痛，下肢痛
3. 眼症状：一過性または持続性の視力障害，眼前暗黒感，失明，眼底変化（低血圧眼底，高血圧眼底）
4. 頭頸部症状：頭痛，歯痛，顎跛行[*a]，めまい，難聴，耳鳴，失神発作，頸部血管雑音，片麻痺
5. 上肢症状：しびれ感，冷感，拳上困難，上肢跛行[*b]，上肢の脈拍および血圧異常（橈骨動脈の脈拍減弱，消失，10mmHg以上の血圧左右差），脈圧の亢進（大動脈弁閉鎖不全症と関連する）
6. 下肢症状：しびれ感，冷感，脱力，下肢跛行，下肢の脈拍および血圧異常（下肢動脈の拍動亢進あるいは減弱，血圧低下，上下肢血圧差[*c]）
7. 胸部症状：息切れ，動悸，呼吸困難，血痰，胸部圧迫感，狭心症状，不整脈，心雑音，背部血管雑音
8. 腹部症状：腹部血管雑音，潰瘍性大腸炎の合併
9. 皮膚症状：結節性紅斑
＊a：咀嚼により痛みが生じるため間欠的に咀嚼すること
＊b：上肢労作により痛みや脱力感が生じるため間欠的に労作すること
＊c：「下肢が上肢より10〜30mmHg高い」から外れる場合
B．検査所見
画像検査所見：大動脈とその第一次分枝[*a]の両方あるいはどちらかに検出される。多発性[*b]またはびまん性の肥厚性病変[*c]，狭窄性病変（閉塞を含む）[*d]あるいは拡張性病変（瘤を含む）[*d]の所見
＊a：大動脈とその一次分枝とは，大動脈（上行，弓行，胸部下行，腹部下行），大動脈の一次分枝（冠動脈を含む），肺動脈とする
＊b：多発性とは，上記の2つ以上の動脈または部位，大動脈の2区域以上のいずれかである
＊c：肥厚性病変は，超音波（総頸動脈のマカロニサイン），造影CT，造影MRI（動脈壁全周性の造影効果），PET-CT（動脈壁全周性のFDG取り組み）で描出される
＊d：狭窄性病変，拡張性病変は，胸部X線（下行大動脈の波状化），CT angiography，MR angiography，心臓超音波検査（大動脈弁閉鎖不全），血管造影で描出される。上行大動脈は拡張し，大動脈弁閉鎖不全を伴いやすい。慢性期には，CTにて動脈壁の全周性石炭化，CT angiography，MR angiographyにて側副血行路の発達が描出される
画像診断上の注意点：造影CTは造影後期相で撮影。CT angiographyは造影早期相で撮影，三次元画像処理を実施。血管造影は通常，血管内治療，冠動脈・左室造影などを同時目的とする際に行う
C．鑑別診断
動脈硬化症，先天性血管異常，炎症性腹部大動脈瘤，感染性動脈瘤，梅毒性中膜炎，巨細胞性動脈炎（側頭動脈炎），血管型ベーチェット病，IgG4関連疾患
〈診断のカテゴリー〉
Definite：Aのうち1項目以上＋Bのいずれかを認め，Cを除外したもの
（参考所見）
1. 血液・生化学所見：赤沈亢進，CRP高値，白血球増加，貧血
2. 遺伝学的検査：HLA-B＊52またはHLA-B＊67保有

（文献33より引用）

形成に関わると考えられている。発熱，皮疹，関節痛（炎），リンパ節腫脹などの全身症状を伴う。

2) 臨床的特徴

夕方から夜間にかけてみられる弛張熱（spike fever），多関節痛（炎），サーモンピンク様の皮疹（リウマトイド疹）に加えて，リンパ節腫大，肝・脾腫，筋肉痛などをみる。発症時ないし再燃時には咽頭痛をみることが多い。検査では，赤沈亢進，CRP高値，白血球増加などとともに血清フェリチンの著増をみる。

3) 診断，鑑別疾患

臨床症状と検査所見より診断する。厚生労働省により提唱されている診断基準を表Ⅳ-4-23[34]に示す。鑑別疾患には，敗血症や伝染性単核症を含む感染症，悪性腫瘍，血球貪食症候群，RA（悪性RA），血管炎症候群やSLEを含む膠原病などが挙げられるが，通常は抗核抗体陰性であるためSLEとの鑑別は比較的容易である。

表Ⅳ-4-23　成人発症スチル病の診断基準

Definiteを対象とする。

Yamaguchiらの分類基準（1992年）
A：大項目
1) 39℃以上の発熱が1週間以上続く
2) 関節症状が2週間以上続く
3) 定型的な皮膚発疹
4) 80％以上の好中球増加を伴う白血球増多（1万/mm³以上）
B：小項目
1) 咽頭痛
2) リンパ節腫脹あるいは脾腫
3) 肝機能障害
4) リウマトイド因子陰性および抗核抗体陰性
C：除外項目
1) 感染症（特に敗血症，伝染性単核球症）
2) 悪性腫瘍（特に悪性リンパ腫）
3) 膠原病（特に結節性多発動脈炎，悪性関節リウマチ）
※16歳未満の症例に対しても上記診断基準は適用される
〈診断のカテゴリー〉
Aの2項目以上を満たし，かつAとBを合わせて5項目以上に該当し，かつCを除外したもの

（文献34より引用）

11. ベーチェット病

1) 概念

　ベーチェット病（Behçet's disease）は，トルコの皮膚科医Behçetにより提唱された疾患である。口腔粘膜アフタ性潰瘍，外陰部潰瘍，ぶどう膜炎，結節性紅斑などの皮膚症状の4主要症状を伴う疾患で，原因不明の全身性炎症性疾患である。トルコをはじめとする中近東，中央アジア，日本など，いわゆるシルクロードに沿って好発する。HLA-B51との相関をみる。発症平均年齢は38歳で，男女比はほぼ1：1，日本における患者数は約1万8,300人である。

2) 臨床的特徴

　口腔粘膜の再発性アフタ性潰瘍はほぼ必発で，有痛性の潰瘍である。単発ないし多発し瘢痕を残さずに治癒するが，再発をみる。陰部潰瘍は，男性では陰嚢や陰茎に，女性では大小陰唇，腟壁に有痛性の潰瘍をみる。眼症状では，再発性前房蓄膿性虹彩炎，虹彩毛様体炎，網脈絡膜炎，ぶどう膜炎をみる。これらにより視力低下，失明をきたす。皮膚症状では，結節性紅斑，毛囊炎，血栓性静脈炎などを認め，針反応陽性を示す。関節症状もみられるが，内臓病変では侵される臓器により腸管型ベーチェット，血管型ベーチェット，神経型ベーチェットなどに区分される。検査では，赤沈亢進，CRP強陽性，白血球増加などをみるが，自己抗体は陰性である。

3) 診断，鑑別疾患

　上記の特徴がある臨床症状と検査所見により診断されるが，表Ⅳ-4-24[35)]に厚生労働省により提唱されている調査研究班の診断基準を示す。SLEのほか，単純ヘルペス感染，反応性関節炎，クローン病，血管炎症候群などとの鑑別を要する。

12. リウマチ性多発筋痛症（PMR）

1) 概念

　リウマチ性多発筋痛症（polymyalgia rheumatica：PMR）は55歳以上の高齢者に好発し，男女比は1：2～3と女性に多く，近位筋，特に頸部から背部にかけて痛みとこわばりをきたす。先に述べた巨細胞性動脈炎ときわめて近似した疾患と考えられる。

2) 臨床的特徴

　朝のこわばり，発熱，食欲不振，倦怠感，体重減少などをみるが，唯一の検査異常は赤沈の異常亢進である。筋原性酵素や筋電図は正常である。時に頭痛，視力障害をみること

■ 表Ⅳ-4-24　ベーチェット病の診断基準

完全型，不全型および特殊病変を対象とする。

1．主要項目
(1) 主症状 　①口腔粘膜の再発性アフタ性潰瘍 　②皮膚症状 　　(a)結節性紅斑様皮疹 　　(b)皮下の血栓性静脈炎 　　(c)毛嚢炎様皮疹，痤瘡様皮疹 　　　　参考所見：皮膚の被刺激性亢進（針反応） 　③眼症状 　　(a)虹彩毛様体炎 　　(b)網膜ぶどう膜炎（網脈絡膜炎） 　　(c)以下の所見があれば(a)(b)に準じる 　　　　(a)(b)を経過したと思われる虹彩後癒着，水晶体上色素沈着，網脈絡膜萎縮，視神経萎縮， 　　　　併発白内障，続発緑内障，眼球癆 　④外陰部潰瘍
(2) 副症状 　①変形や硬直を伴わない関節炎 　②精巣上体炎 　③回盲部潰瘍で代表される消化器病変 　④血管病変 　⑤中等度以上の中枢神経病変
(3) 病型診断のカテゴリー 　①完全型：経過中に(1)主症状のうち4項目が出現したもの 　②不全型： 　　(a)経過中に(1)主症状のうち3項目，あるいは(1)主症状のうち2項目と(2)副症状のうち2項 　　　目が出現したもの 　　(b)経過中に定型的眼症状とその他の(1)主症状のうち1項目，あるいは(2)副症状のうち2項目 　　　が出現したもの 　③疑い：主症状の一部が出現するが，不全型の条件を満たさないもの，および定型的な副症状が反復 　　あるいは増悪するもの 　④特殊型：完全型または不全型の基準を満たし，下のいずれかの病変を伴う場合を特殊型と定義し， 　　以下のように分類する 　　(a)腸管（型）ベーチェット病―内視鏡で病変部位を確認する 　　(b)血管（型）ベーチェット病―動脈瘤，動脈閉塞，深部静脈血栓症，肺塞栓のいずれかを確認する 　　(c)神経（型）ベーチェット病―髄膜炎，脳幹脳炎など急激な炎症性病態を呈する急性型と体幹失 　　　調，精神症状が緩徐に進行する慢性進行型のいずれかを確認する
2．検査所見
参考となる検査所見（必須ではない） (1) 皮膚の針反応の陰・陽性 　　20～22Gの比較的太い注射針を用いること (2) 炎症反応 　　赤沈値の亢進，血清CRPの陽性化，末梢血白血球数の増加，補体価の上昇 (3) HLA-B51の陽性（約60％），A26（約30％） (4) 病理所見 　　急性期の結節性紅斑様皮疹では，中隔性脂肪組織炎で，浸潤細胞は多核白血球と単核球である。初 　　期に多核球が多いが，単核球の浸潤が中心で，いわゆるリンパ球性血管炎の像をとる。全身的血管 　　炎の可能性を示唆する壊死性血管炎を伴うこともあるので，その有無をみる (5) 神経型の診断においては，髄液検査における細胞増多，IL-6増加，MRIの画像所見（フレア画像で 　　の高信号域や脳幹の萎縮像）を参考とする

〈次頁に続く〉

3. 参考事項

(1) 主症状,副症状とも,非典型例は取り上げない
(2) 皮膚症状の(a)(b)(c)はいずれでも多発すれば1項目でもよく,眼症状も(a)(b)どちらでもよい
(3) 眼症状について
　虹彩毛様体炎,網膜ぶどう膜炎を経過したことが確実である虹彩後癒着,水晶体上色素沈着,網脈絡膜萎縮,視神経萎縮,併発白内障,続発緑内障,眼球癆は主症状として取り上げてよいが,病変の由来が不確実であれば参考所見とする
(4) 副症状について
　副症状には鑑別すべき対象疾患が非常に多いことに留意せねばならない(鑑別診断の項参照)。鑑別診断が不十分な場合は参考所見とする
(5) 炎症反応のまったくないものは,ベーチェット病として疑わしい。また,ベーチェット病では補体価の高値を伴うことが多いが,γグロブリンの著しい増量や,自己抗体陽性は,むしろ膠原病などを疑う
(6) 主要鑑別対象疾患
　(a)粘膜,皮膚,眼を侵す疾患
　　　多型滲出性紅斑,急性薬物中毒,ライター(Reiter)病
　(b)ベーチェット病の主症状の1つを持つ疾患
　　　口腔粘膜症状：慢性再発性アフタ症,急性外陰部潰瘍(Lipschutz潰瘍)
　　　皮膚症状：化膿性毛嚢炎,尋常性痤瘡,結節性紅斑,遊走性血栓性静脈炎,単発性血栓性静脈炎,スイート(Sweet)病
　　　眼症状：サルコイドーシス,細菌性および真菌性眼内炎,急性網膜壊死,サイトメガロウイルス網膜炎,HTLV-1関連ぶどう膜炎,トキソプラズマ網膜炎,結核性ぶどう膜炎,梅毒性ぶどう膜炎,ヘルペス性虹彩炎,糖尿病虹彩炎,HLA-B27関連ぶどう膜炎,仮面症候群
　(c)ベーチェット病の主症状および副症状と紛らわしい疾患
　　　口腔粘膜症状：ヘルペス口唇・口内炎(単純ヘルペスウイルス1型感染症)
　　　外陰部潰瘍：単純ヘルペスウイルス2型感染症
　　　結節性紅斑様皮疹：結節性紅斑,バザン硬結性紅斑,サルコイドーシス,Sweet病
　　　関節炎症状：関節リウマチ,全身性エリテマトーデス,強皮症などの膠原病,痛風,乾癬性関節症
　　　消化器症状：急性虫垂炎,感染性腸炎,クローン病,薬剤性腸炎,腸結核
　　　精巣上体炎：結核
　　　血管系症状：高安動脈炎,バージャー(Buerger)病,動脈硬化性動脈瘤,感染性動脈瘤
　　　中枢神経症状：感染症・アレルギー性の髄膜・脳・脊髄炎,全身性エリテマトーデス,脳・脊髄の腫瘍,血管障害,梅毒,多発性硬化症,精神疾患,サルコイドーシス

(文献35より引用)

があり,側頭動脈生検で巨細胞性動脈炎をみることもある。また,関節の滑膜にリンパ球浸潤や関節シンチグラムで集積像もみられ,滑膜炎の存在が示唆されている。PMRの症例の中に,後にRAと診断される症例もみられる。

3) 診断,鑑別疾患

表Ⅳ-4-25[36]に診断基準を示す。感染症や悪性腫瘍との鑑別を要す。

表Ⅳ-4-25　リウマチ性多発筋痛症の診断基準

1. 両側性肩の疼痛および（または）こわばり
2. 発症から2週間以内の症状完成
3. 初回赤沈1時間値40mm以上
4. 朝のこわばり持続時間1時間以上
5. 年齢65歳以上
6. うつ状態および（または）体重減少
7. 両側性上腕部圧痛

上記の診断基準項目7項目中3項目以上を満たす場合，または少なくとも1項目と巨細胞性動脈炎を示す臨床的あるいは病理組織学的異常が共存する場合には「リウマチ性多発筋痛症と考えられる」（Probable PMR）としてよい

（文献36より一部改変引用）

13. 自己炎症性疾患

　1882年に周期的な発熱を繰り返すアイルランドの1家系の発見を契機に提唱された疾患概念で，炎症に関わる分子の異常により発症する。これには，発見につながったアイルランド熱，家族性地中海熱，クリオピリン関連周期熱症候群，TNF受容体関連周期熱症候群，高IgD症候群，アフタ性口内炎・咽頭炎・リンパ節炎を伴う周期熱，Blau症候群などが含まれる。臨床的には，周期性発熱，蕁麻疹様の発疹，リウマチに類似した症状をみるため，膠原病や血管炎などとの鑑別を要する。乳幼児期に発症する非遺伝性自己炎症性疾患として周期性発熱，アフタ性口内炎，咽頭炎，リンパ節症候群（PFAPA）が知られている[37]。自己抗体や抗原特異的T細胞の異常はみられないため，病態は獲得免疫系の関与よりも自然免疫系の異常と考えられる。

14. 脊椎関節炎 (SpA)

　脊椎関節炎（spondyloarthritis：SpA）は，末梢関節炎，仙腸関節や脊椎などの体軸関節炎，付着部炎や指趾炎などの関節症状，ぶどう膜炎，乾癬，炎症性腸疾患などの関節外症状をきたし，HLA-B27との関連性を共通して認める疾患群の総称である。疾患の特徴として，付着部炎を主病態とすること，骨新生がみられることが挙げられる[38]。以下，含まれる主な疾患の診断アプローチについて述べる[39, 40]。

1) 体軸性脊椎関節炎 (axial SpA)

　SpAは，主な病変部位により体軸性脊椎関節炎（axial SpA）と末梢性脊椎関節炎（peripheral SpA）に大別される。axial SpAは，古くから知られている強直性脊椎炎と，

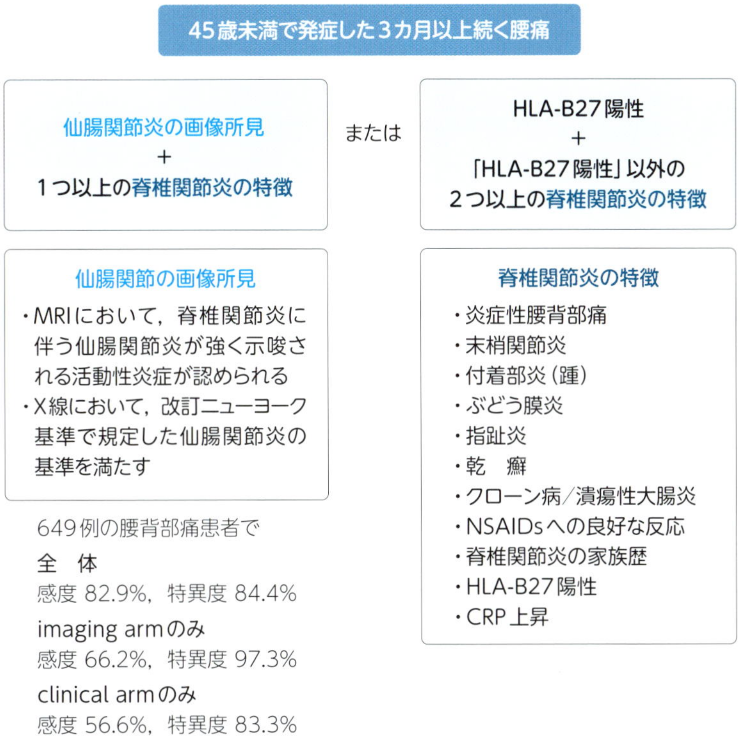

```
┌─────────────────────────────────────┐
│   45歳未満で発症した3カ月以上続く腰痛   │
└─────────────────────────────────────┘

┌──────────────────┐        ┌──────────────────┐
│  仙腸関節炎の画像所見 │  または  │   HLA-B27陽性     │
│        ＋        │        │        ＋        │
│ 1つ以上の脊椎関節炎の │        │「HLA-B27陽性」以外の│
│       特徴       │        │ 2つ以上の脊椎関節炎の│
└──────────────────┘        │      特徴        │
                            └──────────────────┘
```

仙腸関節の画像所見
- MRIにおいて, 脊椎関節炎に伴う仙腸関節炎が強く示唆される活動性炎症が認められる
- X線において, 改訂ニューヨーク基準で規定した仙腸関節炎の基準を満たす

脊椎関節炎の特徴
- 炎症性腰背部痛
- 末梢関節炎
- 付着部炎(踵)
- ぶどう膜炎
- 指趾炎
- 乾 癬
- クローン病/潰瘍性大腸炎
- NSAIDsへの良好な反応
- 脊椎関節炎の家族歴
- HLA-B27陽性
- CRP上昇

649例の腰背部痛患者で
全 体
感度 82.9%, 特異度 84.4%
imaging armのみ
感度 66.2%, 特異度 97.3%
clinical armのみ
感度 56.6%, 特異度 83.3%

図Ⅳ-4-4　axial SpAのASAS分類基準(2009年)

(文献39, 41より一部改変引用)

最近になって新たな概念として提唱されたX線基準を満たさないaxial SpAにわけられる。2009年に, 国際脊椎関節炎評価学会(ASAS)よりaxial SpAの分類基準が提唱されている(図Ⅳ-4-4)[39,41]。

　この基準では, 45歳未満で発症し3カ月以上持続する腰背部痛患者に対してaxial SpAの臨床的特徴と画像所見から分類する。こわばりは腰からしだいに上方へ進行するが, RAと同様に起床時に強く, 体を動かすことにより軽減する。関節以外では虹彩炎, 心伝導障害, 大動脈弁閉鎖不全などをみることがあるが, リウマトイド因子, 抗核抗体は通常陰性である。

2) 乾癬性関節炎

　比較的若年者に多く発病し, 男女差はないが, 日本では男性に多い傾向にある。尋常性乾癬(境界鮮明で紅斑上に白色, 雲母状の鱗屑が付着し, 鱗屑を剥がすと小点状出血をきたすAuspitz現象をみる)とともに関節炎をきたす。関節炎はDIP, PIP, MTPなど

手，足の遠位関節に非対称的に生じる群，ムチランス型の関節炎と仙腸関節障害を伴う群（HLA-B27陽性に多い），RAと区別できない群に大別される。爪の変形もみられ，陥凹，爪甲剥離，変色，角化などをみる。

3) 反応性関節炎

細菌感染を契機として発症する無菌性の関節炎である。クラミジアやサルモネラ，赤痢菌，エルシニア，カンピロバクターなどの細菌感染が契機となる。A群溶連菌による咽頭炎や扁桃腺炎後の関節炎もこの範疇に含まれる。先行感染が明らかでない場合もあるが，関節炎は非対称性で，単ないし多関節炎で，膝，足，股関節など荷重関節に多くみられる。指趾のソーセージ様腫脹，手指・足趾・手関節のRA類似の症状もみられるが，アキレス腱や測定部の付着部炎はRAとの鑑別点になる。結膜炎，上強膜炎，ぶどう膜炎などの眼症状をみる。その他，心・肺病変や腎病変，IgA腎症などをみることがあるが，リウマトイド因子や抗核抗体は陰性である。疑われる細菌を培養し菌を同定する。

4) 炎症性腸疾患に伴うSpA

潰瘍性大腸炎の5〜10%，クローン病の10〜20%に関節炎をみる。末梢関節炎は腸疾患の活動性と相関する。下肢の大関節に多く，異動性，非対称性である。仙腸関節炎や脊椎炎は腸疾患の活動性にかかわらず進行することがある。他疾患と同様にリウマトイド因子や抗核抗体は陰性である。

15. 結合織炎，線維筋痛症 (fibrositis, fibromyalgia syndrome)

線維筋痛症は関節炎を伴わずに筋骨格系（骨，粘液包，腱，靱帯，神経，筋肉など）の疼痛，こわばり，易疲労感を主徴とする疾患である。随伴症状として睡眠障害や過敏性腸炎，過活動膀胱，頭痛，片頭痛，月経困難症をみる。妊娠可能年齢層の女性に多い。

特徴的なのは，患者の訴えの多さのわりに客観的所見が少ないことである。しかしながら，身体にいくつかの圧痛点がみられる（表IV-4-26[42]の分類基準を参照）。健常人でも痛みを感じる部位であるが，本症を有する患者ではより強い痛みを感じ，疼痛の閾値が低下している。検査では特徴的な所見はなく，抗核抗体が弱陽性を示す場合にはSLEと誤診されることがある。診断は除外診断によるところが大きいが，寒冷やストレスによって症状が悪化すること，非ステロイド性抗炎症薬による効果が少ないこと，圧痛点の有無などによる。

表IV-4-26 線維筋痛症の分類基準

1. 「広範囲の疼痛」の既往がある
   〈定義〉・疼痛は以下のすべてが存在するときに「広範囲の疼痛」とされる
   　　　　身体左側の疼痛，身体右側の疼痛，腰から上の疼痛，腰から下の疼痛，さらに体幹中心部痛（頸椎，前胸部，胸椎，腰椎のいずれかの痛み）が存在する
2. 手指による触診で図に示した18箇所の圧痛点部のうち11箇所以上に圧痛を認める
   〈定義〉・圧痛点部は両側に対称性に存在し，合計18箇所となる
   　　　　・触診は約4kgの強さで行う
   　　　　・患者の触診に際し，「痛くない」，「少し痛い」，「中くらい痛い」および「とても痛い」にわけて問い，「少し痛い」以上であれば圧痛点ありとする

● 患者が上記1と2の両方の基準を満たすときに線維筋痛症と診断できる。なお，「広範囲の疼痛」は少なくとも3カ月持続する必要がある

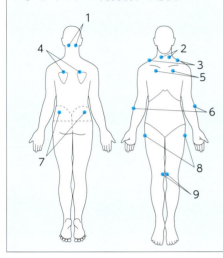

線維筋痛症における特徴的な圧痛点として提唱された18箇所の部位
1. 後頭部：後頭下筋の腱付着部
2. 下部頸椎：第5～7頸椎間の前方
3. 僧帽筋：上縁の中央部
4. 棘上筋：起始部，内縁に近いところで肩甲骨棘部の上
5. 第2肋骨：第2肋骨～肋軟骨結合部，結合部のすぐ外側
6. 外側上顆：上顆から2cm遠位
7. 臀部：臀部の4半上外側部
8. 大転子：転子突起の後部
9. 膝：内側やや上部のふっくらした部分

（文献42より引用）

〈文献〉

1) Arnett FC, et al：The American Rheumatism Association 1987 revised criteria for the classification of rheumatoid arthritis. Arthritis Rheum 31：315, 1988.
2) Aletaha D, et al：2010 rheumatoid arthritis classification criteria：an American College of Rheumatology/European League Against Rheumatism collaborative initiative. Ann Rheum Dis 69(9)：1580-1588, 2010.
3) 日本リウマチ学会：新基準使用時のRA鑑別疾患難易度別リスト（2016.11.14修正）. 2016.
   [http://www.ryumachi-jp.com/info/161114_table1.pdf]
4) 厚生労働省HP：46 悪性関節リウマチ．
   [https://www.mhlw.go.jp/content/10905000/001173548.pdf]（2025年1月閲覧）
5) Subcommittee for Scleroderma Criteria of the American Rheumatism Association Diagnostic and Therapeutic Criteria Committee：Preliminary criteria for the classification of systemic sclerosis(scleroderma). Arthritis Rheum 23：581, 1980.

6) 厚生労働省HP：51 全身性強皮症．
[https://www.mhlw.go.jp/content/10905000/001173543.pdf]（2025年1月閲覧）

7) van den Hoogen F, et al：2013 classification criteria for systemic sclerosis: an American College of Rheumatology/European League against Rheumatism collaborative initiative. Arthritis Rheum 65(11)：2737-47, 2013.

8) 塚本　浩：皮膚筋炎・多発性筋炎．日内会誌．104(10)：2125-31, 2015.

9) 厚生労働省HP：50 皮膚筋炎／多発性筋炎．
[https://www.mhlw.go.jp/content/10905000/001173544.pdf]（2025年1月閲覧）

10) Lundberg IE, et al：2017 European League Against Rheumatism/American College of Rheumatology Classification Criteria for Adult and Juvenile Idiopathic Inflammatory Myopathies and Their Major Subgroups. Arthritis Rheumatol 69(12)：2271-82, 2017.

11) 厚生労働省HP：53 シェーグレン症候群．
[https://www.mhlw.go.jp/content/10905000/001173541.pdf]（2025年1月閲覧）

12) Shiboski CH, et al：2016 American College of Rheumatology/European League Against Rheumatism classification criteria for primary Sjögren's syndrome：A consensus and data-driven methodology involving three international patient cohorts. Ann Rheum Dis 76(1)：9-16, 2017.

13) Brito-Zerón P, et al：Systemic activity and mortality in primary Sjögren syndrome：predicting survival using the EULAR-SS Disease Activity Index (ESSDAI) in 1045 patients. Ann Rheum Dis 75(2)：348-55, 2016.

14) 高橋裕樹, 他：IgG4関連疾患．日内会誌 103(10)：2520-6, 2014.

15) Hamano H, et al：High serum IgG4 concentrations in patients with sclerosing pancreatitis. N Engl J Med. Mar 344(10)：732-8, 2001.

16) 厚生労働省HP：300 IgG4関連疾患．
[https://www.mhlw.go.jp/content/10905000/001175041.pdf]（2025年1月閲覧）

17) Wallace ZS, et al：The 2019 American College of Rheumatology/European League Against Rheumatism classification criteria for IgG4-related disease. Ann Rheum Dis 79(1)：77-87, 2020.

18) Sharp GC, et al：Mixed connective tissue disease-an apparently distinct rheumatic disease syndrome associated with a specific antibody to an extractable nuclear antigen (ENA). Am J Med 52(2)：148-59, 1972.

19) 橋本博史：混合性結合組織病と重複症候群．膠原病教室．新興医学出版社, 1995, p165.

20) 厚生労働省HP：52 混合性結合組織病．
[https://www.mhlw.go.jp/content/10905000/001173542.pdf]（2025年1月閲覧）

21) 厚生労働省HP：42 結節性多発動脈炎．
[https://www.mhlw.go.jp/content/10905000/001173552.pdf]（2025年1月閲覧）

22) 厚生省厚生科学特定疾患対策研究事業難治性血管炎に関する調査研究班（班長：橋本博史）：難治性血管炎の診療マニュアル．2002.

23) 厚生労働省HP：43 顕微鏡的多発血管炎．
[https://www.mhlw.go.jp/content/10905000/001173551.pdf]（2025年1月閲覧）

24) Suppiah R, et al：2022 American College of Rheumatology/European Alliance of Associations for Rheumatology Classification Criteria for Microscopic Polyangiitis. Arthritis Rheumatol 74(3)：400-6, 2022.

25) Jennette JC, et al：2012 revised International Chapel Hill Consensus Conference Nomenclature of Vasculitides. Arthritis Rheum 65(1)：1-11, 2013.
26) 厚生労働省HP：44 多発血管炎性肉芽腫症.
[https://www.mhlw.go.jp/content/10905000/001173550.pdf]（2025年1月閲覧）
27) Robson JC, et al：2022 American College of Rheumatology/European Alliance of Associations for Rheumatology classification criteria for granulomatosis with polyangiitis. Ann Rheum Dis 81(3)：315-20, 2022.
28) 厚生労働省HP：45 好酸球性多発血管炎性肉芽腫症.
[https://www.mhlw.go.jp/content/10905000/001173549.pdf]（2025年1月閲覧）
29) Grayson PC, et al：2022 American College of Rheumatology/European Alliance of Associations for Rheumatology Classification Criteria for Eosinophilic Granulomatosis With Polyangiitis. Arthritis Rheumatol 74(3)：386-92, 2022.
30) Hunder GG, et al：The American College of Rheumatology 1990 criteria for the classification of giant cell arteritis. Arthritis Rheum 33(8)：1122-8, 1990.
31) 厚生労働省HP：41 巨細胞性動脈炎.
[https://www.mhlw.go.jp/content/10905000/001173554.pdf]（2025年1月閲覧）
32) 斉藤嘉美：高安動脈炎. 現代医療 21(12)：17-22, 1989.
33) 厚生労働省HP：40 高安動脈炎.
[https://www.mhlw.go.jp/content/10905000/001173555.pdf]（2025年1月閲覧）
34) 厚生労働省HP：54 成人発症スチル病.
[https://www.mhlw.go.jp/content/10905000/001173540.pdf]（2025年1月閲覧）
35) 厚生労働省HP：56 ベーチェット病.
[https://www.mhlw.go.jp/content/10905000/001173538.pdf]（2025年1月閲覧）
36) Weyand CM, et al：Corticosteroid requirements in polymyalgia rheumatica. Arch Intern Med 159(6)：577-84, 1999.
37) 村田卓士：PFAPA（周期性発熱, アフタ性口内, 咽頭炎, リンパ節症候群）. 医学のあゆみ 235(12,13)：1197-202, 2010.
38) 田村直人：脊椎関節炎診療のupdate. 炎症と免疫 32(1)：37-8, 2024.
39) 多田久留守：体軸性脊椎関節炎. 炎症と免疫 32(1)：39-43, 2024.
40) 橋本博史：血清反応陰性脊椎関節症. 新・膠原病教室. 新興医学出版社, 2009, p181.
41) Rudwaleit M, et al：The development of Assessment of SpondyloArthritis international Society classification criteria for axial spondyloarthritis (partⅠ)：classification of paper patients by expert opinion including uncertainty appraisal. Ann Rheum Dis 68(6)：770-6, 2009.
42) Wolfe F, et al：The American College of Rheumatology 1990 Criteria for the Classification of Fibromyalgia. Report of the Multicenter Criteria Committee. Arthritis Rheum 133(2)：160-72, 1990.

V章

病型分類，亜型

V章　病型分類，亜型

1. 病型分類

　SLEの臨床像は不均一を示すため，SLEの診断名のもとで成因，病態発症機序，免疫異常，治療法などの研究を進めることは，ある意味では非合理的と考えられる。病像をより均一化したほうが合理的で，ここに病型分類の必要性がある。これまで，性，年齢，人種差，免疫異常，自己抗体，疾患活動性，重症度，経過，予後などの観点から病型分類が試みられている。しかしながら，多彩な免疫異常と多臓器障害を特徴とするSLEを明確に病型区分することは困難な場合が多い。これまで，目的に応じた病型分類がいくつか試みられ，その必要性と妥当性が検討されてきた。以下，主な病型分類を挙げる[1]。

1. 皮疹による分類

　皮疹からは，3つの特異的なLE（lupus erythematosus）の皮膚病変がみられる。それらは，慢性皮膚型LE，いわゆる円板状LE（discoid LE：DLE），亜急性皮膚型LE（subacute cutaneous LE：SCLE），急性皮膚型LE（acute cutaneous LE：ACLE）である。これら3つの皮膚病変の組織生検では，LEに特異的な病理学的所見を認める（Ⅱ章 6．病理組織学的所見の項 ☞74頁）。SLEとこれら3つの皮膚病変の関係を図Ⅴ-1-1に示す[2]。DLEとSCLEをみる症例では，必ずしもSLEの診断基準を満たさないことに留意する。DLEは通常，内臓病変を伴わず生命予後も良好で，SLEに移行する頻度も5％以下である。SCLEはSontheimerらにより報告された病型[2]で，DLEとACLEの中間に位置する病

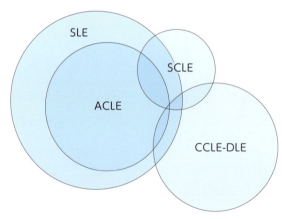

図Ⅴ-1-1 SLEにみられる皮疹による3つの病型の相互関係

ACLE：急性皮膚型LE
SCLE：亜急性皮膚型LE
CCLE-DLE：慢性皮膚型LE－円板状LE

（文献2より引用）

型であるが，DLEとともに抗SS-A/SS-B抗体の陽性率が高い。しかし，SLEの部分症としてDLEやSCLEをみることがある。SCLEは，大きな多環性，花冠状の融合した皮疹が顔，頸，上背部，上胸部に出現する。輪状の中心部は，しばしば毛細血管拡張や色素脱失を示す。DLEにみられるような角栓形成は著明ではない。日光過敏症は60～70％にみられ，約50％がSLEの診断基準を満たす。

2. 経過による分類

電撃性，急性，亜急性，慢性，寛解などにわけられるが，経過をみて評価されることが多く予測因子に乏しい。

3. 加齢による分類

SLEは，20～30歳代の女性に好発する疾患であるが，若年発症，高齢発症もみられ，それらにより病像，予後が異なる。筆者らの検討では，高齢発症SLEは，蝶形紅斑やネフローゼ症候群，中枢神経障害が少なく非定型像を示し，男性の占める割合も多い（図V-1-2）[3]。また，胸膜炎などの肺病変が多くみられるが，LE細胞，抗dsDNA抗体価高値，血清低補体価などの出現率は低い。予後は不良で，感染症などによる死因が多い。

反面，若年発症であるほどSLEの定型像を示し，HLA-DR2の保持者も多い[3]。Brunnerら[4]やHershら[5]も小児発症と成人発症SLEを比較し，小児発症では有意に腎症が多いことを認め，ステロイド薬と免疫抑制薬使用例も有意に多いことを認めている。また，SLEDAI renal scoreとSDI scoreも小児例が高い。Desclouxら[6]は，小児SLEを思春期前，思春期，思春期後の3群に区分し，傷害度からみた転帰に及ぼす発症時年齢の影

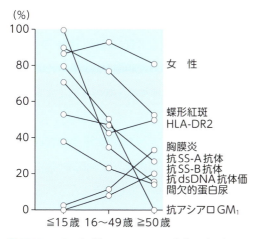

診断時年齢	≦15歳	16～49歳	≧50歳
女性の割合・比率	88%	93%	80%
蝶形紅斑	+++	++	+
ネフローゼ症候群	+++	++	+
抗dsDNA抗体価	↑↑↑	↑↑	↑
胸膜炎	±	+	++
間欠的蛋白尿	±	+	++
抗SS-B抗体	−	±	+
HLA-DR2	71%	43%	50%
HLA-DR8	0	18%	57%

図V-1-2　加齢によるSLEの病像の相違

（文献3より引用）

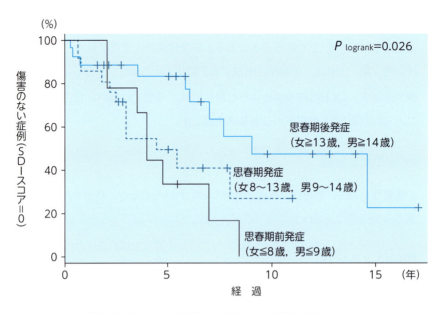

図V-1-3　発症時年齢による小児SLE傷害度の経時的変化

(文献6より引用)

響を比較検討している(図V-1-3)．傷害度は若年ほど有意に増加し，この現象はどの観察期間においても認められる．精神神経症状とその傷害は発症年齢とともに減少を認め，傷害に寄与していると考えられるステロイド多量投与期間と免疫抑制薬の使用数は若年ほど増加をみている．若年に観察された予後不良例は，重篤な臓器障害，易感染性の可能性もあるが，特に，最初の6カ月以内の強力な治療が関与している可能性があることを示唆した．精神神経障害は成人発症に比べ高頻度で，軽重の認知障害もみられるが，認知能力の発達時期における影響が少なからずあるとされる[7]．Harelら[8]は，小児SLEの25％に精神神経障害を認め，必ずしもSLEの再燃に関係するとは限らず最も多いのは痙攣であることを指摘した．抗リン脂質抗体もよく認められ，ループス抗凝固因子陽性例は精神神経症状の症例に有意に多くみられたが，精神神経症状で有意な相関が認められたのは脳血管障害とIgMクラス抗カルジオリピン抗体であった．精神神経症状の成因に成人発症SLEと相違のあることを示唆した．

　最近，イギリスの研究グループから小児発症例と成人発症例の多数例の比較検討成績が報告された．小児発症例では，腎症，中枢神経障害，脱毛，口内炎，血小板減少症，溶血性貧血，抗DNA抗体高値，抗Sm抗体，抗RNP抗体が有意に多く認められている．死亡率は10年ごとの検討で漸次減少しているが，一般集団に比べ高い．

　小児SLEの特徴をまとめると，成人発症に比べ男性の占める割合が多い，腎症と精神神経障害が多い，肺病変は少ない，活動性スコアと傷害度スコアが高い，ステロイド薬と

免疫抑制薬の使用例が多い，治療により疾患活動性は抑えられるが治療薬による副作用のリスクがある，発育過程にある小児への影響が少なからずみられるなどである。

　加齢によるSLEの病像の相違には，遺伝的要因，環境因子，性ホルモン，加齢による免疫能の変化などが関与すると考えられている。なお，幼少児，小児に発症するSLEは，若年発症SLE，小児発症SLE，若年性SLEなど，様々な病名がつけられているが，18歳以前に発症するSLEは小児発症SLEに統一し呼称することが提唱されている[9]。

4. 自己抗体，免疫異常による分類

　SLEでは，数多くの自己抗体や免疫異常が認められ，それらの多くは臨床病態と密接に関連する（表V-1-1）。したがって，これらの異常を認める場合には病態診断に有用で，また，将来の病態出現を予測しうる可能性がある。しかしながら，臨床病態が認められても，それに関連するとされる自己抗体や免疫異常が必ずしも認められるわけではない。また，同一症例において多岐にわたる自己抗体や免疫異常を認めても，それらに関連する病態がすべて出現するとは限らない。抗U1-RNP抗体単独高値陽性がMCTDの，また抗リン脂質抗体が抗リン脂質抗体症候群（APS）における疾患概念の提唱の発端になったことを考えると，数多くの自己抗体や免疫異常の中に，同様の経緯をたどり，病型ないし独立疾患として分類されるものが含まれている可能性がある。

表V-1-1　SLEにみられる免疫異常と臨床像

抗核抗体	抗dsDNA抗体	腎炎
	抗ヒストン抗体	関節炎，薬剤誘発ループス
	抗Sm抗体	腎炎，精神神経症状
	抗U1-RNP抗体	レイノー現象，リンパ節腫大，肺高血圧症
	抗SS-A抗体	Ro（SS-A）抗体症候群（円板状紅斑，亜急性皮膚型ループス，新生児ループス，補体欠損症，乾燥症状）
	抗SS-B抗体	乾燥症状，関節炎
	抗PCNA抗体	腎炎，血小板減少，精神神経症状
	抗Ki抗体	間質性肺炎，乾燥症状
リウマトイド因子		関節炎
クームス抗体		溶血性貧血
抗血小板抗体		血小板減少
抗リン脂質抗体		血栓症，血小板減少，ワッセルマン反応偽陽性，自然流・死産
抗アシアロGM$_1$抗体		精神神経症状
抗リンパ球抗体		リンパ球減少
CD4／CD8比低下		腎炎

5. ループス腎炎の組織学的病型分類

　SLEで最も多くみられる内臓病変にループス腎炎が挙げられるが，その病理組織像も不均一性を示す。2003年にISN/RPSにより提唱された分類（2018年に改訂）（Ⅱ章6．病理組織学的所見の項☞76頁，表Ⅱ-6-1）ではWHO分類と同様に6型に分類されているが，それらの組織学的病型の相違が何によって規定されているのかは不明である。免疫複合体の抗原と抗体の量的比，免疫複合体のサイズ，抗体のavidity，補体結合性，免疫複合体の沈着様式，遺伝的要因などの関与が考えられる。

6. 重症度・予後からみた病型分類

　この病型分類は，前景に立つ臨床病態を評価し，長期予後の見通しの上に立った治療・管理方式を考慮することができる点で有用である。明らかに生命予後に相違のある病態は，筆者らの検討ではDLE，レイノー現象，ネフローゼ症候群，痙攣・意識消失発作である（図Ⅴ-1-4）。すなわち，前二者はそれを認めない症例に比べ生命予後が良く，後二者はそれらを認めない症例に比べ予後不良である。また，これらの病態によりステロイド薬に対する反応性が異なり，寛解率においても相違をみる。さらに，1988年に厚生省（現厚生労働省）自己免疫疾患調査研究班（班長：狩野庄吾）は，重症度による病型分類とそれに対する治療法の確立を目的として全国調査を施行した。その結果，転帰により完全寛解率の高い病態，不完全寛解率の高い病態，不変または悪化率の高い病態などに大別された（表Ⅴ-1-2, 3[10]）。これらの結果より，重症度からみた病型分類をすると表Ⅴ-1-4の通りである。

1）軽症SLE

　重篤な内臓病変を認めず，主症状が発熱，紅斑，関節痛（炎），筋痛，レイノー現象，軽度の貯留液を認める漿膜炎などを伴う場合で，この病態にはMCTDが含まれることがある。広汎にみられる紅斑や日光過敏性皮膚炎をみることもあるため留意する必要がある。SLEの関節痛（炎），急性ないし亜急性の移動性関節症（炎），変形を伴う慢性進行性多関節炎の3型にわけられる。しかし後者は稀で，X線上骨びらんや破壊をみることは少ない。関節周囲の軟部組織や腱の傷害によりJaccoud様関節炎による変形をみることがある（10%）。筋肉痛もよくみられるが，明らかな筋炎は稀である。筋炎がみられる場合には下肢帯に始まることが多い。稀に，多発性筋炎と区別のつかない近位筋の筋力低下をみることがある。

2）中等症と重症SLE

　これには生命予後の不良な病態，難治性の病態，完全寛解率の低い病態が含まれる。

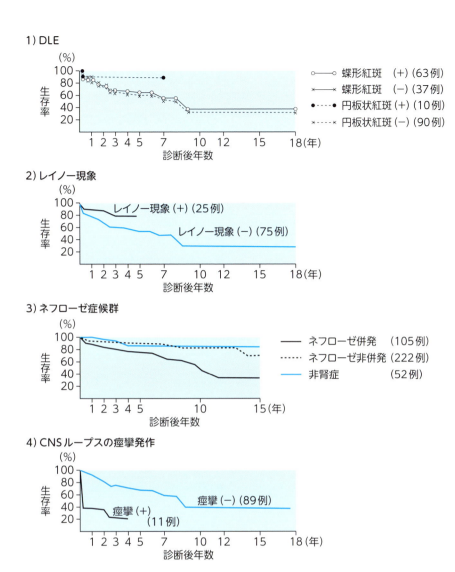

図V-1-4 予後に有意差のみられるSLEの病態と予後曲線

(1) ループス腎炎

先に述べたごとく，臨床病態ではネフローゼ症候群（特に，初発症状として認められる場合）は生命予後不良である。経時的な変化の中で，蛋白尿や尿沈渣異常の出現は腎症の活動性を示唆するが，ネフローゼ症候群，telescoped sediment，腎機能の悪化はさらに重篤な活動性を示唆する。腎機能は血清クレアチニン，BUN，β_2-ミクログロブリン，尿中NAG，クレアチニンクリアランス（Ccr）などで評価されるが，尿異常所見がなく腎機能低下がみられる場合には，閉塞や薬剤，感染などの要因を除外する必要がある。高血圧は通常，腎機能不全に伴ってみられ不可逆性病変を示唆するが，半月体形成性腎炎，

表Ⅴ-1-2 完全寛解率の高い臨床病態

無菌性髄膜炎	16/17（94.1％）
胸膜炎	87/97（89.7％）
発熱（≧38.0℃）	430/500（86.0％）
急性腹症	15/18（83.3％）
心外膜炎	85/106（80.2％）
腹膜炎	12/15（80.0％）
痙攣発作	37/50（74.0％）
口腔内潰瘍	90/122（73.8％）
意識消失発作	28/45（62.2％）
溶血性貧血	44/71（62.0％）
関節痛（炎）	413/722（57.2％）
血小板減少性紫斑病	57/100（57.0％）
筋肉痛（炎）	66/133（49.6％）
血栓性静脈炎	14/29（48.3％）
脱毛	116/257（45.1％）
皮膚潰瘍	27/60（45.0％）
急性腎不全	17/39（43.6％）
紅斑	317/742（42.7％）

（文献10より引用）

表Ⅴ-1-3 不完全寛解，不変，悪化率の高い臨床病態

●「不完全寛解」率の高い臨床病態	
1日3.5g以上の多量蛋白尿	160/245（65.3％）
1日3.4g以下の持続性蛋白尿	163/317（51.4％）
指趾壊疽	19/39（48.7％）
末梢神経障害	19/40（47.5％）
高血圧（≧160〜95）	88/187（47.1％）
紅斑	329/742（44.3％）
レイノー現象	143/323（44.3％）
皮膚潰瘍	25/60（41.7％）
●「不変」率の高い臨床病態	
無菌性骨壊死	29/61（47.5％）
肺高血圧症	8/19（42.1％）
末梢神経障害	15/40（37.5％）
間質性肺炎/肺線維症	22/60（36.7％）
レイノー現象	104/323（32.2％）
慢性腎不全	16/50（32.0％）
●「徐々に悪化」率の高い臨床病態	
肺高血圧症	6/19（31.6％）
無菌性骨壊死	15/61（24.6％）
慢性腎不全	12/50（24.0％）
●「急速に悪化」率の高い臨床病態	
急性腎不全	9/39（23.1％）
急性腹症	1/18（5.6％）
間質性肺炎/肺線維症	3/60（5.0％）
血栓性静脈炎	1/29（3.4％）

（文献10より引用）

間質性腎炎，腎血管病変，ステロイド薬の影響などの要因について鑑別を要する．WHO分類ないしISN/RPSによる病理組織学的病型（Ⅱ章 6．病理組織学的所見の項☞76頁，表Ⅱ-6-1）では，Ⅳ型とⅥ型が予後不良である．しかしながら，予後良好な病型であっても，経過中，他の病型に移行・進展することがあるため留意する．Ⅴ型はネフローゼ症候群をみることが多いが，慢性に経過し，予後は比較的良好である．転帰の観点からみると，ループス腎炎は，ネフローゼ型，持続性蛋白尿型を問わず完全寛解率は低い［Ⅶ章 3．腎症（ループス腎炎）の項☞260頁］．自験例の検討では，完全寛解率は27％で，不完全寛解率を含めると65％である[11]．また，急性腎不全の病態は悪化率が高い（表Ⅴ-1-3）．

表Ⅴ-1-4　SLEの重症度からみた病型分類

1. 軽　症
    DLE
    皮疹，粘膜症状
    関節炎，筋症状
    レイノー現象
    漿膜炎（少量の貯留液）
    尿沈渣異常／間欠的蛋白尿
2. 中等症
    持続性蛋白尿
    溶血性貧血
    血小板減少性紫斑病
    CNSループス（脳神経障害，脊髄障害，髄膜炎，機能的精神症状など）
    心筋炎
    漿膜炎（多量の貯留液）
3. 重　症
    ネフローゼ症候群
    腎不全（急速進行性，慢性）
    CNSループス（痙攣重積発作，意識消失発作，器質性脳症候群）
    間質性肺炎
    肺高血圧症
    全身性血管炎・血栓症
4. SLEの亜型
    1）pre-SLE
    2）薬剤誘発ループス
    3）DLE
    4）亜急性皮膚型ループス（SCLE）
    5）新生児ループス
    6）補体欠損に伴うLE症候群
    7）抗リン脂質抗体症候群（APS）

(2) 精神神経障害を伴うSLE

　SLEにみられる精神神経症状はきわめて多彩で，痙攣重積発作，意識消失発作，脳血管障害，脳神経障害，脊髄障害，無菌性髄膜炎，末梢神経障害，舞踏病，頭痛，器質性脳症候群，精神症状などをみる（Ⅶ章 4. 精神神経症状の項☞289頁）。従来，筆者らは表Ⅴ-1-5の分類[12]を用いてきたが，1999年にACRより精神神経障害を伴うSLE（neuropsychiatric syndromes of systemic lupus erythematosus：NPSLE）の分類が提唱された（Ⅶ章 4. 精神神経症状の項☞300頁，表Ⅶ-4-9，☞301頁，表Ⅶ-4-10参照）[13]。筆者らの従来の分類による検討では，器質性脳症候群の有無を問わず痙攣重積発作と意識消失発作の病

表 V -1-5　SLEにおける精神神経症状の病型

分　類	精神症状 精神病群* (psychosis)	精神症状 器質性脳症候群* (organic brain syndrome：OBS)	神経症状
症状・所見	うつ状態，躁状態，躁うつ状態，統合失調症様状態（神経症状態） ※いずれも意識障害が目立たない	急性期：せん妄，錯乱，認知障害（知的能力低下） 慢性的：認知障害，痴呆，人格変化 ※せん妄，錯乱とは意識障害に伴い不穏，興奮，幻覚，妄想がみられる状態。意識障害の程度は様々だが軽度のことが多い	痙攣発作およびその他のてんかん様発作，脳血管障害，片麻痺，不随意運動，運動失調，無菌性髄膜炎，横断性脊髄炎，末梢神経障害，頭痛など ※てんかん様発作には，全般性強直間代発作，Jackson型発作，複雑部分発作などがある
関連することのある自己抗体	抗リボソームP抗体，抗NR2抗体，抗GAPDH抗体	抗リボソームP抗体，抗NR2抗体，抗GAPDH抗体	抗アシアロGM₁抗体，抗PCNA抗体，抗Sm抗体，抗リン脂質抗体など
予　後	良	不　良	病態による
指標となるサイトカイン	インターフェロンα	インターフェロンα インターロイキン6	インターロイキン6

＊：精神病群（psychosis）と器質性脳症候群（OBS）は重複例や移行型もみられる。また，精神症状と神経症状の重複もみられる。

（文献12より）

態は予後不良である。厚生省（現 厚生労働省）調査研究班の検討では，痙攣発作と意識消失発作の完全寛解率はそれぞれ74％，62％であるが，再発を繰り返す場合には予後不良となる。痙攣発作は9〜20％にみられ，多くは大発作であるが，小発作，Jackson型もみられる。多くはうつ状態，躁状態，精神錯乱，対麻痺などを伴う。痙攣発作が初発するSLEは1〜3％であるが，抗痙攣薬投与によってSLE様症状をみる場合があることから，真性SLEと薬剤誘発LEとの鑑別が必要である。脳神経症状では，視力障害，眼筋麻痺，顔面神経麻痺，三叉神経麻痺，構音障害，眼振，めまいなどがみられる。その他の症状として横断性脊髄炎，無菌性髄膜炎，頭痛，末梢神経障害，ギラン・バレー症候群，重症筋無力症，自律神経障害などをみる。精神症状は12〜45％にみられるが，よくみられるのは，不眠，うつ状態，情緒不安定，神経症，錯乱，幻覚，失見当などである。これは器質性脳症候群と精神病群にわけられ，前者では認識機能の障害があり，中毒性脳炎様を示し，見当識，知覚，記憶，知能，判断などの障害を認める。時に慢性に進行し不可逆性痴呆となる。後者は情緒的，機能的障害を認め，よくみられるのは抑うつと不安感である。時に

自殺企図がみられる。

　NPSLEの分類では，精神症状を器質性脳症候群の有無でわけることなく中枢神経系の中で，①acute confusional state，②anxiety disorder，③cognitive dysfunction，④mood disorder，⑤psychosisに区分している。①は意識混濁，意識変容をみる意識障害で，②は不安感の精神的表出，不安発作，強迫性障害などを含み，③は高次脳機能障害をみる認知障害で，せん妄，痴呆，健忘を含み従来の器質性脳症候群に近く，④は感情の異常な抑うつや高揚の持続，⑤は幻想や妄想により日常生活に支障をきたす状態で，抗リボソームP抗体との関連をみる。

　これらのNPSLEないしCNSループスの病態診断をするには，病態に応じ脳波，髄液，画像，各種自己抗体などを検査するが特異的な検査所見はない。また，感染症や薬剤など他の原因によるものを除外する必要がある。

(3) 心・肺病変

　心病変では，心外膜炎と心筋炎が活動性を反映する。前者では，稀に心タンポナーデをきたし予後を左右する。感染性心外膜炎や低蛋白血症による漏出液と鑑別を要する。後者では，頻脈，心肥大，うっ血性心肥大，不整脈，伝導障害などをみる。

　肺病変では，胸膜炎，急性肺臓炎，肺出血，肺梗塞・塞栓などが活動性と重症度を反映する。これらもまた感染症や他の原因による凝固亢進ないし出血傾向などと鑑別を要する。

　急性ループス肺臓炎（間質性肺炎）では，稀に初発症状として認められることがあり，突然の呼吸困難，咳，発熱，時に血痰を認める。胸部X線所見では，両側ないし片肺の下部に不透明な斑状の陰影が認められる。横隔膜の挙上や胸水，胸痛を伴うことがある。肺胞出血を認める症例では急性の間質性肺炎に類似するが，血痰で気づくことが多い。血痰を認めず重篤な肺胞出血をみる症例も少なからず存在し，この場合，ヘマトクリットの急激な減少とCOの拡散能の増加に留意する。慢性のびまん性間質性肺炎は強皮症やRAに比べ頻度は低く，認められたとしても限局性のことが多い。肺高血圧症は悪化率の高い病態であるが，MCTDや強皮症に比べて頻度は低い。臨床的にレイノー現象や抗U1-RNP抗体陽性をみることが多く，進行すると労作時の呼吸困難，胸部X線左第2弓の突出，第2肺動脈音の亢進，胸骨左縁収縮期性拍動，右室負担などが認められ，重症度と関連する。ステロイドに反応する症例もみられるが，突然死，肺性心で死亡する率が高く，病態が直接死因につながる点でも重要視される（表V-1-6）[10]。

(4) 消化器病変

　口腔粘膜潰瘍，急性腹症，無菌性腹膜炎などをみることが多い。急性腹症は腸間膜動脈炎によることが多いが，ステロイド薬で治療されている場合には症状がマスクされていることがある。しばしば虚血性腸炎をみる。これらの消化器病変は他の原因による疾患との

表 V-1-6 SLEの病態と死因

病態	死亡数 (%)	腎不全	中枢神経障害	感染症	肺臓炎/肺線維症	肺高血圧症	肺出血/梗塞	心不全	心筋梗塞	消化管出血	DIC	その他
肺高血圧症 (n= 19)	7 (36.8)	0	1	2	0	6	1	5	0	0	1	0
急性腎不全 (n= 42)	12 (28.6)	6	3	6	0	0	3	0	0	2	1	3
意識消失発作 (n= 46)	9 (19.6)	3	3	4	1	0	1	2	1	1	3	1
痙攣発作 (n= 50)	9 (18.0)	2	2	2	0	0	1	2	1	1	1	2
間質性肺炎 (n= 65)	11 (16.9)	2	0	6	6	2	2	2	0	0	1	1
血小板減少性紫斑病 (n= 97)	11 (11.3)	1	0	6	2	1	3	0	1	1	2	3
慢性腎不全 (n= 49)	5 (10.2)	3	0	2	1	0	0	2	1	0	0	0
溶血性貧血 (n= 74)	7 (9.5)	1	1	1	1	0	1	1	1	1	0	1
多量蛋白尿 (n=252)	19 (7.5)	10	3	10	3	0	3	5	1	2	5	4
精神症状 (n=138)	8 (5.8)	2	3	3	0	1	0	1	0	1	1	1
持続性蛋白尿 (n=310)	13 (4.2)	2	1	2	3	2	0	4	1	1	1	2

(文献10より引用)

鑑別が必要である．嘔気，嘔吐，下痢などの消化器症状とともに頻尿がみられればループス膀胱炎を疑う．稀に炎症性腸疾患に伴う膵炎や自己免疫性膵炎，蛋白漏出性腸症がみられる．肝障害では，自己免疫性肝炎，再発性結節性過形成，肉芽腫性肝炎などをみることがあるが，感染性や薬剤性などとの鑑別を要し，診断は特異抗体の存在とともに肝生検によるところが大きい．

(5) 血液学的病変，血管病変

重症度と活動性の高い病態は自己免疫性溶血性貧血（AIHA）と血小板減少性紫斑病（TP）である．両者が併発するEvans症候群もみられる．いずれも特異的な自己抗体（クームス抗体，抗血小板抗体，PA-IgG，抗リン脂質抗体など）とともに特徴的な検査所見を示す．日本では，これらの頻度は欧米に比べ低く，また紫斑をみるほどの血小板減少をみることは少ない．

白血球減少やリンパ球減少はSLEの活動性とともに認められるが，非活動期においても認められ，それ自体は治療の対象とはならない．しかし，抗リンパ球抗体やmyeloid precursorに対する抗体が認められ，著しい白血球減少や再生不良貧血をみる場合には治療の対象となることがある．CRPは活動性であっても陰性か弱陽性を示し，感染症との

鑑別に有用であるが，全身性の壊死性血管炎をみるSLEでは白血球増加とともに強陽性をみる。APSは動静脈血栓をきたす部位を選ばず，その重症度は臓器梗塞部位によるが，多臓器梗塞をみるcatastrophic APSは重篤で予後不良である。稀に，凝固因子の第Ⅱ，Ⅷ，Ⅸ，Ⅺ，Ⅻ因子に対する抗体による出血傾向やvon Willebrand syndromeを認め，治療の対象となることがある[14]。

〈文 献〉

1) 橋本博史：病型分類の可能性とその臨床的意義―全身性エリテマトーデス．最新医学 45：318，1990．
2) Sontheimer RD, et al：Subacute cutaneous lupus erythematosus：a cutaneous marker for a distinct lupus erythematosus subset. Arch Dermatol 115(12)：1409-1415, 1979.
3) Hashimoto H, et al：Differences in clinical and immunological findings of systemic lupus erythematosus related to age. J Rheumatol 14：497, 1987.
4) Brunner HI, et al：Difference in disease features between childhood-onset and adult-onset systemic lupus erythematosus. Arthritis Rheum 58(2)：556-562, 2008.
5) Hersh AO, et al：Differences in long-term disease activity and treatment of adult patients with childhood-and adult-onset systemic lupus erythematosus. Arthritis Rheum 61(1)：13-20, 2009.
6) Descloux E, et al：Influence of age at disease onset in the outcome of paediatric systemic lupus erythematosus. Rheumatology(Oxford) 48(7)：779-784, 2009.
7) Ambrose N, et al：Differences in disease phenotype and severity in SLE across age groups. Lupus 25(14)：1542-1550, 2016.
8) Harel L, et al：Neuropsychiatric manifestations in pediatric systemic lupus erythematosus and association with antiphospholipid antibodies. J Rheumatol 33(9)：1873-1877, 2006.
9) Silva CA, et al：Taxonomy for systemic lupus erythematosus with onset before adulthood. Arthritis Care Rheumatol 64：1787, 2012.
10) 橋本博史，他：全身性エリテマトーデスの病型分類に関する全国調査結果について．リウマチ 32：27，1992．
11) 橋本博史：全身性エリテマトーデスの予後の変貌と診断・治療の進歩．リウマチ科 27：444，2002．
12) 橋本博史：全身性エリテマトーデスの臨床評価と治療管理．内科 80(1)：67-74，1997．
13) ACR Ad Hoc Committee on Neuropsychiatric Lupus Nomenclature：The American College of Rheumatology nomenclature and case definitions for neuropsychiatric lupus syndromes. Arthritis Rheum 42(4)：599, 1999.
14) 橋本博史：病態と治療―全身性エリテマトーデス．医学と薬学 42：685，1999．

V章 病型分類，亜型

2. 亜型

1. Pre-SLE

　SLEは多因子性疾患で，定型像から非定型像を示すものまでみられることは既に述べた。そして，SLEの特徴的な病像が出現する前に前駆症状や軽微所見を持続ないし間欠的に認める，いわゆるpre-SLEと考えられる状態が存在すると考えられる。筆者らは既にこの観点から検討を行い，具体的な症例を呈示するとともにpre-SLE状態として，①体質・素因（同胞内にSLEの発症，HLA-DR2の保有など），②血液学的・免疫血清学的異常（リンパ球減少，血小板減少，抗核抗体，LE因子，ワッセルマン反応偽陽性ないし抗リン脂質抗体，血清低補体価，高ガンマグロブリン血症），③臨床像（日光過敏症，皮疹，関節痛，レイノー現象，リンパ節腫大，発熱など）などの項目を挙げた（表V-2-1）[1]。これらの項目が2〜3でとどまっている症例もあり，誘因や環境因子により顕性化すると考えられる。しかしながら，すべての症例が確実例に至るとは限らず，体質・素因やsub-clinicalの状態で長期とどまっている場合も多いと思われる。これらの症例では将来の経過を予測する手だてはなく，現在のところ定期的に経過観察することが重要である。

　Arbuckleら[2]は，SLE発症前から既に各種抗核抗体の出現がみられることを報告している（図V-2-1）。それによれば，抗核抗体，抗リン脂質抗体，抗SS-A/SS-B抗体は抗Sm抗体や抗U1-RNP抗体よりも早期に出現し（診断前平均3.4年：2.2年），抗dsDNA抗体は抗核抗体よりも遅れ，診断前平均2.2年でみられるとされる。すなわち，無症候性の時期より抗核抗体の出現をみるが，良性の自己免疫の時期に抗核抗体，抗SS-A/SS-B

表V-2-1　pre-SLE状態

体質／素因	疾患感受性遺伝子，同胞内発端者
誘因／環境因子	薬剤，ウイルス感染，日光過敏症，妊娠／出産，手術／外傷，ストレス
潜在的免疫異常	高ガンマグロブリン血症，ワッセルマン反応偽陽性，リウマトイド因子，抗核抗体，LE細胞，抗DNA抗体，抗リン脂質抗体，抗SS-A/SS-B抗体
持続的血液学的異常	白血球減少，リンパ球減少，血小板減少，自己免疫性溶血性貧血
臨床症状	発熱，関節痛，皮疹，リンパ節腫脹，レイノー現象，尿異常所見

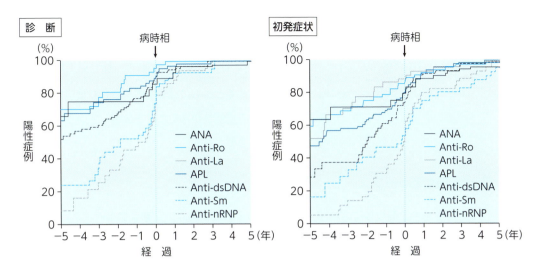

■ 図Ⅴ-2-1　SLEの診断前と初発症状前の各種抗核抗体出現の相対的頻度

(文献2より一部改変引用)

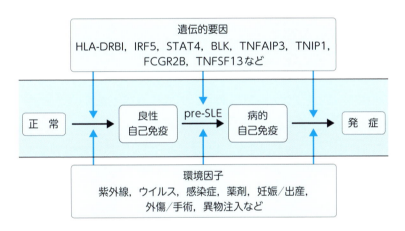

■ 図Ⅴ-2-2　SLE発症の時相　　　(文献2より一部改変引用)

抗体，抗リン脂質抗体が出現し，続いて抗dsDNA抗体，抗Sm抗体，抗U1-RNP抗体をみる病的自己免疫の時相へと移行し，増幅した複合的な免疫異常の進展が発症につながると考えられる（図Ⅴ-2-2）[2]。

　pre-SLEの主な標識は抗核抗体を含む自己抗体であるが，補体系やサイトカイン，ケモカイン，microparticlesなどを含む種々の免疫と炎症に関連する現象も含まれる[3]。microparticlesはSLEのみならずpre-SLEないし不完全SLEでも認められる[4]。また，IFNαの調節異常もみられ，これは臨床症状よりもSLEに関連する自己抗体の出現と関連し，自己免疫の進展に関与している可能性がある[5,6]。今後の研究が期待される。

　一方，pre-SLEは，不完全SLE，不顕性SLE，UCTD（undifferentiated connective

tissue disease)などと呼ばれることがあるが，潜在性SLE264例を平均6.3年以上経過観察したデータが報告されている[7]。21%はSLEに進展したが，18%は診断に至らず，残りの61%は潜在性のままであった。筆者らは，潜在性SLE症例に関しSLE疑い病名のもとに患者を無用な不安に陥れることを案じるとともに経過中救急を含む他科診療科への受診の必要に際して誤った既成概念を伝える可能性があることを危惧している。他科への紹介にあたっては正しい医療情報を伝える必要がある。

2. 薬剤誘発ループス

ある種の薬剤投与によりSLE様症状をみることがあり，薬剤誘発ループスと呼ばれる。通常，原因薬剤の投与中止により症状は可逆的で，腎や中枢神経症状は少ない。したがって，予後はSLEに比べ良好であるが，SLE発症の素因を有する場合には薬剤が誘因となり真のSLEを発症することがある。薬剤誘発ループスをきたす薬剤として以下のものが知られている。降圧薬(ヒドララジン，メチルドパ)，抗不整脈薬(プロカインアミド，キニジン)，抗痙攣薬(フェニトイン，プリミドンなど)，パーキンソン病治療薬(レボドパ)，抗菌薬・抗生物質(イソニアジド，ミノサイクリン，サルファ剤，ペニシリンなど)，経口避妊薬，TNFα阻害薬(インフリキシマブ，エタネルセプト，アダリムマブなど)，インターフェロン製剤(IFNα)，抗リウマチ薬(D-ペニシラミン)，抗甲状腺薬(チアマゾール，プロピルチオウラシル)などである。

また主な薬剤の抗核抗体(ANA)の陽性率，薬剤誘発ループス(DIL)の発症頻度は，以下の通りである[8]。

- ヒドララジン：ANA 15〜45%，DIL 5〜10%
- プロカインアミド：ANA 75%，DIL 15〜20%
- イソニアシド：ANA 22%，DIL ＜1%
- メチルドパ：ANA 19%，DIL ＜2%
- クロールプロマジン：ANA 20〜50%，DIL ＜1%
- レボドーパ：ANA 11%，DIL ＜1%
- TNFα阻害薬：ANA 11〜53%，DIL ＜1%
- FNα：18〜72%，DIL 0.1〜2.1%

SLEと薬剤誘発ループスの相違点を表V-2-2に示す[9]。

■ 表V-2-2 SLEと薬剤誘発ループスの相違点

	SLE	薬剤誘発ループス
好発年齢	20〜30歳代	問わない
性　別	90％女性	問わない
発　熱	多　い（84％）	少ない（27〜52％）
皮膚症状	多　い（72％）	少ない（20〜30％）
関節痛	多　い（92％）	多　い（77〜92％）
関節変形	少ない（26％）	な　し
リンパ節腫大	多　い（59％）	少ない（5〜10％）
漿膜炎	少ない（2〜20％）	多　い（46％）
肝　腫	少ない（23％）	種　々（3〜45％）
肺病変	少ない	多　い
腎病変	多　い	少ない
中枢神経症状	多　い	少ない
抗核抗体	100％	ほぼ100％
1本鎖DNA抗体	多　い	多　い
2本鎖DNA抗体	多　い	少ない
補体結合性DNA抗体	多　い	少ない
ヒストン抗体	35％	高　率
白血球減少	多　い（43％）	少ない（10〜24％）
LE細胞	多　い（76％）	多　い（47〜80％）
血清低補体価	多　い	少ない
経　過	慢性に経過，薬剤投与中止しても不可逆性	薬剤投与中止により可逆性

3. 円板状エリテマトーデス（DLE）

　円板状エリテマトーデス（discoid lupus erythematosus：DLE）がSLEのvariantであるのか，独立した疾患単位であるのか異論のあるところであるが，人種，性別，臨床像，免疫異常，予後などに差がみられ，先に述べたごとくDLEからSLEに移行する頻度が5％以下とされていることから，1つのsubsetを形成すると考えられる。しかしながら，SLEの皮膚症状としてもしばしば認められ，ACRの分類基準の中にも含まれている。したがって，問題はSLEにおける1つの症状としてDLEが認められた場合に，1つの病型として分類されるかどうかという点である。筆者らは，DLEの有無によりSLEの臨床像の相違を検討したが，DLEを有し軽症SLEと診断された症例の特徴は，初発時より限局性のDLEを認め，免疫異常に乏しく，より高齢発症が特徴的であった。これらのことから1つの均一な病型を形成している可能性がある。ちなみに，SLEにみられる多彩な臨床

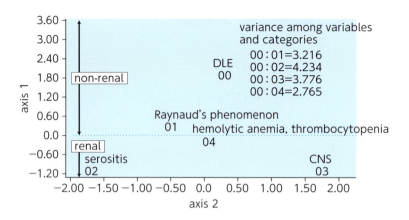

■ 図V-2-3　quantification theory Ⅲの解析による病態の位置関係
非腎症にみられるDLEは腎症をみるSLEの漿膜炎とCNSループスに対して，かけ離れた位置に存在する。

病態が，互いにどの程度近いあるいは遠い関係にあるのかをquantification theory Ⅲの解析法を用いて検討すると，図V-2-3のごとく非腎症にみられるDLEは漿膜炎とCNSループスに対してかけ離れた位置関係にあり，より独立性をみる[10]。

4. 亜急性皮膚型LE (SCLE)

既に，1. 皮疹による分類（☞158頁）で述べたが，亜急性皮膚LE (subacute cutaneous LE：SCLE) とは急性皮膚型LEとDLEの中間に位置する病型である。抗SS-A抗体，抗SS-B抗体の陽性率が高い。

5. 新生児ループス

新生児に，ループス様皮疹，溶血性貧血，血小板減少，先天性完全房室ブロック (congenital complete heart block：CCHB) などを認め，稀にSLEの発症をみる。児の母親がIgGクラスの各種抗核抗体や自己抗体を有している場合には，それらの抗体は胎盤を通過して胎児に移行し，新生児にこれらを証明することができる。しかしながら，新生児がこれらの抗体を有していてもSLEの発症には結びつかず，多くは6カ月以内に自己抗体は消失する。したがって，皮疹や溶血性貧血，血小板減少なども一過性で正常化することが多い。新生児ループスでは抗SS-A抗体，抗SS-B抗体との関連が指摘されており，特にCCHBでは，胎児へ移行したこれらの抗体は生後6カ月以内に消失するものの，CCHBは永久に児に残る。CCHBでは，特に52kD-SS-Aと48kD-SS-Bに対するIgG抗体との関連が強く示唆されている[11]。

6. 補体欠損に伴うSLE様症候群

C1q, r, s, C4, C2, C3, C6, C7などの補体欠損例でSLE様症状をきたすことが指摘されている。特に, early componentsの欠損症におけるSLEの発症率は41％と高率である。皮疹はDLEで多くみられるが, band testは陰性で腎症を欠き, 抗核抗体や抗DNA抗体も低値か陰性をみる。しかしながら, 抗SS-A抗体の陽性率は高く, ホモ接合体のC2欠損SLE例で75％, C4欠損SLE例で50％の陽性をみる[12]。

7. 抗核抗体陰性SLE

上記のDLE, SCLEなど抗SS-A抗体陽性をみる亜型に関連することが多い。抗核抗体検索の際にラットやマウスの肝細胞組織を基質に用いた蛍光抗体法では, これらの組織における細胞内SS-A抗原量の含有が少ないために陰性を示す。しかし, 現在用いられているヒト培養細胞のHep-2細胞はSS-Aを含み, これを基質として用いた場合には陽性を示す。したがって, 本亜型の存在意義は小さい。

8. 抗リン脂質抗体症候群 (APS)

抗リン脂質抗体症候群 (antiphospholipid syndrome：APS) は, 1986年にHughesにより提唱された疾患概念[13]で, SLEを主とする自己免疫疾患に合併する (続発性) ことが多いが, 原発性もみられる。抗カルジオリピン抗体, 抗$β_2$グリコプロテイン結合カルジオリピン抗体, ループス抗凝固因子, 抗プロトロンビン抗体などの抗リン脂質抗体を有する患者に動静脈血栓症, 習慣流産・死産, 血小板減少症などをみる。稀に多臓器梗塞をみる劇症型も存在するが, 抗リン脂質抗体を有していても無症状で経過する場合もある。後者では, APTTの延長やワッセルマン反応生物学的偽陽性で気づくことが多い。APSの治療は抗凝固療法が中心であるが, 続発性の場合には, これに加えて原疾患に対する治療を行う。

〈文献〉

1) 橋本博史, 他：主要疾患の前駆症状と早期発見―膠原病 Pre SLEについて. 綜合臨牀 26：614, 1977.
2) Arbuckle MR, et al：Development of autoantibodies before the clinical onset of systemic lupus erythematosus. N Engl J Med 349：1526, 2003.
3) Wahren-Herlenius M：Immunopathogenic mechanisms of systemic autoimmune disease. Lancet 382：819, 2013.
4) Dye JR, et al：The role of microparticles in the pathogensis of rheumatoid arthritis and systemic lupus erythematosus. Scand J Immunol 78：140, 2013.
5) Li QZ, et al：Interferon signature gene expression is correlated with autoantibody profiles inpatients with incomeplete lupus erythematosus. Clin Exp Immunol 159：281, 2010.

6) Weckerie CE, et al:Net work analysis of associations between serum interferon-α activity, autoantibodies, and clinical features in systemic lupus erythematosus. Arthritis Rheum 63:1044, 2011.
7) Ugarte-Gil MF, et al:Incomplete systemic lupus erythematosus:early diagnosis or overdiagnosis? Arthritis Care Research 68:285, 2016.
8) 橋本博史:SLE vs 薬剤誘発ループス. medicina 17:2026, 1980.
9) Richardson BC:Drug-induced Lupus Erythematosus. Dubois' Lupus Erythematosus and Related Syndromes. 9th ed. Wallace DJ et al, ed. ELSEVIER Inc. London. 2019, p377-388.
10) Hashimoto H, et al:Clinical features of non-renal SLE. Symposium. 8th APLAR Congress of Rheumatology. Australia, World Congress Center, April, 1996.
11) Hashimoto H, et al:Systemic lupus erythematosus and congenital anomalies, focusing on neonatal lupus erythematosus and anti-SS-A/SS-B antibodies. Cong Anom 32:301, 1992.
12) Provost TT, et al:Cutaneous manifestations. In The Clinical Management of Systemic Lupus Erythematosus. ed by Schur PH, Grune & Stratton, New York, 1982.
13) Hughes GRV, et al:The anticardiolipin syndrome. J Rheumatol 13:486, 1986.

VI章

治療

VI章 治療

1. 治療目標と治療方針

　SLEの治療は，急性期の症状を消失させることがすべてではなく，予測される不可逆的臓器病変を阻止し，必要最小量の投薬で長期寛解導入を図り，社会復帰できることが目標である．その目標を達成するためには患者の協力が必須であり，病気に対する理解と治療に対する前向きな姿勢が必要である．これまで述べてきたように，SLEの臨床像は患者により不均一性を示し，前景に立つ臨床病態により治療に対する反応性や予後が異なる．

■ 表VI-1-1　SLEの臨床病態別による治療法

軽症SLE		治療法	局所的療法	非ステロイド性抗炎症薬	ヒドロキシクロロキン	PSL 0.5mg/kg/日未満	PSL 0.5mg/kg/日以上	血管拡張薬	抗凝固療法	免疫抑制薬	生物学的製剤
発熱				○	○	○				△	△
皮膚症状		DLE	○		○	△				△	△
		紅斑（局所）	○		○	△				△	△
		紅斑（全身）	○		○		△			△	△
		bullous LE	○		○		△			△	△
		脱毛	○		○	△					
		口腔内潰瘍	○			△					
		脂肪織炎			○	○	△				
		指端潰瘍/壊死，皮膚潰瘍	○		○	△		○	○		
		レイノー現象			○			○			
		血栓性静脈炎		△	○	○	△	○	○		
関節・筋症状		関節痛（炎）		○	○	△				△	△
		筋肉痛		○	○					△	△
間欠的蛋白尿，沈渣異常					○	○	△			△	△
漿膜痛（貯留液少量）					○	○	△	○			△

○：よく使われる，△：時に使われる，PSL：プレドニゾロン　　　　　　〈次頁に続く〉

したがって，SLEの治療方針を決めるために，診断と同時に病態の把握と重症度，活動性の臨床評価を行い，これらに基づき最も適切な治療法を選択する。表Ⅵ-1-1に臨床病態別の治療法を示す[1]。そして，実際の治療に際しては，あらかじめ患者の病態について説明し，その中で選択しうる治療法の期待される効果と限界，有害事象などについて話し，十分なインフォームドコンセントを行う。また併せて，日常生活上の留意点や社会的サポートなどについても説明する。具体的な患者への説明ポイントとして，①慢性に経過する病気で，長期間治療を必要とすること，②時に急性転化や急性増悪をみる場合があること，③原因は不明であるが，治療によって良い状態が維持でき社会復帰が可能であること，④現在の病態と今後の予測される経過について，⑤治療法の種類とその効果，副作用について，⑥患者に適切な治療法の選択肢について，⑦病気の進行や再燃，悪化を防止するための日常生活における留意点について，などが挙げられる。

中等症ないし重症SLE		ヒドロキシクロロキン	ステロイド (PSL) PSL 0.5 mg/kg/日未満	ステロイド (PSL) PSL 0.5～1.5 mg/kg/日	ステロイド (PSL) PSL 1.5 mg/kg/日以上	パルス療法	免疫抑制薬	生物学的製剤	抗凝固療法	アフェレーシス療法	血液透析	ガンマグロブリン療法（IVIg療法）	脾摘
ループス腎炎	持続性蛋白尿	○		○	△	△	△	○	○	△			
	ネフローゼ型	○		○	△	△	△	○	○	△			
	advanced	○	○				○	△	△	○			
CNSループス	痙攣重積発作，意識消失	○			○	○	△			△			
	器質的精神症状	○		○	△	△	△			△			
	髄膜炎	○	△	○	△					△			
自己免疫性溶血性貧血		○			○	△	△			△			△
血小板減少性紫斑病		○			○	△	△					△	△
筋炎		○	△		○		△						
間質性肺炎		○		△	○	△	△			△			
心筋炎		○		△	○								
漿膜炎（貯留液多量）		○		△	○					△			
血管炎による臓器虚血		○		○	△	△	△		△	△			
肺高血圧症*		○	△	○	△		△	△	△				

＊：要因により治療法が変わる。肺血管拡張薬を併用する。

（文献1より一部改変引用）

また，2019年にわが国において『全身性エリテマトーデス診療ガイドライン2019』が出版されたが，その中でSLEの治療アルゴリズムが提唱されたため図Ⅵ-1-1に示す[2]。

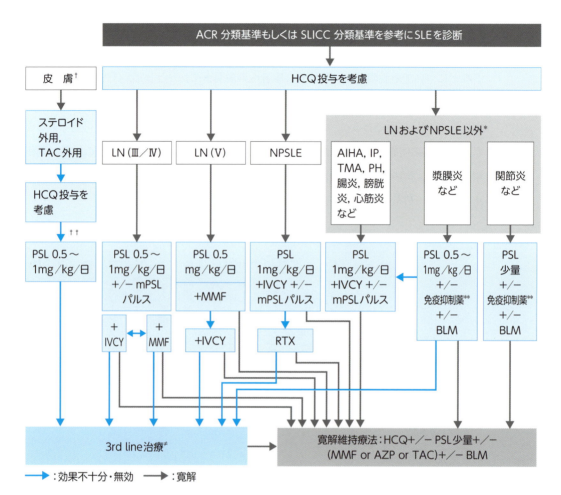

■ 図Ⅵ-1-1　SLEの治療アルゴリズム

〔略語〕
ACR分類基準：1997年改訂1987年米国リウマチ学会分類基準, SLICC分類基準：2012年Systemic Lupus International Collaborating Clinics分類基準, SLE：全身性エリテマトーデス, TAC：タクロリムス, HCQ：ヒドロキシクロロキン, LN Ⅲ, Ⅳ, Ⅴ：ループス腎炎ISN/RPS分類ClassⅢ, Ⅳ, Ⅴ, NPSLE：神経精神ループス, AIHA：自己免疫性溶血性貧血, IP：間質性肺炎, TMA：血栓性微小血管症, PH：肺高血圧症, PSL：プレドニゾロン, mPSL：メチルプレドニゾロン, IVCY：シクロホスファミド間欠静注療法, MMF：ミコフェノール酸モフェチル, RTX：リツキシマブ, BLM：ベリムマブ
†：主たる治療標的臓器が皮膚の場合（皮疹），††：重症，広範囲，活動性が高い皮疹の場合
＊：それぞれの臓器病変の重症度に応じて適宜治療を検討する，＊＊：アザチオプリン（AZP），TAC, MMF
≠：RTX, BLM, ミゾリビン（MZR），TAC, シクロスポリンA（CsA）．メトトレキサート（MTX），シクロホスファミド内服投与。血漿交換療法の前治療からの変更・追加・組み合わせ
※本アルゴリズムについては各薬剤の添付文書を参照の上，リスクとベネフィットのバランスを考えて使用すること．

（日本リウマチ学会, 他, 編：全身性エリテマトーデス診療ガイドライン2019. より許可を得て転載）

本ガイドラインでは，皮膚以外のすべての病態に対して，まずヒドロキシクロロキン（HCQ）投与を考慮することが示されており，軽症例に対してグルココルチコイド（GC）使用前に用いられることがある。HCQの副作用として，特に網膜症が知られており，投与に際しては定期的な眼科的検査を必要とする［ヒドロキシクロロキン硫酸塩の項（☞200頁）参照］。また，ステロイド薬の長期投与による副作用を最小限にすることも重要で，プレドニゾロン（PSL）の減量は活動性が抑えられていれば遅滞なく行い，EULARの治療推奨においてはPSL換算で7.5mg／日以下（2023年の推奨ではPSL＜5mg／日に変更）と，可能な限り低用量とし，減量が困難な場合には免疫抑制薬の併用を積極的に考慮することとされている[3]。特に重症病態では，寛解導入と寛解維持にわけて治療を考える[4]。

次項以下に，主たる治療法について述べる。

〈文献〉

1) 橋本博史：新・膠原病教室．新興医学出版社，2009，p128．
2) 全身性エリテマトーデス診療ガイドライン 2019．厚生労働科学研究費補助金難治性疾患等政策研究事業 自己免疫疾患に関する調査研究（自己免疫班），日本リウマチ学会 編，南山堂，2019．
3) Fanouriakis A, et al：2019 update of the EULAR recommendations for the management of systemic lupus erythematosus. Ann Rheum Dis 78(6)：736-745, 2019．
4) 田村直人：全身性エリテマトーデス診療における最適な免疫抑制療法．日内会誌 110(10)：2166-2172, 2021．

2. 非ステロイド性抗炎症薬（NSAIDs）

1. 作用機序

　非ステロイド性抗炎症薬（nonsteroidal anti-inflammatory drugs：NSAIDs）は，主にシクロオキシゲナーゼ（cyclooxygenase：COX）の阻害により炎症や発熱，発痛の起因的メディエーターであるプロスタグランジン（prostaglandin：PG）産生を阻害し，抗炎症，解熱，鎮痛に働く。しかしながら，恒常性維持に必要なCOX-1を阻害する場合には，消化管潰瘍，腎機能低下，出血傾向，喘息発作など副作用の出現につながる。NSAIDs投与による胃腸障害をはじめとする副作用の発現メカニズムは，同剤が持つPG産生抑制作用で説明される。NSAIDsは，アラキドン酸カスケードにおいて，アラキドン酸からPGの生合成段階の変換酵素であるCOXを阻害し，これにより結果的にPG産生を抑制する（図Ⅵ-2-1）。

　問題は，PGが強力な炎症性メディエーターであると同時に，細胞機能を調整して生体の恒常性維持に重要な役割を果たす局所ホルモンでもあるという点である。このNSAIDsの問題点の解決策として注目されているのがCOX-2阻害薬である。これはCOXのサブタイプであるCOX-2だけを特異的に阻害する抗炎症薬である。これまでの研究で，COX-1は恒常性維持に必要なPGの産生経路に働く酵素であり，COX-2は炎症病態に関与するPGの産生経路に働くことがわかっている（図Ⅵ-2-2）[1]。COX-1はhouse keeping geneを持つ構成酵素であり，COX-2はimmediate early geneを持つ誘導酵素で，遺伝子構造をみても，COX-2遺伝子のプロモーター領域にはNF-κB，NF-IL6，CREなどの転写因子が存在し，ここに炎症性サイトカインや炎症性蛋白のDNAが結合することで容易に転写が活性化する。このように炎症時には短時間でCOX-2遺伝子が発現し，炎症性メディエーターとしてのPG産生が亢進する。

　このようなCOX-1とCOX-2の特徴から，COX-2を選択的に阻害するNSAIDsの開発が進められてきた。

2. NSAIDsの種類と選択の仕方

　これまで，副作用軽減のために様々なNSAIDsの改良がなされてきた。プロドラッグ，徐放薬，腸溶薬，坐薬，各種貼付薬，湿布薬などの外用薬などである（表Ⅵ-2-1）[2]。最

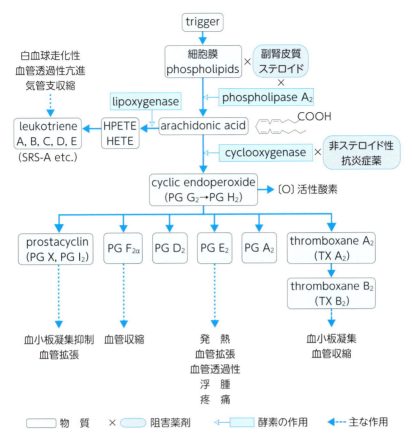

図Ⅵ-2-1　プロスタグランジン代謝と抗炎症薬

近では，炎症巣に出現するCOX-2を選択的に阻害する薬剤も用いられている。表Ⅵ-2-2にCOX-2阻害薬を含め，主なNSAIDsを示す。薬剤の選択は，治療の目標，抗炎症作用の強さ，血中半減期（表Ⅵ-2-3）[2]，剤形，患者のリスク，副作用などを考慮して行う。NSAIDsは腎機能を低下させることがあるため，ループス腎炎を伴っている場合には慎重に薬剤を選択し投与する。

3. 適用

SLEでは，発熱，関節痛（炎），筋痛（炎）などに対して解熱，鎮痛，抗炎症の目的で用いられる。ステロイド薬が多量使用されている場合には，炎症性病変が抑制されるため必ずしもNSAIDsを必要としない。反面，関節痛，筋痛が主たる病変の場合にはNSAIDsのみで治療されることもある。局所症状に対しては貼付薬や外用薬が用いられる。

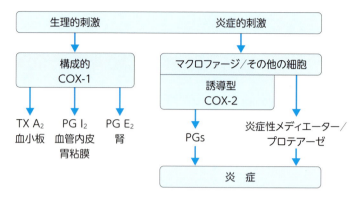

■ 図Ⅵ-2-2　COX-1とCOX-2によるPG産生経路と病態との関連

（文献1より一部改変引用）

■ 表Ⅵ-2-1　NSAIDsの広義のdrug delivery system (DDS)

DDS	例（商品名）	目的・特徴	問題点
徐放薬	インテバン®SP ボルタレン®SR	効果持続	効果やや弱い
坐薬	ボルタレン®サポ インテバン®坐剤	胃障害減少	局所副作用 やや繁雑
プロドラッグ	クリノリル，ロキソニン®，レリフェン®，フルカム®，インフリー®，ミリダシン®	胃腸障害減少	特になし
注射薬	ロピオン®（ターゲット療法）	作用増強	適応症少ない
経皮吸収薬	ロキソニン®，インテバン®軟膏・クリーム，ナパゲルン®軟膏・クリーム	副作用減少	効果弱い
貼付薬	モーラス®，ロキソニン®，セルタッチ®	副作用減少	効果弱い
皮膚外用薬	ボルタレン®，フェルデン®，インテバン®，ロキソニン®	局所効果，全身性副作用減少	効果弱い

4. 副作用

　最も多いのは胃腸障害である。PG製剤であるミソプロストールやH₂受容体拮抗薬，プロトンポンプ阻害薬などの併用で消化管潰瘍の防止ができるが，予防投与はミソプロストールのみ適応がある。腎障害により浮腫や高血圧がみられる。高齢者や腎機能障害患者では留意する。その他，皮疹，過敏反応，喘息，肝障害，抗血小板作用による出血傾向，骨髄障害，めまい，耳鳴りなどもみられ，稀に無菌性髄膜炎（特に，抗U1-RNP抗体陽

■ 表Ⅵ-2-2　NSAIDsの分類

主な薬理作用		化学構造的分類	成分（商品名）
酸性	COX-2 非選択的	アリール酢酸系	モフェゾラク（ジソペイン）
			スリンダク（クリノリル®） インドメタシン ファルネシル（インフリー®） プログルメタシンマレイン酸塩（ミリダシン®） ナブメトン（レリフェン®） インドメタシンカプセル（インダシン®） ジクロフェナクナトリウム（ボルタレン®） ジクロフェナクナトリウム徐放（ボルタレン®SR） アセメタシン（ランツジール®）
		アントラニル酸（フェナム酸）系	フルフェナム酸アルミニウム（オパイリン®） メフェナム酸（ポンタール®）
		オキシカム系	ピロキシカム（フェルデン®，バキソ®） アンピロキシカム（フルカム®） ロルノキシカム（ロルカム®）
		サリチル酸系	アスピリン（アスピリン） アスピリン錠（バファリン）
		プロピオン酸系	ザルトプロフェン（ソレトン®，ペオン®） オキサプロジン（アルボ®） ナプロキセン（ナイキサン） プラノプロフェン（ニフラン®） イブプロフェン（ブルフェン®） ロキソプロフェンナトリウム（ロキソニン®） ケトプロフェン（カピステン®） フルルビプロフェン（フロベン®，ロピオン®）
	COX-2 選択的	オキシカム系（酸性）	メロキシカム（モービック®）
		ピラノ酢酸系（酸性）	エトドラク（ハイペン®，オステラック®）
		コキシブ系（酸性）	セレコキシブ（セレコックス®）
塩基性			チアラミド塩酸塩（ソランタール®）

性患者）をみる．他の薬剤との相互作用では，トルブタミドやワルファリンとの併用でこれらの薬剤の作用を増強させるため留意する．高齢者ではニューキノロン系抗菌薬との併用で痙攣を起こすことがある．また，米国FDAはアスピリンを除くすべてのNSAIDsに心血管系の副作用に関する警告をつけるよう指示している．

■ 表Ⅵ-2-3　NSAIDsの血中半減期による分類

半減期	一般名（商品名）	血中半減期（時間）	用　法
長い	オキサプロジン（アルボ®）	50	分1～2
	ピロキシカム（バキソ®）	48	分1
	メロキシカム（モービック®）	28	分1
	ナブメトン（レリフェン®）	21	分1
	スリンダク（クリノリル®）	18	分2
	ナプロキセン（ナイキサン）	14	分2～3
	エトドラク（ハイペン®，オステラック®）	7	分2
	セレコキシブ（セレコックス®）	7	分2
短い	インドメタシン（インダシン®）	3	分3
	ロルノキシカム（ロルカム®）	2.5	分3
	イブプロフェン（ブルフェン®）	2	分3
	プラノプロフェン（ニフラン®）	5	分3
	ロキソプロフェンナトリウム（ロキソニン®）	1.3	分3
	ジクロフェナクナトリウム（ボルタレン®）	1.3	分3

〈文　献〉

1) Vane JR, et al：New insight into the mode of action of anti-inflammatory drugs. Inflamm Res 44：1, 1995.
2) 浦部晶夫, 他編：今日の治療薬2011. 南江堂, 2011.

VI章　治療

3. 副腎皮質ステロイド薬（ステロイド薬）

　SLEの主たる治療薬である副腎皮質ステロイド薬（ステロイド薬）は，グルコ（糖質）コルチコイドに属す。グルココルチコイドは強力な抗炎症作用を有し，多量投与により免疫抑制効果もみられる。

1. ステロイド薬の抗炎症作用機序

　ステロイドは，拡散により細胞膜を通過し，細胞内受容体（分子量3万〜6万7,000MW，細胞当たり3,000〜1万個）と結合する。受容体は熱ショック蛋白と弱く結合しているが，ステロイドとの結合により熱ショック蛋白が解離し活性化される。ステロイドと受容体の複合体は核内に移行し，DNAのグルココルチコイド反応部位（glucocorticoid responsive element：GRE）に結合する。そして，遺伝子転写とmRNAの合成により特異的蛋白の合成が誘導される。合成された蛋白はリポコルチンや酵素などを含み，これらがステロイドの生物学的作用をもたらすが，リポコルチンはプロスタグランジン（PG）代謝経路のホスホリパーゼA_2活性を抑制し，抗炎症作用をもたらす。さらに，ステロイドと受容体の複合体は，核内においてコラゲナーゼ，ストロムライシン，IL-2などの転写因子であるAP-1（activating protein 1）や，TNFα，GM-CSF，IL-2，IL-2R，IL-6，各種接着分子などの転写因子であるNF-κBなどの活性を抑制し，抗炎症作用，免疫抑制作用をもたらす（図VI-3-1）[1]。白血球の遊走阻止，貪食作用抑制，免疫抑制作用などは易感染性につながる。他方，グルココルチコイドにより合成される特異的蛋白の中には種々の代謝に関与する酵素が含まれ，これらが副作用につながる。

2. ステロイド薬の種類

　ステロイド薬の副作用，特に水・電解質などの鉱質作用をできるだけ抑えた誘導体が数多く合成され開発された。表VI-3-1に主なステロイド薬と生物学的活性を示す。コルチゾールの対応量に記された10mgは生体内における成人副腎1日の分泌量ないし2倍量に相当するが，他の薬剤はそれに対応する量が示され，いずれも1錠中の含有量である。短時間作用型に属する薬剤は速効性で，短時間で急速に効果を得たい場合に用いられる。しかし鉱質コルチコイドの力価も高く，長期投与には向かない。中間作用型に属する薬剤

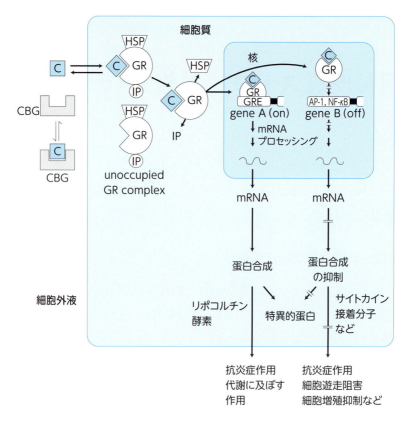

■ 図Ⅵ-3-1　グルココルチコイドの作用機序

C　　：コルチゾール
CBG：コルチゾール結合グロブリン
HSP ：熱ショック蛋白
GR 　：グルココルチコイド受容体
IP 　 ：イムノフィリン
GRE ：グルココルチコイド反応部位
AP-1：活性化蛋白-1

↓　合成
↓｜合成阻害

（文献1より一部改変引用）

は，糖質作用と血中半減期が中程度で，鉱質作用も少なく，特にプレドニゾロン（PSL）は最もよく用いられる。長時間作用型に属する薬剤は，抗炎症力価，糖質作用，血中半減期が最も大きく，効果が強い反面，副作用の出現も多い傾向にある。そのため，1日1回投与ないし隔日投与に適している。抗炎症作用は，コルチゾール血中濃度1μg/mL（PSL10mg相当）で得られ，免疫抑制効果は2.6μg/mL（PSL 25〜30mg相当）で認められる。パルス療法（メチルプレドニゾロン1,000mg，3日間投与）では，血中濃度は10μg/mLに達する[2]。

　また，パルミチン酸デキサメタゾンをリポ化した製剤のリメタゾン®があり，ターゲッティング療法としてRAに静注で用いられる。

表VI-3-1　主なステロイド薬の生物学的活性

分類	主なステロイド薬	対応量(mg)	抗炎症力価	糖質作用	鉱質コルチコイド力価	血中半減期(分)
短時間作用型	ヒドロコルチゾン(コートリル®)	10	1	1	1	90
	コルチゾン酢酸エステル(コートン®)	25	0.8	0.8	0.8	30
中間作用型	プレドニゾロン(プレドニン®，プレドニゾロン)	5	4	4	0.8	200
	メチルプレドニゾロン(メドロール®)	4	5	5	0	200
	トリアムシノロン(ケナコルト-A®，レダコート®)	4	5	5	0	200
長時間作用型	デキサメタゾン(デキサメタゾン®，デカドロン®)	0.75	30	30	0	300
	ベタメタゾン(リンデロン®)	0.5	35	25	0	300

( )内は商品名

3. 投与方法

　投与経路では，全身投与と局所投与があり，目的に応じ前者では経口，静注，筋注による投与が行われ，後者では，関節を含む腔内投与，吸引療法，外用薬としての投与などが行われる。SLEでは通常，経口による全身投与が行われ，パルス療法を含む多量投与では静注投与が行われる。

4. 適用病態

　ステロイド初回投与量は前景に立つSLEの臨床病態により決められる。すなわち，PSL 1〜1.5mg/kg/日以上の多量投与を必要とする病態は，活動性ループス腎炎，CNSループス，溶血性貧血，血小板減少性紫斑病，間質性肺炎，漿膜炎，心筋炎，血管炎とそれに伴う臓器虚血，筋炎，全身性の新たな紅斑などである(☞98頁，表IV-1-1)。高齢者では，易感染性など副作用がみられやすく，初回投与量を少なめにする必要がある。腎生検所見でびまん性増殖性糸球体腎炎を認める症例やネフローゼ症候群，意識消失発作，器質性脳症候群などの病態では，パルス療法(メチルプレドニゾロン1g/日，3日間静注投与)を先行して用い治療されることが多い。また，ループス腎炎とCNSループスに対するパルス療法は，1回1/2相当量を用いてもfull doseと同等の効果がみられることが指摘されている[3]。

本邦では，102例のループス腎炎に対して400mgを用いたパルス療法群と経口PSL投与群の二重盲検比較試験が行われている[4]。その結果，12週後の全般改善度と有用度はいずれもパルス療法群が有意に優れており，最長26カ月までの追跡調査で累積透析移行率はパルス療法群が1例であるのに対し経口PSL投与群は3例である。しかしながら，累積生存率と副作用は両者でほぼ同率である。このように活動性ループス腎炎に対するパルス療法は，通常用いられるステロイド初回多量投与に比べ短期の有意な改善がみられるが，長期に及ぶ治療効果は必ずしも通常の投与例に比べ優れているとは言えない。

　パルス療法のみならず，初回ステロイド多量投与で治療を開始し，以後ステロイド薬単独で治療継続した場合でもループス腎炎の寛解率や腎不全阻止率は経過とともにしだいに低下し，予後の改善にはつながらない。ステロイド薬単独で寛解導入できない場合やステロイドが減量困難な場合には，早期に免疫抑制薬や血漿交換療法などの併用を考慮する必要がある[5]。これはCNSループスを含む他の重篤な病態でも同様である。表Ⅵ-3-2に，全国調査によるステロイド多量投与とパルス療法を必要とした臨床病態を示す[6]。

　重篤な内臓病変がなく発熱，紅斑，関節痛，軽度の尿沈渣異常などの軽症の病態ではPSL 0.5mg/kg/日の投与で改善をみることが多い。ステロイド治療を必要としない病態を有する症例も存在する。紅斑に対してはステロイド薬を含む外用薬が用いられる。

5. 用法・用量

　SLEにおけるパルス療法や中ないし多量投与は，疾患活動性や重篤な病態の速やかな改善，救命的処置の目的で用いられる。この場合，一般に分割投与は1日1回投与よりも効

表Ⅵ-3-2　ステロイド多量投与（PSL 60mg／日以上）とパルス療法を必要としたSLEの病態

●PSL 60mg／日以上投与された病態		●パルス療法を行った病態	
痙攣	26/51　（51.0%）	急性腎不全	17/42　（40.5%）
心外膜炎	53/105（50.5%）	蛋白尿（≧3.5g/日）	82/253（32.4%）
無菌性髄膜炎	9/18　（50.0%）	意識消失	14/47　（29.8%）
溶血性貧血	35/74　（47.3%）	痙攣	14/51　（27.5%）
胸膜炎	47/100（47.0%）	精神症状	38/139（27.3%）
意識消失	22/47　（46.8%）	間質性肺炎	13/65　（20.0%）
蛋白尿（≧3.5g/日）	115/253（45.5%）	慢性腎不全	10/50　（20.0%）
腹膜炎	7/16　（43.8%）		
末梢神経障害	17/40　（42.5%）		
急性腎不全	17/42　（40.5%）		
精神症状	56/139（40.3%）		

（文献6より引用）

果が高いが副作用の出現も多い。また，副作用軽減の目的で隔日投与されることがあるが，非投与日に活動性をみることも多い。初回多量投与の場合には，通常3～6週間継続投与し，臨床的活動性，検査所見，血清補体価，抗dsDNA抗体価などを指標に2～3週ごとに10％を目安に漸減する。減量に際しては，寛解が維持され再燃と重篤な副作用がないことを確認する。改善が得られない場合には20％の増量ないしパルス療法を試みる。初回中等ないし少量投与の場合には，1～3週間継続投与し，病態の改善と活動性の沈静化を確認し10～20％を目安に漸減する。維持量は，再燃をきたさない量となるため病態により異なるが，PSL 5～15mg/日を目標とする。PSL 5mg/日に達した維持量投与は，維持療法のほかに補充療法としての意味を持つ。長期寛解導入され，ステロイド薬投与中止が考慮される場合には，副腎機能を評価し補充療法の必要がないことを確認する。外科的手術や抜歯，ストレスがかかる場合などにはステロイド必要量が増し，一時的に増量を必要とすることがある。

RAと同様にSLEにおいても分子を標的とする生物学的製剤の臨床試験が行われており，ステロイド減量効果を評価するために2004年にAd Hoc Working GroupからSLEのステロイド減量スケジュールが報告された[7]。今後，SLEのステロイド減量における1つの目安となる可能性があり，参考までに表VI-3-3(a～c)[7]に示す。

6. 妊娠合併SLE患者におけるステロイド治療

SLEは妊娠可能年齢層に好発することもあり，しばしば妊娠を合併するSLE患者の治療・管理が必要となる。重篤な多臓器障害がなく寛解状態にあり，ステロイド維持量で妊娠した場合には，ステロイドの維持量を変える必要はなく，妊娠後期にはさらなる減量も可能である。時に，妊娠初期に軽度の活動性をみることがあるが，病態に応じステロイド薬の増量を試みる。ステロイド大量投与を必要とする病態が認められれば，母体の危険性とステロイドによる胎児への影響を考え，早期に人工妊娠中絶を行う。

表VI-3-3a　SLEの寛解導入における初回ステロイド投与量と投与期間

SLE重症度	寛解導入の投与量(mg/日) 平均	範囲	平均±SD	寛解導入療法の期間(平均)	ステロイド中止までの期間(平均)
重症	60(経口)	40～100	66.4±15.5	14日	18週
	1,000(パルス)	40～1,000	766±344	3日	―
中等症	35(経口)	15～75	38.5±13.4	7日	15週
軽症	10(経口)	0～30	14.5±6.8	ND	ND

寛解導入のためのプレドニゾロン初回投与量(体重70kgの女性を対象とした場合)
パルス：ステロイドパルス療法(静脈投与)，ND：検討せず　　　　　　　　　　(文献7より一部改変引用)

■ 表Ⅵ-3-3b　重症SLEにおける寛解導入後のステロイド減量スケジュール

週	プレドニゾロン投与量（mg／日）			
	平均	中央値	範囲	標準偏差
1	48	50	40〜55	4.87
2	43	45	30〜50	7.1
3	36	35	20〜45	6.7
4	32	30	15〜40	8.3
5	26	25	10〜40	7.8
6	23	25	7.5〜40	8.1
7	19	20	5〜35	7.2
8	18	18	4〜35	8.1
9	15	15	4〜35	7.62
10	13	12.5	2.5〜30	7.46
11	11	10	0〜30	7.2
12	10	10	0〜30	7.3
13	8	7.5	0〜25	6.4
14	7	7.5	0〜25	6.4
15	7	5	0〜25	5.9
16	6	5	0〜20	5.7
17	4	2.5	0〜20	5.4
18	4	2.5	0〜20	5.3
19	3	0	0〜15	4.2
20	3	0	0〜15	4.1
21	2	0	0〜15	3.9
22	2	0	0〜10	3.3
23	2	0	0〜10	3.2
24	2	0	0〜10	3.2
25	1	0	0〜10	2.6
26	1	0	0〜10	2.6
27	1	0	0〜7.5	2.2

体重70kgの女性を対象とした場合のプレドニゾロン投与量　　　（文献7より一部改変引用）

■ 表Ⅵ-3-3c　中等症SLEにおける寛解導入後のステロイド減量スケジュール

週	プレドニゾロン投与量（mg／日）			
	平均	中央値	範囲	標準偏差
1	28	30	25〜33	2.6
2	25	25	19〜30	3.3
3	20	20	11〜30	4.3
4	18	18	9〜30	5.3
5	14	15	5〜25	5
6	12	13	0〜25	6
7	9	10	0〜25	5.7
8	8	7.5	0〜25	5.8
9	6	5	0〜20	5.2
10	6	5	0〜20	5.3
11	5	4	0〜20	5
12	4	3	0〜20	5
13	4	3	0〜15	4.2
14	3	1	0〜15	4.2
15	3	1	0〜15	3.9
16	3	0	0〜15	3.9
17	2	0	0〜10	3.2
18	2	0	0〜10	3.1
19	2	0	0〜10	2.8
20	2	0	0〜10	2.7
21	1	0	0〜7.5	2.3
22	1	0	0〜7.5	2.4
23	1	0	0〜7.5	2.2
24	1	0	0〜7.5	2.2
25	1	0	0〜5	1.9
26	1	0	0〜5	1.9
27	1	0	0〜5	1.8
28	1	0	0〜5	1.8
29	1	0	0〜5	1.6
30	1	0	0〜5	1.6
31	1	0	0〜5	1.6
32	1	0	0〜5	1.4
33	1	0	0〜5	1.3
34	1	0	0〜5	1.3
35	0	0	0〜5	1
36	0	0	0〜5	1

体重70kgの女性を対象とした場合のプレドニゾロン投与量　　　（文献7より一部改変引用）

ステロイド投与中は胎児の血漿コルチゾール値は減少するが，コルチゾール分泌率とACTHに対する反応は正常に保たれているとされている。母親がPSLやヒドロコルチゾンで治療されている場合には，胎盤の11β-ヒドロキシステロイドデヒドロゲナーゼによって不活化され胎児への影響は少ないと考えられるが，デキサメタゾンやベタメタゾンはその酵素による不活化が弱く，胎児への影響が少なからずあると考えられ，使用に際し留意する。しかしながら，この点を鑑み抗SS-A抗体，抗SS-B抗体陽性患者からの児の出生に際し危惧される先天性完全房室ブロックを防止するために，これらの薬剤が用いられることもある。分娩後はSLEの活動性をみることが多く，再燃防止のために分娩直後より分娩前の投与量の2～3倍を目安に増量し，再燃がないことを確認し短期間で漸減して維持量へ戻す[8]。授乳はPSL 20 mg／日以下であれば可能である。母乳から新生児へのステロイドの移行は0.1～0.3％とされている。

7. ステロイド薬が不応性の場合の要因

　ステロイド薬が期待されるほど効果がみられないことがある。これには，使用したステロイド量が少ないことや併用薬剤の影響（リファンピシン，カルバマゼピン，バルビツー

表Ⅵ-3-4　ステロイド薬抵抗性とその対策

1. 核内転写因子AP-1亢進によるグルココルチコイド受容体の拮抗阻害
対策：ステロイド薬増量，免疫抑制薬併用，ステロイド薬変更
2. 薬剤耐性遺伝子の転写を介したリンパ球のP糖蛋白質発現
対策：拮抗薬のシクロスポリン併用，免疫抑制薬併用，ステロイド薬変更
3. リンパ球のアポトーシス抵抗性による
対策：ステロイド薬変更，免疫抑制薬併用，リンパ球除去療法
4. コレスチラミンなどによるステロイド薬吸収阻害
対策：吸収阻害薬の変更，中止
5. ステロイド薬代謝亢進によるもの
対策：ステロイド増量，治療薬変更 　　　（1）合併する疾患；甲状腺機能亢進など 　　　（2）併用薬剤による〔特にチトクロムP450（CYP3A4）誘導薬剤〕； 　　　　バルビツール，フェニトイン，リファンピシンなど
6. ステロイド投与量が少ない
対策：ステロイド薬増量，薬剤変更
7. ストレスがかかっている
対策：ストレス回避，ステロイド薬増量
8. 服用していない，少なめに服用
対策：問診／指導

ル酸系製剤，フェニトインなど），服薬不履行などが挙げられるが，筆者らの検討ではステロイドによるアポトーシス抵抗性のリンパ球の存在も要因となる[9]。ステロイド薬の効果がみられない場合の考えられる要因とその対策を表Ⅵ-3-4に示す。

8. ステロイド薬の吸収・代謝と他剤相互作用 (表Ⅵ-3-5)[10]

コルチゾールの70〜80％は，コルチコステロイド結合蛋白（トランスコルチン）と結合し，残りの多くはアルブミンと結合する。これらのキャリアと結合しているステロイドは生物学的に非活性である。また，トランスコルチンは，コルチゾールとの結合能が強く，結合量も制約されている。そのため，多量のステロイド薬が投与された場合には，非結合性ステロイドとアルブミン結合性ステロイドが増加する。したがって，低アルブミン血症を伴っている症例に投与する場合には，副作用を防止するために投与量を減量して用いる。

ステロイド薬は肝臓で代謝され，非活性化され，腎で排泄される。ジフェニルヒダント

■表Ⅵ-3-5　ステロイド薬（プレドニゾロン）と他剤との相互作用

薬剤名	臨床症状・措置方法	機序・危険因子
バルビツール酸誘導体 フェニトイン リファンピシン	本剤の作用減弱	代謝酵素（CYP3A4）を誘導し，本剤の代謝が促進される
サリチル酸誘導体	併用時に本剤を減量すると，サリチル酸中毒を起こすことが報告されている	本剤はサリチル酸誘導体の腎排泄と肝代謝を促進し，血清中のサリチル酸誘導体の濃度が低下する
抗凝血薬	抗凝血薬の作用減弱	本剤は血液凝固促進作用がある
経口糖尿病製剤 インスリン製剤	経口糖尿病製剤，インスリン製剤の効果の減弱	本剤は肝臓での糖新生を促進し，末梢組織での糖利用を抑制する
利尿薬（カリウム保持性利尿薬を除く）	低カリウム血症が現れることがある	本剤は尿細管でのカリウム排泄促進作用がある
活性型ビタミンD_3製剤	高カルシウム尿症，尿路結石が現れることがあるため，併用する場合には，定期的に検査を行うなど観察を十分行う。用量にも注意する	機序は不明。本剤は尿細管でのカルシウムの再吸収阻害，骨吸収促進などにより，また，活性型ビタミンD_3製剤は腸管からのカルシウム吸収促進により尿中へのカルシウムの排泄を増加させる
シクロスポリン	双方の血中濃度が上昇するおそれがある	代謝酵素（CYP3A4）の競合により，相互に代謝が阻害される
エリスロマイシン	本剤の作用増強	本剤の代謝酵素（CYP3A4）が阻害される
非脱分極性筋弛緩薬	筋弛緩作用が減弱または増強するとの報告がある	機序は不明

（文献10より引用）

インやフェノバルビタール，リファンピシンなどはステロイドの代謝を亢進させ，ステロイドの作用が減弱する。ステロイドとサリチル酸の併用投与は，サリチル酸の腎排泄能が増加するため，サリチル酸血中濃度が予測以上に減少することがある。そして，ステロイドを減量するに従いサリチル酸の血中濃度が増加するため，その副作用に留意する。また，抗糖尿病薬，ワルファリン，イソニアジド（INH）などは，ステロイド薬との併用により作用減弱をみる。ステロイド薬とシクロスポリンとの併用は，いずれの薬剤も作用が増強する。

9. 副作用とその対策

　ステロイド薬は多岐にわたる薬理作用により，重篤なものから軽微なものまで数多くの副作用がみられる（表Ⅵ-3-6）。副作用はステロイド薬の投与量と関連し，少量（PSL 5mg/日）では副作用の頻度はきわめて低く，視床下部－下垂体－副腎（HPA）系への抑制もほとんどみられない[2]。それは少量（PSL 5mg/日）では生理的分泌量と同等と考えられているからである。PSL 20～30mg/日を1週間以上投与された場合には，投与終了後1年間HPA系の抑制があるとされている。

　また，副作用の出現時期は様々で，ステロイド薬の投与後すぐにみられるものから，ステロイド薬減量中にみられるもの，さらには出現の予測が困難なものまである（表Ⅵ-3-7）。重篤な副作用の初期症状とモニタリングを表Ⅵ-3-8[10]に示す。また，以下に主な副作用とその対策について述べる。

1）感染症

　高頻度に認められ，その頻度はステロイド薬の投与量に伴い増加する。ステロイド薬の投与量と易感染性，病原体，予防投与などについては合併症の項（☞377頁）を参照されたい。

　ステロイド薬投与中の感染症合併は早期発見と適正な治療が必要であるが，ステロイド薬の多量投与は炎症反応が表に現れず，膿瘍や腸穿孔といった感染症が隠されていることもあり十分な注意が必要である。

表Ⅵ-3-6　ステロイド薬の主な副作用

重篤な副作用	消化性潰瘍，血管炎，感染症の誘発，悪化，副腎機能不全，耐糖能異常，糖尿病，白内障，精神障害，緑内障，骨粗鬆症，骨折，骨壊死，高血圧，ステロイド筋症，血栓・塞栓，膵炎，脂質異常症，動脈硬化
軽微な副作用	痤瘡，顔面紅潮，食欲亢進，体重増加，多尿，満月様顔貌，多汗，野牛肩，月経異常，中心性肥満，低カリウム血症，浮腫，不眠，多毛症，白血球増多，出血傾向（皮下出血，紫斑）

表Ⅵ-3-7 ステロイド薬による副作用の出現時期

- 投与初期より出現するもの
  - 食欲亢進，体重増加 ・不眠 ・精神不穏
- 投与前より内在していた疾患の発症ないし増悪
  - 高血圧 ・糖尿病 ・消化性潰瘍
- 減量中に認められるもの
  - 視床下部－下垂体－副腎皮質機能不全 ・易感染性 ・創傷治癒遅延 ・ステロイド筋症
- 維持療法中に認められるもの
  - 骨粗鬆症 ・皮膚萎縮 ・白内障 ・動脈硬化
- 出現予測が困難なもの
  - 精神症状 ・緑内障

表Ⅵ-3-8 ステロイド薬による重篤な副作用の初期症状および臨床検査値によるモニタリング

重篤な副作用	初期症状	臨床検査値などのモニタリング
感染症	発熱，喉の痛み，痰・咳，口内炎，発疹，頻尿，尿が濁る，排尿痛	好中球（増加）
続発性副腎皮質機能不全（ステロイド減量中，中止後）	発熱，食欲不振，吐き気，頭痛，全身のだるさ，眠気，腹痛，関節痛，不機嫌	血清NaおよびCl（低下），K（上昇）
糖尿病	全身倦怠感，口渇，尿量増加	血糖，尿糖，HbA1c（上昇）
消化性潰瘍	胃のもたれ，食欲低下，胸やけ，吐き気，胃痛，空腹時の心窩部痛，黒色便	便潜血，貧血
膵炎	上腹部痛，食欲不振，吐き気	血中アミラーゼ（上昇）
精神変調，うつ状態	不眠，神経質，多幸，抑うつ，集中困難，いらいら，悪夢	
骨粗鬆症	腰痛，背部痛，胸痛，足のつけ根の痛み，腰が曲がる	尿中Ca（上昇）
ミオパチー	手足のしびれ・痛み，全身（特に足）のだるさ，ふらつき，起立困難	
緑内障	結膜充血，虹輪視，霧視，軽い眼痛，頭痛，眼の乾き	眼圧（上昇）
白内障	視力低下，霧視，羞明，単眼複視	
血栓症	頭痛，ろれつが回らない，急な気分不快，吐き気，突然の腹痛，胸痛，息切れ，鼠径部や足の痛み，腋窩や腕の痛み，手足の腫れ，冷感	APTT（短縮），血小板凝集能（亢進）
硬膜外脂肪腫症	足のしびれ・痛み，腰痛	

（文献10より引用）

2) 糖尿病・耐糖能異常

　糖代謝における生理的作用として，蛋白や脂肪の分解を促進し，糖新生の基質となるアミノ酸や遊離脂肪酸の放出を増加させ，肝臓および腎臓での糖新生に関する酵素を誘導しブドウ糖を産生する。また，インスリンに拮抗して筋肉など末梢組織での糖利用を抑制するため，血糖の上昇をきたす。グリコーゲン合成酵素が誘導され，肝臓でのグリコーゲンは蓄積される。ステロイド薬の長期・多量投与により高血糖，尿糖の検出がみられるが，空腹時血糖は正常なこともあり，食後の高血糖が特徴である。糖化ヘモグロビン（HbA1c）や糖化アルブミンを指標として治療を行うが，ステロイド薬の減量とともに高血糖の改善がみられる。

　治療は食事療法が基本であるが，ステロイド薬による肥満，食欲亢進もあるため，適切なカロリー摂取を心がける。薬物療法としては，従来からの経口血糖降下薬であるスルホニル尿素薬のほか，速効型インスリン分泌促進薬のナテグリニド，ビグアナイド薬，インスリン抵抗性改善薬のチアゾリジン誘導体，αグルコシダーゼ阻害薬のアカルボース，ボグリボース，最近ではDPP-4阻害薬やGLP-1アナログなどがある。インスリン治療は作用時間の比較的長いインスリンまたは速効型・中間型の混合製剤を1日1～2回皮下注射する従来法と，毎食前ならびに就寝前にインスリンを注射することにより厳格な血糖コントロールをめざす強化インスリン療法がある。

3) 消化性潰瘍

　ステロイド薬により，粘膜から分泌される粘液の変性による粘膜防御の障害，酸・ペプシンの分泌増加による粘膜障害がみられる。また粘膜の微小循環障害，粘膜の恒常維持プロスタグランジン（PG）の阻害も原因とされている。ステロイド薬の長期・多量投与により消化性潰瘍が発症しやすいが，少量でも，特にNSAIDsとの併用でみられるため注意が必要である。

　薬物療法としてH$_2$受容体拮抗薬，プロトンポンプ阻害薬を中心に制酸薬，選択的ムスカリン薬，抗ガストリン薬および防御因子増強薬などの併用投与を行う。

4) 骨粗鬆症・圧迫骨折

　骨粗鬆症は，骨量が減少し骨微細構造の劣化により骨強度が低下し，骨折をきたしやすくなった全身性疾患と定義される。

　ステロイド誘発性骨粗鬆症の直接的な原因は，骨形成の低下および骨吸収の亢進である。骨形成の低下の機序はいくつかあるが，最近，ステロイド薬が骨芽細胞および骨細胞のアポトーシスを誘導することが注目されている。腸管からのカルシウム吸収を抑制する

ことにより，二次性副甲状腺機能亢進症を誘発し，破骨細胞の活性化と骨芽細胞の抑制を引き起こす．経口ステロイド薬投与による骨塩量（BMD）の低下は，開始より2～3カ月で最大となり，治療3カ月後には骨折の危険性が上昇し，投与中止により速やかにリスクは低下する．早期発見のためのBMDおよび骨代謝マーカーの定期的測定と，予防的治療も含めた食事療法，理学療法，薬物療法などの総合的治療が必要である．

骨粗鬆症の診断と治療に関しては合併症の項（☞384頁）を参照されたい．

5) 精神症状（ステロイド精神病）

ステロイド薬による精神症状は，多幸感，躁状態，情緒不安定，不眠，抑うつ，行動の変調，自殺企図など多彩である．症状は，投与量が多量となる場合や投与期間が長期にわたる場合などでみられるが，必ずしもすべてではなく，患者自身の性格，環境などによっても相違がみられる．CNSループスでは，ステロイド薬により疾患活動性が抑制されてから発症する場合もあり，ステロイド精神病と鑑別が困難な場合もみられる．CNSループスの診断は，髄液検査によるIL-6の上昇，MRI，脳血流シンチグラフィの異常などにより行うが，陽性所見が得られないこともある．

ステロイド精神病はステロイド薬の減量により改善がみられるが，メンタルクリニック，心身症外来での問診，薬物療法が主となることもある．ステロイド薬の種類を変更することにより緩和されることもある．

6) 副腎皮質機能不全

長期間ステロイド薬を投与するとHPA系が抑制され，その機能が回復するには数カ月あるいはそれ以上かかることがある．そのため，ステロイド薬の減量は少量を徐々に行う漸減療法が一般的である．

また，ある一定量を超えて減量すると疾患の再燃をみたり，副腎皮質ホルモンの欠乏症としての逸脱症候群がみられる．逸脱症候群は，全身麻酔，手術，外傷，急性感染症などに際してみられることがあり，先に述べたごとく全身麻酔，手術ではあらかじめ予防的に，または直後よりステロイド薬を増量することがある．逸脱症候群では，臨床的に発熱，関節痛，筋肉痛，悪心・嘔吐，体重減少，低血圧，低血糖などがみられる．

7) その他

その他，満月様顔貌や中心性肥満，皮膚線条，多毛などの軽微な副作用もみられる．ステロイド薬を投与される患者は，疾患に対する不安とともにステロイド薬に対しても不安を抱えていることが多く，特に女性では重篤な副作用よりも美容上影響する副作用が深刻

な悩みとなる。ステロイド薬を投与する際には，その投与量，投与期間とともに，予測される副作用，その対処法などについて十分に説明し理解を求めることが重要である[11]。

〈文 献〉

1) Wilder BL : Glucocorticoids. Arthritis and Allied Conditions. 13th ed, ed by Koopman WJ, Williams & Wilkins, Baltimore, 1997, p731.
2) 橋本博史：副腎皮質ステロイド薬．日内会誌 88：1965, 1999.
3) 本間光夫，他：ループス腎炎に対するU-67，590Aの後期第2相臨床試験；至適投与量検討試験．基礎と臨床 27：5191, 1993.
4) 本間光夫，他：ループス腎炎に対するメチルプレドニゾロンパルス療法と経口プレドニゾロン療法の二重盲検群間比較試験．リウマチ 34：616, 1994.
5) 橋本博史：全身性エリテマトーデス．内科 79：1398, 1997.
6) 橋本博史，他：全身性エリテマトーデスの病型分類に関する全国調査結果について．リウマチ 32：27, 1992.
7) Ad Hoc Working Group on Steroid-Sparing Criteria in Lupus : Criteria for steroid-sparing ability of interventions in systemic lupus erythematosus. Arthritis Rheum 50 : 3427, 2004.
8) 橋本博史，他：妊娠とSLE．順天堂医学 35：293, 1989.
9) Seki M, et al : Apoptosis of lymphocytes induced by glucocorticoids and relationship to therapeutic efficacy in patients with systemic lupus erythematosus. Arthritis Rheum 41 : 823, 1998.
10) 永田将司，他：全身性エリテマトーデス治療薬と患者への説明．薬局 55：429, 2004.
11) 金井美紀，他：気をつけたいステロイド剤の副作用．臨床と研究 81：798, 2004.

VI章 治療

4. 免疫調整薬

　SLEではヒドロキシクロロキンが主たる免疫調整薬に含まれ，RAでは従来型合成抗リウマチ薬として用いられている。
　ヒドロキシクロロキンはSLEの標準治療薬として用いられるが，欧米ではRAに対しても用いられている。

1. ヒドロキシクロロキン硫酸塩（HCQ）

1）クロロキンとは

　1934年，ドイツで抗マラリア薬として開発されたが毒性が強く断念した経緯がある。抗マラリア薬がDLEに初めて使用されたのはPayne（1894）による。1943年に米国で独自に開発され1946年より臨床応用された。日本では1955年にレゾヒンの名前で発売された。マラリアは，最近，クロロキンを含む抗マラリア薬により完全治癒が期待でき，再発もほとんどみられなくなったが，クロロキンに耐性を持つマラリア原虫が出現している。日本では1955年以降，慢性腎炎，RA，気管支喘息，てんかんに適応が拡大されている。1957年に角膜障害，1959年よりクロロキン網膜症が報告されはじめ，日本でも1961年に報告されているが，この網膜症が薬害による社会的問題に発展し1974年より使用禁止となった。

　欧米では，WHOの指定する必須医薬品のひとつで，RA，SLEの治療に継続して用いられている。日本では，2015年8月にヒドロキシクロロキン硫酸塩（hydroxylchloroquine sulfate：HCQ）が再び皮膚型エリテマトーデス（皮膚型LE），SLEに適応症として承認され使用可能となった。使用にあたり眼科医による定期的な経過観察が必要である。日本リウマチ学会，日本皮膚科学会，日本眼科学会よりHCQ使用のためのガイドラインが出されている[1~3]。

　本文の「5）副作用」の項では，（1）抗マラリア薬の副作用と，（2）HCQ使用に際して注意を要する副作用にわけ，（1）については遺稿となったが，当時豊富な使用経験のあった故・塩川優一教授の記述を掲載する。

2) 薬理作用・薬物動態

薬理作用は多彩であるが，詳細は明らかでない．Toll様受容体（TLR）の活性化阻害やエンドソームpH上昇作用を通じて抗原提示の阻害などが考えられている[4]．服用後，脂肪を除く組織に広く分布し，20％が未変化体として尿中に排泄される．半減期が長く，臨床的効果の発現まで通常1カ月以上かかる．

HCQの薬物動態と薬剤力学の関係は種々の影響を受けるが，薬効に重要視される血中濃度との関連は不明な点が多い．HCQの血中濃度に影響するSLEの病態が検討されている．その結果，人種差やHCQの効果を妨げる喫煙，制酸剤やチトクロムP450酵素に影響する薬剤の相互作用などに関して有意差は認められないが，血中低濃度は，高いBMI，ステロイド未使用，血小板減少，好中球減少，クレアチニンクリアランスの高値などとの相関が認められる．腎機能障害患者では血中高濃度と相関するが，血液透析施行によりHCQ血中濃度は不変である．これらは臨床上，HCQの不応性，有効性，副作用を知る上で有用と思われる[5]．

3) 適応・効果

慢性皮膚型LE（CCLE），SLEに適応される．特に皮膚病変に対して効果がみられる．日本では多施設共同研究が行われ，SLEの皮膚病変に対しHCQの有効性を認めるとともに，その評価にCLASIの有用性を指摘している[6,7]．SLEにおけるHCQの効果は，ループス腎炎再燃阻止，寛解維持，血栓防止，脂質の改善効果，心血管病変の改善，臓器障害の防止，さらには感染症防止などが指摘されている[8]．

ループス腎炎に関しては，単一施設の後ろ向きの検討であるが，ループス腎炎とⅢ/Ⅳ型ループス腎炎について，2000年より前に診断された症例と2010～2020年に診断された症例の治療と予後を比較し，後者は初回診断時にHCQを使用した症例の腎症の頻度が低く，CKD stage 4/5を示す症例と死亡率も有意に少ないことを認めている．また，後者は40歳以前に診断された症例が多いが死亡率は低く，これらはHCQによる効果と考察している[9]．

寛解維持に対するHCQの効果についても検討されており，104週以上投与された30例の成績では，経時的にSLE疾患活動性指数（SLEDAI）の低下とともにプレドニゾロン（PSL）投与量の減少もみられる[10]．

欧米ではRAにも適応されているが日本では未承認である．

4) 投与量

本剤は投与後脂肪組織中の濃度が低いことから，実体重に基づき本剤を投与した場合，

表Ⅵ-4-1 HCQの用法・用量

理想体重	性別・身長と理想体重の対応表		1日量
	女性	男性	
31kg以上 46kg未満	136cm以上 154cm未満	134cm以上 151cm未満	1錠（200mg）
46kg以上 62kg未満	154cm以上 173cm未満	151cm以上 169cm未満	1錠と2錠を1日おき（300mg）
62kg以上	173cm以上	169cm以上	2錠（400mg）

本剤投与後の脂肪組織中濃度は低いことから，実体重に基づき本剤を投与した場合，特に肥満患者では過量投与となり，網膜障害などの副作用発現リスクが高まる可能性があるため，実体重ではなく，身長に基づき算出される理想体重に基づき投与量を決定する〔ブローカ式桂変法による理想体重(kg)：女性〔身長(cm) − 100〕× 0.85， 男性〔身長(cm) − 100〕× 0.9

（文献1，2より作成）

特に肥満者では過剰投与となり副作用発現のリスクが高まるため，身長に基づき算出される理想体重により投与量を決定する。理想体重1kg当たり6.5mgを超えない量（200〜400mg／日）を1日1回投与する。性別・身長と理想体重の対応量，投与量を表Ⅵ-4-1に示す[1,2]。

欧米では，HCQによる網膜症の副作用防止の観点から，実体重で5mg/kg以下の投与が推奨されているが，日本では添付文書以外の用量調節は明言されていない。吉田ら[11]は，添付文書量に準じて投与した症例と添付文書量未満の投与を行い再燃をきたした症例数を比較したところ有意差はみられず（24.2% vs 23.5%），添付文書量未満でも再燃を抑制できる可能性が示唆され，SLEの標準的治療薬であるだけに，さらなる検討が必要と思われる。

5) 副作用

(1) 抗マラリア薬の副作用

抗マラリア薬の種類としては次のものがある。

①キナクリン（quinacrine, mepacrine, atabrine）

②塩酸アモジアキン（amodiaquine, camoquin）

③クロロキン（chloroquine）

④HCQ（hydroxychloroquine, Plaquenil®）

抗マラリア薬には特有の副作用があるため，これをよく知って用いなければならない。最も多いのは消化器症状（悪心・嘔吐，下痢など）であり，しばしばそのために減量，または中止を余儀なくさせられる。皮膚炎もみられ，しばしば瘙痒症や剥離性皮膚炎の形をと

る。神経系では痙攣が起こることもある。また精神病もみられる。聴力障害に至ることや，筋無力症に似た脱力感を示すことがある。血液では再生不良性貧血，白血球減少症，無顆粒球症を呈することがある。また，肝炎も報告されている。

　本剤は色素代謝に関係があり，毛髪，まつげ，眉毛，髭などが白くなることがある。しかし投薬中止により回復する。また，皮膚，粘膜，爪などに色素沈着をみることがある。視力障害としては，抗マラリア薬を少し多く投与すると眼前が朦朧として焦点を結ばなくなる。これは使用量を減ずると良くなるもので，筋無力症の出現と関係があるとされる（毛様体筋麻痺：cycloplegia）。また角膜に抗マラリア薬が沈着して，光のほうを見ると「かさ」がみえることがある。しかし，これらは可逆性で，投薬中止により視力はしだいに回復する。

　ところが，1957年に初めてクロロキンとHCQによる網膜症の症例が報告[12]されて以来，視野狭窄，傍中心暗転を生じ，ついに失明に至る報告が相次いでみられた。HCQはクロロキンよりも発症率は低いが，クロロキン網膜症をみる多くの症例は1日500mg投与例で，250mg投与例は稀であるが少数例ながらみられることが指摘されている[13]。いったんクロロキン網膜症がみられれば，塩化アンモニウムやアスコルビン酸，ジメルカプロール（BAL®）などで酸性尿によりクロロキン排泄を促しても視力は回復せず，永久的に視力障害を残す[13]。対策として，HCQ累積投与量が200gを超えないようにするとともに投与方法を遵守し，定期的な眼科的検査（以下参照）を行い，眼科的異常がみられたら投与中止とする。

　　　　　　　　　　　　　　　　　　　　　　　　　　　　　　　　　　（塩川優一）

(2) HCQ使用に際して注意を要する副作用

①眼障害

　前述のごとく本薬剤により網膜症，黄斑症，黄斑変性がみられることがある。網膜障害のリスクは用量依存性に大きくなり，また長期投与によっても発現する可能性があるが，初期には投薬中止により可逆性である。本剤使用に際して事前に視力検査，細隙灯顕微鏡検査，眼圧検査，眼底検査，スペクトラルドメイン光干渉断層計（spectral-domain optical coherence tomography：SD-OCT）視野検査，色覚検査の眼科的検査を行う必要がある。長期に使用する場合には，少なくとも年1回の眼科的検査が必要である。

②皮膚症状

　多形紅斑，紅皮症，皮膚粘膜眼症候群，中毒性表皮壊死融解症，薬剤性過敏症候群などをみることがある。投与10〜15日後にみられるが，みられた場合には中止する。

③骨髄抑制

　血小板減少症，無顆粒球症，白血球減少症，再生不良性貧血などの報告がみられる。定期的な血液学的検査が必要である。

④心病変

心筋症，伝導障害などの報告がみられる。

⑤ミオパチー

筋力低下をきたすミオパチー，軽度の感覚障害や腱反射低下，神経伝導障害をみるニューロミオパチーをみることがある。

⑥低血糖

稀であるが，認められれば中止とし，糖の補充療法を行う。

6）投与中モニタリング

少なくとも年1回の定期的な眼科的検査を行い，腎機能障害，肝機能障害の患者，累積投与量が200gを超えた患者，視力障害の患者，高齢者などの網膜症のリスクを有する患者では6カ月に1回の頻度で眼科的検査を行う。

7）妊娠・授乳

HCQの胎児移行率はほぼ100％であるため胎児の眼の障害が懸念されるが，それを否定する報告もみられる[14]。催奇形性ならびに胎児毒性は報告されておらず，原病の治療に必須である場合には妊娠中であっても使用可能とされているが，安全性は確立していない。HCQと化学構造および薬理作用が類似しているクロロキンでは，遺伝毒性や生殖発生毒性が示唆されており，HCQの催奇形性，胎児毒性は否定されていない。使用に際し治療上の有益性がリスクを上回る場合には慎重に投与する。また，HCQは母乳中へ移行し，4-アミノキノリン化合物の毒性作用は乳児に対して感受性が高いため授乳は避ける。なお，抗SS-A/B抗体陽性患者の妊娠では胎児の心ブロックが危惧されるが，HCQによる抑制効果が報告されている[15]。

2. 抗リウマチ薬として用いられる免疫調整薬

抗リウマチ薬はRAの主たる治療薬であり，疾患修飾薬（disease modifying antirheumatic drugs：DMARDs）とも呼ばれている。DMARDsは大きく合成抗リウマチ薬［synthetic（s）DMARDs］と生物学的抗リウマチ薬［biological（b）DMARDs］にわけられる（表Ⅵ-4-2）[16]。sDMARDsはさらに従来型合成抗リウマチ薬（conventional（c）sDMARDs）と標的合成抗リウマチ薬（targeted（t）sDMARDs）にわけられる。

csDMARDsには8種類の薬剤が含まれる（表Ⅵ-4-2）が，その中でもメトトレキサートは免疫抑制薬であるが，RA治療の中心的薬剤でアンカードラッグとも呼ばれている。少量間欠投与により効果がみられ，生物学的製剤との併用により改善率の上昇，寛解維持

効果をみる．タクロリムス（☞209頁），レフルノミドも免疫抑制薬に属す．

免疫調整薬に含まれるのは，サラゾスルファピリジン，ブシラミン，注射金製剤，イグラチモド，ペニシラミンである（表Ⅵ-4-3）．

▌表Ⅵ-4-2 抗リウマチ薬の分類

抗リウマチ薬 (DMARDs：disease modifying anti-rheumatic drugs)			
合成抗リウマチ薬 (synthetic DMARDs)		生物学的抗リウマチ薬 (biological DMARDs)	
従来型合成抗リウマチ薬 conventional synthetic DMARDs (csDMARDs)	標的合成抗リウマチ薬 targeted synthetic DMARDs (tsDMARDs)	バイオオリジナル抗リウマチ薬 bio-original DMARDs	バイオシミラー抗リウマチ薬 bio-similar DMARDs
・メトトレキサート（MTX） ・サラゾスルファピリジン ・ブシラミン ・タクロリムス ・レフルノミド ・注射金製剤 ・イグラチモド ・ヒドロキシクロロキン＊	JAK阻害薬 ・トファシチニブ ・バリシチニブ ・ペフィシチニブ ・ウパダシチニブ ・フィルゴチニブ	・アバタセプト ・アダリムマブ ・セルトリズマブ ペゴル ・エタネルセプト ・ゴリムマブ ・インフリキシマブ ・トシリズマブ ・リツキシマブ＊＊ ・オゾラリズマブ	・インフリキシマブ ・サリルマブ ・エタネルセプト ・アダリムマブ

＊：RAでは未承認，SLEで承認
＊＊：RAでは未承認，多発血管炎性肉芽腫症，顕微鏡的多発血管炎で承認

（文献16より引用）

▌表Ⅵ-4-3 抗リウマチ薬として用いられる免疫調整薬

薬剤名	商品名	作用機序	投与方法	副作用
サラゾスルファピリジン	アザルフィジン®	サリチル酸とスルファピリジン化合物	1,000mg／日，分2，経口	過敏症，消化器症状，肝障害
ブシラミン	リマチル®	SH基，リンパ球抑制	200〜300mg／日，分3，経口	皮疹，蛋白尿，味覚障害
注射金製剤	シオゾール®	免疫調整作用	10mg／週 4週 25mg／週 4週 以降，50〜10mg／週，筋注	皮疹，腎症，間質性肺炎
イグラチモド	コルベット®，ケアラム®	骨破壊改善，抗体産生抑制，NFκB阻害	25〜50mg／日，経口	肝障害，消化管出血，血球減少 （ワルファリン併用禁忌）
ペニシラミン	メタルカプターゼ®	蛋白変性抑制	1回100mg，1日1〜3回，食間	腎障害，骨髄障害，間質性肺炎，SLE様症状，無顆粒球症

〈文 献〉

1) 日本リウマチ学会：皮膚エリテマトーデスおよび全身性エリテマトーデスに対するヒドロキシクロロキン使用のための簡易ガイドライン（2015.10.20版）.
[www.ryumachi-jp.com/info/guideline_hcq.pdf]
2) 日本皮膚科学会：ヒドロキシクロロキン適正使用の手引き（簡易版）（2015.10.20版）.
[www.dermatol.or.jp/uploads/files/guideline/hcqkaniban.pdf]
3) 日本眼科学会：ヒドロキシクロロキン適正使用のための手引き. 日眼会誌 120：419-428, 2016.
4) Wallace DJ, et al：New insights into mechanisms of therapeutic effects of antimalarial agents in SLE. Nat rev Rheumatol 8：522, 2012.
5) Jallouli M, et al：Determinants of hydroxychloroquine blood concentration variations in systemic lupus erythematosus. Arthritis Rheum 67：2176, 2015.
6) Yokogawa N, et al：Response to hydroxychloroquine in Japanese patients with lupus-related skin disease using the cutaneous lupus erythematosus disease area and severity index（CLASI）. Mod Rheumatol 23：318, 2013.
7) Albrecht J, et al：The CLASI（Cutaneous Lupus Erythematosus Disease Area and Severity Index）：An outcome instrument for cutaneous lupus erythematosus. J Invest Dermatol 125：889, 2005.
8) Dorner T：Hydroxychloroquine in SLE：old drug, new perspectives. Nat Rev Rheumatol 6：10, 2010.
9) Nakai T, et al：Immuno-Rheumatology, St. Luke's Hospital, Changes in the SLE mortality rate and prevalence of lupus nephritis overtime：Single center retrospective study in Japan. 第68回日本リウマチ学会学術集会抄録集. 2024, p406.
10) 吉田 舞, 他：維持期全身性エリテマトーデス患者へのヒドロキシクロロキン2年間の追加投与の効果. 第67回日本リウマチ学会総会・学術集会 抄録集. 2023, p190.
11) 吉田英太郎, 他：日本人におけるヒドロキシクロロキンの適切な使用量の考察. 第68回日本リウマチ学会抄録集. 2024, p510.
12) Cambiaggi A：Unusual ocular lesions in a case of systemic lupus erythematosus. Arch Ophthal 57：451, 1957.
13) Bernstein HN：Chloroquine ocular toxicity. Survey Ophthal 12：425, 1967.
14) Osadchy A, et al：Ocular toxicity in children exposed in utero to antimalarial drugs：review of the literature. J Rheumatol 38：2504, 2011.
15) Izmirly PM, et al：Maternal use of hydroxychloroquine is associated with a reduced risk of recurrent anti-SSA/Ro-antibody-associated cardiac manifestations of neonatal lupus. Circulation 126：76, 2012.
16) Smolen JS, et al：Proposal for a new nomenclature of disease-modifying anti-rheumatic drugs. Ann Rheum Dis 73：3, 2014.

Ⅵ章 治療

5. 免疫抑制薬

1. SLEにおける免疫抑制薬の位置づけ

　免疫抑制薬は免疫担当細胞を傷害し免疫抑制効果をもたらすが，正常細胞も傷害し細胞毒とも言われる．その効果は遅効性で重篤な副作用も有し，治療域と副作用域が近隣していることもあり，SLEでは速効性で強力な抗炎症作用と免疫抑制作用を併せ持つステロイド薬を凌駕して第一選択薬となることは少ない．免疫抑制薬は，通常，主たる治療薬（ステロイド薬のことが多い）が不応性の場合や，主たる治療薬が重篤な副作用のために使用できない場合，ステロイド薬の減量を図る場合などに際し用いられることが多い．

2. SLEに用いられる免疫抑制薬とその作用機序

　SLEを含む膠原病に用いられる免疫抑制薬を表Ⅵ-5-1に，その作用機序を表Ⅵ-5-2に示す[1~3]．

1）代謝拮抗薬

　アザチオプリン（azathioprine：AZ）はプリン拮抗薬で，生体内で6-MPに変換する．アデノシンおよびグアニンの合成を阻害することによりプリン合成，DNA合成を抑制する．主にT細胞の増殖を抑制するが，細胞分裂が急速に生じている細胞に対しては活性代謝物に変換されている必要がある．

　ミゾリビン（mizoribine：MZR）は日本で開発された免疫抑制薬で，核酸のプリン合成系におけるイノシン酸からグアニル酸に至る過程を拮抗阻害し，リンパ球の増殖を選択的に抑制する．動物実験では，一次，二次免疫応答をいずれも抑え，ヘルパーT細胞とB細胞の増殖を抑制する．

　ミコフェノール酸モフェチル（mycophenolate mofetil：MMF）はプリン生合成経路のイノシン酸脱水素酵素を可逆的，非競合的に阻害し，DNA合成を阻害し免疫抑制作用をもたらす．プリンのsalvage合成経路を阻害しないことから*de novo*合成経路が主体のT細胞，B細胞の活性化を阻害する．MZRの作用機序に類似しているが，血中半減期は長い［(5)ミコフェノール酸モフェチル☞274頁参照］．

　メトトレキサート（methotrexate：MTX）は葉酸代謝の拮抗薬で，ジヒドロ葉酸レダ

表VI-5-1 膠原病に用いられる免疫抑制薬

薬剤	商品名	作用機序	投与方法
アザチオプリン	イムラン® アザニン®	プリン拮抗薬	1〜2mg/kg/日，経口
シクロホスファミド	エンドキサン®	アルキル化薬	1〜2mg/kg/日，経口 〜1g/m²/日，点滴静注
メトトレキサート	メソトレキセート® リウマトレックス®* メトジェクト®	葉酸拮抗薬	5〜7.5mg/週，経口 2〜8mg〜16mg(最大)/週，経口* 〜25mg/週，筋注 7.5mg/週〜15mg/週(最大)，皮下注
ミゾリビン**	ブレディニン®	代謝拮抗薬	150〜300mg/日，経口
ミコフェノール酸モフェチル†	セルセプト®	リンパ球のDNA合成阻害	1〜2g/日，経口
シクロスポリン	サンディミュン® ネオーラル®	T細胞のカルシニューリン作用阻害	3〜6mg/kg/日，経口(トラフレベル100〜250ng/mL)
タクロリムス*** (FK506)	プログラフ®		1.5〜3mg/日，経口(トラフレベル10〜25ng/mL)
レフルノミド	アラバ®	ピリミジン合成阻害薬(プロドラッグ)	初回 1日1回 100mg，3日間 維持量 1日1回 20mg

＊：RAに保険適用，＊＊：RA，SLE，ベーチェット病に保険適用，＊＊＊：RA，SLEに保険適用，†：保険適用外

クターゼに強い親和性を有し，葉酸と拮抗することにより，この酵素作用を阻害する。これにより，DNA合成を抑制し細胞傷害性に働く。また，抗炎症作用も有し，これは細胞増殖の抑制と化学走化因子の抑制による。

　レフルノミドはピリミジン拮抗薬のプロドラッグである。RAに用いられるが，間質性肺炎合併例には禁忌である。

2) アルキル化薬

　代表的な薬剤はシクロホスファミド(cyclophosphamide：CY)で，ナイトロジェンマスタードの誘導体である。細胞核DNAをアルキル化し，免疫担当細胞の再生保全を傷害し免疫反応を抑制する。CYは主にB細胞を傷害するが，CYで処理されたB細胞は骨髄の未熟B細胞にみられるclonal anergyとの類似性が示唆され，CYによるB細胞のクローン非活性化の可能性がある。T細胞，B細胞数の低下，B細胞の抗体産生低下をもたらす。

■ 表Ⅵ-5-2　膠原病に用いられる免疫抑制薬の作用機序

薬　剤	作用機序	免疫系に及ぼす作用
アザチオプリン	プリン拮抗薬 ・活性型6-MPに変換され，プリン合成過程（アデニンとグアニン）を阻害（DNA合成阻害）	T，B細胞，マクロファージに働く。特にT細胞，NK活性阻害，抗体産生抑制，細胞傷害性T細胞阻害，細胞性免疫抑制
シクロホスファミド	アルキル化薬 ・DNAにおけるグアニンをアルキル化し，架橋結合してDNA複製を障害	T，B細胞数の低下。B細胞の抗体産生低下
メトトレキサート	葉酸誘導体（拮抗薬） ・ジヒドロ葉酸レダクターゼと結合することにより，ジヒドロ葉酸からテトラヒドロ葉酸への合成を阻害。これによりプリン前駆体であるイノシン酸合成を阻害（DNA，RNA合成阻害）	リンパ球，マクロファージの増殖，活性を抑制，サイトカイン産生抑制，抗炎症作用
ミゾリビン	代謝拮抗薬 ・プリン合成系のイノシン酸からグアニル酸への代謝経路を阻害（核酸合成抑制）	リンパ球，マクロファージの増殖を抑制。T細胞への作用が強い
ミコフェノール酸モフェチル	*de novo* のプリン生合成経路阻害	リンパ球の活性化や増殖を抑制
シクロスポリン タクロリムス ボクロスポリン	カルシニューリン作用阻害 ・イムノフィリンと結合しカルシニューリンの酵素活性を阻害することにより，（NF-ATcの核内移行抑制）サイトカイン遺伝子発現を阻害	リンパ球，特にT細胞の活性化抑制，サイトカイン産生抑制

3) 葉酸拮抗薬

MTXがRAのアンカードラッグとして用いられる。

ジヒドロ葉酸レダクターゼと結合することにより，ジヒドロ葉酸からテトラヒドロ葉酸への合成を阻害する。また，これによりプリン前駆体であるイノシン酸合成を阻害（DNA，RNA合成を阻害）する。リンパ球，マクロファージの増殖，活性を抑制し，サイトカイン産生抑制，抗炎症作用をもたらす。

4) 細胞内シグナル伝達阻害薬

シクロスポリン（ciclosporin A：CsA）とタクロリムス（FK506）は，それぞれ細胞質に存在するシクロフィリンやFK506結合蛋白と呼ばれるイムノフィリンと結合することにより，カルシニューリンのホスファターゼ活性を阻害する。これにより，NF-ATcの核内へ

の移行が阻止され，転写レベルで初期のT細胞活性化を抑制する。これらの薬剤は，主にT細胞を選択的に抑制するが，これは，転写因子のNF-ATcやNF-AThがT細胞に特異的に存在するためと考えられている。ラパマイシンは，FK506と同じ結合蛋白質と複合体を形成し，ホスファチジルイノシトール3-キナーゼに作用し，上記薬剤と同様に酵素が引き起こす下流の細胞内シグナル伝達経路を抑制することにより効果を発揮する。

以上より，免疫系に及ぼす作用では不明な点も多いが，多くはT，B細胞，マクロファージなどの免疫担当細胞に働き，抗体産生抑制，細胞性免疫抑制，サイトカイン産生抑制などをもたらす。T細胞に対し優位に働くのは代謝拮抗薬に含まれる薬剤で，CsAはT細胞に対して特に選択性が強い。B細胞に対して優位に働くのはCYである。細胞周期からみると，CsAはG_0，G_1期に，AZ，MTX，MZRはS期に特異的に作用するが，CYは周期非特異的に作用する。

2021年，CsA，タクロリムスと同様のカルシニューリン阻害薬であるボクロスポリン（voclosporin：VCS）が，FDAにより活動性ループス腎炎への適応を承認された。CsAよりも強力にカルシニューリンに結合し，かつ代謝物の消失が早く，蓄積しにくいという利点がある。

活動性ループス腎炎に対するVCS＋MMF＋ステロイド併用療法と，MMF＋ステロイド併用療法の二重盲検比較試験で，蛋白尿の減少と腎機能の改善維持が認められている[4,5]。

ループス腎炎に対するPhase Ⅱ，Ⅲの臨床試験のデータを用いて，MMFとグルココルチコイドとの併用下でVCSの有効性と安全性の解析結果が報告されている。VCS（23.7mg，1日2回投与）群266例，プラセボ群266例の1年後の比較で，CRR（complete renal response）は前者が43.7％，後者は23.3％と，有意な改善を認めている。有害事象は両者でほぼ同等にみられ，感染症（62.2％：54.9％），胃腸障害（45.3％：35.3％）である[6]。

感染症状以外の副作用は，腎機能障害，高血圧，下痢，貧血，頭痛などが指摘されている。

5) JAK阻害薬

JAKは細胞内でサイトカイン受容体に結合し，サイトカインで活性化されるシグナルを伝達するキナーゼである。JAKは機能の違いからJAK1，JAK2，JAK3，TYK2の4種類にわけられ，複数のサイトカインシグナル伝達を媒介している。そのためJAK阻害薬は，複数のサイトカインを同時に抑制する。

主にRAにおいて，MTXなどの抗リウマチ薬に抵抗性を示す患者に用いられる。現在用いられているJAK阻害薬と適応疾患を表Ⅵ-5-3[7]に示す。SLEにおいても，どのようなJAK阻害薬が有用かどうかの検討がなされている。

表Ⅵ-5-3 JAK阻害薬の特徴

一般名	トファシチニブ	バリシチニブ	ペフィシチニブ
商品名	ゼルヤンツ®	オルミエント®	スマイラフ®
保険適用	2013年7月	2017年9月	2019年7月
阻害活性	JAK1/JAK3	JAK1/JAK2	汎JAK
血中濃度半減期*	3時間	6～7時間	3.7～7.5時間
投与量	5mgを1日2回(中等度以上の腎障害および中等度の肝障害を有する場合は5mgを1日1回)	4mgを1日1回(30≦eGFR<60の場合は2mgを1日1回,eGFR<30の場合は投与しない)	150mgを1日1回,患者の状態に応じて100mgを1日1回(中等度の肝障害を有する場合は50mgを1日1回)
代謝排泄経路	肝代謝：70%	腎排泄：75%	肝代謝：70%
わが国での適応症	関節リウマチ 潰瘍性大腸炎	関節リウマチ アトピー性皮膚炎 SARS-CoV-2による肺炎	関節リウマチ

一般名	ウパダシチニブ	フィルゴチニブ
商品名	リンヴォック®	ジセレカ®
保険適用	2020年4月	2020年11月
阻害活性	JAK1	JAK1
血中濃度半減期*	8～12時間	6時間
投与量	15mgを1日1回,患者の状態に応じて7.5mgを1日1回	200mgを1日1回,患者の状態に応じて100mgを1日1回(15≦eGFR<60の場合は100mgを1日1回,eGFR<15の場合は投与しない)
代謝排泄経路	肝代謝**	腎排泄：87%（代謝物を含む）
わが国での適応症	関節リウマチ 関節症性乾癬 アトピー性皮膚炎	関節リウマチ

＊：日本人健康成人の単回投与時，＊＊：肝臓で代謝されるが，薬理活性は未変化体に起因している。
（日本リウマチ財団教育研修委員会，他，編：リウマチ病学テキスト 改訂第3版．南江堂，2022，p552より転載）

3. 適応

　先に述べたごとく，通常，免疫抑制薬は主たる治療薬（ステロイド薬のことが多い）が不応性の場合や主たる治療薬が重篤な副作用のために使用できない場合，ステロイド薬の減量を図る場合などに際し用いられることが多い。CYとAZは2010年以降公知申請によりSLEをはじめ血管炎症候群，PM/DM，SSc，MCTD，その他難治性のリウマチ性

疾患に保険適用となった．MZRとタクロリムスはループス腎炎に用いられ，CsAはステロイド抵抗性のネフローゼ症候群に用いられる．CYの間欠大量静注投与は，ループス腎炎のWHO分類ないしISN/RPS分類のⅣ型をはじめ中枢神経障害，間質性肺炎などの難治性病態に対して有用性が指摘されている．MMFは，他の免疫抑制療法に抵抗性を示すループス腎炎やループス腎炎寛解導入後の維持療法において有効性がみられている．

4. 投与法

　CYは通常，1〜2mg/kg/日が経口投与される．初回は少量より治療開始し，副作用のないことを確認しながら漸増する．CYの間欠大量静注療法（IVCY）では，$0.75g/m^2$体表面積を生食に溶解し，1回/3〜4週ごとに静注投与する．腎糸球体濾過率が正常の1/3以下の場合には，$0.5g/m^2$体表面積と減量して用いる．また，白血球減少がみられれば使用を避けるべきであるが，$3,000/\mu L$までの白血球減少を認めても使わざるをえない場合には$0.25g/m^2$体表面積に減量して用いる．体表面積の計算は以下の式で行う．

$$体表面積 = \sqrt{\frac{身長(cm) \times 体重(kg)}{3,600}}$$

　出血性膀胱炎などの副作用を防止するために，投与後十分な補液を行う．また，副作用防止のためにメスナを，CY投与量の40％を1回量として1日3回（CY投与直後，4時間後，8時間後）点滴静注で用いる．IVCYの効果がみられれば，維持療法として1回/3カ月の頻度で継続投与する．副作用に関しては，経口CYに比べIVCYのほうが悪性腫瘍や易感染性，出血性膀胱炎などのリスクが少ないとされているが，総投与量10g以上で悪性腫瘍の発症が危惧される．また，卵巣機能障害は治療を開始する年齢や投与量に比例してリスクが高まることに留意する必要がある．一方，多発血管炎性肉芽腫症（ウェゲナー肉芽腫症）のデータではあるが，CY投与後の膀胱癌の発症頻度は10年後5％，15年後16％であることが報告されている[8]．

　AZは1〜2mg/kg/日が経口投与される．MZRはループス腎炎に対して150mg/日用いられる．MMFは，初回に1,500〜2,000mg/日（3,000mg/日上限）を投与し，以後漸減し，維持療法として500〜1,000mg/日用いられる．MTXは，非経口，経口いずれの投与も行われるが，間欠大量投与されることが多い．通常，0.1〜1.0mg/kg/週1回（分服する場合には12時間ごと）用いられる．CsAは，臓器移植に対して5〜15mg/kg/日が用いられるが，自己免疫疾患の領域では3〜6mg/kg/日と，より少ない量で用いられる．しかしながら，有効血中濃度と副作用が出現する血中濃度が近接しているため，血中トラフ値（血中濃度の最も低い服薬直前の値，100〜250ng/mLを目標）をモニタリ

ングしながら用いる。タクロリムスにおいてもトラフ値の測定は必須で，10～25ng/mLに調節し投与する。

5. 使用上の留意点

　使用にあたって，あらかじめ十分な説明をし，インフォームドコンセントを得る。使用中は副作用の防止が最も重要である[9, 10]。主な免疫抑制薬の副作用を**表Ⅵ-5-4**に示す。共通してみられる重篤な副作用は，骨髄抑制，易感染性，悪性腫瘍，生殖器障害（若年者への適用に際し特に留意）などである。使用に際しては，各薬剤の副作用と禁忌とされる病態に留意し，使用中は副作用を未然に防ぐための定期的なモニタリングが重要である。初回は少量より使用し，副作用のないことを確認し漸増する。骨髄抑制をきたす薬剤は血液学的検査を定期的に行い，特に白血球の減少に留意する。AZを含むチオプリン製剤による重篤な副作用の発症に関して，チオプリンの代謝酵素のひとつである

表Ⅵ-5-4　主な免疫抑制薬の副作用

免疫抑制薬		アザチオプリン	シクロホスファミド	メトトレキサート	ミゾリビン	ミコフェノール酸モフェチル	シクロスポリン	タクロリムス	レフルノミド
重要な副作用	骨髄抑制	++	++	++	+	++	+	±	++
	感染症	+	+	+	+	+	+	+	+
	肝障害	+	+	++	+	+	+	±	++
	腎機能障害	−	−	−	−	±	++	++	+
	出血性膀胱炎	−	+	−	−	−	−	−	−
	高血糖	−	−	−	−	−	+	++	−
	間質性肺炎	+	+	++	−	−	−	−	++
	脱毛	+	++	+	−	−	−	−	+
	多毛	−	−	−	−	−	+	−	−
	無精子症	−	++	+	(?)	−	−	−	+
	無月経／無排卵	−	++	+	(?)	−	−	−	+
投与量に関係なく生じる副作用		過敏症，間質性肺炎	発疹	間質性肺炎，ショック，皮疹	発疹	高尿酸血症，下痢	ショック	ショック，心不全	間質性肺炎，ショック
悪性腫瘍（報告例）		リンパ腫，皮膚癌	悪性リンパ腫，急性白血病，膀胱腫瘍	白血病，リンパ腫，肺癌		皮膚癌	悪性リンパ腫，皮膚癌	リンパ腫	
薬剤の排泄		尿中70%（48時間）	尿中60%（48時間）	尿中80%，胆汁10～30%	尿中80%（6時間）	尿中90%（72時間）	主に胆汁	主に胆汁	主に胆汁

表Ⅵ-5-5 主な免疫抑制薬と他薬剤との相互作用

薬剤名	併用薬剤名	臨床症状・措置方法	機序・危険因子
シクロホスファミド	ペントスタチン (併用禁忌)	骨髄移植患者で併用したところ,錯乱,呼吸困難,低血圧,肺水腫などが認められ,心毒性により死亡したとの報告がある	明らかな機序は不明。本剤は用量依存性の心毒性があり,ペントスタチンは心筋細胞に影響を及ぼすATPの代謝を阻害する。両剤の併用により心毒性が増強すると考えられている
	他の抗悪性腫瘍薬 アロプリノール 放射線照射	骨髄抑制などの副作用が増強することがあるため,異常が認められた場合には,減量,休薬などの適切な処置を行うこと	ともに骨髄抑制作用を有する
	フェノバルビタール	本剤の作用増強	フェノバルビタールの酵素誘導により,本剤の活性型への変換が促進される
	副腎皮質ホルモン クロラムフェニコール	本剤の作用減弱	肝における本剤の代謝を競合的に阻害し,活性化を抑制する
	インスリン	血糖降下作用増強	本剤がインスリン抗体の生成を阻害するため,遊離のインスリン量が多くなり,血糖降下作用が増強される
	オキシトシン	オキシトシンの作用増強	機序不明
	バソプレシン	バソプレシンの作用減弱	本剤がバソプレシンの排泄を増加させる
アザチオプリン	生ワクチン (併用禁忌)	免疫抑制下で生ワクチンを接種すると発症するおそれがある	免疫抑制下で生ワクチンを接種すると増殖し,病原性を現す可能性がある
	アロプリノール	骨髄抑制などの副作用が増強する。併用する場合には,本剤を通常投与量の1/3〜1/4に減量する	アロプリノールが本剤の代謝酵素であるキサンチンオキシダーゼを阻害する。その結果,6-MPの血中濃度が上昇する
	ワルファリン	抗凝血作用が減弱することがある。併用する場合には,凝固能の変動に十分注意する	ワルファリンの代謝を促進させることが考えられている
	不活化ワクチン	不活化ワクチンの作用を減弱	免疫抑制作用によってワクチンに対する免疫が得られないおそれがある
	細胞傷害または骨髄抑制作用のある薬剤(カプトプリル,ペニシラミンなど)	骨髄抑制が起こるおそれがある	各薬剤とも骨髄機能抑制作用が報告されている
	アミノサリチル酸誘導体(メサラジン,サラゾスルファピリジンなど)	骨髄抑制が起こるおそれがある	アミノサリチル酸誘導体が本剤の代謝酵素であるチオプリンメチルトランスフェラーゼを阻害するとの報告がある

〈次頁に続く〉

薬剤名	併用薬剤名	臨床症状・措置方法	機序・危険因子
シクロスポリン	生ワクチン (併用禁忌)	免疫抑制下で生ワクチンを接種すると発症するおそれがある	免疫抑制下で生ワクチンを接種すると増殖し，病原性を現す可能性がある
	タクロリムス (併用禁忌)	本剤の血中濃度上昇，腎障害などの副作用が現れやすくなるおそれがある	本剤の代謝阻害および，副作用が相互に増強されると考えられる
	免疫抑制薬	過度の免疫抑制が起こることがある	ともに免疫抑制作用を有するため
	アムホテリシンB アミノ配糖体系抗菌薬 NSAIDs バンコマイシンなど	腎障害が現れやすくなるため，頻回に腎機能検査を行うなど十分に注意する	腎障害の副作用が相互に増強されると考えられる
	マクロライド系抗菌薬 アゾール系抗菌薬 HIVプロテアーゼ阻害薬 カルシウム拮抗薬 グレープフルーツジュース アミオダロンなど	本剤の血中濃度上昇	代謝酵素の抑制または競合により，本剤の代謝が阻害されると考えられる
	リファンピシン フェノバルビタール セイヨウオトギリソウ含有食品 カルバマゼピンなど	本剤の血中濃度低下	代謝酵素の誘導作用により，本剤の代謝が促進されると考えられる
	コルヒチン	ミオパチー，筋痛，筋力低下，腎障害，肝障害などが現れたとの報告がある	機序は不明
	HMG-CoA還元酵素阻害薬	急激な腎機能悪化を伴う横紋筋融解症が現れやすい	HMG-CoA還元酵素阻害薬の血中からの消失が遅延すると考えられる
	ジゴキシン	ジゴキシンの血中濃度が上昇することがある	ジゴキシンの腎からの排泄を抑制すると考えられる
	テオフィリン	テオフィリンの血中濃度が上昇するとの報告がある	機序は不明
	不活化ワクチン	不活化ワクチンの作用を減弱	免疫抑制作用によってワクチンに対する免疫が得られないおそれがある
	ニフェジピン	歯肉肥厚が現れやすい	歯肉肥厚の副作用が相互に増強される
	カリウム保持性利尿薬	高カリウム血症が現れるおそれがある	高カリウム血症の副作用が相互に増強される
	利尿薬	高尿酸血症およびこれに伴う痛風が現れやすい	高尿酸血症の副作用が相互に増強される

(文献12より引用)

NUDT15（Nudix hydrolase 15）の遺伝子多型と関連があることが明らかにされている[11]。*NUDT15*遺伝子検査でシステインのホモ（Cys/Cys型）を有する患者は著しい白血球減少と著明な脱毛をみることが多いため，AZの使用を避ける必要がある．なお，この遺伝子検査は保険適用されている．易感染性に対しては，さらに免疫グロブリン量を把握する．CsAとタクロリムスでは，トラフ値をモニタリングし投与量を調節する．

　また，併用薬剤との相互作用（表Ⅵ-5-5）[12]にも留意する．CYの作用は，ステロイド薬との併用で減弱し，フェノバルビタールとの併用で増強する．AZ, 6-MPはアロプリノールとの併用で薬理作用が増強されるため，投与量を減量して用いる．MTXは，非ステロイド性抗炎症薬（NSAIDs），テトラサイクリン，バルビタールなどとの併用で作用が増強し，副作用をきたしやすいため留意する．CsAやタクロリムスでは，NSAIDsやカリウム保持性利尿薬などの併用で腎毒性を誘発しやすく，また，カルシウム拮抗薬やマクロライド系抗菌薬，抗真菌薬，ダナゾール，さらにはグレープフルーツジュースなどによって血中濃度の増加をみるため留意する．

〈文　献〉

1) 橋本博史：膠原病における免疫抑制薬の適応と限界．日臨免会誌 23：514, 2000.
2) 橋本博史：膠原病に用いられる免疫抑制薬．Pharma Medica 19：45, 2001.
3) 髙橋信弘：FK506, シクロスポリン, ラパマイシン．最新医学 50：2243, 1995.
4) Rovin BH, et al：Efficacy and safety of voclosporin versus placebo for lupus nephritis (AURORA 1)：a double-blind, randomised, multicenter, placebo-controlled, phase 3 trial. Lancet 397(10289)：2070-2080, 2021.
5) Rovin BH, et al：A randomized, controlled double-blind study comparing the efficacy and safety of dose-ranging voclosporin with placebo in achieving remission in patients with active lupus nephritis. Kidney Int 95(1)：219-231, 2019.
6) Arriens C, et al：Update on the Efficacy and Safety Profile of Voclosporin：An Integrated Analysis of Clinical Trials in Lupus Nephritis. Arthritis Care Res (Hoboken) 75(7)：1399-1408, 2023.
7) 中山田真吾：低分子標的薬．リウマチ病学テキスト 改訂第3版（日本リウマチ財団 教育研修委員会，日本リウマチ学会 生涯教育委員会 編）．南江堂, 2022, p552.
8) Talar-Williams C, et al：Cyclophosphamide-induced cystitis and bladder cancer in patients with Wegener granulomatosis. Ann Int Med 124：477, 1996.
9) 大木英次郎, 他：免疫抑制剤の副作用と合併症．最新医学 50：2267, 1995.
10) 菱川隆史, 他：細胞内伝達物質阻害薬シクロスポリン, FK506による転写抑制療法．最新医学 53：174-183, 1998.
11) Yang SK, et al：A common missense variant in *NUDT15* confers susceptibility to thiopurine-induced leukopenia. Nat Genet 46(9)：1017-1020, 2014.
12) 永田将司, 他：全身性エリテマトーデス治療薬と患者への説明．薬局 55：429, 2004.

VI章 治療

6. 生物学的製剤

　生物学的製剤はRA治療のパラダイムシフトをもたらした薬剤として知られ，完全寛解導入も可能とした．現在，RAの適応となっているものは，TNFα阻害薬6種類，IL-6阻害薬2種類，共刺激分子阻害薬1種類と計9種類（表VI-6-1）であるが，バイオシミラーはインフリキシマブの5製剤，エタネルセプトの3製剤が市販されている．SLEでは，B細胞を標的とするリツキシマブとベリムマブ，SLEの病因に深く関わっていると考えられるタイプI型インターフェロンα（IFNα）阻害薬のアニフロルマブが挙げられる．

　生物学的製剤は著しい効果が期待されるが，重篤な感染症をはじめとする副作用がみられるため，使用に際してあらかじめ必要事項をチェックする．それらは，胸部X線/CT，結核スクリーニング（ツ反，クォンティフェロン，リスクが高ければイソニアジドを予防投与），HBV/HCV感染有無，β-D-グルカン，血中リンパ球数，KL-6などである．一方，使用禁忌の疾患・病態は，HBV/HCV感染症，非結核性抗酸菌感染症，胸部X線で陳旧性結核陰影，結核既感染者，NYHA分類III度以上のうっ血性心不全，悪性腫瘍，脱髄疾患などである．

1. TNF阻害薬，IL-6阻害薬，共刺激分子阻害薬

　表VI-6-1にまとめて示す．

2. B細胞を標的とする治療薬

1）リツキシマブ

　抗CD20抗体（リツキシマブ）は，Bリンパ球の膜抗原であるCD20に対するキメラ型のモノクローナル抗体である．リツキシマブが結合したB細胞は，補体依存性細胞傷害と抗体依存性細胞傷害により排除される．リツキシマブは難治性の重篤な症例に対する効果が示されてきたが，非腎症SLE症例に対する無作為二重盲検比較対照試験（EXPLORER）では有意な改善は得られていない[1]．しかし，人種による層別化ではアフリカ系アメリカ人とヒスパニックの症例で有意な改善を認め，抗dsDNA抗体や血清補体価などの免疫学的指標は有意に改善し，生物学的作用が認められている．III型とIV型のループス腎炎症例を対象とした二重盲検比較試験（LUNAR）では，EXPLORER試験と類似したプロトコー

■ 表Ⅵ-6-1　日本でリウマチ性疾患に用いられている生物学的製剤（TNF阻害薬，IL-6阻害薬，共刺激分子阻害薬）

分　類	TNF阻害薬	TNF阻害薬	TNF阻害薬	IL-6阻害薬
一般名	インフリキシマブ	エタネルセプト	アダリムマブ	トシリズマブ
商品名	レミケード®	エンブレル®	ヒュミラ®	アクテムラ®
構造	抗TNF-α キメラ抗体	TNF-α受容体 Fc融合蛋白	完全ヒト型 抗TNF-α抗体	ヒト化抗IL-6 受容体抗体
標的	TNF-α	TNF-α／TNF-β	TNF-α	IL-6
投与方法	点滴静注	皮下注	皮下注	点滴静注，皮下注
投与量	3，6，10mg/kg 0，2，6，以降8週ごと	25mg／2回／週 50mg／1回／週	40mg 1回／2週	8mg／kg 1回／4週
備考	MTX併用下で使用	自己注射可能	自己注射可能	
保険適用年月	2003年7月	2005年3月	2008年7月	2008年4月 皮下注 162mg／2週 2013年5月
副作用	重症；5.3% 肺炎，ニューモシスチス肺炎，発熱，間質性肺炎，帯状疱疹など	重症；4.6% 注射部位反応，発疹，発熱，鼻咽頭炎など	重症；4.5% 発疹，注射部位反応，紅斑，発熱，上気道感染など	重症；7.5% 白血球減少，肝障害，脂質異常，コレステロール増加など
特徴	効果減弱(二次無効)，増量や期間短縮可能，drug freeの報告	安全性高い，半減期短い，注射回数多い，胎盤通過しない	症状・骨破壊・身体機能の改善，注射部位反応，効果減弱，MTX併用で抗体抑制	骨破壊抑制，身体機能改善，抗TNF薬とともに第一選択薬，感染症多い
適応疾患	RA，クローン病，ベーチェット病，乾癬，強直性脊椎炎，潰瘍性大腸炎	RA，若年性特発性関節炎	RA，若年性特発性関節炎，乾癬，強直性脊椎炎，クローン病，腸管ベーチェットなど	RA，若年性特発性関節炎，キャッスルマン病，成人スチル病，高安動脈炎，巨細胞性動脈炎
	（バイオシミラーあり）	（バイオシミラーあり）	（バイオシミラーあり）	

共刺激分子阻害薬	TNF阻害薬	TNF阻害薬	IL-6阻害薬	TNF阻害薬
アバタセプト	ゴリムマブ	セルトリズマブペゴル	サリルマブ	オゾラリズマブ
オレンシア®	シンポニー®	シムジア®	ケブザラ®	ナノゾラ®
ヒトCTLA4-IgG-Fc融合蛋白	ヒト型抗ヒトTNF-α抗体	ペグヒト化抗ヒトTNF-α抗体	ヒト型抗IL-6受容体抗体	一本鎖ヒト化抗ヒトTNFαモノクローナル抗体
CD80/86-CD28	TNF-α	TNF-α	IL-6	TNF-α
点滴静注, 皮下注	自己注射可能(皮下注)	皮下注	皮下注	皮下注
10mg/kg 0, 2, 4, 以降4週ごと	50ないし100mg 1回/4週	0, 2, 4週目 400mg 以降2週ごと200mg	150/200mg 2週ごと	30mg 1回/4週
	自己注射可能	自己注射可能		
2010年7月 皮下注 125シリンジ/週 2013年	2011年9月	2013年3月	2017年	2022年9月
重症；2.5% 感染症, 肺炎, 結核, 間質性肺炎, ニューモシスチス肺炎, 悪性腫瘍など	副作用；5.6% 肺炎, 上気道炎, 気管支炎, 咽頭炎, 間質性肺炎など	副作用；5.8% 鼻咽頭炎, 上気道炎, 肺炎, 帯状疱疹, 注射部位反応など	感染症, 白血球減少, 好中球減少, 血小板減少, 間質性肺炎, 肝障害など	蜂巣炎(0.7%), 肺炎(0.3%)などの感染症, 間質性肺炎(2.4%), 血液障害など
効果発現緩徐, 有害事象少ない 症状, 骨破壊阻止, 身体機能改善は検証	50mgMTX併用の有効性, 安全性検証されているアバタセプトとの併用不可	Fc領域欠く, 細胞傷害性・脱顆粒なし 半減期延長, 抗原性低下, 有効性・安全性検証	トシリズマブのバイオシミラー	アバタセプト, JAK阻害薬との併用を避ける
RA, 若年性特発性関節炎	RA, 潰瘍性大腸炎	RA, 乾癬	RA	RA

(バイオシミラーあり)

ルで検討されたが，有効性と安全性に有意差が認められていない[2]。人種による層別化の検討では，有意差はないまでもEXPLORERと同様の傾向がみられている。

　一方，比較試験の結果に反し，重篤で難治性の病態を伴う症例にリツキシマブを投与した症例を集積し検討すると，ほぼ90％に改善が認められている[3]。これらの効果は無視できず，リツキシマブは軽中等度の症例には第一選択薬にはならないが，難治性の重症例には試みられる治療法である。リツキシマブの副作用のひとつに進行性多巣性白質脳症(progressive multifocal leukoencephalopathy：PML)が重要視されているが，SLEは免疫抑制の有無やリツキシマブの使用有無にかかわらずPML発症の高いリスクを有している[4]。先のEXPLORERとLUNARの試験では，リツキシマブ投与群でPMLの有意な発症は認めていない。

　2023年に，日本においてリツキシマブで治療されたループス腎炎115症例の後ろ向きコホート研究が報告された[5]。リツキシマブ投与により尿所見，血清学的所見，疾患活動性に対して60.2％に効果がみられ，著しい改善を24.8％に認めている。治療可能な感染症はみられたが，重篤な有害事象はみられていない。

　RCTでの有効性は示されていないが，リツキシマブは公知申請により2023年8月，保険適用が承認された。適応疾患は，SLEにおける既存治療で効果不十分なループス腎炎のほか，多発血管炎性肉芽腫症，顕微鏡的多発血管炎である。投与方法は，1回375mg/m^{2}を1週間間隔で4回点滴静注である。副作用は投与時反応，アナフィラキシー，感染症，PML，皮膚炎，汎血球減少，間質性肺炎などに留意する。

2) ベリムマブ

　B-lymphocyte stimulator(BLyS)は，TNFファミリーに属する共刺激分子のB-cell activating factor belonging to TNF family(BAFF)として産生され，T細胞やマクロファージなどの細胞表面ならびに可溶性として存在する。BAFFはB細胞上の受容体BAFF受容体(BAFF-R)，B-cell maturation antigen(BCMA)，transmembrane activator and calcium-modulator and cyclophilin ligand interactor(TACI)と結合し，B細胞の分化，増殖，抗体産生，クラススイッチを誘導する。SLEでは，BLyS(BAFF)の過剰発現があり，高値持続は疾患活動性と相関する[6]。ベリムマブはBLySに結合するヒト型モノクローナル抗体であるが，Phase Ⅲのプラセボ比較対照試験で52週後の治療反応性指数が有意に改善し，有害事象や重篤な副作用にプラセボ群と有意な差がなかったことから[7]，FDAによりSLEの生物学的製剤治療薬として初めて承認され，日本においても2017年に承認された。抗DNA抗体をはじめとする自己抗体や血清低補体価の改善もみられるが，主な標的細胞はナイーブB細胞とされ，メモリーB細胞には効果

がみられず，抗CD20抗体に比べ効果は緩やかとされている。

これまでの臨床試験により，ループス腎炎とNSLEを除き皮膚症状や関節・筋症状に対して効果が示され，免疫血清学的にも低補体価や抗DNA抗体高値に対して改善がみられ，ステロイド薬と免疫抑制薬の減量効果もみられている[7〜10]。

その後，重症ループス腎炎に対するCY，MMFを含む標準治療との二重盲検による臨床試験においても尿蛋白，尿沈渣，GFRなどに効果が認められ有効性が示された[11]。

また，BLISS-LN (Belimumab International Study in Lupus Nephritis) の事後解析においても，活動性増殖性ループス腎炎に対して標準的治療にベリムマブを併用療法した群は，標準的治療のみに比べて再燃が55%減少し，GFRの維持に良好な結果が認められている[12, 13]。

再燃を認めた症例と新規の症例を合わせたループス腎炎の検討でも，ベリムマブ投与群はプラセボ群に比べ再燃のリスクを抑え，寛解導入時のステロイドパルス療法の有無にかかわらず腎に対して良好な効果がみられ，腎予後への影響もプラセボ群に比べ少ないことが示されている[14]。

BLISS-LN trialの東アジアに限定した解析においても，腎に対する転帰が良好であることが報告されている[15]。Gomezらは，BLISS-52，BLISS-76，BLISS-SC，BLISS-Northeast Asia trialsのデータをもとに，腎外症状に対して用いられたベリムマブと抗マラリア薬における腎に対するフレアの予防効果を検討している。その結果，プラセボ群と比較しフレアの防止効果がみられ，その効果は抗マラリア薬の併用で増加することを認めている[16]。45例の中国人の難治性ループス腎炎に対して多施設共同研究が行われ，標準的治療にベリムマブを加え，短期間ではあるが，グルココルチコイドの有意な減量効果とともに有害事象もなく完全寛解 (13.3%)，部分的寛解 (42.2%) が認められたことが報告されている[17]。

臨床試験でCNSループス症例が除外されていることもあり，その効果に関する知見は少ないが，NPSLEのフレアの抑制効果は示されていない[18]。

既存の治療に抵抗性を示すSLE症例に対して適応がある。投与方法として，点滴静注用製剤では1回10mg/kgを初回，2週後，4週後，以後4週間隔で投与し，皮下注射用製剤では1回200mgを1週間隔で投与する。

最も多い副作用は感染症であるが，比較的安全性は高い。非腎症SLEにおける治療薬としてベリムマブと経口免疫抑制薬3種 [アザチオプリン (AZ)，MMF，MTX] の感染症リスクについて，米国の多施設データベースを用いて検討したところ，ベリムマブはいずれの経口免疫抑制薬と比べても感染症のリスクが少ないことが報告されている[19]。

なお，本成分に対する過敏症の既往がある患者，重篤な感染症，活動性結核の患者には

禁忌である。

3. I型IFNα阻害薬（アニフロルマブ）

　I型IFNαはSLEの病因に深く関与しており，その血清レベルは疾患活動性とも相関する。C型肝炎ウイルスのIFN療法ではSLEの発症もみられる。SLEはIFN-stimulated genes（ISGs）によって高IFN gene signature（GS）と低IFN GSにわけられるが，高IFN GSはSLEの病因に関わる多くのGSを発現していると考えられる[20]。またI型IFNを誘導するmRNAの発現により，抗I型IFN治療の反応性を予測するバイオマーカーとして有用であることも報告されている[21]。

　I型IFNα阻害薬のアニフロルマブは，I型IFNs受容体を標的とするヒト型IgG1モノクローナル抗体である。通常の治療に抵抗性を示す中等度から重度のSLE症例に対して，アニフロルマブ300mgとプラセボ群の二重盲検比較試験が行われ，IFN低値例よりも高値例が多臓器病変の疾患活動性の抑制に効果的であることが認められている[22]。TULIP（Treatment of Uncontrolled Lupus via the Interferon Pathway）-2の検討では，アニフロルマブ300mgを48週間投与後の52週目のBritish Isles Lupus Assessment Group（BILAG）に基づくComposite Lupus Assessment（BICLA）やSRIなどの活動性指標は，プラセボ群に比べ有意に改善を認め，IFN GS低値群よりも高値群で同様の改善が認められている[23]。

　日本人SLE症例を対象としたopen-labelの検討では，投与量依存性にIFN GS発現の抑制を認めている[24]。また，IFN GSの発現をもとに有効性と安全性が示されたアニフロルマブの臨床試験から，今後SLE症例のprecision medicineとして最初のステップになる可能性を示唆した[25]。

　投与期間の延長によるプラセボ群との比較対照試験では，有害事象の頻度に差はなく，投薬中止に至った症例数に有意差はみられていない。新型コロナワクチンを受けた患者の新型コロナウイルス関連の有害事象もみられていない。他方，ステロイド総投与量では，プラセボ群に比べてアニフロルマブ群で減少がみられ，疾患活動性の改善も大きい[26]。

　Phase ⅢのTULIP-Ⅰ，TULIP-Ⅱによる市販後調査によれば，アニフロルマブはプラセボ群に比べ，ステロイド減量効果（51％：32％）とともに疾患活動性の低下（38％：23％）がみられた[27]。同じ試験からアニフロルマブはプラセボ群に比べ，より早期かつ長期にLLDASに達していることも報告されている[28]。

　ループス腎炎に関してJayneらは，アニフロルマブのPhaseⅡ試験をもとに2年間の延長試験（TULIP-LN）を行い，安全性とともに腎症に対する有効性を確認している[29]。また，日本人の症例を対象としたTULIP-2のサブ解析が行われているが，アニフロルマブ

300mg投与群は疾患活動性，皮膚病変，再燃率で効果がみられ，安全性も示されている[30]。中・重症例の3年間の投与期間延長試験においても安全性と忍容性が示されている[31]。

アニフロルマブは，2021年に中等度～重症のSLEに対してFDAにより承認され，日本においても2021年11月に保険適用された。既存治療で効果不十分なSLEに適用される。投与方法は，投与量1回300mg（2mL）を4週間ごとに30分以上かけて点滴静注する。

副作用としてはアナフィラキシー反応，重篤な感染症，特に帯状疱疹を含むウイルス感染，上気道炎，気管支炎，悪性腫瘍，B型肝炎ウイルス活性化などである。

また，ワクチン接種に関しては，帯状疱疹，水痘，麻疹，風疹，おたふくかぜ，BCGなどの生ワクチン接種は，本剤投与中は禁忌である。生ワクチンは，本剤投与中止後，一定の間隔をあけて接種することが望ましい。

本剤の接種に際しては，併用薬剤や年齢，肝・腎機能障害などの患者背景を考慮する必要がある。特に，妊娠後期に本剤を投与した場合には，乳児の生ワクチン接種で感染症のリスクが高まる可能性があるため，生ワクチンを接種する際には本剤投与から一定の間隔をあけることが望ましい。

日本リウマチ学会よりアニフロルマブ適正使用の手引きが出されているため，使用に際しては参照されたい。

〈文献〉

1) Merrill JT, et al：Efficacy and safety of rituximab in moderately-to-severely activesystemic lupus erythematosus：the randomized, double-blind, phaseⅡ/Ⅲ systemic lupus erythematosus evaluation of rituximab trial. Arthritis Rheum 62(1)：222-233, 2010.
2) Furie R, et al：Efficacy and safety of rituximab in subjects with active proliferative lupus nephritis(LN)：results from the randomized, double-blind phaseⅢ LUNAR study. Arthritis Rheum 60(Suppl 1)：S429, 2009.
3) Ramos-Casals M, et al：Rituximab in systemic lupus erythematosus：a systematic review of off-label use in 188 cases. Lupus 18(9)：767-776, 2009.
4) Molloy ES, et al：Progressive multifocal leukoencephalopathy in patients with rheumatic diseases：are patients with systemic lupus erythematosus at particular risk? Autoimmun Rev 8(2)：144-146, 2008.
5) Tanaka Y, et al：Rituximab in the real-world treatment of lupus nephritis：a retrospective cohort study in Japan. Mod Rheumatol 33(1)：145-153, 2023.
6) Petri M, et al：Association of plasma B lymphocyte stimulator levels and disease activity in systemic lupus erythematosus. Arthritis Rheum 58(8)：2453-2459, 2008.
7) Navarra SV, et al：Efficacy and safety of belimumab in patients with active systemic lupus erythematosus：a randomised, placebo-controlled, phase 3 trial. Lancet 377(9767)：721-731, 2011.

8) Furie R, et al:A phase Ⅲ, randomized, placebo-controlled study of belimumab, a monoclonal antibody that inhibits B lymphocyte stimulator, in patients with systemic lupus erythematosus. Arthritis Rheum 63(12):3918-3930, 2011.
9) Stohl W, et al:Efficacy and safety of subcutaneous belimumab in systemic lupus erythematosus:a fifty-two-week randomized, double-blind, placebo-controlled study. Arthritis Rheumatol 69(5):1016-1027, 2017.
10) Tanaka Y, et al:Long-term safety and efficacy of belimumab in Japanese patients with SLE:a 7-year open-label continuation study. Mod Rheumatol 33(1):122-133, 2023.
11) Furie R, et al:Two-year, randomized, controlled trial of belimumab in lupus nephritis. N Engl J Med 383(12):1117-1128, 2020.
12) Rovin BH, et al:A secondary analysis of the Belimumab International Study in Lupus Nephritis trial examined effects of belimumab on kidney outcomes and preservation of kidney function in patients with lupus nephritis. Kidney Int 101(2):403-413, 2022.
13) Furie R, et al:Safety and efficacy of belimumab in patients with lupus nephritis:open-label extension of BLISS-LN study. Clin J Am Soc Nephrol 17(11):1620-1630, 2022.
14) Anders HJ, et al:Effect of belimumab on kidney-related outcomes in patients with lupus nephritis:post hoc subgroup analyses of the phase 3 BLISS-LN trial. Nephrol Dial Transplant 38(12):2733-2742, 2023.
15) Yu X, et al:Efficacy and Safety of Belimumab in Patients With Lupus Nephritis:Subgroup Analyses of a Phase 3 Randomized Trial in the East Asian Population. Am J Kidney Dis 81(3):294-306.e1, 2023.
16) Gomez A, et al:Belimumab and antimalarials combined against renal flares in patients treated for extra-renal systemic lupus erythematosus:results from 4 phase Ⅲ clinical trials. Rheumatology (Oxford) 63(20):338-348, 2024.
17) Zhang S, et al:Response to belimumab among patients with refractory lupus nephritis;a real-world observational retrospective multicenter study. Clin Rheumatol 43(1):199-208, 2024.
18) Palazzo L, et al:Determinants of neuropsychiatric flares in patients with systemic lupus erythematosus:results from five phase Ⅲ trials of belimumab. Rheumatology (Oxford) 63(3):798-808, 2024.
19) Materne E, et al:Comparative risks of infection with belimumab versus oral immunosuppressants in patients with nonrenal systemic lupus erythematosus. Arthritis Rheumatol 75(11):1994-2002, 2023.
20) Brohawn PZ, et al:Type I interferon gene signature test -low and -high patients with systemic lupus erythematosus have distinct gene expression signatures. Lupus 28(13):1524-1533, 2019.
21) Yao Y, et al:Use of type I interferon-inducible mRNAs as pharmacodynamic markers and potential diagnostic markers in trials with sifalimumab, an anti-IFNα antibody, in systemic lupus erythematosus. Arthritis Res Ther 12(Suppl 1):S6, 2010.
22) Furie R, et al:Anifrolumab, an anti-interferon-α receptor monoclonal antibody, in moderate-to-severe systemic lupus erythematosus. Arthritis Rheumatol 69(2):376-386, 2017.
23) Morand EF, et al:Trial of anifrolumab in active systemic lupus erythematosus. N Engl J Med 382(3):211-221, 2020.

24) Tanaka Y, et al:Safety and tolerability of anifrolumab, a monoclonal antibody targeting type I interferon receptor, in Japanese patients with systemic lupus erythematosus:a multicenter, phase 2, open-label study. Mod Rheumatol 30(1):101-108, 2020.
25) Tanaka Y, et al:Anifrolumab, a monoclonal antibody to the type I interferon receptor subunit 1, for the treatment of systemic lupus erythematosus:an overview from clinical trials. Mod Rheumatol 31(1):1-12, 2021.
26) Kalunian KC, et al:A randomized, placebo-controlled phase III extension trial of the long-term safety and tolerability of anifrolumab in active systemic lupus erythematosus. Arthritis Rheumatol 75(2):253-265, 2023.
27) Bruce IN, et al:Sustained glucocorticoid tapering in the phase 3 trials of anifrolumab:a post hoc analysis of the TULIP-1 and TULIP-2 trials. Rheumatology (Oxford) 62(4):1526-1534, 2023.
28) Morand EF, et al:Lupus low disease activity state attainment in the phase 3 TULIP trials of anifrolumab in active systemic lupus erythematosus. Ann Rheum Dis 82(5):639-645, 2023.
29) Jayne D, et al:Anifrolumab in lupus nephritis:results from second-year extension of a randomized phase II trial. Lupus Sci Med 10(2):e000910, 2023.
30) Tanaka Y, et al:The efficacy and safety of anifrolumab in Japanese patients with systemic lupus erythematosus:TULIP-2 subanalysis. Mod Rheumatol 33(1):134-144, 2023.
31) Tanaka Y, et al:The long-term safety and tolerability of anifrolumab for patients with systemic lupus erythematosus in Japan:TULIP-LTE subgroup analysis. Mod Rheumatol 34(4):720-731, 2024.

VI章　治療

7. アフェレーシス療法

1. 原理と歴史

　アフェレーシス療法は，疾患やその病態に深く関与している有害物質を体外循環により機械的に除去し，疾患や病態の改善を図る治療法である．方法は血漿交換療法（plasma exchange：PE）と血球成分除去療法（cytapheresis：CAP）に大別され，目的に応じ選択される．その原理と種類を図VI-7-1[1]に示す．PEが臨床に応用されたのは1963年のSolomonらによるマクログロブリン血症患者に始まるが，積極的に臨床応用されたのは代用血漿の副作用の軽減や自動血球分離器の開発，さらには免疫学的治療効果の裏づけがなされるようになった1974年以降である．1976年，Lockwoodによるグッドパスチャー症候群に対するPE，JonesによるSLEに対するPEの報告以来，各種疾患に臨床応用されている．
　一方，1979年，Wallaceらは，胸管ドレナージや全身リンパ節放射線照射療法に準じた効果を期待して，RAにリンパ球除去療法ないしPEを組み合わせたlymphocyte-plasmapheresisを施行し有効性を報告したが，SLEの臨床応用は少ない．

2. 施行方法

1) 血漿交換療法（PE）

　PEの種類は図VI-7-1[1]の通りであるが，②〜④は①に比べ選択的除去を目的とする[1〜3]．

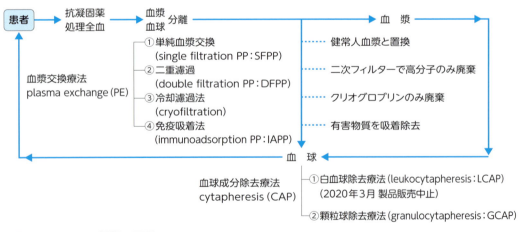

図VI-7-1　PEの種類と原理　　　　　　　　　　　　　　　　　　　　　　（文献1より一部改変引用）

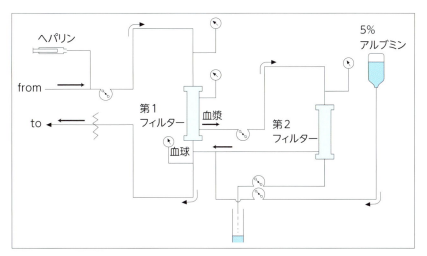

図Ⅵ-7-2　DFPPの回路

よく用いられているのは②の二重濾過法（double filtration PP：DFPP）であるが，その回路の概要を図Ⅵ-7-2に示す．第1フィルターでは，口径0.2μのフィルターにより血球と血漿が分離される．第2フィルターでは，口径サイズの違いによって血漿中の除去すべき成分が規定される．すなわち，口径0.1μで免疫複合体が，0.06μで免疫グロブリンが除去される．血球成分と必要な小分子物質を含む血漿は患者に返還される．この方法では，1回2～4Lの血漿処理が可能である．③の冷却濾過法は，遠心法または膜濾過法で分離した血漿を氷水中ないし冷却槽の中を通し，低温で凝縮した大分子のクリオグロブリンを除去する．クリオグロブリン血症の治療に有用である．④の免疫吸着療法は，生物学的と非生物学的吸着法にわけられるが，除去される物質はより選択的である．日本では，ポリビニールアルコール樹脂にフェニルアラニンをリガンドとして固定化し，アミノ酸疎水結合による物理学的親和性を利用してリウマトイド因子や免疫複合体，抗DNA抗体を除去する吸着薬イムソーバ®PH-350や，トリプトファンを固定化して抗アセチルコリン受容体抗体を除去するイムソーバ®TR-350，陰性荷電のデキストラン硫酸をリガンドとして電気的親和性を利用して免疫複合体や抗DNA抗体，抗カルジオリピン抗体，LDLを除去する吸着型セレソーブ®やリポソーバー®が用いられている．欧米では，IgGや免疫複合体に特異的に結合するプロテインAをシリカに固定化したプラソーバ®BRSが用いられている．

2）血球成分除去療法（CAP）

　CAPでは，酢酸セルロースビーズを使ったアダカラム®を用いた顆粒球除去療法（GCAP）が用いられる．
　なお，ポリエチレンテレフタレートの2.6μm極細繊維の不織布を使ったセルソーバ®は

2020年3月より販売中止となり，これを用いた白血球除去療法（LCAP）は現在施行できない。

3. 生物学的意義

1) 血漿交換療法（PE）

　SLEでは，抗DNA抗体をはじめとする各種自己抗体と免疫複合体が関与するⅡ型アレルギーとⅢ型アレルギーによる組織障害がみられるが，これらの自己抗体や免疫複合体の機械的除去がPEの主たる目的である。これら有害物質の除去効果は血漿の交換率によるところが大きい。Lockwood[4]は，Evans blueを用いて交換率を検討し，2Lの交換で25％，4Lの交換で92％交換されるとし，IgGでは2Lで40％，4Lで70％交換されるとしている。血中抗体もほぼIgG量に比例して減少するとされ，血漿交換量を決めるのに1つの目安となる。一方，自己抗体の産生が持続している場合には，PEのみでは血中抗体価の減少は少ない。これは，抗体産生速度が血中抗体レベルに依存し，PEにより抗体を減少させるとフィードバックにより産生速度が増加することによると考えられる[5]。これはリバウンド現象にもつながる。したがって，PE単独施行よりもステロイドを含む免疫抑制薬との併用療法とPE反復施行が基本となる。免疫複合体病の原型とされるSLEでは，血中免疫複合体量（CIC）の測定が病態把握に有用と考えられるが，免疫複合体の沈着様式はin situによる機序も考えられる。そのため，CICが検出されないにもかかわらずPEが著効を示すことがあり，その要因には上記に加えて抗体価の減少，affinityへの影響，抗原と抗体の量的比の変化，他の免疫反応物質や炎症性反応物質の除去などが挙げられる。

　PEは自己抗体やCICの除去のみならず網内系の活性を正常化し，CICのクリアランスを増加させる効果があることも指摘されている。Frank[6]，Lockwood[4]らは，CICや自己抗体がFc受容体を介して網内系をブロックしており，PEはこのブロックを解除しクリアランスを高め，CICの減少をもたらすとしている。事実，血漿交換量からみて期待以上に血中の自己抗体やCICの減少をみることがある。これは，PEで除去された量と機能回復した網内系のクリアランスする量が和として出てくるためと考えられる。したがって，PEは単に液性因子を減少させるだけではなく，生体内の免疫環境を変化させている可能性もある。

　PEに免疫調節作用があるかどうかは不明であるが，リンパ球幼若化現象の正常化，抗リンパ球抗体の減少に伴うcell mediated effector cellの増殖，suppressor T細胞の機能賦活化などが示唆されている。また，サイトカインをはじめとする可溶性免疫メディエーターを除去することにより免疫調節作用をもたらす可能性もある。DFPPによりⅠ型インターフェロン誘導活性が低減されることを報告し，その機序としてdsDNA除去によるSTING（stimulator of interferon genes）経路活性化抑制を示唆している[7]。

2) 血球成分除去療法（CAP）

RAではGCAPの有用性が示され，2004年より医療保険が適用されている。しかしながら，SLEでは施行報告例は少なく有用性は不明である。RAにおける治療効果の機序は不明のところが多いが，骨髄からの未分化細胞の動員，炎症局所からの活性化白血球の動員，炎症局所への細胞浸潤の抑制，サイトカインインバランスの是正，活性化血小板の除去などが示唆されている[8〜12]。Yamajiらは，LCAP治療直後にRA患者末梢血の一過性白血球増加（オーバーシュート）現象と，その際に多能性造血幹細胞や顆粒球－単球系前駆細胞などの未分化細胞が末梢血に出現していることを認め，RAの病態に関わる免疫異常をリセットしている可能性を示唆している[10]。

4. 適応疾患・病態

1) 血漿交換療法（PE）

SLEでは，予後に影響を及ぼす重篤な病態のループス腎炎とCNSループスに保険適用されている。血清低補体価を認め，抗DNA抗体高値陽性でステロイド薬が無効ないし治療抵抗性の急速進行性ループス腎炎ないしCNSループスに対して，DFPPまたはIAPPが用いられる。1回の血漿処理量は2,000〜4,000mLで，月4回まで認められているが，病態によっては頻回に施行する必要がある。

多発性単神経炎，皮膚潰瘍，皮下結節，上強膜炎，胸膜炎，心嚢炎，心筋炎，間質性肺炎，臓器梗塞などの血管炎症候を伴うRA，いわゆる悪性関節リウマチ（MRA）では，SLEと同様にDFPPやIAPPが保険適用される。血漿処理量は2,000〜3,000mLで，通常月1回施行される。

2021年に日本アフェレシス学会より診療ガイドラインが提示された[13]。それによれば，保険適用となるのは，SLEの特定疾患医療受給者と認められた患者で，CH50（血清補体価）＜20，C3（補体蛋白）＜40mg/dL，および抗DNA抗体の値が著しく高く，ステロイド療法が無効または臨床的に不適応な患者で，急速進行性糸球体腎炎（RPGN）またはCNSループスと診断された患者である。

施行回数は，ループス腎炎または肺出血に対しては連日または隔日で行われ，病勢進行の停止が終了の目安となる。CNSループス・脳炎に対しては3〜6回の施行が多く，症状の改善が終了の目安となる。なお，保険適用となるのは月4回までである。

2) 血球成分除去療法（CAP）

SLEでは保険適用されていない。RAに対してLCAPが適用されていたが，2020年3月に製品販売中止となり，現在施行できない。表Ⅵ-7-1に，膠原病・リウマチ性疾患とそ

■表Ⅵ-7-1　膠原病・リウマチ性疾患とその合併症に対するアフェレーシス療法

疾患・病態	保険収載	方法	施行頻度・条件など
SLE	○	DFPP, IAPP	月4回，特定疾患医療受給者
MRA	○	DFPP, IAPP	週1回，特定疾患医療受給者
TTP	○	SFPP	週3回，3カ月間（発症早期は連日）
マクログロブリン血症	○	DFPP	週1回，3カ月間
血球貪食症候群	×	SFPP	週3～4回または連日で開始，漸減
抗リン脂質抗体症候群	×	DFPP, IAPP	週1回程度

DFPP：double filtration plasmapheresis, IAPP：immunoadsorption plasmapheresis, SFPP：single filtration plasmapheresis

（文献3より）

の合併症に対するアフェレーシス療法の適応を示す[3]。

5. 臨床的効果

　SLEにおけるPEの有効性について検討したこれまでの主な報告をみると（表Ⅵ-7-2），適用とした病態や症例数，PEの方法，回数，効果判定時期など種々で，一概に比較するのは難しいが，有効とする報告では，有効率が50～100％である。比較対照試験では，Clarkら[14]は，びまん性増殖性ループス腎炎に対して月1回の頻度でPEを施行し，薬物療法のみの症例と比較した。その結果，PE施行例では腎機能の改善，活動性の改善，入院回数の減少，ステロイド減量効果などを認め，有効としている。他方，Tsokosら[15]，Wei[16]らは活動性SLEないし軽症のSLE症例を用いてsham apheresisとの対象比較研究を行い，いずれも無効であることを指摘した。フェニルアラニンによる吸着療法では，重症SLEに対する対象比較研究で有意差はみられていないが（Gaubitzら），イムソーバ®PH-350を用いた筆者らの検討では，ループス腎炎に対して有効性を認めている[17]。すなわち，ステロイド単独群，ステロイドパルス療法群，IAPP併用群，シクロホスファミド間欠大量静注療法（IVCY）併用群の4群間の治療効果を比較したところ，IAPP併用群はステロイド単独群とステロイドパルス療法群に比べ4週後に有意な改善を認め，クレアチニンクリアランスにおいてもステロイド減量効果とともに他の群に比べ有意な改善をみている[17]。Looらは，腎生検でISN/RPS classⅢないしⅣ～Vを示すループス腎炎患者28例について通常のPEとIAPPの前向き比較試験を行い，いずれも同等の有効性を認めている[18]。自験例における各種病態のPEの評価を表Ⅵ-7-3に示す。全症例の有効率は48％であるが，病態では，ループス腎炎の有効率40％で，特に持続性蛋白尿や腎生検でMC，FGN，DPGNを認める症例に55～100％の効果がみられた。

表Ⅵ-7-2　SLEにおけるPE療法の主な報告

報告者	研究デザイン	疾患名	症例数	PEの回数	観察期間	効果
①Jones	(1976) uncontrolled	immune complex	8	〜18	〜3カ月	effective (50%)
②Jones	(1981) uncontrolled	immune complex, anti-DNA	8	6〜10	0.1〜2カ月	effective (100%)
③Kater	(1981) uncontrolled	active	8	5〜20	3カ月	no (38%)
④Clark	(1981) controlled	DPGN	6	1回/月	119カ月	effective
⑤Amemiya	(1981) uncontrolled	lupus nephritis	7	3〜8	1カ月	effective (71%)
⑥Tsokos	(1982) uncontrolled	active (vs sham)	4	3〜41	?	no (cells and cells function no change)
⑦Wei	(1983) double blind	mild	9	6	1カ月	no
⑧Tsuda	(1984) uncontrolled	lupus nephritis	10	1〜2	1カ月	effective (50%)
⑨Vangelista	(1986) uncontrolled	untreated, active	10	?	?	effective (OKT11+↑, Leu15+↑, antilymphocyte↓)
⑩Hashimoto	(1987) uncontrolled	various	6	4	2カ月	effective (67%) (CD4$^+$, 2H4+↑)
⑪Derksen	(1988) controlled	DPGN	20	3回/週	3〜26週	no SD (vs cytotoxic drugs)
⑫Lewis	(1992) controlled	severe LN	86	12回/4週	136週	no SD (vs PSL+CY alone)
⑬Doria	(1994) controlled	DPGN	18	3回/週→1回/月	6カ月	SD (vs pulse, fast tapering)
⑭Euler	(1994) uncontrolled	severe LE	14	3回/3日	5, 6年	effective, 8 patients with treatment free (+pulse+CY/synchronization)
⑮Wallace	(1998) controlled	WHO Ⅲ, Ⅳ	18	18回	8カ月	noSD (vs pulse/synchronization CY)
⑯Gaubitz	(1998) controlled	severe LE	20	3回/4週	6カ月	noSD (phenylalanine-absorption vs Ig-absorption)

CY：cyclophosphamide, PE：plasma exchange, d：day, w：week, m：month, y：year, DPGN：diffuse proliferative glomerulonephritis, LN：lupus nephritis, SD：significant difference

表Ⅵ-7-3 SLEにおけるPE療法の効果（自験例）

diseases	cases	good	moderate	no change/poor/worsening
lupus nephritis	20	8 (40)	8 (40)	4 (20)
nephrotic	6	1 (17)	2 (33)	3 (50)
persistent proteinuria	11	6 (55)	4 (36)	1 (9)
MC	1	1 (100)	0	0
FGN	2	2 (100)	0	0
DPGN	9	5 (56)	3 (33)	1 (11)
MGN	1	0	1 (100)	0
MPGN	6	0	3 (50)	3 (50)
CNS lupus	4	1 (25)	3 (75)	0
erythema	3	3 (100)	0	0
Raynaud's phenomenon	6	4 (67)	0	2 (33)
pulmonary hypertension	2	1 (50)	0	1 (50)
polyneuritis	2	1 (50)	1 (50)	0
others	5	2 (40)	2 (40)	1 (20)
total	42	20 (48)	14 (33)	8 (19)

( ) %, MC：minimal change, FGN：focal GN, DPGN：diffuse proliferative GN, MGN：membranous GN, MPGN：membranoproliferative GN, CNS：central nervous system

　反面，ネフローゼ症候群やMGN，MPGNを認める症例では有効率が低い．他の病態では，紅斑やレイノー現象，肺高血圧症，多発性単神経炎などを伴う症例で50％以上の有効率を示した．SLEにPEを施行し有効性が指摘されている臨床病態を表Ⅵ-7-4に示す．
　SLEのPE療法では，通常，ステロイド薬を含む薬剤の免疫抑制療法が併用されるため，これらの効果を除外して，どの程度PEの有効性を評価できるのかという問題が常に存在する．筆者らは，ループス腎炎の症例を用いて，ステロイドとPEを併用した症例と（ステロイド量を一致させた）ステロイド薬単独投与との効果の比較を行った．その結果，赤沈，IgG量，血清補体価などの液性因子に対する効果は併用群で1週後に有意な改善を認め，この効果はステロイド薬単独の効果を凌駕していると考えられた[19]．多量蛋白尿は，4週後に併用群で有意な改善が認められる．PEは短期，一過性で，リバウンド現象もみられることから，効果の維持・持続にはPEの反復施行とともにステロイドを含む免疫抑制薬の薬物療法が不可欠であるが，Jones[20]は，併用薬剤としてステロイド薬とシクロホスファミドの併用が効果的としている．Eulerら[21]は，重症SLEに対してPE施行後，引き続きシクロホスファミド大量静注療法（IVCY），さらにステロイド多量投与の治療を行い，無治療に至るまでの寛解導入例を認めている．Yamajiらは，ステロイド薬にIVCY

▍表Ⅵ-7-4　PEを施行し効果が認められたSLEの臨床病態

活動性ループス腎炎（DPGN，RPGN，ネフローゼ症候群など）
精神・神経症状（痙攣，失調症，精神症状，難聴，多発性単神経炎など）
漿膜炎
皮疹，皮膚潰瘍
間質性肺炎，肺出血
全身性血管炎
血小板減少症
赤血球無形成
遺伝性血管神経性浮腫
習慣流産
抗リン脂質抗体症候群
血球貪食症候群

を併用したIVCY群とIVCYにPE療法を併用したsynchronized therapy群との長期予後の比較検討において，後者で完全寛解率が高く，再燃率が低いことを認めている[22]。

しかしながら，ループス腎炎に対するDFPP，IAPPの検討に関してRCTの報告はない[23]。

6. 施行上の注意点

PEを施行する際には，FFPを置換液として用いる場合，アレルギー，感染のリスクに留意する。また，FFPに含まれる多量のクエン酸ナトリウムによる低カルシウム血症や代謝性アルカローシスにも注意する。低カルシウム血症は，グルコン酸カルシウムの同時投与で予防しうる。

DFPPで用いる補充液に凝固因子は含まれていないため，フィブリノーゲン，第XIII因子などの過度の低下と出血傾向が出現する可能性があり，注意を要する。

IAPPでは陰性荷電膜のためブラジキニンの産生が増大する。このため，アンジオテンシン変換酵素（ACE）阻害薬との併用は禁忌である[24]。

〈文　献〉

1) 橋本博史：プラズマフェレーシス─膠原病．臨床透析 6:657, 1990.
2) 橋本博史：SLE治療の現況─血漿交換療法．日臨免会誌 12:570, 1989.
3) 山路　健：エビデンスに基づくアフェレシス療法　膠原病・リウマチ性疾患におけるアフェレシス療法─治療用アフェレシスの実際．医学のあゆみ 234(13):1191-1196, 2010.
4) Lockwood CM, et al：Plasma exchange in nephritis. Advance Nephrol 8:383, 1979.
5) Byotryn JC, et al：A model for regulation of antibody synthesis by serum antibody. Progress in Immunology I. Academic Press, New York, 1971, p 630.

6) Frank MM, et al: Defective reticuloendothelial system Fc receptor function in systemic lupus erythematosus. N Engl J Med 300: 518, 1979.
7) 斎藤拓海, 他: 全身性エリテマトーデス患者における二重膜濾過血漿交換療法によるⅠ型インターフェロン誘導活性低減効果の検討. 第68回日本リウマチ学会抄録集. 2024, p542.
8) Onuma S, et al: Investigation of the clinical effect of large volume leukocytapheresis on methotrexate-resistant rheumatoid arthritis. Ther Apher Dial 10(5): 404-411, 2006.
9) Eguchi K, et al: Enhanced effect of high-dose leukocytapheresis using a large filter in rheumatoid arthritis. Mod Rheumatol 17(6): 481-485, 2007.
10) Yamaji K, et al: Fluctuations in the peripheral blood leukocyte and platelet counts in leukocytapheresis in healthy volunteers. Ther Apher Dial 6(6): 402-412, 2002.
11) Hidaka T, et al: Changes in $CD4^+$ T lymphocyte subsets in circulating blood and synovial fluid following filtration leukocytapheresis therapy in patients with rheumatoid arthritis. Ther Apher 3(2): 178-185, 1999.
12) Hidaka T, et al: Dynamic changes in cytokine levels in serum and synovial fluid following filtration leukocytapheresis therapy in patients with rheumatoid arthritis. J Clin Apher 16(2): 74-81, 2001.
13) 日本アフェレシス学会: 日本アフェレシス学会 診療ガイドライン 2021. 日アフェレシス会誌 40(2): 105-397, 2021.
14) Clark WF, et al: Chronic plasma exchange therapy in SLE nephritis. Clin Nephrol 16: 20, 1981.
15) Tsokos GC, et al: Effect of plasmapheresis on T and B lymphocyte functions in patients with systemic lupus erythematosus: a double blind study. Clin Exp Immunol 48: 449, 1982.
16) Wei N, et al: Randomised trial of plasma exchange in mild systemic lupus erythematosus. Lancet 1: 17, 1983.
17) Sugimoto K, et al: Immunoadsorption plasmapheresis (IAPP) with phenylalanine column as an effective treatment for lupus nephritis. Ther Apheresis Dialysis 8: 2, 2004.
18) Loo CY, et al: Immunoadsorption and plasmapheresis are equally efficacious as adjunctive therapies for severe lupus nephritis. Transfus Apher Sci 43(3): 335-340, 2010.
19) 津田裕士: ループス腎炎に対する二重膜濾過血漿交換療法. リウマチ 25: 345, 1984.
20) Jones JV: Plasmapheresis in SLE. Clin Rheum Dis 8: 243, 1982.
21) Euler HH, et al: Treatment-free remission in severe systemic lupus erythematosus following synchronization of plasmapheresis with subsequent pulse cyclophosphamide. Arthritis Rheum 37: 1784, 1994.
22) Yamaji K, et al: Long-term clinical outcomes of synchronized therapy with plasmapheresis and intravenous cyclophosphamide pulse therapy in the treatment of steroid-resistant lupus nephritis. Ther Apher Dial 12(4): 298-305, 2008.
23) 草生真規雄, 他: 膠原病・リウマチ性疾患におけるアフェレシスガイドラインの解説. 日アフェレシス会誌 38(3): 196-219, 2019.
24) 草生真規雄: 血液浄化療法. リウマチ病学テキスト 改訂第3版 (日本リウマチ財団 教育研修委員会, 日本リウマチ学会 生涯教育委員会 編). 南江堂, 2022, p561.

VI章 治療

8. ガンマグロブリン療法

　ガンマグロブリン療法は多くの免疫疾患の治療に用いられているが，SLEの難治性病態に対してもしばしばガンマグロブリンの大量静注療法（IVIg療法）が行われ，有効性が報告されている．ループス腎炎症例を対象とした無作為臨床試験では，IVIg（400mg/kg）月1回，18カ月の投与でシクロホスファミドと同等の効果がみられ，18カ月以上の寛解維持が認められている[1]．プラセボ群との比較試験，用量比較試験などの臨床試験が必要であるが，通常の免疫抑制療法に反応しない重症SLEに試みられ，またステロイド減量目的で使用されることがある．血小板減少症があり，緊急時や脾摘などの外科的手術が必要な場合には，血小板の一時的改善を目的としてIVIg療法が行われる（3．血小板減少☞359頁）．また，妊娠を伴う抗リン脂質抗体症候群（SLE，原発性ともに）では，IVIg（1g/kg/日，2日間，妊娠終了まで毎月）が用いられ，ヘパリンとアスピリン少量投与の併用療法と同様の効果がみられることが報告されている[2, 3]．劇症型抗リン脂質抗体症候群は稀であるが，他の治療法との併用療法により予後の改善をみる（4．抗リン脂質抗体症候群☞361頁）．

　ガンマグロブリン製剤には，ペプシン処理，ポリエチレングリコール処理，スルホ化，pH4処理など種々の処理により精製されたものが存在する．これらの処理法により効果に相違のあることが想定されるが，不明な点が多い．

　IVIg療法の効果発現機序は不明であるが，免疫担当細胞やサイトカイン，ケモカイン，補体，自己抗体など免疫反応に関わる物質に影響をもたらす．すなわち，IVIgは，炎症性サイトカインの産生を抑制するとともに抗炎症性メディエーターを増強させ，T細胞へ抗原提示する働きを弱める[4]．自己抗体が組織障害に関与する機序では，IVIgのFc領域が自己抗体とその標的細胞上のFc受容体と結合する過程を競合して阻害することによる．基礎的な知見は必ずしもSLEに限らないが，T細胞を標的としてアポトーシスをもたらし，病因に関わるTh1細胞とTh17細胞の応答を阻害するとともにTreg細胞の拡大を増強させる[5〜10]．さらに，IVIgに含まれるイディオタイプ抗体による自己抗体の中和，Bリンパ球機能の抑制や病因的自己抗体産生の抑制に働くことなどが考えられている[11〜13]．他方，IVIgは，SLEの病態形成に関わるI型インターフェロン（IFN）を介した樹状細胞の分化を阻害し，ヌクレオソームのendocytosisを抑制することも指摘され

ている[14]。

　比較的安全であるが，高用量のIVIg（1～2g/kg）で24～36％に副作用がみられる[4]。稀に，アナフィラキシー（IgA欠損症の患者ではIVIgへのIgAの混在に留意する），過粘稠度症候群，血栓塞栓症，腎機能障害，無菌性髄膜炎などがみられる。

〈文献〉

1) Boletis JN, et al：Intravenous immunoglobulin compared with cyclophosphamide for proliferative lupus nephritis. Lancet 354：569, 1999.
2) Carreras LD, et al：Lupus anticoagulant and recurrent fetal loss：successful treatment with γ-globulin. Lancet 2：393, 1988.
3) Branch DW, et al：A multicenter, placebo-controlled pilot study of intravenous immune globulin treatment of antiphospholipid syndrome during pregnancy. The Pregnancy Loss Study Group. Am J Obstet Gynecol 182：122, 2000.
4) Bayry J, et al：Intravenous immunoglobulin therapy in rheumatic diseases. Nat Rev Rheumatol 7：349, 2011.
5) Olivito B, et al：Defective FOXP3 expression in patients with acute Kawasaki disease and restoration by intravenous immunoglobulin therapy. Clin Exp Rheumatol 28(Suppl 57)：93, 2010.
6) Jia S, et al：The T helper type 17/regulatory T cell imbalance in patients with acute Kawasaki disease. Clin Exp Immunol 162：131, 2010.
7) Ephrem A, et al：Expansion of $CD4^+CD25^+$ regulatory T cells by intravenous immunoglobulin：a critical factor in controlling experimental autoimmune encephalomyelitis. Blood 111：715, 2008.
8) Kessel A, et al：Intravenous immunoglobulin therapy affects T regulatory cells by increasing their suppressive function. J Immunol 179：5571, 2007.
9) Maddur MS, et al：Inhibition of differentiation, amplification and function of human TH17 cells by intravenous immunoglobulin. J Allergy Clin Immunol 127：823, 2011.
10) Tournadre A, et al：TH1 and TH17 balance in inflammatory myopathies：interaction with dendritic cells and possible link with response to high-dose immunoglobulins. Cytokine 46：297, 2009.
11) Shoenfeld Y, et al：Efficacy of IVIg affinity-purified anti-double-stranded DNA anti-idiotypic antibodies in the treatment of an experimental murine model of systemic lupus erythematosus. Int Immunol 14：1303, 2002.
12) Nikolova KA, et al：Intravenous immunoglobulin up-regulates the expression of the inhibitory Fcγ IIB receptor on B cells. Immunol Cell Biol 87：529, 2009.
13) Tha-In T, et al：Modulation of the cellular immune system by intravenous immunoglobulin. Trends Immunol 29：608, 2008.
14) Bayry J, et al：Intravenous immunoglobulin abrogates dendritic cell differentiation induced by interferon-α present in serum from patients with systemic lupus erythematosus. Arthritis Rheum 48：3497, 2003.

Ⅵ章 治療

9. 治療の変貌と今後の治療

1. 治療の変貌

　近年，SLEの治療はヒドロキシクロロキン（HCQ），カルシニューリン阻害薬，ミコフェノール酸モフェチル（MMF）などに加え，生物学的製剤のリツキシマブ，ベリムマブ，アニフロルマブなどが加わり，treat to target（T2T）の概念と脱ステロイドの考えのもと，ガイドラインの浸透とともに大きく変貌している。

　順天堂大学医学部附属順天堂医院膠原病・リウマチ内科では，2012年1月～2024年10月の間のSLE 1,356例について治療の変貌を検討し報告している[1]。その結果，平均年齢は上昇傾向を示し，免疫抑制薬やHCQ，生物学的製剤の併用割合は増加傾向にあった。反面，ステロイド薬単独の使用は30%から10%まで減少し，ステロイド薬未使用例は9.9%から14.6%に増加，ステロイド投与量もプレドニゾロン換算で7.3mg/日から5.2mg/日まで減少し，ステロイド非依存性の傾向がみられる。

　血清低補体価や抗DNA抗体高値など，血清学的活動性をみる症例も減少傾向にあり，軽症例の増加も示唆されるが，今後さらにステロイド薬に取って代わる特異的治療薬の発達と選択肢の増加が期待される。

2. 今後の治療

　現在用いられている治療の多くは非特異的，非選択的治療法であるが，SLEの発症機序が明らかになるに従い，より特異的な治療法が模索され，その方向へシフトされつつある。現在用いられている治療法と新しい試みの治療法を，考えられる発症機序とともに図Ⅵ-9-1に示す。

　SLEについて，承認され用いられている生物学的製剤は他項（6. 生物学的製剤☞217頁）で述べたが，本項では今後期待される治療について触れる。

1）形質細胞を標的とする治療薬

（1）ダラツムマブ

　LLPCs（long-lived plasma cells）は骨髄で抗体産生に関与するが，CD19とCD20を表現せず，B細胞を標的とする治療には抵抗性を示す。これにより形質細胞除去が効果

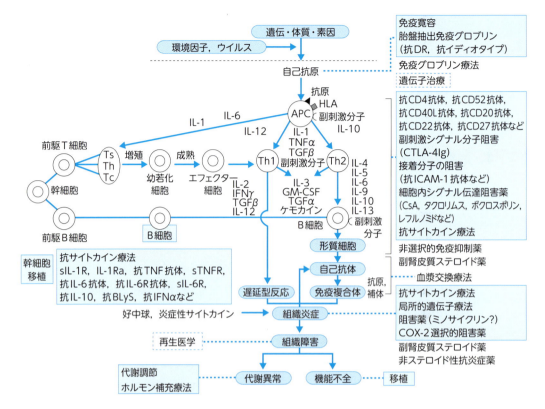

図Ⅵ-9-1　SLEの病態発生機序と新しい治療の試み
治療のうち▭は臨床応用が試みられている。
Th：ヘルパーT細胞，R：受容体，CsA：シクロスポリン

的と思われる。抗CD38モノクローナル抗体であるダラツムマブは，難治性SLEに有意な改善がみられたが[2]，CD38は感染防御や重要な免疫調節に関与しており，取って代わる形質細胞を標的とする手法が検討されている。

(2) litifilimab

litifilimabは血液樹状細胞抗原 (blood dendritic cell antigen 2：BDCA2) に対する抗体で，形質細胞様樹状細胞のみに発現するBDCA2に結合し，SLEの病因に関与しているⅠ型インターフェロン (IFN) などの産生を抑制する。

Werthらは，皮膚型LEに本薬剤の第2相臨床試験を行いCutaneous Lupus Erythematosus Disease Area and Severity Index-Activity (CLASI-A) scoreを指標に評価し，有効性を認めている。有害事象は過敏症のほか，1例で投与4カ月後に帯状疱疹による髄膜炎がみられた[3]。

その後Furieらは，活動性の皮膚病変に加えて関節炎を有するSLEを対象に，litifilimab 450mgを皮下投与する群とプラセボ群とに無作為に割り付けるデザインで検討した[4]。

結果，関節痛・腫脹の改善が認められたが，有害事象で2例に帯状疱疹，1例にヘルペス角膜炎がみられた[4]。

2) B細胞を標的とする治療薬

(1) オビヌツズマブ (OBI)

OBIはtype II抗CD20モノクローナル抗体で，ループス腎炎の標準療法に対する効果を検証する第2相臨床試験（NOBILITY）が行われた。その結果，対照群に比べループス腎炎の改善とともに感染症，死亡などの重篤な有害事象の増加がみられず，CD19B細胞の急速な減少を認めた[5]。事後解析では，76週に有意な完全寛解を認めるも106週に有意差は消失している[6]。

わが国においても，ループス腎炎の標準療法（OBI＋MMF＋ステロイド併用）とプラセボ群との二重盲検比較試験が行われている。

(2) ocrelizumab

ocrelizumabはヒト型抗CD20モノクローナル抗体で，増殖性ループス腎炎に対して臨床試験（BELONG；A Study to Evaluate Ocrelizumab in Patients with Nephritis due to SLE）が行われたが，特にアジアの症例において重篤な感染症が多発し試験は中止された。評価される症例の検討では，プラセボ群との間に有意差は認められていない[7,8]。

(3) epratuzumab

epratuzumabはCD22に対するモノクローナル抗体であるが，B細胞の減少を伴わずにB細胞機能を制御するため，安全性，有効性，ステロイド減量効果などに期待が持たれている[9,10]。

しかしながら，中ないし重症の活動性SLEに対して，epratuzumab 600mg/週と1,200mg/2週の2用量によるPhase IIIの無作為，プラセボ二重盲検試験が行われ，実薬＋標準的治療とプラセボ＋標準的治療の両群間で有効性に有意の差は認められていない[11]。

(4) atacicept

ataciceptは，BAFFとproliferator-inducing ligand（APRIL）の双方の受容体であるTACIの細胞外領域とヒトIgG1のFc領域の融合蛋白である。BAFFとAPRIL双方に競合的に結合し，これらの分子によるシグナルを介するB細胞の活性化を制御する。ループス腎炎を対象とした臨床試験では副作用により中断したが，非腎症SLEを対象としたphase IIIの臨床試験が進められた[12]。

しかしながら，高用量ステロイド＋MMF併用下の二重盲検比較試験で，IgGの著しい低下と重篤な感染症の併発により中止されている[13]。

(5) telitacicept

telitaciceptはataciceptと同様に，細胞外BLyS/APRIL結合蛋白に結合する融合蛋白である．TACIを分解するプロ蛋白質転換酵素の制限認識を含まず，BAFF/APRILと強い親和性を有するTACIのストーク領域がataciceptより高度に保存されている．活動性SLEのphase Ⅱbの臨床試験で安全性を認めるとともに，SRI-4反応性は用量依存性にプラセボ群と比べ有意な改善と許容範囲の安全性を認めるため，今後が期待される治療薬剤であると思われる[14]．後ろ向きの解析でも腎症と血液学的異常所見の改善がみられている[15]．

3) T細胞を標的とする治療薬

(1) アバタセプト

アバタセプトは，ヒトCTLA4の細胞外領域にIgG-Fcを結合させた融合蛋白で，抗原提示細胞上の共刺激分子CD80/CD86と特異的に結合し，CD28を介した共刺激分子を阻害することによりT細胞の活性化を抑制するものであり，RAの治療に用いられている．SLEのphase Ⅱ臨床試験では有意な改善は得られていないが[16]，活動性ループス腎炎（ISN/RPS Class Ⅲ，Ⅳ）298例を用いたステロイドとMMFの併用下によるアバタセプト2用量（30mg/kg/3カ月，10mg/kg）とプラセボ群の比較対照試験においては，完全寛解率に有意差の改善はみられないものの，ネフローゼ症候群を伴うSLEの蛋白尿の改善が指摘されている[17]．

また，ACCESS（Abatacept and Cyclophosphamide Combination Efficacy and Safety Study）phase Ⅱ placebo controlled RCTでは，高用量ステロイドと低用量IVCYの併用下でアバタセプト（10mg/kg/月，6回投与）とプラセボ群との比較試験を行い，24週後の改善率はほぼ同率で有意差は認められていないが，完全寛解を示したアバタセプト投与群の半数例は，低用量ステロイド以外の治療を中止後も寛解が維持されていることが認められている[18]．

(2) 抗CD19 CAR-T細胞療法

CAR（chimeric antigen receptor）-T細胞療法は難治性の悪性腫瘍の治療法で，CD19$^+$B細胞を標的として慢性リンパ性白血病，急性リンパ性白血病，非ホジキンリンパ腫に効果がみられる．SLEのモデルマウスにおいても本療法が試みられ，B細胞の消失とともに自己抗体産生の低下，腎炎などの臓器病変の改善がみられた[19, 20]．

Mackensenらは，難治性で重篤なSLE 5例に抗CD19 CAR-T細胞療法を行い，B細胞の著減とともに臨床症状の改善，抗ds-DNA抗体価の改善を認めている．3カ月後，全例がDORIS基準で寛解を示しSLE-DAIは0であった．治療後B細胞の出現は平均110

＋32日後にみられたが，drug freeの寛解は治療後8カ月まで持続した[21]。

4) サイトカイン阻害薬・TLR阻害薬

(1) laquinimod

多発性硬化症に効果的な経口薬剤であるが，炎症性サイトカインをdownregulateすることにより抗炎症作用，免疫調節作用をもたらす。

活動性ループス腎炎に対してMMFと高用量ステロイド併用下でlaquinimodを1日0.5mgないし1.0mg投与したところ，腎機能と蛋白尿の改善を認め，副作用の有意な増加は認められないことが報告されている[22]。

(2) 抗TWEAK (TNF-like weak inducer of apoptosis) 抗体

TWEAKとその受容体，fibroblast growth factor-inducible 14 (Fn14) は，ループス腎炎の炎症やメサンギウム細胞の増生，腎細胞のアポトーシス，線維化などに関わる因子であるが，その阻害はループス腎炎のモデルマウスで改善がみられ，ヒトのループス腎炎では，尿中のTWEAKレベルが疾患活動性と相関する[23]。

TWEAKに対するモノクローナル抗体(BIIB023)が開発され，通常のループス腎炎の治療薬（ステロイド薬とMMF）に併用する試験(Anti-TWEAK in Lupus Nephritis Patient Study)が行われている。活動性ループス腎炎(ISN/RPS classⅢ, Ⅳ＋Ⅴ)に対して有用であることが示唆されている[24]。

(3) デュークラバシチニブ

TYK2 (tyrosine kinase 2) は，SLEの病因に関与するtype I IFNs, IL-10, IL-12, IL-23などのサイトカインのシグナルを伝達する細胞内キナーゼである。デュークラバシチニブ(deucravacitinib)は経口で選択的にTYK2を阻害する薬剤(TYK2インヒビター)で，尋常性乾癬などの皮膚疾患に用いられている。SLEとプラセボ群との無作為二重盲検試験では，感染症や皮疹などの有害事象を認めるもBICLA, CLASI-50, LLDASなどの活動性の改善を認めている[25]。

(4) TLR阻害薬

TLR7とTLR8の慢性の活性化はSLEの病因に寄与していると思われるが，両者の拮抗薬はSLEのモデルマウスに有効性が認められている。ヒトでの第1相試験で安全性と認容性が認められ，今後の開発が期待されている[26〜28]。

5) 造血幹細胞移植

異常な自己反応性免疫担当細胞をリセットし，正常な免疫系のネットワークを構築できる可能性から骨髄幹細胞移植が試みられている。しかしながら，特に自己の幹細胞の場合

には同じ遺伝子を有している免疫担当細胞が再生し、環境因子が整えば再度自己抗体の産生につながる可能性や、疾患感受性遺伝子を持たない同種幹細胞の場合にはGVH反応が生じる可能性、至適移植前治療の選択、強力な免疫抑制による有害事象、疾患の適応病態など、いくつかの課題が提示されている。

　2006年のBurtら[29]の報告では、50例の難治性病態を有するSLE患者に自己末梢血幹細胞移植を行い、5年生存率84%、完全寛解率50%を認めている。2021年の報告では、これまで300例以上のSLE症例に自己幹細胞移植が行われ、免疫抑制薬中止5年後の寛解状態の症例は50〜60%にみられる[30]。また最近の報告では、幹細胞移植の治療に伴う関連死は5%以下で、初期の報告に比べ著減している。通常の免疫抑制療法に抵抗性を示し難治性の病態を有するSLEに対して、この治療法は臨床的、免疫血清学的に改善を示し、今後期待される治療の選択肢であると言える[31]。

　早期の幹細胞移植は臓器不全の予防効果と薬剤による重篤な有害事象を防止し、QOLの改善もみられる[32]。異種幹細胞移植は移植片対宿主病（graft-versus-host disease：GVHD）のリスクがあり、少数例の報告であるが、免疫異常を改善する効果がみられる。2019年のEuropean Bone Marrow Transplantation（EBMT）の報告によれば、異種造血幹細胞移植を受けた5例のSLE症例では改善がみられ、他の3例でも免疫異常の改善とともに完全寛解を認めている[33]。

〈文献〉

1) 柳本悠佑, 他：全身性エリテマトーデスの治療実態と変遷に関する後ろ向き観察研究. 第67回日本リウマチ学会総会・学術集会 抄録集. 2023, p660.
2) Ostendorf L, et al：Targeting CD38 with daratumumab in refractory systemic lupus erythematosus. N Engl J Med 383(12)：1149-1155, 2020.
3) Werth VP, et al：Trial of anti-BDCA2 antibody litifilimab for cutaneous lupus erythematosus. N Engl J Med 387(4)：321-331, 2022.
4) Furie RA, et al：Trial of anti-BDCA2 antibody litifilimab for systemic lupus erythematosus. N Engl J Med 387(10)：894-904, 2022.
5) Furie RA, et al：B-cell depletion with obinutuzumab for the treatment of proliferative lupus nephritis：a randomised, double-blind, placebo-controlled trial. Ann Rheum Dis 81(1)：100-107, 2022.
6) Rovin BH, et al：Kidney outcomes and preservation of kidney function with Obinutuzumab in patients with lupus nephritis：A Post Hoc analysis of the NOBILITY trial. Arthritis Rheumatol 76(2)：247-54, 2024.
7) Reddy V, et al：B-cell depletion in SLE：clinical trial experience with rituximab and ocrelizumab and implications for study design. Arthritis Res Ther 15(Suppl 1)：S2, 2013.

8) Mysler EF, et al：Efficacy and safety of ocrelizumab in active proliferative lupus nephritis：results from a randomized, double blind, Phase Ⅲ study. Arthritis Rheum 65(9)：2368-2379, 2013.

9) Wallace DJ, et al：Randomized controlled trials of epratuzumab(anti-CD-22MAB targeting B cells)reveal clinically meaningful reductions in corticosteroid use with favorable safety profile in moderate and severe flaring SLE patients. Ann Rheum Dis 67(Suppl Ⅱ)：212, 2008.

10) Petri MA, et al：Randomized controlled trials of epratuzumab(anti-CD22MAB targeting B cells)reveal clinically meaningful improvements in patients with moderate and severe SLE flares. Ann Rheum Dis 67(Suppl Ⅱ)：53, 2008.

11) Clowse MEB, et al：Efficacy and safety of Epratuzumab in moderately to severely active systemic lupus erythematosus：Results from two Phase Ⅲ randomized, doubleblind, placebo-controlled trials. Arthritis Rheumatol 69(2)：362-375, 2017.

12) Kyttaris VC：Biologic agents in the treatment of systemic lupus erythematosus. Systemic Lupus Erythematosus. 5th ed, ed by Lahita RG, Academic Press, Amsterdam, 2011, p1109.

13) Ginzler EM, et al：Atacicept in combination with MMF and corticosteroids in lupus nephritis：results of a prematurely terminated trial. Arthritis Res Ther 14(1)：R33, 2012.

14) Wu D, et al：Telitacicept in patients with active systemic lupus erythematosus：results of a phase 2b, randomized, double-blind, placebo-controlled trial. Ann Rheum Dis 83(4)：475-487, 2024.

15) Zhu C, et al：Efficacy and safety of telitacicept in patients with systemic lupus erythematosus：a retrospective, multicenter real-world study. 第68回日本リウマチ学会抄録集. 2024, p410.

16) Merrill JT, et al：The efficacy and safety of abatacept in patients with non-lifethreatening manifestations of SLE：Results of A 12-month exploratory study. Arthritis Rheum 62(10)：3077-3087, 2010.

17) Furie R, et al：Efficacy and safety of abatacept in lupus nephritis：a twelve-month, randomized, double-blind study. Arthritis Rheum 66(2)：379-389, 2014.

18) ACCESS Trial Group：Treatment of lupus nephritis with abatacept：the Abatacept and Cyclophosphamide Combination Efficacy and Safety Study. Arthritis Rheumatol 66(11)：3096-3104, 2014.

19) Kansal R, et al：Sustained B cell depletion by CD19-targeted CAR T cells is a highly effective treatment for murine lupus. Sci Transl Med 11(482)：eaav1648, 2019.

20) Jin X, et al：Therapeutic efficacy of anti-CD19 CAR-T cells in a mouse model of systemic lupus erythematosus. Cell Mol Immunol 18(8)：1896-1903, 2021.

21) Mackensen A, et al：Anti-CD19 CAR T cell therapy for refractory systemic lupus erythematosus. Nat Med 28(10)：2124-2132, 2022.

22) Jayne D, et al：A randomized controlled study of laquinimod in active lupus nephritis patients in combination with standard of care. Ann Rheum Dis 72：A164, 2013.

23) Schwartz N, et al：Urinary TWEAK as a biomarker of lupus nephritis：a multicenter cohort study. Arthritis Res Ther 11(5)：R143, 2009.

24) BIIB023 Proof-of-Concept Study in Participants With Lupus Nephritis (ATLAS)US National Library of Medicine. ClinicalTrial. gov [online], 2015. [https://clinicaltrials.gov/ct2/show/NCT01499355]

25) Morand E, et al:Deucravacitinib, a tyrosine kinase 2 inhibitor, in systemic lupus erythematosus:a Phase Ⅱ, randomized, double-blind, placebo-controlled trial. Arthritis Rheumatol 75(2):242-252, 2023.

26) Alper P, et al:Discovery of the TLR7/8 Antagonist MHV370 for Treatment of Systemic Autoimmune Diseases. ACS Med Chem Lett 14(8):1054-1062, 2023.

27) Ishizaka ST, et al:A novel Toll-like receptor 7/8-specific antagonist E6742 ameliorates clinically relevant disease parameters in murine model of lupus. Eur J Pharmacol 957:175962, 2023.

28) Yamakawa N, et al:First-in-Human Study of the Safety, Tolerability, Pharmacokinetics, and Pharmacodynamics of E6742, a Dual Antagonist of Toll-like Receptors 7 and 8, in Healthy Volunteers. Clin Pharmacol Drug Dev 12(4):363-375, 2023.

29) Burt RK, et al:Nonmyeloablative hematopoietic stem cell transplantation for systemic lupus erythematosus. JAMA 295(5):527-535, 2006.

30) Shifa I, et al:Efficacy of allogeneic hematopoietic cell transplantation for autoimmune diseases. Transplant Cell Ther 27(6):489.e1-489.e9, 2021.

31) van Vollenhoven R, et al:Conceptual framework for defining disease modification in systemic lupus erythematosus:a call for formal criteria. Lupus Sci Med 9(1):e000634, 2022.

32) Burt RK, et al:Five year follow-up after autologous peripheral blood hematopoietic stem cell transplantation for refractory, chronic, corticosteroid-dependent systemic lupus erythematosus:effect of conditioning regimen on outcome. Bone Marrow Transplant 53(6):692-700, 2018.

33) Accapezzato D, et al:Advances in the pathogenesis and treatment of systemic lupus erythematosus. Int J Mol Sci 24(7):6578, 2023.

VII章

臨床病態と治療・管理

VII章　臨床病態と治療・管理

1. 皮膚病変

1. 急性皮膚型LE（ACLE）

　急性皮膚型LE（acute cutaneous lupus erythematosus：ACLE）は紅斑と浮腫からなり，定型的には頬部紅斑（写真VII-1-1），いわゆる蝶形紅斑と，紫外線に当たりやすい皮膚露出部（写真VII-1-2）に紅斑を認める。日光曝露（写真VII-1-3）とともに初発症状として認められやすく，数時間から数日間認め，多くは活動性とともに全身症状をみる。ACLEはSLE患者の約半数に認める。また，外的刺激を受けた部位にも紅斑が出やすい（写真VII-1-4）。亜急性皮膚型LEの皮膚病変を併せ持つこともあるが，円板状LE（discoid LE：DLE）を併せ持つことは少ない。

　ACLEは全身症状を伴っていることが多いため，ステロイド薬を含む全身的な免疫抑制療法が行われるが，これにより改善をみる。局所的に改善が得られない場合にはステロイド薬を含む外用薬で治療する。患者には紫外線からの保護を指導する。

2. 亜急性皮膚型LE（SCLE）

　亜急性皮膚型LE（subacute cutaneous lupus erythematosus：SCLE）は，多環性，花環状の融合した紅斑（写真VII-1-5）をみる。皮膚露出部に多いが，紫外線照射部位以外

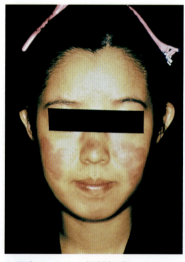

▎写真VII-1-1　頬部紅斑

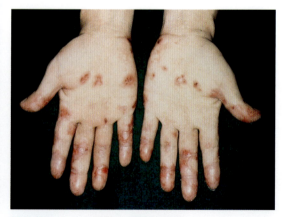

▎写真VII-1-2　手指，手掌の紅斑

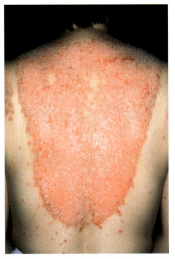
■ 写真Ⅶ-1-3 日光曝露による紅斑（水着の痕）

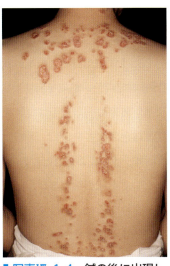
■ 写真Ⅶ-1-4 鍼の後に出現した紅斑

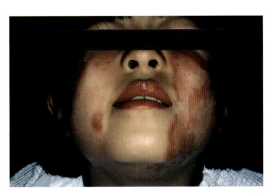
■ 写真Ⅶ-1-5 SCLE（抗SS-A／抗SS-B抗体陽性）

の皮膚にも認められる。紅斑の周辺は境界鮮明で丘疹ないし乾癬様の皮疹を呈し，輪状の中心はしばしば毛細血管拡張や色素脱失を示す。紅斑はACLEよりも長く続き，消退しても毛細血管拡張や色素沈着・脱失が残る可能性がある。20％にDLEの混在を認め，SCLEに先行してみられることがある[1]。先述のごとく抗SS-A／抗SS-B抗体の陽性率が高い。

　自然消失することもあるが，多くは局所的に外用薬で治療する。広範囲の場合や全身症状を伴っている場合には全身的な免疫抑制療法を行う。ステロイドパルス療法やヒドロキシクロロキン（HCQ），シクロホスファミド（CY），メトトレキサート，アザチオプリンなどの薬物療法で全身症状の改善とともにSCLEの改善をみる。また，血漿交換療法により効果をみることがある。SCLEとCCLEに対して合成レチノイド（エトレチナート 1mg/kg/日）が有効とされるが，催奇形性があるため避妊が必要である。

3. 慢性皮膚型LE (CCLE)

慢性皮膚型LE (chronic cutaneous lupus erythematosus：CCLE) にはDLE, 増殖性 (疣贅性) LE, LE tumidus, lupus panniculitis (lupus profundus) が含まれる。

DLEは境界鮮明で白色の鱗屑を有する淡紫紅色の紅斑を示し, 漸次遠心性に拡大するとともに中央部が萎縮し, 周辺部は堤防状に隆起する (写真Ⅶ-1-6)。また, 中心部は色素脱失, 周辺部は色素沈着を呈し, 毛細血管拡張や萎縮性瘢痕などをみる。頭部, 頸部, 軀幹, 粘膜, 四肢, 手掌, 足底などにみられるが, 頭部では脱毛 (写真Ⅶ-1-7) をきたす。SLEの部分症としても認められるが, DLE単独で認める場合には他の臓器障害を認めることは少なく予後も良好で, SLEへの移行は5％以下である。

増殖性LEは著しい角質の増殖を伴ったDLEである。

LE tumidusは顔や軀幹にみられる硬結性紅斑で, DLEよりも頻度は低い。

lupus panniculitis (lupus profundus, 深在性ループス, 写真Ⅶ-1-8) は, 臀部, 上腕, 顔面などにDLEとともにみられやすい。これらは多数の遊離した可動性のある小結節として触れる。慢性に経過するが自然に消失し, 陥凹性の病変をもたらすことがある。

CCLEは, 上記3つの病変の中で, 日光過敏症や全身的症状, 血清学的異常所見に最も乏しい病型である。

治療は, SCLEの治療に準じる。主にSCLEやCCLEの皮疹に対して, HCQのほか, クロファジミン (clofazimine), 経口ないし注射金剤などが用いられることがある。HCQ服用中は効果を妨げる喫煙は厳禁である。

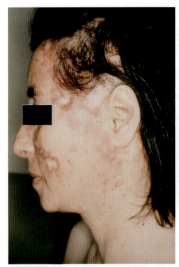

■写真Ⅶ-1-6　円板状紅斑, 脱毛を伴う (DLE)

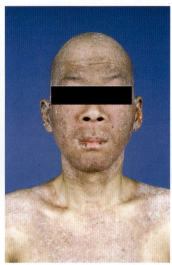

■写真Ⅶ-1-7　CCLE, 脱毛をみる

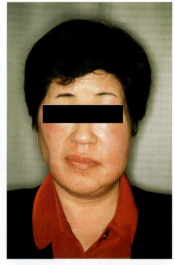

■写真Ⅶ-1-8　右頬部の深在性ループス

4. 新生児ループス (写真Ⅶ-1-9)

　新生児ループスにみられる皮膚症状はSCLEに類似する。分娩時に刺激を受けた箇所に出やすい。母親と新生児に抗SS-A/抗SS-B抗体を認めることが多く，これは母親の抗体が胎盤を通じて胎児に移行することによる。時に，新生児に完全房室ブロックを併発する。皮膚症状を伴った新生児ループスでは紫外線に対する防備が必要で，局所的にはステロイドを含む外用薬が用いられるが，新生児の抗SS-A/抗SS-B抗体が血中から消失する6カ月以内に，多くは無治療で紅斑の改善をみる。

5. bullous LE (写真Ⅶ-1-10)

　水疱形成をみるLE (bullous LE) では，組織学的にLEの定型像を示す場合と非特異像を示す場合がある。後者の場合には，タイプⅦコラーゲン抗体陽性をみることがある。また，尋常性天疱瘡に類似した小水疱を伴うSenear-Usher症候群をみることがある。広範囲のbullous LEではステロイド薬の全身投与が必要である。bullous LEと鑑別を要するものに中毒性表皮壊死症 (toxic epidermal necrolysis：TEN) がある (写真Ⅶ-1-11)[2]。TENは主に薬剤，特に非ステロイド性抗炎症薬 (NSAIDs) の服用後に発症し，全身に水疱を伴う斑状紅斑を認め，組織学的には表皮全層の壊死ならびに表皮下水疱を認める。また，気道にも水疱を形成しやすく死亡の原因ともなる。写真Ⅶ-1-11の症例は，原因薬剤が特定できなかったが，パルス療法を含むステロイド多量投与と第2度の熱傷に準じた皮膚処置，補液で改善をみた。

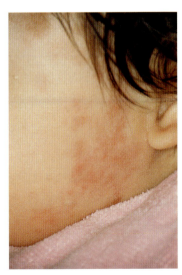 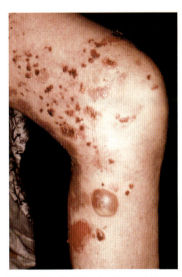

■写真Ⅶ-1-9　新生児ループスにみられた皮疹　　■写真Ⅶ-1-10　bullous LE

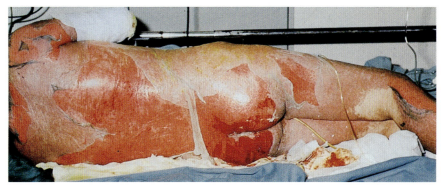
■写真Ⅶ-1-11　SLEのTEN合併例

6. 口腔内粘膜潰瘍（写真Ⅶ-1-12，13）

口腔内粘膜潰瘍は，LE特有の粘膜病変で多くは無症候性であるが，時に疼痛を伴う。同様の病変は鼻腔内粘膜や結膜にもみられることがある。組織学的にはLEに特異的な病変である。治療は局所的治療が行われるが，多臓器病変があり活動性がある場合には，そのためのステロイド薬全身投与により軽快する。

7. 日光過敏症（写真Ⅶ-1-3）

ACLE，SCLE，DLEいずれも日光過敏症を有する患者が多く，紫外線照射（UV-AとUV-B双方）で病変の悪化をみる。また，先に述べたごとく抗SS-A/抗SS-B抗体陽性者が多い。日光過敏症を有する場合には，できるだけ直射日光を避ける必要がある。また，肌を露出することを避け，長袖のシャツを着用したり，つばの広い帽子をかぶったり，日焼け止めを適宜使用する。日焼け止めはUV-AとUV-B双方を阻止するものを選び，できるだけ汗や入浴で洗い流されにくいものを使用する。日焼け止めは日光に曝露する30分前に使用し，入浴や大量の汗をかくような場合には2時間ごとに再度使用することを心がける。日当たりの良い家屋の窓や自動車の窓からの紫外線にも留意し，防御する必要がある。

8. 蕁麻疹様皮疹

蕁麻疹様の皮疹が数日続くことがあるが，短期間で消失する場合には血管炎によるものと鑑別することができる。蕁麻疹をきたす原因は多く（薬剤や感染症など），LEによるものは除外診断による。抗ヒスタミン薬で改善をみる。

9. 皮膚血管炎

皮膚血管炎はしばしば認められ，蕁麻疹様の血管炎から白血球破砕性血管炎（写真Ⅶ-

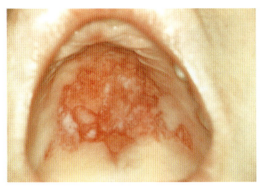
■ 写真Ⅶ-1-12　出血を伴う口腔内粘膜潰瘍

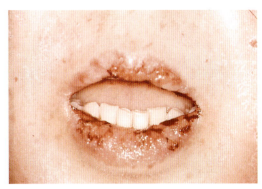
■ 写真Ⅶ-1-13　口唇の出血性びらん

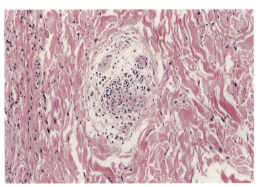
■ 写真Ⅶ-1-14　皮下にみられた白血球破砕性血管炎

小血管に壊死性血管炎をみる。

1-14)，結節性多発動脈炎様の血管炎まで種々である。また，青色皮斑（分枝状ないし網状，リベドー）(写真Ⅶ-1-15，16) や血栓性静脈炎，レイノー現象，爪床・爪下の出血性梗塞・出血斑，皮膚潰瘍(写真Ⅶ-1-17)・梗塞(写真Ⅶ-1-18)・壊疽(写真Ⅶ-1-19，20) などもみられる。蕁麻疹様皮膚血管炎では，しばしばクリオグロブリンなどの免疫複合体とともに血清の低補体価をみる。皮膚血管炎の病態は抗リン脂質抗体と関連することもある。蕁麻疹様の血管炎ではNSAIDs，コルヒチン，ステロイド薬，免疫抑制薬などで治療される。また，重症の皮膚血管炎では中等量以上のステロイド薬やCYを含む免疫抑制薬の治療を必要とすることが多い。ガンマグロブリン大量静注療法（IVIg）の有用性も指摘されている。クリオグロブリンや抗リン脂質抗体が関係する病態では血漿交換療法の併用も有用である。皮膚潰瘍・梗塞・壊死ではリポPGE1を含むプロスタグランジン（PG）製剤，末梢血管拡張薬，抗血小板凝集薬などを併用する。治療に先立ち，感染症や他の原因を除外しておく必要がある。

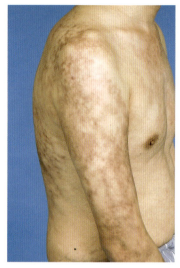

■写真Ⅶ-1-15　分枝状青色皮斑

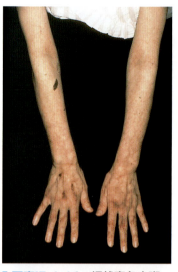

■写真Ⅶ-1-16　網状青色皮斑

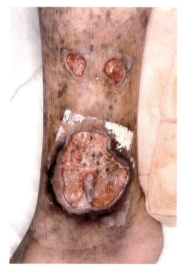

■写真Ⅶ-1-17　下腿潰瘍

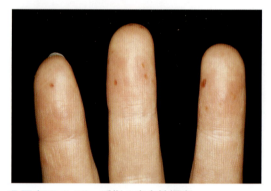

■写真Ⅶ-1-18　手指の出血性梗塞

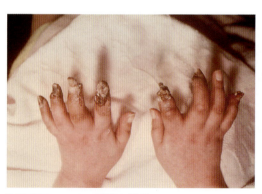

■写真Ⅶ-1-19　手指の壊疽-1

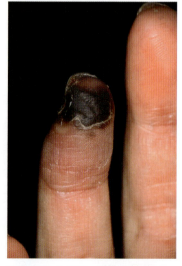

■写真Ⅶ-1-20　手指の壊疽-2

10. 脱毛（写真Ⅶ-1-21）

　種々の程度の脱毛がみられるが，DLEなどの皮疹によって増強する。また，ストレスなども加わり禿頭をみることもある。びまん性の脱毛は甲状腺機能亢進症によることがある。前頭部の髪の毛が短く脆く折れやすい，いわゆるlupus hairを呈することがある。全身的なステロイド薬の投与も脱毛の要因となる。

　効果的な治療法はないが，ステロイド薬の局所的治療（外用薬ないし局注）で改善をみることがある。DLEの皮疹があれば，その治療を積極的に行うことにより脱毛の改善をみることがある。改善をみるまではカツラを使用する。

11. レイノー現象，末梢循環障害，凍瘡様皮疹

　レイノー現象（写真Ⅶ-1-22）はSLEの約半数にみられ，寒冷や刺激，感情的ストレスなどにより皮膚の色が白色に変化し，ついで紫色，赤色へと3相性の色調変化をきたし元へ戻る。手指にみられることが多いが，足指や鼻，耳介部などにもみられる。長期のレイノー現象により指趾は水疱を形成したり陥凹性潰瘍，皮膚潰瘍，壊死などをみることがある。また，冬季の寒冷によって増強する凍瘡様皮疹（chilblain lupus，写真Ⅶ-1-23）を

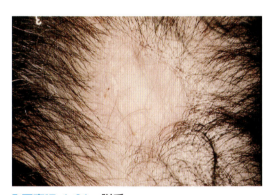

▌写真Ⅶ-1-21　脱毛

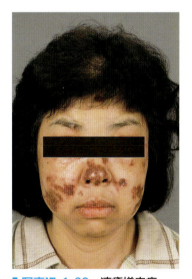

▌写真Ⅶ-1-23　凍瘡様皮疹

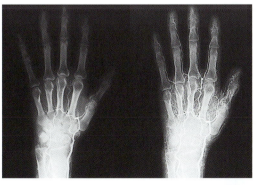

▌写真Ⅶ-1-22　レイノー現象における血管造影
末梢血管の血流途絶をみる。

みることもある．

治療は，保温と禁煙を指導するとともに，各種末梢血管拡張薬や血小板凝集抑制薬などを用いて全身的治療と局所的治療を行う．末梢循環改善薬にはβ受容体刺激薬，血管平滑筋弛緩薬（ニコチン酸誘導体など），Ca拮抗薬，抗血小板薬（チクロピジン塩酸塩，シロスタゾールなど），抗凝固薬（アルガトロバンなど）などが用いられる．また，血管拡張作用と血小板凝集抑制作用を併せ持つPG製剤（アルプロスタジル，リマプロスト，ベラプロスト）やセロトニン受容体遮断薬のサルポグレラート塩酸塩も用いられ有効性が示されている．難治例では交感神経節ブロックが試みられたり，粘稠度が高い場合には血漿交換療法が行われる．

12. その他

稀に壊疽性膿皮症が合併することがある．四肢に膿疱，小水疱，丘疹などをきたし数日後に潰瘍化し，遠心状に拡大し，辺縁は潮紅，隆起する．易出血性で疼痛を伴う．ステロイド薬，免疫抑制薬などで治療する．皮下石灰化（写真Ⅶ-1-24）を認め，潰瘍を形成することがある．局所的治療を行う．結節性紅斑は非特異的病変で，感染や薬剤が誘因となっていることがある．下肢に多く圧痛を伴う皮下結節を認めるが，潰瘍は伴わず4～6週間で寛解する．原因が明らかであればその治療を行い，NSAIDsを用いる．全経過を通じてLEに特異的な皮膚症状を欠く症例もあり，これは無疹型（lupus sine lupo）と呼ばれる．なお，2005年に皮膚エリテマトーデス（CLE）の皮膚病変を評価するために米国皮膚科医，

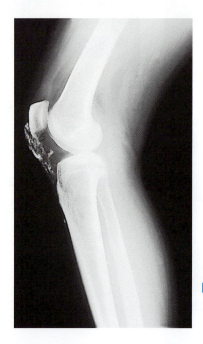

■写真Ⅶ-1-24　膝関節部にみられた皮下石灰化（56歳，女性）

リウマチ医，American College of Rheumatology Response Criteria Committee on SLEらによるCLASIが提唱された．疾患活動性と相関する急性期の活動性病変として，紅斑，鱗屑/肥厚，粘膜症状，脱毛の4項目，活動性と相関しない慢性期の病変として色素異常，瘢痕形成/萎縮/脂肪織炎，頭部瘢痕性脱毛の3項目が挙げられ，身体の各部位ごとに重症度を数量化し，合計することにより評価する[3]。

〈文献〉

1) McCauliffe DP, et al:Cutaneous lupus erythematosus. The Clinical Management of Systemic Lupus Erythematosus, 2nd ed, ed by Schur PH, Lippincott-Raven, Philadelphia, 1996, p67.
2) 東名正幸, 他:SLEにtoxic epidermal necrolysis(TEN)を合併した1症例. 炎症 4:A-5, 1984.
3) Albrecht J, et al:The CLASI(Cutaneous Lupus Erythematosus Disease Area and Severity Index):an outcome instrument for cutaneous lupus erythematosus. J Invest Dermatol 125(5):889-894, 2005.

Ⅶ章　臨床病態と治療・管理

2. 骨・関節・筋症状

1. 関節症状

　SLEでは，関節痛（炎）を約90％に認める．活動性にみられることが多いが，初発症状としても半数以上の症例にみられる．SLEにみられる関節痛（炎）は，筋肉痛と関節炎，急性，亜急性の移動性関節炎，変形を伴う慢性進行性関節炎の3型にわけられる．しかし，変形は稀で，通常，画像所見で骨びらんや破壊をみることは少ない．関節症状が炎症を反映する他覚的所見よりも強い場合があり，他の活動性所見との兼ね合いで関節炎を評価する必要がある．表Ⅶ-2-1にSLEにみられる関節炎の特徴を示す[1]．近位指節間（PIP），中手指節間（MCP），手，膝などの関節を侵しやすいが，時に肘，股，足関節の症状をみる．手指の対称性にみられる関節炎はRAを示唆するが，移動性で不規則性の関節炎はSLEを示唆する．

　SLEの多くは非変形性の関節炎であるが，15〜50％の頻度でRAに類似したスワンネック変形や尺側偏位，Z型変形（ヒッチハイカー拇指）をみる．これは，骨関節破壊によるものではなく，関節周囲の軟部組織や関節囊，靱帯，腱などの傷害，弛緩によるもので，数年余にわたり徐々に変形が進行し，Jaccoud様関節炎と呼ばれる（写真Ⅶ-2-1〜4）．人為的に修復は可能である．X線所見では，関節びらんをみることは稀で，通常は正常である．関節変形をみるSLEではリウマトイド因子や乾燥症候群，抗dsDNA抗体が高頻度に認められることが指摘されている．びらんが認められる場合は，RAとの重複症候群の場合もあるが，多くは亜脱臼によってもたらされる関節囊の圧迫と機械的な傷害による．

　SLEの関節滑液所見（表Ⅶ-2-1）は，RAと異なり多くは少量で，ムチンに富み，白血

表Ⅶ-2-1　SLEにみられる関節炎とその特徴

臨床症状	多関節炎，反復性，移動性，非破壊性，非変形性，時にJaccoud様関節炎による変形，時にRA様皮下結節
X線所見	通常正常，非びらん性
関節滑液	清明黄色，ムチンクロット良好，白血球数＜2,000/μL（好中球＜50％） 糖：正常，蛋白：やや増加ないし正常，補体：正常ないし低下 自己抗体：低値陽性

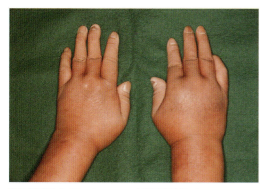

■ 写真Ⅶ-2-1　Jaccoud様関節炎-1

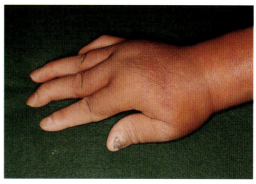

■ 写真Ⅶ-2-2　Jaccoud様関節炎-2

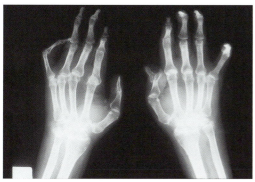

■ 写真Ⅶ-2-3　X線所見-1

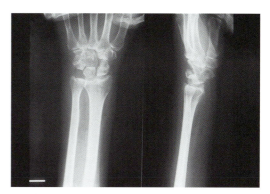

■ 写真Ⅶ-2-4　X線所見-2

写真Ⅶ-2-3では手関節の骨破壊を思わせるが，写真Ⅶ-2-4では伸展により人為的に修復される。

球増加も少なく通常2,000/μL未満である。貯留液は滑膜炎にもよるが，浮腫と血管透過性の亢進による二次的な漏出液の影響も加わる。活動性の滑膜炎が存在すればRAと同様に蛋白の増加，IgGの増加，補体の低下がみられ，リウマトイド因子陽性の症例でみられやすいが，RAとの鑑別にはならない。補体価の低下はRAでも認められるが，感染性関節炎や外傷による関節炎との鑑別に有用である。

腱鞘炎は滑膜炎よりも顕著で，手指の変形にも関与する。腱鞘炎に関連する血管炎はRAと同様に皮下結節に先行してみられる。皮下結節は5〜10％にみられ，活動期に多く，関節周囲，特に上肢や肘頭，手指の伸側に沿って認められる。また，アキレス腱にみることもある。組織学的所見はリウマトイド結節と同一であるが，びらん性関節炎と相関するわけではなく，またリウマトイド因子陽性と相関するわけでもない。

腱の断裂は稀であるが，膝やアキレス腱などの荷重部位に多くみられ，男性で，外傷，ステロイド薬投与，関節内注射，Jaccoud様関節炎，長期罹病期間などと関係してみられることが多く，多くは寛解期にみられる。膝窩囊胞の破裂は血栓性静脈炎に類似するた

め留意する必要がある。下肢（ふくらはぎ）の腫脹と疼痛，Homans徴候も陽性を示し，診断は関節造影，軟線撮影，MRIなどによる。

2. 筋症状

　　SLEの5～10％に炎症性の筋症状を認め，多くは近位筋の筋痛で他の活動性症状とともに認められる。当初，発熱や多関節痛などを伴いウイルス感染を疑わせることもある。筋肉の圧痛は筋炎の症候であるが比較的少ない。四肢や腰部の近位筋では，筋力低下が緩徐に進行するため筋の易疲労感が強い。稀に多発性筋炎と同様の筋炎をみる。頸部の筋や輪状披裂筋，肋間筋などの傷害や，さらには嚥下障害や呼吸障害をきたすこともある。炎症性の筋炎はステロイド薬などによる薬剤性筋障害やウイルス性筋炎などとの鑑別を要する。筋原性酵素の増加もみられるが，稀に筋生検で筋炎が認められても筋原性酵素が正常を示すこともある。

　　筋電図では，正常から多発性筋炎にみられるような筋原性の所見（低電位で短い振幅の多相波）まで多彩である。筋原性所見は筋生検部位を決める上でも有用である。筋生検では，空胞形成の有無を問わず種々の程度の炎症性病変を認め，顆粒球やリンパ球の細胞浸潤がみられる。間質のフィブリノイド変性部位には形質細胞もみられるが，ヘマトキシリン体は稀である。筋線維は変性しフィブリノイド変性もみられるが，末期には筋線維は脱落し線維化をみる。しかしながら，多発性筋炎にみられるような石灰化（写真Ⅶ-2-5）は稀である。稀に封入体筋炎がみられる。

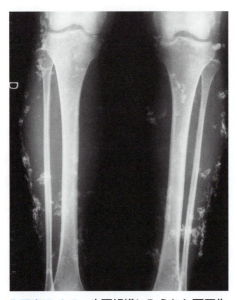

▎写真Ⅶ-2-5　皮下組織にみられた石灰化

■ 表Ⅶ-2-2　関節・筋症状に対する治療

	関節炎	腱鞘炎	筋炎	関節痛・筋痛
ヒドロキシクロロキン	+	+	+	+
非ステロイド性抗炎症薬	+	+	−	(+)
ステロイド薬	(+)	(+)	+	−
生物学的製剤	(+)	(+)	(+)	(+)
免疫抑制薬	(+)	(+)	+	−
鎮痛薬	−	−	−	+
抗うつ薬ないし筋弛緩薬	−	−	−	(+)

　SLEにみられる関節・筋症状は他の膠原病やウイルス性疾患，サルコイドーシスなどの肉芽腫性疾患，高齢発症では悪性腫瘍などとの鑑別が必要であるが，関節・筋症状が単一でみられることは少ない．

3. 治療

　治療の目的は，炎症と疼痛を抑え，骨・関節と筋肉の機能を維持することにある．関節痛（炎）に対しては，主に非ステロイド性抗炎症薬（NSAIDs）で治療される（表Ⅶ-2-2）．種々のNSAIDsがあるが，症状の程度や病態，年齢，腎機能などを考慮し治療薬を選択する．イブプロフェンなどは無菌性髄膜炎をきたすことがあり留意する．関節炎の程度が強い場合には，RAと同様にメトトレキサート少量間欠投与が効果的であることがある．持続する単（少）関節痛は骨壊死，感染性関節炎の可能性もあり留意する．骨壊死が明らかである場合には外科的手術の適応時期について考慮する．

　明らかな筋炎が認められる場合には，多発性筋炎に準じ多量のステロイド薬で治療する．ステロイド薬に抵抗性の場合，ステロイド薬減量が困難な場合には免疫抑制薬を併用する．炎症を欠く関節痛や筋痛に対しては，より副作用の少ないアセトアミノフェンや塩基性非ステロイド薬を用いる．また，精神的要素が考えられる場合にはアミトリプチリン塩酸塩などの三環系抗うつ薬を用いる．

　長期治療経過に伴い骨・関節機能障害（時に変形）や筋力低下をきたすため，早期より日常生活動作と理学療法の指導を行う．

〈文献〉

1) Ziminski CM：Musculoskeletal manifestations. The Clinical Management of Systemic Lupus Erythematosus. 2nd ed, ed by Schur PH, Lippincott-Raven, Philadelphia, 1996, p47.

Ⅶ章 臨床病態と治療・管理

3. 腎症（ループス腎炎）

ループス腎炎はSLEの予後を左右する病態のひとつであるが，その病態は軽症のものから重症のものまで幅広く存在し，その病型により予後が異なる（図Ⅶ-3-1）。したがって，その治療にあたっては，SLEにみられる腎外症状を考慮するとともに，ループス腎炎の病態把握を行う。病態把握には活動性と重症度の評価も含まれる。その上で，予後を見通した治療法を選択し，長期寛解導入を目標として治療を行う。治療後は，定期的に治療効果の評価を行うとともに合併症の防止に留意する。

1. ループス腎炎の特徴

近年，SLEの生命予後は著しく改善したが，その大きな要因のひとつは腎死の有意な減少による。これは，血液透析の導入を含む治療法の発達はもとより，診断技術の進歩によって軽症で早期に診断され治療されていることによると考えられる[1]。しかしながら，ループス腎炎の寛解率をみると必ずしも高いものではない[2]。後述の表Ⅶ-3-7の基準をもとに転帰を評価すると，20年以上長期経過観察された37例の寛解率は約65％で，完全寛解は27％である（表Ⅶ-3-1）。また，用いられた治療法をみても寛解に寄与した治療法は特定されない。このことは，治療法よりも背景にある病態が寛解率に影響を及ぼしてい

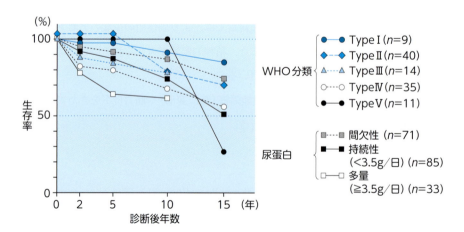

図Ⅶ-3-1　病型別のループス腎炎の生命予後

■ 表Ⅶ-3-1　長期経過観察されたループス腎炎患者（37例）の病態と治療による転帰

腎　症	症例数	完全寛解	不完全寛解	不　変	悪　化
持続性蛋白尿	29	8	12	2	7
WHO分類	Ⅰ：1，Ⅱ：3，Ⅲ：1，Ⅳ：5，Ⅴ：3	Ⅱ：1，Ⅲ：1，Ⅳ：2	Ⅳ：1，Ⅴ：2	Ⅱ：1，Ⅳ：1	Ⅰ：1，Ⅱ：1，Ⅳ：1，Ⅴ：1
ネフローゼ型	8	2	2	3	1
WHO分類	Ⅱ：1，Ⅳ：1		Ⅱ：1，Ⅳ：1		
計	37	10 (27.0%)	14 (37.8%)	5 (13.5%)	8 (21.6%)

治療法	症例数	完全寛解	不完全寛解	不　変	悪　化
PSL（mg/日）					
＜40	26	5	10	3	8
40〜≦60	11	5	4	2	
パルス療法	6	4	1	1	
免疫抑制薬					
シクロホスファミド					
経　口	2		2		
静　注	3	1	1		1
アザチオプリン	6	2	2		2
ミゾリビン	2	1	1		
血漿交換療法	8	5	1	1	1
血液透析	2		1		1

腎症（持続蛋白尿以上）38.1％
寛解率64.9％（完全27.0％, 不完全37.8％）

ることを示唆する。事実，腎生検によるWHO分類と蛋白尿の程度により病態を分類し，経時的な寛解率をみると，ネフローゼ型とWHO分類Ⅳ型（びまん性増殖性型）は経過とともに寛解率が低下する（図Ⅶ-3-2）。

また，WHO分類Ⅴ型（膜性型）は発症当初より寛解率が低いものの，その後の寛解率の低下はみられがたい。経過とともに寛解率の増加がみられるのはWHO分類Ⅱ型と持続性蛋白尿群である（図Ⅶ-3-2）。このように，寛解率は病態・病型に依存しやすく，治療方針を決めるにあたっては病態の把握が重要である。

SLEの約80％は，軽重含め何らかの腎病変を伴う。また，ループス腎炎は免疫複合体病の原型ともされ，程度の差はあれ，ほぼ全例が腎糸球体に免疫グロブリンと補体の沈着を認める。表Ⅶ-3-2は，自験SLEのループス腎炎の臨床像を示したものである。1日3.5g以下の持続性蛋白尿は約37％に，1日3.5g以上の多量蛋白尿は約17％に認められる。赤

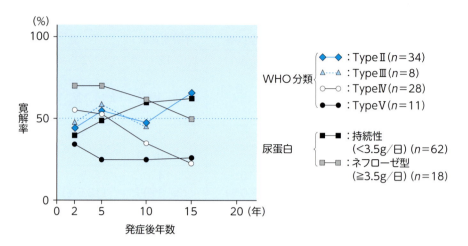

■ 図Ⅶ-3-2　ループス腎炎の病型別寛解率

■ 表Ⅶ-3-2　SLEの腎症状（ループス腎炎）

●尿所見，腎機能	n＝1,125（％）
蛋白尿　無	176（16）
蛋白尿　有	949（84）
間欠性	431（38）
持続性	354（31）
多量（3.5g／日以上）	164（15）
赤血球尿	1,066（95）
尿円柱	838（74）
BUN増加	659／1,063（62）
血清クレアチニン増加	429／1,047（41）
●腎生検所見（WHO分類）	n＝216（％）
Ⅰ．MC or normal	49（23）
Ⅱ．mesangial alteration	34（16）
Ⅲ．focal segmental	35（16）
Ⅳ．diffuse GN	55（25）
Ⅴ．membranous GN	39（18）
Ⅵ．advanced	4（ 2）

血球尿，尿円柱は高頻度に認められ，血清クレアチニン増加は約41％にみられる。2003年にInternational Society of Nephrology／Renal Pathology Society（ISN／RPS）より新しい分類（6．病理組織学的所見の項☞76頁，表Ⅱ-6-1）が提唱されたが，旧WHO分類では，予後不良であるⅣ型は予後良好なⅠ型と同等に認められ，ついでⅤ型，Ⅲ型が多い。硬化性病変を示すⅥ型は2％である。

2. ループス腎炎の病態評価

これは臨床的，組織学的，血清学的な面から評価される。

1) 臨床的評価

蛋白尿や尿沈渣異常の出現は活動性を示唆する。経時的な変化の中でみられるネフローゼ症候群とtelescoped urine，腎機能の悪化はさらに重篤な活動性を示唆する（表Ⅶ-3-3）。

Gaoらは，ループス腎炎患者の尿中lipocalin-2（LCN2）がループス腎炎の診断や活動性，再燃の予測などに有用であると報告している[3]。

また，予後の面からはネフローゼ症候群が最も不良で，特に初発時より認める場合に予後不良となる。腎機能は，血清クレアチニン，BUN，β_2-ミクログロブリン，尿中NAG，クレアチニンクリアランス（CCr）などで評価されるが，尿異常所見がないにもかかわらず腎機能低下がみられる場合には，閉塞や薬剤，感染などの要因を除外する必要がある。血圧は通常正常で，高血圧は腎機能不全に伴ってみられ不可逆性病変を示唆するが，半月体形成性腎炎，間質性腎炎，腎血管病変，薬剤性腎病変，ステロイド薬の影響などの要因について鑑別を要する。抗リン脂質抗体症候群を合併している場合には，当初より高血圧を認めることがある。

2) 組織学的指標

腎生検による組織学的病型により治療に対する反応性や予後が異なる。予後不良の病型はⅣ型（びまん性増殖型；DPGN）とⅥ型（硬化型）である。しかし，Ⅰ型（微小変化型），Ⅱ型（メサンギウム型），Ⅲ型（巣状型）であっても，経過中，他の病型へ移行・進展することがあるため留意する（表Ⅶ-3-4）。Ⅴ型（膜性型；MGN）は，ネフローゼ症候群をみることが多いが，多くは慢性に経過し比較的予後良好である。組織学的には，メサンギウ

表Ⅶ-3-3　ループス腎炎の活動性指標

症候的
発熱，紅斑，関節痛，浮腫
臨床検査所見
蛋白尿，尿沈渣異常，腎機能障害
免疫血清学的所見
抗dsDNA抗体価，IgGクラス・補体結合性DNA抗体，血清低補体価，免疫複合体高値
病理組織学的所見
Class Ⅲ＆Ⅳ，糸球体内皮細胞増殖，白血球浸潤，核崩壊，フィブリノイド壊死，半月体形成，硝子様血栓，ヘマトキシリン体，ワイヤーループ像，間質炎

表Ⅶ-3-4　再生検ないし剖検により認められたループス腎炎の組織型の変化（自験例）

治療	ステロイド少量投与	ステロイド多量投与	ステロイドと免疫抑制薬との併用療法
進行 （5例）	＊FGN→MPGN（+）	＊MC→Ad.（+） ＊FGN→MPGN（+）	＊MC→DPGN（+） ＊MC→MGN（+）
不　変 （12例）	＊MC→MC ＊DPGN→DPGN（+） ＊MPGN→MPGN（+）	＊DPGN→DPGN（+） ＊DPGN→DPGN（+） ＊MGN→MGN（+） ＊MPGN→MPGN（+） ＊MPGN→MPGN（+） EDD 　Mes. 　Subend.　｝Mes. 　Subepi.→Subepi. ＊MPGN→MPGN IGD 　Granu.→Lumpy 　(IgG, β1C) (IgG, β1C) EDD 　Mes. 　Subepi.→Mes. ＊Ad.→Ad.（+） ＊Ad.→Ad.（+）	＊MGN→MGN IGD 　Granu.→Granu. 　(IgG, β1C) (IgG, M, β1C) EDD 　Mes. 　Subepi.→Sclerosing
移　行 （4例）		＊MPGN→MGN（+） ＊MPGN→MGN（+）	＊MPGN→MGN IGD 　Granu.→Lumpy 　(IgG, β1C) (IgG, β1C) ＊MPGN→MGN IGD 　Granu.→Lumpy 　(IgG, A, β1C) (IgG, A, β1C)

MC：minimal change, FGN：focal proliferative GN, DPGN：diffuse proliferative GN, MGN：membranous GN, MPGN：membranoproliferative GN, Ad.：advanced stage, IGD：Immunoglobulin deposits, EDD：electron dense deposits, Granu.：Granular, Mes.：Mesangial, Subepi.：Subepithelial, Subend.：Subendothelial, （+）剖検所見

ム細胞の増生，内皮細胞の増生，フィブリノイド変性，核崩壊，ヘマトキシリン体，硝子様血栓，半月体形成，ワイヤーループ像などの所見が活動性を示し，Ⅳ型とⅢ型の増殖性を示す病型に多くみられる．一方，糸球体硬化，線維性半月体，尿細管萎縮，間質の線維化などは硬化性病変を示し，治療に反応しがたい．活動性病変と慢性化病変はそれぞれactivity index, chronicity indexとしてスコア化し，評価できる（表Ⅶ-3-5）[4]．組織

■ 表Ⅶ-3-5　腎生検による活動性と慢性化の指標

活動性指標（最大スコア24）
・糸球体内皮細胞増殖（a） ・白血球浸潤（a） ・核崩壊ないしフィブリノイド壊死（2倍の重みづけ）（b） ・細胞増殖性半月体形成（2倍の重みづけ）（b） ・硝子様血栓，ワイヤーループ像，ヘマトキシリン体（a） ・間質炎（a）
慢性化指標（最大スコア12）
・糸球体硬化（b） ・線維性半月体形成（b） ・尿細管萎縮（a） ・間質の線維化（a）

(a) のスコア化：なし，軽度，中等度，重度，の4段階評価を0～3にスコア化
(b) のスコア化：病変なし，糸球体25％以下に病変，糸球体25～50％に病変，糸球体50％以上に病変，の4段階評価を0～3にスコア化

（文献4より引用）

学的活動性は必ずしも尿所見と相関しない。尿所見が軽微であっても組織学的に活動性を示すことがあり，また，ネフローゼ症候群を示していても組織学的に軽微変化または非活動性（MGNなど）であることもある。

なお，腎生検施行にあたっては，抗カルジオリピン抗体やループス抗凝固因子などの抗リン脂質抗体が陽性の場合には腎生検後に出血をきたすリスクとなるため，あらかじめ抗体の有無を確認しておく必要がある[5]。

3) 血清学的指標

活動性ループス腎炎は抗dsDNA抗体価と血清補体価がよく相関し，治療上良い指標となる。特に経時的な抗体価の上昇と補体価の低下は活動性を強く示唆する。また，IgGクラス抗dsDNA抗体と補体結合性抗体は組織学的活動性とも相関する[6]。また，未治療の非腎症例で血清低補体価や抗dsDNA抗体高値をみる症例は経過とともに少なからず尿異常所見を示し（図Ⅶ-3-3），あらかじめ治療によってこれらの血清学的異常を正常化すれば尿異常所見の出現を防止できる可能性もある。しかしながら，その確たるエビデンスはなく，治療による副作用も少なからず危惧される。さらには，これらの血清学的異常所見が必ずしも臨床的なループス腎炎の活動性と相関するわけではない。したがって，これらの血清学的異常所見のみを対象として治療されるべきではない。

自己抗体の所見から，増殖性ループス腎炎と膜性ループス腎炎の区別が予測できる可能性が示唆されている。Asanumaらは，自己抗体の相違により組織型が予測される可能性

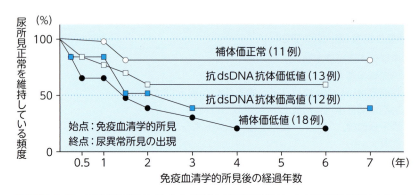

図Ⅶ-3-3 尿所見正常を示す症例が血清異常所見により尿所見異常をみるまでの期間とその頻度（すべて未治療）

を指摘した。有意差はないものの，抗ヌクレオソーム抗体を有する症例では増殖性ループス腎炎が多く，血尿と膿尿が多くみられた。他方，抗RNP70抗体を有する症例では，増殖性ループス腎炎に比べて膜性ループス腎炎を多く認めている[7]。

　腎病原性自己抗体には，上記のほか，陽性荷電抗dsDNA抗体や高親和性抗dsDNA抗体，さらにはO81イディオタイプを有する抗ssDNA抗体[8]，抗ヒストン／ヌクレオソーム抗体，抗C1q抗体，抗PCNA抗体などが挙げられ，糸球体基底膜傷害が既に存在する場合には抗ssDNA抗体，抗ラミニン抗体，抗フィブロネクチン抗体などが増悪因子となる可能性がある。しかし，これらの抗体の測定は日常診療で一般に普及しているわけではない。また，ループス腎炎の病態に関わるIgGクラスの抗dsDNA抗体はαアクチニンと交差反応性を示すことが報告されている[9]が，抗αアクチニン抗体の存在も指摘され，この抗体はループス腎炎の再燃に際し抗dsDNA抗体と別個に相関することも指摘されている[10]。腎組織の障害に関連するとされる尿中好中球ゼラチナーゼ関連リポカリンは，抗dsDNA抗体よりもループス腎炎の再燃予測に有用であることが報告されている[11]。グッドパスチャー症候群や顕微鏡的多発血管炎に類似した糸球体腎炎と肺出血をみることがあるが，この場合，抗基底膜抗体や抗好中球細胞質抗体（ANCA）が関連している可能性がある。免疫複合体の測定系は種々挙げられ，いずれの測定法がループス腎炎の活動性と相関するのか確立したものはないが，その中でC1q結合能がループス腎炎の活動性と相関することが指摘されている[12]。Tangらは，健常人に比し血中VSIG4（V-set immunoglobulin domain-containing protein 4）の高発現を認めるとともに，SLEDAIの腎病変スコアや血清クレアチニン値，尿蛋白・クレアチニン比などと有意な相関を示し，ループス腎炎の活動性と非活動性を鑑別する上で有用であることを示した。さらに，半月体形成や硝子体沈着などの組織学的活動とも相関することを認めている[13]。

3. 病型別治療法と治療手段

　ループス腎炎の病型別治療を表Ⅶ-3-6に示す[14]。治療手段としてヒドロキシクロロキン（HCQ），ステロイド薬，免疫抑制薬，生物学的製剤，抗凝固療法，血漿交換療法（PE），血液透析などが用いられ，尿所見，腎機能，腎生検所見により治療法を選択する。治療後は，定期的に治療効果の評価を行う。尿所見，腎機能，免疫血清学的所見などで評価するが，表Ⅶ-3-7に筆者らが用いている寛解基準を示す[15]。可能であれば腎生検の反復施行による評価を行う。

　一方，米国リウマチ学会（ACR）は，分子を標的とした新たな治療法の発達などに鑑み，SLEの増殖性と膜性腎炎に対する臨床試験が容易に施行できるよう治療反応性の評価方法に関して腎機能や尿所見の基準を発表している（表Ⅶ-3-8）[16]。

■ 表Ⅶ-3-6　ループス腎炎の病型別治療

病型分類		PSL 1日 40mg 以下	PSL 1日 40mg 以上	パルス療法	免疫抑制薬	生物学的製剤	抗凝固療法	血漿交換療法	血液透析
A. 尿所見									
1. 尿所見正常		\multicolumn{8}{c}{腎外症状による}								
2. 間欠的蛋白尿，沈渣異常		●				△			
3. 持続性蛋白尿（1日3.5g以下）			●	●	●	△	●	△	
4. ネフローゼ症候群			●	●	●	△	●	△	
B. 腎生検所見（ISN/RPS分類）									
1. Ⅰ型：微小メサンギウムLN		\multicolumn{8}{c}{他所見，腎外症状による}								
2. Ⅱ型：メサンギウム増殖性LN		●	△	△	△	△	●		
3. Ⅲ型：巣状LN		●	△	●	●	●	●		
4. Ⅳ型：びまん性LN			●	●	●	●	●	△	
5. Ⅴ型：膜性LN		△	●	●	●	△	●	△	
6. Ⅵ型：硬化性LN		●				△	●	△	●
C. 腎機能									
クレアチニンクリアランス	クレアチニン								
正常	正常	\multicolumn{8}{c}{他所見，腎外症状による}								
>50%	≦2.4mg/dL	●	△	●	△	●	△		
10〜50%	2.5〜7.9mg/dL	●	●	●	●	●	△		
<10%	≧8.0mg/dL				△	△	●		●

ヒドロキシクロロキンは各病型に共通に用いられる。
●：よく使われる，△：時に使われる，PSL：プレドニゾロン，LN：ループス腎炎

（文献14より一部改変引用）

表Ⅶ-3-7　ループス腎炎の治療効果判定基準

転帰＼基準	A) 蛋白尿 grade1：陰性 grade2：間欠的 grade3：＞3.5g/日 grade4：≧3.5g/日	B) 血清クレアチニン 正常： ＜12mg/dL	C) 抗DNA抗体 正常： ＜10.0U/mL	D) 補体価 正常： a) C3：70～130mg/dL b) C4：20～50mg/dL c) CH50：28～36
完全寛解基準 A，B，CならびにD	grade1	正常	正常	a, b, c, いずれも正常
不完全寛解（Ⅰ）基準 A，B，CならびにD	grade1 ないし gradeの減少	＜2.0mg/dL または ≧25％減少	≧30mg/dL または ≧50％増加	C3≧55， またはC4≧15， ならびにCH50≧25； またはa，b ならびにc50％増加
不完全寛解（Ⅱ）基準 AならびにBまたはC またはD	grade1 ないし gradeの減少	＜2.0mg/dL または ≧25％減少	≧30mg/dL または ≧50％増加	C3≧55， またはC4≧15， ならびにCH50≧25； またはa，b ならびにc いずれか50％以上増加
不変基準	gradeの不変	25％以内の 変化	50％以内の 変化	a, b, c いずれか50％以内 の変化
悪化基準	不変 または gradeの増加	≧2.0mg/dL または ≧25％増加	≧30mg/dL または ≧50％増加	C3＜50， またはC4＜15， またはCH50＜25； またはa，b，c いずれか50％以上減少

1）ステロイド薬

　活動性ループス腎炎ないしネフローゼ型では，寛解導入療法としてステロイド多量投与〔通常，プレドニゾロン（PSL）1～1.5mg/kg/日〕より治療を開始する．最初にメチルプレドニゾロン（mPSL）のパルス療法（0.5～1g/日，3日間投与）を先行させることも多い．3～6週間継続投与後，蛋白尿，腎機能，血漿蛋白，血清補体価，抗dsDNA抗体価を指標に2～3週ごとに10％ずつ減量する．改善が得られない場合には20％の増量ないしパルス療法の再施行が行われる．PSL投与当初は一過性に蛋白尿増加，BUN増加，高血圧をみることがあるが，多くは2～3カ月の治療で改善される．2カ月以上経過しても改善が得られない場合には，免疫抑制薬の併用を考慮する．ステロイド薬の維持量はPSL 5～15mg/日の幅を持って行う．腎生検によるISN/RPS分類Ⅰ型では，PSL投与量は腎外症状により決定する．Ⅱ，Ⅲ型では初回PSL 0.5mg/kg/日より，Ⅳ，Ⅴ型では初回

表Ⅶ-3-8 ACRによる増殖性／膜性LNの臨床試験における腎病変評価基準

腎機能	改　善	GFR異常値25％増加
	不　変	GFR不変
	悪　化	GFR25％減少ないしESRD
蛋白尿	改　善	尿蛋白/尿Cr比50％減少
	部分改善	改善基準を満たし尿蛋白/尿Cr比0.2〜2.0
	完全改善	改善基準を満たし尿蛋白/尿Cr比＜0.2
	不　変	不　変
	悪　化	尿蛋白/尿Cr比100％増加
尿沈渣	改　善	RBC（＞5/hpf），WBC（＞5/hpf），細胞性円柱（＞1）より RBC（＜5/hpf），WBC（＜5/hpf），細胞性円柱（−）に改善
	悪　化	非活動性の尿沈渣所見が活動性を示し，LN以外の要因がない

ACR：American College Rheumatology, Cr：creatinine, ESRD：end stage renal disease, GFR：glomerular filtration rate, LN：lupus nephritis, RBC：red blood cell, WBC：white blood cell

(文献16より改変引用)

PSL 1〜1.5mg/kg/日の投与を行う。急速進行性ループス腎炎がみられれば，ステロイドパルス療法とともにシクロホスファミド間欠大量静注療法（IVCY）を考慮する。Ⅵ型ではステロイド薬の多量投与による効果は期待されがたく，少量投与とともに免疫抑制薬や抗凝固療法の併用ないしは血液透析，腎移植が考慮される。

2）免疫抑制薬

免疫抑制薬は，通常，ステロイド薬抵抗性ループス腎炎，ステロイド薬減量の困難な症例，ステロイド薬の副作用などにより治療継続困難な症例に，単独あるいはステロイド薬併用で用いられる。免疫抑制薬は慢性に経過するループス腎炎に効果的であることが指摘され，比較対照試験でも有効性が示されている（表Ⅶ-3-9）[17〜40]。通常，用いられる薬剤はアザチオプリン（AZ），CY，ミゾリビン（MZR），シクロスポリン（CsA），タクロリムス（TAC），ミコフェノール酸モフェチル（MMF），リツキシマブ（RTX）である。

(1) アザチオプリン（AZ）

遷延化する難治性ループス腎炎に用いられることが多く，長期投与により有意な改善がみられる。また，ループス腎炎に対する二重盲検対照研究では，蛋白尿に対する有意な改善が14週間の投与で認められている。

(2) シクロホスファミド（CY）

ループス腎炎の対照比較試験で抗DNA抗体価の減少，C3の増加，蛋白尿の減少，腎外症状の改善が指摘されている。IVCYは，Sessomsら[41]により最初の試みがなされ，

■ 表Ⅶ-3-9　ループス腎炎に対する免疫抑制薬の主な比較対照試験

筆頭報告者（年）	症例数	結　果
Donadio JV　　（1972）[17]	15	PSL＋AZ＝PSL
Fries JF　　　（1973）[18]	14	PSL＞CY
Bernhard GC　（1973）[19]	22	PSL＋CY＞PSL＋AZ
Cade R　　　　（1973）[20]	50	PSL＋AZ＞AZ＞PSL＋AZ＋ヘパリン
Ginzler E　　（1976）[21]	14	PSL＋AZ＝PSL＋CY
Donadio JV　　（1978）[22]	26	PSL＝PSL＋CY，ただし再燃はPSLに多い
Balow JE　　　（1987）[23]	111	PSL＋IVCY＞PSL＋AZ＋CY＞PSL＋CY＞PSL＋AZ＞PSL
McCune WJ　　（1988）[24]	9	PSL＋IVCY有用
本間光夫　　　（1989）[25]	46	MZR＞プラセボ
Balletta M　　（1992）[26]	10	PSL＋CsA＞PSL
Boumpas DT　　（1992）[27]	65	2年間IVCY＞6カ月IVCY＞MePSL
Gourley MF　　（1996）[28]	82	IVCY＋MePSL≒IVCY＞MePSL
Chan TM　　　（2000）[29]	42	MMF＝CY
Houssiau FA　（2002）[30]	92	高用量IVCY＝低用量IVCY
Ginzler EM　　（2005）[31]	140	MMF＞IVCY
Austin HA　　（2009）[32]	42	IVCY，CsA＞PSL
Appel GB　　　（2009）[33]	370	MMF＝IVCY
Radhakrishnan J（2010）[34]	84	MMF＝IVCY
Chen W　　　　（2011）[35]	81	TAC＝IVCY
Arends S　　　（2012）[36]	87	IVCY＞AZ
Liu Z　　　　　（2015）[37]	368	MMF＋TAC＞IVCY
Mok CC　　　　（2016）[38]	150	TAC＝MMF
Furie R　　　　（2020）[39]	362	BLM＋MMF/CY＞placebo＋MMF/CY
Jayne D　　　　（2022）[40]	145	Anifro＋PSL/MMF＝placebo＋PSL/MMF

PSL：プレドニゾロン，AZ：アザチオプリン，CY：シクロホスファミド，IVCY：シクロホスファミド間欠大量静注投与療法，MZR：ミゾリビン，CsA：シクロスポリン，MePSL：ステロイドパルス療法，MMF：ミコフェノール酸モフェチル，TAC：タクロリムス，Belim：ベリムマブ，Placebo：プラセボ，Anifro：アニフロルマブ

（文献17～40より作成）

　その後，WHO分類Ⅳ型のループス腎炎に対してIVCYの有効性が示されてきた。NIHのグループ（Balowら）[23]は，IVCYとPSL単独投与，AZ，CY経口投与，AZ＋CY併用経口投与との平均7年間にわたる治療効果を比較している。その結果，PSL単独よりも免疫抑制薬を用いたほうが腎機能が保たれ，特にIVCYとPSL少量併用療法は，PSL多量単独投与よりも有意に効果的であることを認めている。また，その効果は腎生検で慢性の組織学的病変を伴うハイリスク患者に顕著であることを認めている。一方，IVCY療法

は，出血性膀胱炎や悪性腫瘍，重篤な感染症などの副作用もみられず，末期の腎不全状態を防止できる治療法として位置づけている．反面，Appelら[42]は，IVCY療法により血清学的活動性の改善を認めているが，必ずしもすべての症例で腎炎の改善をみるわけではなく，再生検で活動性病変の改善をみるものの慢性化が進むことも指摘している．

IVCYの6カ月間の短期治療では中止後約50％に再燃をみるが，Boumpasら[27]は，IVCYを6カ月間毎月施行した群よりも，その後も年4回2年間施行し続けた群のほうが腎機能の改善が維持され，再燃率も有意に低いことを認めている（図Ⅶ-3-4）．

一方，増殖性ループス腎炎に対するIVCYの少量間欠投与（CY 500mg/2週ごと，6回投与）は6カ月間のIVCYと同等の効果がみられ，感染症の合併も少ないことが報告されている[43]．同時に維持療法としてのAZの有用性が指摘されている．筆者らは，ステロ

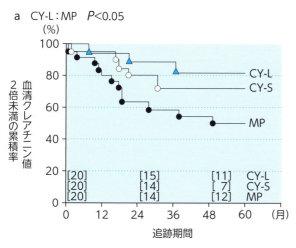

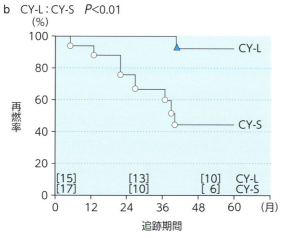

MP：メチルプレドニゾロンパルス療法，1.0g/m^2，6カ月間毎月
CY-S：シクロホスファミド大量静注療法，0.5～1.0g/m^2，6カ月間毎月
CY-L：シクロホスファミド大量静注療法，0.5～1.0g/m^2，6カ月間毎月，その後年4回2年間
[ ]：症例数

図Ⅶ-3-4　重症ループス腎炎のIVCY療法による腎予後

（文献27より一部改変引用）

■ 表VII-3-10　ループス腎炎に対するIVCYの効果

病　期	症例数	寛　解	不　変	中止例*
総　計	67	46（77.97％）	13（22.03％）	8
発症6カ月以内	17	15（93.75％）	1（ 6.25％）	1
再燃例	33	20（74.07％）	7（25.92％）	6
発症6カ月以上	17	11（68.75％）	5（31.25％）	1

＊：副作用による。

イド抵抗性の活動性ループス腎炎67例にIVCY療法を行い，高い寛解率（78％）を認め，特に発症6カ月以内の早期例に寛解率が高く，発症6カ月以降の例では寛解率が低下することを認めている（表VII-3-10）。また，治療に反応しない症例もみられ，感染症を含む重篤な副作用も少なからず認めている。

　長澤らは，日本における専門施設にアンケート調査を行い，IVCY療法は多くの施設で，ステロイド抵抗性のネフローゼ症候群，進行性に腎機能低下をみる比較的若年者，びまん性増殖性ループス腎炎の重症例に適応されており，効果としてステロイド減量効果，蛋白尿減少などがみられることを報告している。しかしながら，再生検所見で慢性化指数が治療後不変もしくは悪化が80％を占めたことに一抹の危惧のあることを指摘した[44]。すなわち，活動性病変は抑えられるが，慢性化病変が増長される可能性である。この他，IVCY療法の有用性を支持する報告が多いが，さらに，本治療により血液透析や腎移植が回避できることによる経済的効果も指摘されている。しかしながら，IVCYの投与間隔，投与量，経口による大量投与の是非，さらには安全性の問題，若い女性への適用の問題など，今後解決すべき問題点も多く，その適用に際しては慎重を要する。

　（3）ミゾリビン（MZR）

　ループス腎炎に対する単盲検比較試験で有意な改善が認められ，特に，血清クレアチニン値とCCrに対して有意な改善効果がみられている[25]。しかしながら，尿所見，免疫血清学的所見では有意な改善は得られていない。MZRは副作用が少なく（16％），比較的安全性の高い薬剤と考えられるが，使用中は定期的な副作用のチェックが必要である。

　（4）タクロリムス（TAC），シクロスポリン（CsA），ボクロスポリン（VCS）

　ループス腎炎に対してプラセボ群との二重盲検比較試験で有意な改善を認めている[45]。すなわち，1日の蛋白尿，赤血球尿，血清クレアチニン値，抗dsDNA抗体価，血清補体価をスコア化したループス腎炎活動性指標で評価するとTAC投与群は有意な改善を認め，蛋白尿の有意な減少と血清補体価（C3）の有意な上昇が認められている（図VII-3-5）[45]。有害事象は92.2％にみられたが，プラセボ群との有意な差はなく，主なものは嘔気，腎機能障害，高血糖などである。また，タイプIV型とV型ループス腎炎に対してTACとMMF

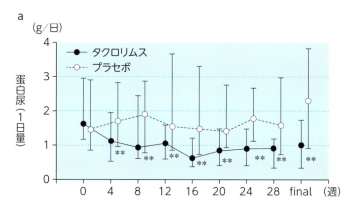
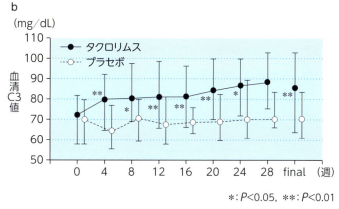

*：$P<0.05$，**：$P<0.01$

図Ⅶ-3-5　ループス腎炎に対するタクロリムスの効果—蛋白尿と血清C3の変化

（文献45より一部改変引用）

とステロイドの多剤併用療法と，IVCY療法の前向き比較試験が報告されている[46]。その結果，プラセボ群に比べ多剤併用療法の高い完全寛解率（65％vs15％，治療9カ月後）がみられ，維持療法のみならず寛解導入薬としても有望視されている。また，ステロイド薬の減量効果もみられ，その中止も可能である（図Ⅶ-3-6）。膜性腎症を伴う症例では，TACはMMFに比べ高い寛解率を示し，6カ月後の蛋白尿では著しい改善が認められている[38]。

　同じカルシニューリン阻害薬であるCsAでは，難治性増殖性ループス腎炎に対して用いられることがある。Rihovaらの後ろ向きの検討では，90％以上の寛解を認め，投与中止により半数例に再燃を認めている[47]。しかしながら，CsAの腎毒性があり，長期投与に際し留意が必要である。一方，膜性腎症に対してはステロイド単独投与よりもIVCYとともに有意に再燃が少ないことが認められているが，少数例かつ比較的短期の検討であるため，腎毒性を考えると長期使用に際し少量投与などの考慮が必要と思われる[30,32]。

また2021年に，新たなカルシニューリン阻害薬であるVCSが，FDAにより活動性ループス腎炎に適応承認された（☞210頁）。

(5) ミコフェノール酸モフェチル (MMF)

免疫抑制薬のひとつで，細胞の核酸・プリン体合成を阻害する代謝拮抗薬である。日本では2015年に使用が承認された薬剤であるが，欧米では既にループス腎炎に対して有効性が認められ使用されている。経口CY，IVCYとほぼ同等の有効性が認められるが，有効性に人種差がみられることも指摘され，MMFは白人よりも黒人やヒスパニックに反応性が高いことが指摘されている[48]。MMFは寛解導入のみならず，寛解維持療法においてAZと同等ないしはそれ以上にループス腎炎再燃の抑制効果が認められている[49]。日本では，日本リウマチ学会主導でループス腎炎に対するMMFの有用性が検討されている[50]。有用性が確認されたが，有害事象では137例中39例で認められ，主なものはサイトメガロウイルス感染6例，帯状疱疹6例などの感染症で，悪性腫瘍では卵巣癌と子宮癌各1例

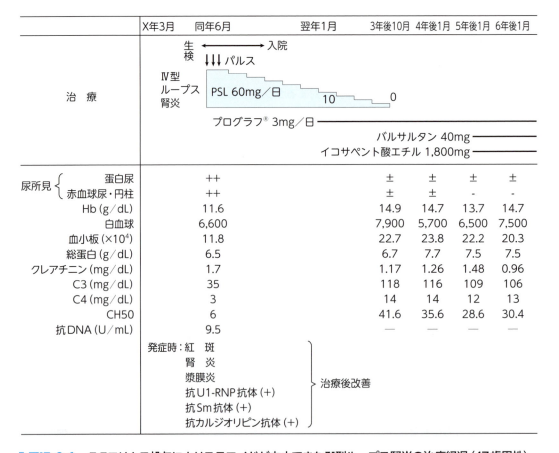

図Ⅶ-3-6 タクロリムス投与によりステロイドが中止できたⅣ型ループス腎炎の治療経過（47歳男性）

で認められている。流産や催奇形性がみられるため妊娠中は禁忌であるが，CYに比べ生殖器への影響は少なく，寛解導入療法と維持療法の治療選択に際し考慮される薬剤である。増殖性ループス腎炎の再燃防止のための維持療法に関して，MMFとAZの10年のフォローアップによる比較試験が行われ，白人の成績ではあるが，MMFの再燃防止の優位性は認められていない[51]。

また，新しい試みとして生物学的製剤との併用療法の有効性が検討されている。MMF投与下でステロイドパルス療法とRTXの1日目と15日目における投与の検討では，52週までに52％で完全寛解を認めている[52]。MMFないしCYの治療に抵抗性を示す症例では，代替え薬としてRTXが考慮される。

CTLA4-Igのアバタセプトとの併用療法の検討も行われており，完全寛解率がMMF単独に比べ優れていることが示唆され[53]，国際共同研究が進められている（9．治療の変貌と今後の治療，アバタセプト☞240頁参照）。少数例の検討であるが，膜性腎症に対してHCQを併用し，12カ月で有意な寛解率がみられている[54]。

3）生物学的製剤〔Ⅵ章 治療（☞177頁）参照〕

(1) リツキシマブ（RTX，抗CD20モノクローナルキメラ抗体）

LUNAR（Lupus Nephritis Assessment with Rituximab）試験では，活動性ループス腎炎144例を用いてステロイド，MMF併用下でRTXとプラセボ群との比較対照試験が行われた。RTX6カ月間隔で1g，2回静注投与により，有意差は認められなかったが，52週後に完全寛解57％，不完全寛解46％を認め，プラセボ群を上回る改善率を示した[55]。

併用薬剤による効果も示唆されるとともにアフリカ系アメリカ人に改善率が高く，人種差による反応性の違いも指摘されている。RTXによるB細胞の低下により，ループス腎炎に対して短期よりも長期の効果に期待される[56]。

また，RTXの使用により脱ステロイドの可能性も示唆されており，RITUXILUP（Trial of Rituximab and Mycophenolate Mofetil Without Oral Steroids for Lupus Nephritis）RCTが企画されている[57]。

(2) ベリムマブ（BLM）

Ⅵ章の6．生物学的製剤（☞217頁）参照。ループス腎炎に関しては，本項内の5．最近の動向（☞278頁）を参照。

(3) アニフロルマブ（Ⅰ型IFNα阻害薬）

Ⅵ章の6．生物学的製剤（☞217頁）参照。

活動性ループス腎炎（ClassⅢ/Ⅳ）について，MMF＋ステロイドを対照とする無作為二重盲検比較試験が行われ，有用性が報告されている（本項内，5．最近の動向☞278頁参照）。

4) アフェレーシス療法（血漿交換療法）〔PE，Ⅵ章 治療（☞177頁）参照〕

　流血中の免疫複合体や抗DNA抗体を機械的に除去するPEの効果は短期，一過性で，またリバウンド現象もみられることから，その効果の維持にあたっては，ステロイド薬を含む免疫抑制薬の併用が必須である。PEの適応は，ステロイド薬や免疫抑制薬に反応しない難治性ループス腎炎，急速に改善を図る必要のある症例（特に免疫複合体やクリオグロブリン血症が病態の進行に関与していると考えられる症例），通常用いられる治療薬剤が副作用のために使用できない場合などである。

　筆者らの検討では，PE施行後，早期の液性因子の改善に続いて蛋白尿の改善を認め，完全寛解率を上げるにまでは至らないが，生命予後に対してより良い効果を認めている。また，デキストラン硫酸を吸着体とする免疫吸着法は，ループス腎炎の病原性に関与する陽性荷電抗dsDNA抗体や抗リン脂質抗体を選択的に吸着することから[58]，これらの抗体を有する難治性ループス腎炎に有用である。

5) 抗凝固療法

　ループス腎炎では，微小循環障害があり，その進展に血液凝固機序の関与が知られている。これにより腎の器質的病変を増長させることから，主たる治療薬剤に加えて抗凝固療法が併用される。抗血小板薬〔ジピリダモール，トリメタジジン塩酸塩，シロスタゾール，プロスタグランジン（PG）製剤など〕が主に用いられ，これらは血小板凝集抑制作用のみならず末梢血管拡張作用を有し，抗蛋白尿作用をみる。

　インドメタシンなどの非ステロイド性抗炎症薬も血小板凝集抑制効果を有し，抗蛋白尿作用が認められるが，PG合成阻害作用があり腎機能を低下させる。特にSLEではPG合成阻害に対して感受性が高いことが示唆されており，腎機能低下例では使用を避ける。

　DIC併発例や著しい凝固能亢進により腎病変の進展がみられる場合には，ヘパリン，ワルファリンなどの投与が行われる。

6) 血液透析，その他

　高血圧を伴う症例では，各種降圧薬による血圧の管理が重要である。また，食事療法も重要で，特に高血圧や腎機能低下，ネフローゼ症候群をみる患者には厳格に行う必要がある。ネフローゼ症候群では表Ⅶ-3-11 に示す「微小変化型ネフローゼ以外」のガイドラインに準じて指導を行う。腎不全に至った症例については，血液透析の時期を考慮する。将来の血液透析に至る予測因子はないが，腎生検所見，血清クレアチニン値，CCrが指標となる。

　末期腎不全（end-stage renal disease：ESRD）のリスクについて，ループス腎炎の発

■ 表Ⅶ-3-11　ネフローゼ症候群の食事療法に関するガイドライン

	総エネルギー (kcal/kg*/日)	蛋　白 (g/kg*/日)	食　塩 (g/日)	カリウム (g/日)	水　分
微小変化型ネフローゼ以外	35	0.8	5	血清カリウム値により増減	制限せず**
治療反応性良好な微小変化型ネフローゼ	35	1.0〜1.1	0〜7	血清カリウム値により増減	制限せず**

＊：標準体重
＊＊：高度の難治性浮腫の場合には，水分制限を要する場合もある。

(日腎会誌 39：20, 1997より)

症時期との関連について検討されている。早期発症例は3,779例中60％にみられ，遅発発症例は40％にみられるもESRDに有意差はみられないが，強力な免疫抑制療法を行った症例で比較すると，早期発症例よりも遅発発症例のほうがESRDのリスクが高いことが認められている[59]。

急性増悪をみるループス腎炎では，BUN 70mg/dL，血清クレアチニン値7mg/dL以上で透析を開始するが，それを超えない状態であっても肺水腫，著しい高カリウム血症，悪心・嘔吐などの消化器症状，中枢神経症状，出血傾向などの症状がみられれば透析を開始する。血清クレアチニン値はステロイド投与による筋萎縮などによりCCrに比べ低値を示すため留意が必要である。

急性増悪型では透析離脱の可能性もある。Kimberlyら[60]によれば，ループス腎炎では約1/3の症例が血液透析より離脱可能とされる。

慢性増悪を示すループス腎炎では，BUN 100mg/dL以下，CCr 10mL/分以下，血清クレアチニン値5〜8mg/dLが透析の目安となる。その他，尿毒症症状，著明な電解質異常，心不全などがあり，日常生活が著しく制限されていれば透析の対象となる。早めに内シャントを作製する必要がある。血液透析は，重篤なループス腎炎を管理する上で重要であるが，最終的には腎移植も考慮される。表Ⅶ-3-12に，血液透析導入した自験SLE 17症例の特徴を示す。透析導入は1.7％で，維持透析は透析導入例17例中11例である。透析施行例の死因は感染症が多い。また，一時的透析例と透析後早期死亡例では疾患活動性が高い傾向にあり，その要因のひとつに服薬拒否が挙げられる。

4. 主な病態における治療の実際

主な病態における治療の実際を表Ⅶ-3-13に示す。
また，増殖性ループス腎炎と膜性ループス腎炎に対する治療のアルゴリズムを図Ⅶ-3-7に示す[61]。

■ 表Ⅶ-3-12　血液透析導入されたSLE症例の特徴

1. 透析導入例：17／984例（1.7％）
   維持透析11（4）例，一時的2（2）例，透析後早期死亡4（4）例
   （　）内は急速進行性による透析導入例

2. 死亡例数と死因
   維持透析　　4例（感染症2，消化管病変2）
   一時的透析　1例（感染症）
   早期死亡　　4例（感染症1，DIC 2，心不全1）

3. 腎症発症から透析導入までの期間
   維持透析：生存例　9.4±6.2年
   　　　　　死亡例　5.6±4.0年
   透析後早期死亡例　1.3±1.5年

4. 透析導入時の疾患活動性
   一時的透析導入例と透析後早期死亡例では，疾患活動性が高い傾向にある
   その要因のひとつに服薬拒否がある

5. 最近の動向

　SLEの病変は発症5年以内に2/3以上の症例にみられるが，近年生命予後の改善がみられるものの，治療抵抗性のネフローゼ症候群や進行性腎障害を呈するType Ⅲ/Ⅳ，長期ネフローゼ症候群を呈するType Ⅴの予後は不良である。ESRDは診断10年以内に5～30％にみられる[62~64]。日本透析医学会による2015年末の「わが国の慢性透析療法の現況」[65]によると，2015年の新規透析導入患者数は3万9,462人と初めて3万9,000人を超え，そのうちループス腎炎患者は269人（0.7％）で，2000年以降ほぼ同様の傾向がみられる。一方，ループス腎炎透析導入患者の平均年齢の推移をみると1987年末は39.7歳であるが，年々高齢化が進み2015年末は63.8歳である。これはSLEに対する治療の進歩を含め，患者背景の変化を示唆していると考えられる[66]。これらにより，より特異的で効果的な有害事象の少ない治療薬がunmet needとして求められる。

　その中にあってここ数年間，CY静注投与（IVCY），MMF，TACなどの免疫抑制薬，RTX，BLMなどの生物学的製剤が加わり，ループス腎炎に対する多くの臨床試験が行われてきた。それらの結果をふまえ，国際的な治療指針が提唱されている。主なものを表Ⅶ-3-14に示す[62, 67~70]。

　ループス腎炎の重症で最も頻度の高い病理組織学的病型Type Ⅲ/Ⅳ（＋Ⅴ）の寛解導入療法では，いずれもグルココルチコイド（glucocorticoid：GC）とIVCYもしくはMMFの併用療法が推奨されている。この療法のGCは，EULAR-ERA-EDTAガイドライン

■ 表Ⅶ-3-13　ループス腎炎（LN）の主な病態における治療の実際

1. 病態：急速進行性LN，活動性LN，壊死性半月体形成性LN，びまん性増殖性LN
    (1) 寛解導入療法
    「治療手段」
    a. メチルプレドニゾロンパルス療法，反応性により1回／2〜4週間反復施行
    b. ステロイド多量（PSL 1〜1.5mg／kg／日），4〜6週間継続投与
    c. IVCY間欠大量投与（腎機能により投与量考慮），1回／4週間，6カ月間継続，以後3カ月おきまたは，IVCY間欠少量，1回／2週間，3カ月間継続（☞270頁）
    d. CY経口投与（1〜1.5mg／kg／日），6カ月間
    e. ミコフェノール酸モフェチル（500〜2,000mg／日）
    f. 血漿交換療法，4回／月
    「治療法」
    aまたはcを先行させbの治療を行う。病態によってはb単独で治療。ステロイド多量投与困難な場合にはbの代わりにdで治療する。病態にクリオグロブリン，過粘稠度症候群，血栓性血小板減少性紫斑病，抗リン脂質抗体症候群が関与している場合にはeを併用する
    (2) 維持療法
    a. 寛解導入療法施行6カ月以内に完全寛解；PSL＜0.25mg／kg／日で維持療法ないし漸減療法
    b. 寛解導入療法施行6カ月で不完全寛解；その時点のステロイド療法に加え3カ月ごとにIVCYまたはミゾリビンまたはアザチオプリン（1〜2mg／日）またはミコフェノール酸モフェチル（500〜2,000mg／日）または血漿交換療法を併用

2. ネフローゼ症候群を伴う膜性腎症
    (1) 寛解導入療法
    「治療手段」
    a. メチルプレドニゾロンパルス療法，反応性により1回／2〜4週間反復施行
    b. ステロイド多量（PSL 1mg／kg／日），4〜6週間継続投与
    c. IVCY間欠大量投与，1回／1〜3カ月間
    d. CY経口投与（1〜1.5mg／kg／日），3カ月間
    e. ミコフェノール酸モフェチル（500〜2,000mg／日）
    f. シクロスポリンまたはタクロリムス，ボクロスポリン
    g. ミゾリビンまたはアザチオプリン（1〜1.5mg／kg／日）
    「治療法」
    aを先行させbの治療を行う。ステロイド多量投与ができない場合にはcないしdを行う。また，ステロイドに反応しない場合には，e，f，gのいずれかを併用する
    (2) 維持療法
    寛解導入療法で6カ月後に完全寛解されれば，PSL＜0.25mg／kg／日の維持量で治療継続。不完全寛解であれば，ステロイド維持量に，f，gのいずれかを併用する

3. 軽症LNないしメサンギウム増殖性LN
    PSL 0.5mg／kg／日を標準としてステロイド治療を開始し漸減療法を行う。ステロイド多量投与は腎外症状により行われる

4. 慢性腎不全ないし硬化性LN
    血液透析ないし腎移植の時期を考慮する。ステロイド薬は維持療法（PSL 5〜10mg／日）ないし腎外症状による。他の病態にも共通することであるが，食事療法，塩分制限，血圧の管理，感染症を含めた合併症対策が重要

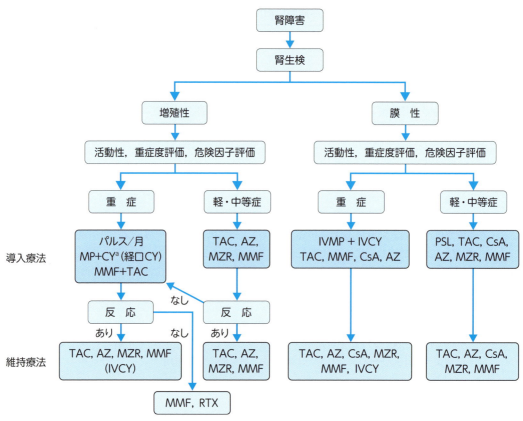

■ 図Ⅶ-3-7　ループス腎炎の治療アルゴリズム

PSLは寛解導入時，重症例で0.5〜1.0mg/kg/日，4週間投与．維持療法として0.25mg/kg，隔日投与．
MP＋CY[a]：NIH方式ではハイリスク患者に対しIVCY（0.5〜1.0g/m²）7カ月間，Euro方式ではIVCY 500mgを隔週6回投与．
PSL：プレドニゾロン，MP：メチルプレドニゾロン，CY：シクロホスファミド，CsA：シクロスポリン，TAC：タクロリムス，AZ：アザチオプリン，MZR：ミゾリビン，MMF：ミコフェノール酸モフェチル，IV：静注投与，RTX：リツキシマブ

（文献61より改変引用）

ではmPSL（500〜2,500mg）のパルス療法後，低用量GC（0.3〜0.5mg/kg/日）を4週間投与後3〜6カ月までに7.5mg以下に減量するとしている．IVCYとMMFの有効性はほぼ同等と考えられているが，CYには造血器障害や膀胱障害，悪性腫瘍，生殖器障害などの副作用があり，日本人ではより少ない投与量が望ましい．MMFについても日本人ではウイルス性髄膜炎をはじめとする感染症を念頭に，トラフによる血中濃度に留意する必要がある[71]．また，MMFとTACの併用はIVCYより有効性が高いとの報告もあり，ネフローゼ症候群を呈している症例ではMMFとTACの併用が代替治療として推奨されている[72]．生物学的製剤のBLMは，寛解導入時から標準治療（MMF，CY，AZなど）に追加併用することにより，2年後の治療反応性（24時間尿蛋白/尿クレアチニン比0.7以下を指標）を有意に改善させることが二重盲検比較試験で示された[39]．また，phase3

表Ⅶ-3-14 提唱されている主なループス腎炎の国際的治療指針

病　態	EULAR-ERA-EDTA2019	APLAR2021	KDIGO2021	ACR2012
文　献	68	69	70	71
初回治療	全例HCQ	全例HCQ	全例HCQ	全例HCQ
Class Ⅲ／Ⅳ＋Ｖ	1st line：GC＋MMF／MPA（2～3g／日），or 低用量IVCY	1st line：GC＋MMF（2g／日）or 高用量IVCY	1st line：GC（低用量）＋MMF（2～3g／日）or 低用量IVCY	GC＋MMF（2～3g／日）or 高用量IV pulse CYC（欧州白人には低用量）
	2nd line：(i) MMF＋CNI（TAC）（nephrotic）；(ii) 高用量IVCY（高腎不全リスク）	2nd line：低用量IVCY，or TAC	2nd line：(i) MMF＋CNI（TAC）；(ii) 高用量IVCY or 経口CYC	
Class Ⅴ (nephrotic)	1st line：MMF（2～3g／日）or MPA	1st line：GC＋MMF（2g／日）or 高用量IVCY	GC＋MMPA or CNI or AZ or RTX	GC＋MMF（2～3g／日）
	2nd line：(i) IVCY；(ii) CNI（TAC）；(iii) CNI（TAC）＋MMF／MPA（特にnephrotic）	2nd line：低用量IVCY or TAC		
治療抵抗性LN	上記の薬剤間で変更，or RTX，or 感染などのリスクがあり免疫抑制を増強できない場合にIVIg	上記に含まれる薬剤間に変更，or MMF＋TAC，or RTX or BLM	薬剤間で変更，or RTX，or CNI主体；今後期待される薬剤の選択：MMF＋VCS，BLM，抗CD20	MMFとCYC，or RTX or CNI間で変更
維持療法	MMF（1～2g／日）or MPA，or AZ（2mg／kg／日）＋PSL（2.5～5.0mg／日）3～4年	1st line：MMF or AZ（5年間） 2nd line：低用量CNI（TAC）	1st line：MMPA（少なくとも3年間） 2nd line：AZ or CNI（TAC）	MMF（1～2g／日）or AZ（2mg／kg／日）＋低用量GC
急性進行性LN	高用量IVCY考慮	NS	NS	NS

APLAR：Asia Pacific League of Associations for Rheumatology（アジア太平洋リウマチ学会連盟），AZ：アザチオプリン，BLM：ベリムマブ，CNI：calcineurin inhibitor（カルシニューリン阻害薬），CY：cyclophosphamide（シクロホスファミド），EDTA：European Dialysis and Transplant Association（欧州透析移植学会），ERA：European Renal Association（欧州腎臓学会），GC：glucocorticoid（グルココルチコイド），HCQ：hydroxychloroquine（ヒドロキシクロロキン），IV：intravenous（静注），IVIg：intravenous immunoglobulin（ガンマグロブリン静注），KDIGO：Kidney Disease improving Global Outcomes（国際腎臓病予後改善イニシアチブ），LN：lupus nephritis（ループス腎炎），MMF：mycophenolic mofetil（ミコフェノール酸モフェチル），MMPA：mycophenolic acid analogue（MMF or MPA），MPA：mycophenolic acid（ミコフェノール酸），NS：not specified，PSL：prednisolone（プレドニゾロン），RTX：rituximab（リツキシマブ），TAC：tacrolimus（タクロリムス），VCS：voclosporin（ボクロスポリン）

BISS-LN trialの事後解析に新たな症例を加えたBLMの検討でも，再燃のリスクが抑えられ，ステロイドパルス療法の有無にかかわらず有用性が示された[73]。2021年には，FDA，日本において承認されたアニフロルマブのClass Ⅲ/Ⅳの活動性ループス腎炎に対するMMF＋PSLとの無作為二重盲検比較試験が報告されている。有意差は得られていないが，24時間尿蛋白/尿クレアチニン比，eGFR，SLEDAI-2K，抗DNA抗体価，C3などの改善傾向とともにステロイドの減量効果などがみられている。有害事象として帯状疱疹が16.3%と，プラセボ群の2倍みられ注目される[40]。

　Ⅲ/Ⅳ型ループス腎炎の寛解維持療法は，AZ（1〜2mg/kg/日），もしくはMMF（1〜2g/日）を併用しGCを可能な限り漸減する。寛解導入療法でMMFが有効であった場合はそのままMMFを継続するが，減量して用いる場合には再燃を防ぐためにアジア人では1年目は1.5g未満にせず，2年以内は1g/日未満にしないことが推奨されている[74]。AZは時に重篤な副作用がみられるため，副作用に関連する遺伝子多型NUDT15の投与前の検査を行う。ACRのガイドライン[70]を参考に提唱されているClass Ⅲ/Ⅳ＋Ⅴ病型の治療アルゴリズムを図Ⅶ-3-8に示す[75]。Ⅴ型の膜性ループス腎炎はネフローゼ症候群を呈

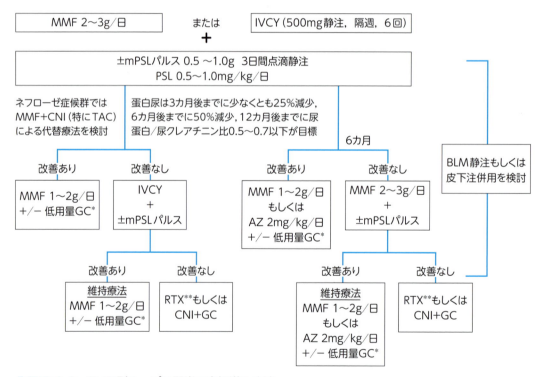

■図Ⅶ-3-8　Ⅲ/Ⅳ型ループス腎炎の寛解導入療法
＊：PSL≦7.5mg，＊＊：RTXは保険未承認
AZ：アザチオプリン，CNI：カルシニューリン阻害薬，BLM：ベリムマブ，RTX：リツキシマブ

（文献75より引用）

表Ⅶ-3-15　かかりつけ医から腎臓専門医・専門医療機関への紹介基準

原疾患	蛋白尿区分		A1	A2	A3
糖尿病関連腎臓病	尿アルブミン定量 (mg/日)		正常	微量アルブミン尿	顕性アルブミン尿
	尿アルブミン/Cr比 (mg/gCr)		30未満	30〜299	300以上
高血圧性腎硬化症 腎炎 多発性嚢胞腎 その他	尿蛋白定量 (g/日)		正常 (−)	軽度蛋白尿 (±)	高度蛋白尿 (+〜)
	尿蛋白/Cr比 (g/gCr)		0.15未満	0.15〜0.49	0.50以上
GFR区分 (mL/分/ 1.73m^2)	G1	正常または高値	≧90		血尿+なら紹介, 蛋白尿のみならば 生活指導・診療継続	紹介
	G2	正常または軽度低下	60〜89		血尿+なら紹介, 蛋白尿のみならば 生活指導・診療継続	紹介
	G3a	軽度〜中等度低下	45〜59	40歳未満は紹介, 40歳以上は生活 指導・診療継続	紹介	紹介
	G3b	中等度〜高度低下	30〜44	紹介	紹介	紹介
	G4	高度低下	15〜29	紹介	紹介	紹介
	G5	高度低下〜末期腎不全	<15	紹介	紹介	紹介

上記以外に, 3カ月以内に30％以上の腎機能の悪化を認める場合は速やかに紹介, 上記基準ならびに地域の状況などを考慮し, かかりつけ医が紹介を判断し, かかりつけ医と専門医・専門医療機関で逆紹介や併診などの受診形態を検討する.

腎臓専門医・専門医療機関への紹介目的（原疾患を問わない）

1) 血尿, 蛋白尿, 腎機能低下の原因精査
2) 進展抑制目的の治療強化（治療抵抗性の蛋白尿（顕性アルブミン尿）, 腎機能低下, 高血圧に対する治療の見直し, 二次性高血圧の鑑別など）
3) 保存期腎不全の管理, 腎代替療法（RRT）の導入

原疾患に糖尿病（DM）がある場合

1) 腎臓内科医・専門医療機関の紹介基準に当てはまる場合で, 原疾患にDMがある場合にはさらに糖尿病専門医・専門医療機関への紹介を考慮する
2) それ以外でも以下の場合には糖尿病専門医・専門医療機関への紹介を考慮する
    ①DM治療方針の決定に専門的知識（3カ月以上の治療でもHbA1cの目標値に達しない, 薬剤選択, 食事運法指導など）を要する場合
    ②DM合併症（網膜症, 神経障害, 冠動脈疾患, 脳血管疾患, 末梢動脈疾患など）発症のハイリスク患者（血糖・血圧・脂質・体重などの難治例）である場合
    ③上記DM合併症を発症している場合

(作成：日本腎臓学会, 監修：日本医師会)
(文献79より転載)

することが多いが，中等量のPSLとMMFないしIVCYまたはカルシニューリン阻害薬を併用し寛解導入を行う．

ループス腎炎に対する治療効果の判定基準は，自験例では表Ⅶ-3-7（☞268頁）を用いているが，臨床試験においては数多くの薬効判定基準が用いられている．統一したものはないが，多くは蛋白尿，尿沈渣，腎機能などで，評価する主要エンドポイントはESRD，ステロイド抵抗性，血清クレアチニンの倍化，再燃などである．判定基準によって試験結果が異なることも指摘されている[76, 77]．治療初期の臨床所見のバイオマーカーについて12カ月後の腎予後予測の可能性も検討されており，尿蛋白，血清クレアチニン値，赤血球尿などの組み合わせの中では尿蛋白0.8g/日未満が最も優れた指標であった[78]．

ループス腎炎は慢性腎臓病（chronic kidney disease：CKD）のひとつであるが，日本腎臓学会より重症度分類が提唱されている（表Ⅶ-3-15）[79]．CKDステージG3b以降は腎臓専門医への紹介が勧められている．

- 日本人のGFR推算式
  男性：eGFRcreat (mL/分/1.73m^2) = 194 × Cr (mg/dL)$^{-1.094}$ × 年齢 (歳)$^{-0.287}$
  女性：eGFRcreat (mL/分/1.73m^2) = 194 × Cr (mg/dL)$^{-1.094}$ × 年齢 (歳)$^{-0.287}$ × 0.738

- シスタチンCの式
  男性：eGFRcys (mL/分/1.73m^2) = [104 × Cys-C$^{-1.019}$ × 0.996$^{年齢(歳)}$] − 8
  女性：eGFRcys (mL/分/1.73m^2) = [104 × Cys-C$^{-1.019}$ × 0.996$^{年齢(歳)}$ × 0.929] − 8

※ Cys-C：血清シスタチンC濃度 (mg/L)

〈文 献〉

1) Hashimoto H, et al：Follow up study on the changes in the clinical features and prognosis of Japanese patients with systemic lupus erythematosus during the past 3 to 4 decades. J Epidemiol 3：19, 1993.
2) Hashimoto H, et al：Studies on the outcome of lupus nephritis according to long-term treatment employing different modes of immunotherapy. Jpn J Nephrol 34：1003, 1992.
3) Gao Y, et al：Elevated urinary neutrophil gelatinase-associated lipocalin is a biomarker for lupus nephritis：a systematic review and meta-analysis. Biomed Res Int 2020：2768326, 2020.
4) Balow JE, et al：Systemic lupus erythematosus and the kidney. Systemic Lupus Erythematosus. 3rd ed, ed by Lahita RG, Academic Press, San Diego, 1999, p657.
5) Jordan N, et al：Association of thrombotic microangiopathy and intimal hyperplasia with bleeding post-renal biopsy in antiphospholipid antibody-positive patients. Arthritis Care Res 66：725, 2014.

6) Hashimoto H, et al:The relationship of renal histopathological lesions to immunoglobulin classes and complement fixation of anti-native DNA antibodies in systemic lupus erythematosus. Scand J Rheum 12:209, 1983.
7) Asanuma Y, et al:Autoantibodies in lupus nephritis useful in distinguishing proliferative nephritis from membranous nephritis. Mod Rheumatol 33(6):1110-1116, 2023.
8) Muryoi T, et al:Clonotypes of anti-DNA antibodies expressing specific idiotypes in immune complexes of patients with active lupus nephritis. J Immunol 144:3856, 1990.
9) Mason LJ, et al:Is alpha-actinin a target for pathogenic anti-DNA antibodies in lupus nephritis? Arthritis Rheum 50(3):866-870, 2004.
10) Becker-Merok A, et al:Alpha-actinin-binding antibodies in relation to systemic lupus erythematosus and lupus nephritis. Arthritis Res Ther 8(6):R162, 2006.
11) Rubinstein T, et al:Urinary neutrophil gelatinase-associated lipocalin as a novel biomarker for disease activity in lupus nephritis. Rheumatology 49(5):960-971, 2010.
12) Wener WH, et al:Relationship between renal pathology and the size of circulating immune complexes in patients with systemic lupus erythematosus. Medicine 66:85, 1987.
13) Tang C, et al:V-Set Immunoglobulin Domain-Containing Protein 4 as a Novel Serum Biomarker of Lupus Nephritis and Renal Pathology Activity. Arthritis Rheumatol 75(9):1573-85, 2023.
14) 橋本博史:全身性エリテマトーデスの臨床評価と治療管理. 内科 80:67, 1997.
15) 橋本博史:ループス腎炎. 医学と薬学 31:865, 1994.
16) Renal Disease Subcommittee of the American College of Rheumatology Ad Hoc Committee on Systemic Lupus Erythematosus Response Criteria:The American College of Rheumatology response criteria for proliferative and membranous renal disease in systemic lupus erythematosus clinical trials. Arthritis Rheum 54(2):421-432, 2006.
17) Donadio JV, et al:Treatment of lupus nephritis with prednisone and combined prednisone and azathioprine. Ann Intern Med 77(6):829-835, 1972.
18) Fries JF, et al:Cyclophosphamide therapy in systemic lupus erythematosus and polymyositis. Arthritis Rheum 16(2):154-162, 1973.
19) Bernhard GC, et al:Prolonged cyclophosphamide or azathioprine therapy of lupus nephritis. Clin Pharmacol Ther 14:130, 1973.
20) Cade R, et al:Comparison of azathioprine, prednisone, and heparin alone or combined in treating lupus nephritis. Nephron 10(1):37-56, 1973.
21) Ginzler E, et al:Prednisone and azathioprine compared to prednisone plus low-dose azathioprine and cyclophosphamide in the treatment of diffuse lupus nephritis. Arthritis Rheum 19(4):693-699, 1976.
22) Donadio JV, et al:Treatment of diffuse proliferative lupus nephritis with prednisone and combined prednisone and cyclophosphamide. N Engl J Med 299(21):1151-1155, 1978.
23) Balow JE, et al:NIH congerence. Lupus nephritis. Ann Intern Med 106:79, 1987.
24) McCune WJ, et al:Clinical and immunologic effects of monthly administration of intravenous cyclophosphamide in severe systemic lupus erythematosus. N Engl J Med 318(22):1423-1431, 1988.
25) 本間光夫, 他:ループス腎炎に対するミゾリビンの臨床評価(Ⅰ)―プラセボを対照とした多施設単盲検比較試験. 臨床医薬 5:795, 1989.
26) Balletta M, et al:Ciclosporin plus steroids versus steroids alone in the treatment of lupus nephritis. Contrib Nephro 99:129-130, 1992.

27) Boumpas DT, et al:Controlled trial of pulse methylprednisolone versus two regimens of pulse cyclophosphamide in severe lupus nephritis. Lancet 340(8822):741-745, 1992.
28) Gourley MF, et al:Methylprednisolone and cyclophosphamide, alone or in combination, in patients with lupus nephritis. A randomized, controlled trial. Ann Intern Med 125(7):549-557, 1996.
29) Chan TM, et al:Efficacy of mycophenolate mofetil in patients with diffuse proliferative lupus nephritis. Hong Kong-Guangzhou Nephrology Study Group. N Engl J Med 343(16):1156-1162, 2000.
30) Houssiau FA, et al:Immunosuppressive therapy in lupus nephritis:the Euro-Lupus Nephritis Trial, a randomized trial of low-dose versus high-dose intravenous cyclophosphamide. Arthritis Rheum 46(8):2121-2131, 2002.
31) Ginzler EM, et al:Mycophenolate mofetil or intravenous cyclophosphamide for lupus nephritis. N Engl J Med 353(21):2219-2228, 2005.
32) Austin HA 3rd, et al:Randomized, controlled trial of prednisone, cyclophosphamide, and cyclosporine in lupus membranous nephropathy. J Am Soc Nephrol 20(4):901-911, 2009.
33) Appel GB, et al:Mycophenolate mofetil versus cyclophosphamide for induction treatment of lupus nephritis. J Am Soc Nephrol 20(5):1103-1112, 2009.
34) Radhakrishnan J, et al:Mycophenolate mofetil and intravenous cyclophosphamide are similar as induction therapy for class V lupus nephritis. Kidney Int 77(2):152-160, 2010.
35) Chen W, et al:Short-term outcomes of induction therapy with tacrolimus versus cyclophosphamide for active lupus nephritis:A multicenter randomized clinical trial. Am J Kidney Dis 57(2):235-244, 2011.
36) Arends S, et al:Long-term follow-up of a randomised controlled trial of azathioprine/methylprednisolone versus cyclophosphamide in patients with proliferative lupus nephritis. Ann Rheum Dis 71(6):966-973, 2012.
37) Liu Z, et al:Multitarget therapy for induction treatment of lupus nephritis:a randomized trial. Ann Intern Med 162(1):18-26, 2015.
38) Mok CC, et al:Tacrolimus versus mycophenolate mofetil for induction therapy of lupus nephritis:a randomised controlled trial and long-term follow-up. Ann Rheum Dis 75(1):30-36, 2016.
39) Furie R, et al:Two-year, randomized, controlled trial of belimumab in lupus nephritis. N Engl J Med 383(12):1117-1128, 2020.
40) Jayne D, et al:Phase Ⅱ randomised trial of type I interferon inhibitor anifrolumab in patients with active lupus nephritis. Ann Rheum Dis 81(4):496-506, 2022.
41) Sessoms SL, et al:Monthly intravenous cyclophosphamide in the treatment of severe systemic lupus erythematosus. Clin Exp Rheumatol 2(3):247-251, 1984.
42) Appel GB, et al:Intravenous pulse cytoxan(IVPC)treatment of lupus nephritis(LN). Kidney Int 33:179, 1988.
43) Houssiau FA, et al:Immunosuppressive therapy in lupus nephritis. Arthritis Rheum 46:2121, 2002.
44) 長澤俊彦，他：ループス腎炎のシクロフォスファミド間歇的大量静注療法（IVCY）の全国アンケート調査成績．腎と透析 47：709, 1999.
45) Miyasaka N, et al:Efficacy and safety of tacrolimus for lupus nephritis:a placebo-controlled double-blind multicenter study. Mod Rheumatol 19(6):606-615, 2009.

46) Bao H, et al:Successful treatment of class Ⅴ＋Ⅳ lupus nephritis with multitarget therapy. J Am Soc Nephrol 19(10):2001-2010, 2008.
47) Rihova Z, et al:Treatment of lupus nephritis with cyclosporine-an outcome analysis. Kudney Blood Press Res 30:124, 2007.
48) Fanouriakis A, et al:Recent progress in the treatment of lupus nephritis. Mod Rheumatol 22:803, 2012.
49) Dooley MA, et al:Mycophenolate versus azathioprine as maintenance therapy for lupus nephritis. N Engl J Med 365:1886, 2011.
50) Yasuda S, et al:Surveillance for the use of mycophenolate mofetil for adult patients with lupus nephritis in Japan. Mod Rheumatol 25:854, 2015.
51) Tamirou F, et al:The 10-year follow of nephritis trial comparing azathioprine and mycophenolate mofetil for longterm immunesuppression of lupus nephritis. Arthritis Rheum 66:S426, 2014.
52) Condon MB, et al:Prospective observational single-center cohort study to evaluate the effectiveness of treating lupus nephritis with rituximab and mycophenolate mofetil but no oral steroids. Ann Rheum Dis 72:1280, 2013.
53) Wofsy D, et al:Abatacept for lupus nephritis:Alternative definitions of complete response support conflicting conclusions. Arthritis Rheum 64:3660, 2012.
54) Kasitanon N, et al:Hydroxychloroquine use predicts complete renal remission within 12 months among patients treated with mycophenolate mofetil therapy for membranes lupus nephritis. Lupus 15:366, 2006.
55) Rovin BH, et al:Efficacy and safety of rituximab in patients with active proliferative lupus nephritis:the Lupus Nephritis Assessment with rituximab study. Arthritis Rheum 64:1215, 2012.
56) Rovin BH, et al:Lupus nephritis:the evolving role of novel therapeutics. Am J Kidney Dis 63:677, 2014.
57) Trial of Rituximab and Mycophenolate Mofetil Without Oral Steroids for Lupus Nephritis (RITUXILUP). US National Library of Medicine. ClinicalTrial. gov [online], 2015. [https://clinicaltrials.gov/ct2/show/NCT01773616]
58) Hashimoto H, et al:Selective removal of anti-DNA and anti-cardiolipin antibodies by adsorbent plasmapheresis using dextran sulfate columns in patients with SLE. J Rheumatol 18:545, 1991.
59) Cho SK, et al:Risk of end-stage renal disease in patients with early-onset lupus nephritis:A population-based cohort study. Semin Arthritis Rheum 63:152308, 2023.
60) Kimberly RP, et al:Reversible "end stage" lupus nephritis;Analysis of patients able to discontinue dialysis. Am J Med 74:361, 1983.
61) Bertsias G, et al:Update on the management of lupus nephritis:let the treatment fit the patient. Nat Clin Pract Rheumatol 4(9):464-472, 2008.
62) Mok CC, et al:Treatment of lupus nephritis:consensus, evidence and perspectives. Nat Rev Rheumatol 19(4):227-238, 2023.
63) Parikh SV, et al:Update on lupus nephritis:core curriculum 2020. Am J Kidney Dis 76(2):265-281, 2020.
64) Kono M, et al:Long-term outcome in Japanese patients with lupus nephritis. Lupus 23(11):1124-1132, 2014.
65) 日本透析医学会：わが国の慢性透析療法の現況．
[https://docs.jsdt.or.jp/overview/index2016.html]（2025年1月閲覧）

66) 根本卓也, 他：ループス腎炎に対する薬物療法とアフェレシス療法の位置付け. 日アフェレシス会誌 37(1)：4-12, 2018.
67) Fanouriakis A, et al：2019 Update of the Joint European League Against Rheumatism and European Renal Association-European Dialysis and Transplant Association (EULAR/ERA-EDTA)recommendations for the management of lupus nephritis. Ann Rheum Dis 79(6)：713-723, 2020.
68) Mok CC, et al：The Asia-Pacific League of Associations for Rheumatology consensus statements on the management of systemic lupus erythematosus. Lancet Rheumatol 3(7)：e517-e531, 2021.
69) Rovin BH, et al：Executive summary of the KDIGO 2021 Guideline for the management of glomerular diseases. Kidney Int 100(4)：753-779, 2021.
70) Hahn BH, et al：American College of Rheumatology guidelines for screening, treatment, and management of lupus nephritis. Arthritis Care Res(Hoboken) 64(6)：797-808, 2012.
71) Abe Y, et al：Real-world experience of safety of mycophenolate mofetil in 119 Japanese patients with systemic lupus erythematosus：a retrospective single-center study. Biomed Res Int 2021：8630596, 2021.
72) Liu Z, et al：Multitarget therapy for induction treatment of lupus nephritis：a randomized trial. Ann Intern Med 162(1)：18-26, 2015.
73) Anders HJ, et al：Effect of belimumab on kidney-related outcomes in patients with lupus nephritis: post hoc subgroup analyses of the phase 3 BLISS-LN trial. Nephrol Dial Transplant 38(12)：2733-2742, 2023.
74) Mok CC, et al：Overview of lupus nephritis management guidelines and perspective from Asia. Int J Rheum Dis 16(6)：625-636, 2013.
75) Hahn BH, et al：American college of Rheumatology guidelines for screening, treatment, and management of lupus nephritis. Arthritis Care Res (Hoboken) 64：797-808, 2015.
76) Dooley MA, et al：Mycophenolate versus azathioprine as maintenance therapy for lupus nephritis. N Engl J Med 365(20)：1886-1895, 2011.
77) 廣村桂樹, 他：ループス腎炎のエンドポイント. 日腎会誌 60(5)：601-606, 2018.
78) Dall'Era M, et al：Predictors of long-term renal outcome in lupus nephritis trials：lessons learned from the Euro-Lupus Nephritis cohort. Arthritis Rheumatol 67(5)：1305-1313, 2015.
79) 日本腎臓学会 編：CKD診療ガイド2024. 東京医学社, 2024.

VII章 臨床病態と治療・管理

4. 精神神経症状

1. 自験例の検討

1) 病態とその頻度

SLEにみられる精神神経症状（neuropsychiatric syndromes of SLE：NPSLE）の頻度は報告者により異なるが（28～59％），自験例では合併症を含め約20％に認め，表VII-4-1に示すような病態が含まれる[1]。すなわち，抗リン脂質抗体症候群や壊死性血管炎，さらには合併症など，明らかな原因を除外したSLE自体によると考えられる精神神経症状が多い。

NPSLEは，さらに精神症状と神経症状にわけられる（表VII-4-2）。

2) 精神症状

精神症状をきたした自験SLE 82例の病型分類による頻度を表VII-4-3に示す[2]。精神症状は，器質性脳症候群（organic brain syndrome：OBS）と精神病群，神経症群にわけて検討した。OBSは，意識障害（せん妄など），見当識障害，記憶障害，知能障害（認知障害）の異常を主徴とするもので，急性と慢性にわけられる。急性の代表的な症状はせん妄状態（意識障害があり，不穏，興奮，幻覚・妄想などをみる）で，慢性の代表的症状は認知症である。精神病群は，意識障害は明らかでなく，統合失調症，躁うつ病などの精神病と類似した病像を呈する。認知障害は，認知症とは言えないが，広義の知的障害を認める

表VII-4-1 SLEの精神神経症状の分類と自験例125例における頻度

SLEによる病態	NPSLE	106例（84.8％）
	抗リン脂質抗体症候群	4例（ 3.2％）
	壊死性血管炎	1例（ 0.8％）
合併症による病態	感染症（感染症髄膜炎）	4例（ 3.2％）
	ステロイド精神病	4例（ 3.2％）
	脳血管障害	2例（ 1.6％）
	尿毒症	2例（ 1.6％）
	その他	2例（ 1.6％）

（文献1より）

表Ⅶ-4-2　NPSLEの症状別頻度

報告者		Estesら（1971）	Wallace（1990）	自験例（2002）
SLE症例		150	465	1,125
NPSLE		88	232	535
神経症状	痙攣・意識障害	26%	6%	13%
	脳血管障害	8%	11%	14%
	脳神経障害	7%	—	4%
	脊髄障害	—	—	4%
	髄膜炎	—	—	4%
	末梢神経障害	7%	5%	7%
	頭痛	—	—	9%
精神症状		16%	5%	21%

表Ⅶ-4-3　SLEにみられた精神症状の病型分類（82例）

病型	例数（例）	比率（%）
器質性脳症候群	46	56.1
急性器質性脳症候群	(36)	(43.9)
慢性器質性脳症候群	(10)	(12.2)
精神病群	23	28.0
うつ病像	(14)	(17.1)
統合失調症像	(4)	(4.9)
躁うつ病像	(3)	(3.7)
躁病像	(2)	(2.4)
神経症群	13	15.9
計	82	100.0

（文献2より引用）

ものである．日常生活では大きな障害はないが，物忘れ，理解力・判断力・注意力の乏しさ，性格の変化などを認め，典型例はOBSに含まれるが，精神病群でも少なからず認められる．神経症群は，精神病類似の状態を示すものである．OBSが最も多く，ついで精神病群，神経症群である．

精神症状の具体的な症状を表Ⅶ-4-4[2]に，それを状態像としてまとめたものを図Ⅶ-4-1[2]に示す．抑うつ状態が最も多く，ついで幻覚・妄想状態，退行状態が続く．黒色の部分は意識混濁を伴った例数を示しているが，せん妄以外の状態においても軽度の意識混濁が病像の形成に関与していることが多い．精神症状の中では自殺企図・念慮が比較的高率に認められる．自殺はSLEの死因の約6%を占めるため留意が必要である[2]．

■ 表Ⅶ-4-4　SLEの精神症状の種類と出現頻度（82例）

精神症状	例数（%）	精神症状	例数（%）
抑うつ気分	64（78）	昏　迷	16（20）
意識混濁	47（57）	幻　覚	13（16）
自殺企図・念慮	39（48）	壮快気分	13（16）
不安・焦燥	36（44）	不機嫌・易刺激性	10（12）
不　眠	34（41）	記憶・記銘力障害	9（11）
情動不安定	32（39）	抑制欠如	8（10）
興奮（多弁，多動）	27（33）	人格水準低下	8（10）
退行・小児的	23（28）	発動性低下	7（ 9）
妄　想	21（26）		

（文献2より引用）

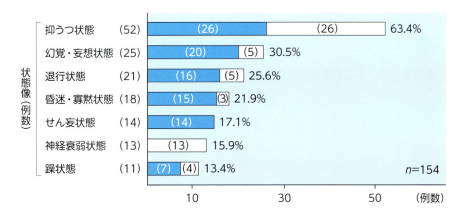

■ 図Ⅶ-4-1　SLEの精神医学的状態像の内訳と出現頻度
　　　　　　（82例，154回のエピソードについて検討）

※青色は意識混濁がみられたもの。　　　　　　　　　　　　　　　　（文献2より引用）

　SLEの精神症状は診断後1年以内に出現することが多い（図Ⅶ-4-2）[2]。診断後早期は急性活動期で，SLEの活動性と関連していると考えられる。特に，急性OBSはSLEの活動性，増悪と85％に相関を認め，精神病群の57％，神経症群の23％に比べ高い確率で相関する。他方，神経症群は発現時期に一定の傾向はみられず，SLEの活動性よりは心理的な要因が発症に関与していると思われる[2]。

　睡眠障害はQOLを著しく低下させる因子であるが，自験例では41％にみられる（表Ⅶ-4-4）[2]。D'Cruzらは，SLEにおける悪夢などの睡眠障害は，免疫学的炎症により高揚した脳の覚醒による可能性を指摘した[3]。

　また，性・年齢をマッチさせた健常人との比較でSLE患者は睡眠障害やストレスを強く

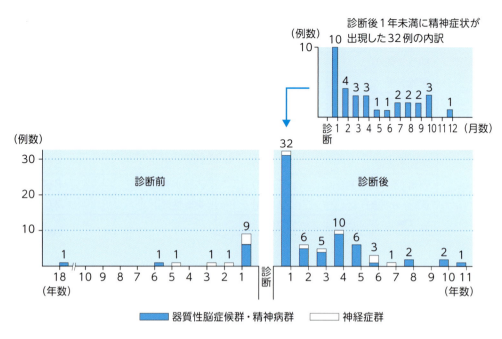

図Ⅶ-4-2　SLEの確定診断から精神症状発現までの期間（82例）

（文献2より引用）

感じていることが認められ，治療薬のグルココルチコイドによる睡眠障害とストレスによる不眠が関連する[4]。

3）神経症状

神経症状では，表Ⅶ-4-2に示すごとく痙攣・意識障害が最も多く，ついで脳血管障害，その他，脳神経障害，脊髄障害，髄膜炎，末梢神経障害，頭痛などをみる．病理組織学的所見との関連では，細動脈，脈絡叢，静脈の炎症性変化や免疫複合体の沈着を認め，特に意識障害・痙攣が主体のタイプでは，細動脈，脈絡叢，静脈すべてに病変が生じるのに対して，脳血管障害が主体の場合には細動脈に病変をみることが多い（写真Ⅶ-4-1）．稀であるが，全身性の血管炎の一端として脳に壊死性血管炎をみることがある．写真Ⅶ-4-2は，脳の小血管にフィブリノイド壊死を伴う壊死性血管炎を示す．本症例は，抗リン脂質抗体症候群を伴うSLEである．数年前に脳梗塞の既往があるが，慢性硬膜下血腫をきたし術後意識障害，四肢麻痺，DICを認め死亡した．剖検で脳を含む全身臓器に結節性多発動脈炎型の壊死性血管炎を認めている[5]．一方，精神症状主体の病型では組織学的病変はみられないことが多い．

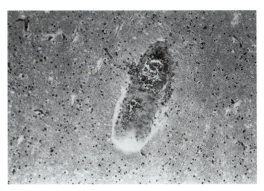
脳小動脈に血栓を認める。

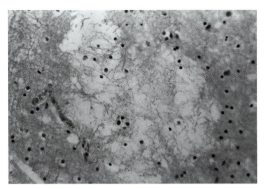
左記支配領域の脳に脱髄を認める。

写真Ⅶ-4-1　脳小動脈血栓による脱髄病変

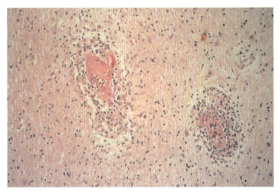

写真Ⅶ-4-2　脳の小血管
フィブリノイド壊死を伴う壊死性血管炎が認められる。

2. 病態診断

1) SLEの他の症状との相関

　急性OBSはSLEの活動性病変と相関するが，ループス腎炎を有する症例が多いものの，必ずしも蝶形紅斑をはじめとする皮膚症状と相関するわけではない。また，ループス腎炎の活動性と関連する抗dsDNA抗体や血清低補体価との相関もみられるわけではない。血清学的には，抗アシアロGM$_1$抗体，抗リボソームP抗体，抗リンパ球抗体，抗神経細胞抗体をはじめ抗PCNA抗体，抗Sm抗体などとの相関がみられる[6]（1. 病型分類の項 ☞ 158頁）。特に，抗アシアロGM$_1$抗体は痙攣発作と相関し[7]，抗リボソームP抗体は精神症状と相関し[8]，それぞれ治療経過ともよく相関するため治療上良い指標となる。また，精神症状のうつ状態と血清中のN-methyl-D-aspartate（NMDA）receptorに対する抗体（抗NR2抗体）がよく相関することが報告されている[9]。さらに，本抗体は抗dsDNA抗体と交差反応性を示すとともに，血清中よりも髄液中のIgG抗NR2抗体がNPSLEの

診断に有用であることが指摘されている[10]。そして，SLEとSjSに認められる抗NR2抗体は海馬の萎縮とも関連し，認知障害と記銘障害をもたらすことが示唆されている[11]。最近，統合失調症患者の約50%にみられる抗GAPDH (glyceraldehyde 3-phosphate dehydrogenase) 抗体がうつ状態を見るSLE患者にも同等にみられることが報告された[12]。その抗体価は精神症状を伴わない症例に比べ有意に高く，認知症患者と有意な相関を認めている。また，本抗体のマウスへの投与により行動・情動異常を認めている。各種神経症状では凝固亢進が関与していることがあり，凝固線溶系の検査とともに抗リン脂質抗体，過粘稠度の検索を行う。眼底検査，視力検査も重要で，眼底ではしばしばcytoid bodyがみられ，また抗リン脂質抗体症候群では網膜動静脈血栓症（写真Ⅶ-4-3）をみる。脱髄疾患が疑われる場合にもこれらの検査が行われる。

精神症状は，しばしばステロイド性精神症状との鑑別を必要とする。また，尿毒症や感染症などによる二次的な精神症状との鑑別も重要である。個々の症例では鑑別困難なものが少なくないが，以下の点が参考になる。①SLE患者におけるステロイド性精神症状の発現率は1.4〜5.4%で，SLEに起因するものに比べ少ない[13]，②ステロイド性のものは意識障害が目立たず，情動障害を中心とする病像が多い。情動障害の中でも躁状態が比較的多いが，SLEに起因するものは少ない，③ステロイド性精神症状は投与後半月〜1カ月の間に高率に出現する。プレドニゾロン（PSL）換算で1日40mg以上投与すると精神症状の発現が増大する[14]，④SLEに起因する精神症状はステロイド薬の増量により改善がみられない場合もあるが，増悪することはない，⑤SLEに起因するものでは髄液中のIgG indexの増加をみることが多い[15]。

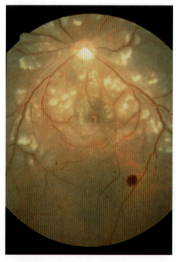
cytoid body

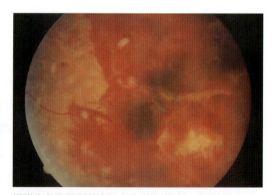
網膜中心動静脈閉塞による出血（SLE + APS）

写真Ⅶ-4-3　SLEにみられた眼底所見

表Ⅶ-4-5 ループス精神病の分類基準

Ⅰ．1982年ARAのSLE診断基準（1997年一部改訂）の4項目以上を満たす
Ⅱ．1997年ACRのnomenclatureに示されている以下の精神症状の1項目以上を示す
　　・acute confusional state（急性昏迷状態）
　　・anxiety disorder（不安障害）
　　・cognitive dysfunction（認知障害）
　　・mood disorder
　　・psychosis（精神病性症状）
Ⅲ．脳脊髄液 IL-6の上昇（4.3pg/mL以上）

Ⅰ，Ⅱ，Ⅲすべてを満たすものをループス精神病（SLEに起因する精神病変）とする
除外基準
　1．新たに発生した脳血管障害
　2．感染性脳脊髄膜炎

（文献16より引用）

　また，米国リウマチ学会（ACR）よりNPSLEの分類が提唱されたが（後述），その分類では，各症候の診断・鑑別方法にまでは言及していない．これに鑑み，厚生労働省「免疫疾患の合併症とその治療法に関する研究班」ではループス精神病の分類基準を作成した（表Ⅶ-4-5）[16]．分類基準の脳脊髄液IL-6上昇の組み入れは4.3pg/mLをカットオフ値とした場合に感度87.5％，特異度92.3％の結果によるもの[17]で，有用性が高いと思われるが，4.3pg/mL以下の場合に一部の症例が漏れる可能性があり，診断に際し留意する必要がある．

2）検査所見

（1）髄液検査

　SLEに特異的な所見はないが，脳出血，腫瘍，感染症，脳圧亢進，脱髄疾患などとの鑑別も含め施行される．細胞数や糖，蛋白，オリゴクローナルバンド，細菌培養などが検索される．病態により圧の上昇や細胞数，蛋白の増加などを認めるが，SLEに特異的なものはない．鑑別する上で細菌培養が施行される．特異性が高いとされているのはIgG index，IL-6，TNFαなどの増加である（表Ⅶ-4-6，8）[6,16]．ループス精神病では，髄液のIL-6の上昇が重要である．血液脳関門の透過性をみるのに血中と髄液中のアルブミン比が用いられる．

（2）脳波

　精神神経症状を伴うSLEでは高頻度に脳波の異常を認める（60～100％）．精神神経症状を認めないSLEでも35～58％に異常を認める．精神神経症状の消長と脳波異常所見

■ 表Ⅶ-4-6　髄液中のアルブミン比とIgG index

● アルブミン比による血液－脳関門の障害の評価

$$\text{正常は} \frac{\text{髄液中のアルブミン}}{\text{血清アルブミン}} < \frac{1}{190}$$

● IgG index

$$\frac{\text{髄液中IgG}}{\text{血清IgG}} > 0.58 \Rightarrow \text{髄腔内でIgG産生}$$

$$\frac{\text{髄液中IgG}}{\text{血清IgG}} < 0.18 \Rightarrow \text{血液－脳関門より血中IgGが髄液へ移行}$$

（文献6より引用）

■ 表Ⅶ-4-7　病型別の脳波異常および頭部CT異常の出現頻度

病　型	脳波所見 例　数	脳波所見 異常（％）	頭部CT所見 例　数	頭部CT所見 異常（％）
器質性脳症候群	38	35（92.1）	24	16（66.7）
精神病群	20	15（75.0）	8	3（37.5）
神経症群	11	7（63.6）	6	2（33.3）

（文献2より引用）

は相関するとする報告が多いが，相関しないとする報告もみられる．脳波所見では，全般性徐波化が最も多く，その他，過呼吸による徐波賦活，左右差，異常速波，棘波などが比較的多い．自験例の病型別による脳波とCTの異常所見出現の頻度を表Ⅶ-4-7に示す[2]．

(3) 画像診断

CT（computed tomography）検査では，高率に異常を認める．所見として脳室の拡大（写真Ⅶ-4-4），脳萎縮，脳梗塞（写真Ⅶ-4-5），脳出血，脳内石灰化などを認めるが，SLEに特異的な所見はない．自験例ではOBSを認める症例で高頻度に異常所見がみられ，これは脳波と同様に神経学的症状の合併率が高いことを示している可能性がある．

MRI（magnetic resonance imaging）は，CTに比べ小梗塞などの局所病変がより明確かつ広範囲に示され，正確性が増すと考えられる[18]．写真Ⅶ-4-6に可逆性後部白質脳症（reversible posterior leukoencephalopathy：RPLS）のMRIを示す．脳神経症状と急速に高血圧をみるSLEでは，RPLSを診断する上でMRI検査が重要である[19]．

各種NPSLEの病態について，白質と灰白質のMTR-HPHs（magnetization transfer ratio histogram peak heights）が検討されている[20]．炎症性のNPSLEを認める症例では，非NPSLEや健常人に比べ有意に白質のMTR-HPHsの低値が認められる．病態との関連では，認知障害や気分障害，精神症状をみる症例において白質のMTR-HPHsの低値が認められるが，脳血管障害を伴う症例では高値を示す．NPSLEの症状の改善によ

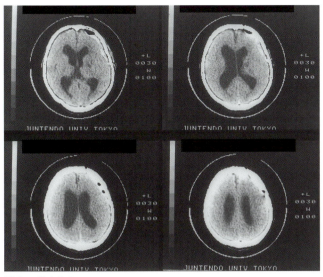
脳室の拡大をみる。

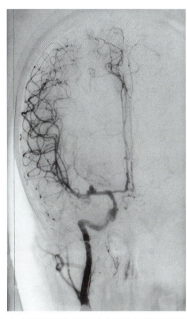
中大脳動脈の線条体動脈分枝部に嚢状の動脈瘤を認める。

■ 写真Ⅶ-4-4　正常圧水頭症と非破裂脳動脈瘤を伴ったSLE症例

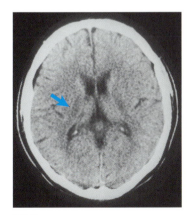
CT像

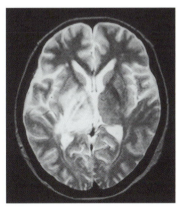
MRI像

■ 写真Ⅶ-4-5　視床梗塞

り白質の平均MTR-HPHsの増加が認められ，治療評価にも有用とされる。

　PET（positron emission tomography）は，痙攣発作をきたした症例の脳波の局在所見に一致してlow attenuationがみられ，症状の改善とともにPETの所見も消失することが報告されている[21]。また，SPECT（single photon emission computed tomography）もNPSLEに応用されている。NPSLEの症例ではuptakeのdefectを認め，MRIやCT所見が正常であっても検出されることがあり，MRIよりも感度と特異度が優れていることが注目されている（写真Ⅶ-4-7）。

4. 精神神経症状　　297

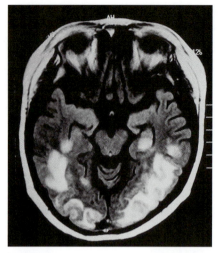
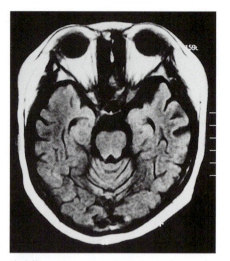

治療前　　　　　　　　　　　　　治療後

写真Ⅶ-4-6　SLEに伴った可逆性後部白質脳症（RPLS）治療前後のMRIによる比較

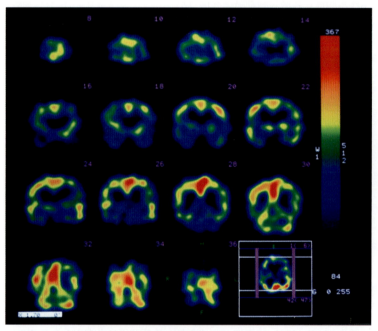

写真Ⅶ-4-7　SLEにおけるSPECT像

3) 重症度の評価

　最終的に，表Ⅶ-4-8に示すような症状と機能障害の重症度によりNPSLEの評価がなされ[16]，重篤であればあるほどステロイド薬を含む積極的な免疫抑制療法が必要である。

■ 表Ⅶ-4-8　臨床的重症度の評価項目

重篤な症候
機能障害
脳神経症状
全身的活動性
活動性NPSLE所見
　CRP高値
　髄液細胞増多
　髄液アルブミン比ないしIgG index増加
　髄液IL-6上昇

3. 新しいSLEの精神神経症状分類

1999年にACRよりSLEのNPSLEの新たな分類基準が提唱された(表Ⅶ-4-9[22], 10[23])。これにより，SLE患者でみられる19の精神神経症状の病型が定義された。精神症状は米国精神医学会のDiagnostic and Statistical Manual of Mental Disorders, Fourth Edition(DSM-Ⅳ)に基づいて細分化されている。また，見当識・記憶・計算などの知的機能の異常を主徴とし数日で死に至ることもある重篤な病態は，従来，OBSとされていたが，新しい分類ではacute confusional stateに組み込まれた[24]。これは，「非器質性」という表現が生物学的基礎疾患が存在しないという誤解を与える可能性があり，DSM-Ⅳで「器質性」「非器質性」という用語を使用しなくなったためである[25]。

以下，新しい分類に従いNPSLEの主な症状について述べる。

● [A] 中枢神経系

a. 神経症状

1) 無菌性髄膜炎

無菌性髄膜炎(aseptic meningitis)は，急性または亜急性の発症で，発熱，頭痛，髄膜刺激症状(光過敏，頸部強直)をきたす。髄液で細胞増加を認め，培養では陰性である。除外診断は，感染性髄膜炎，硬膜下血腫，悪性腫瘍(白血病，リンパ腫，癌)，肉芽腫性疾患(サルコイドーシス)，薬剤性[非ステロイド性抗炎症薬(NSAIDs)，免疫グロブリン製剤静注，アザチオプリン(AZ)など]である。

2) 脳血管障害

脳血管障害(cerebrovascular disease)は，脳動脈血流不全または塞栓，または脳静脈閉塞性疾患，または脳出血による神経障害である。脳梗塞では，急性局所的神経障害が

■ 表Ⅶ-4-9　米国リウマチ学会（ACR）によるNPSLEの分類

[A] central nervous system（中枢神経系）
　[a] neurologic syndromes（神経症状）
　　1) aseptic meningitis（無菌性髄膜炎）
　　2) cerebrovascular disease（脳血管障害）
　　3) demyelinating syndrome（脱髄性症候群）
　　4) headache (including migraine and benign intracranial hypertension)
　　　（頭痛；片頭痛および良性頭蓋内圧亢進症も含む）
　　5) movement disorder (chorea)（運動障害；舞踏病）
　　6) myelopathy（脊髄障害）
　　7) seizure and seizure disorders（痙攣発作および発作性疾患）
　[b] diffuse psychiatric/neuropsychological syndromes（びまん性精神的/精神神経症候）
　　1) acute confusional state（急性昏迷状態）
　　2) anxiety disorder（不安障害）
　　3) cognitive dysfunction（認知障害）
　　4) mood disorder（気分障害）
　　5) psychosis（精神病性症状）
[B] peripheral nervous system（末梢神経系）
　1) acute inflammatory demyelinating polyradiculoneuropathy (Guillain-Barré syndrome)
　　（急性炎症性脱髄性多発神経根神経炎；ギラン・バレー症候群）
　2) autonomic disorder（自律神経障害）
　3) mononeuropathy, single/multiplex（単神経炎、単発/多発）
　4) myasthenia gravis（重症筋無力症）
　5) neuropathy, cranial（脳神経障害）
　6) plexopathy（神経叢炎）
　7) polyneuropathy（多発性神経炎）

（文献22より引用）

　24時間以上持続する，または頭部CTやMRIで異常を認め，身体所見や自覚症状を伴う。一過性脳虚血発作では，急性局所的な神経障害を認めるが，24時間以内に改善し，頭部CTやMRIで病巣に一致する所見を認めない。慢性多巣性障害（chronic multifocal disease）では，脳血管障害によって再発性または進行性の神経学的機能低下を認める。くも膜下出血や頭蓋内出血では頭部CTやMRIで出血の所見を認める。静脈洞血栓症は，急性局所的な神経障害を認め，頭蓋内圧の亢進を伴う。いずれの場合も，臨床症状を伴わずに頭部MRIにのみ所見を認める場合はこの分類に含まれない。原因のひとつに抗リン脂質抗体が挙げられる。鑑別診断は，感染症，脳腫瘍，外傷，脳血管奇形，低血糖，コカイン中毒などである。

> **表Ⅶ-4-10　自律神経機能検査（ACR分類で規定されているもの）**
>
> 1. 体位変換試験：
>   起立で血圧が収縮期30mmHg／拡張期15mmHgより低下すると異常。もしくは，起立で正常者では心拍数が11〜29回／分増加するが，増加が減少した場合は神経原性の異常である。いずれも交感神経障害で生じる
>
> 2. 呼吸による脈拍変動の減少：
>   心電図を連続記録し，呼気時の最長のpulse intervalを吸気時の最短のpulse intervalで割る。3回測定してその比が最大のものが1.2未満の場合，異常とみなす。または，吸気時と呼気時の心拍数の差が，3回測定して最大のものが15回／分未満の場合，異常とみなす。いずれも副交感神経（迷走神経）障害で生じる
>
> 3. Valsalva試験：
>   10〜15秒息止めし，その後普通呼吸に戻す。心電図を連続記録し，息止め解除直後の最長のpulse intervalを，試験中の最短のもので割る。3回測定してその比（Valsalva比）が最大のものが1.4未満の場合，異常とみなす
>
> 4. 発汗試験：
>   躯幹および四肢の発汗をみる。交感神経障害では発汗が減少する

（文献23より引用）

3）脱髄性症候群

脱髄性症候群（demyelinating syndrome）は急性または再発性の脱髄性脳脊髄炎で，部位的・時間的に2つ以上の部位の神経症状を呈する。中枢神経系白質の多発性で，異なる部位の障害により1肢以上の筋力低下および感覚低下を伴うもの，横断性脊髄炎，視神経炎，孤発した眼神経麻痺または核間性眼筋麻痺による複視，めまい・嘔吐・歩行障害・構音障害・嚥下困難を呈する脳幹症状，他の脳神経麻痺，以上の症状が2つ以上それぞれ違う時期に生じる。除外診断は，結核，HTLV-1，HIV，サイトメガロウイルス，梅毒などによる感染症，Whipple病による中枢神経症状，進行性多発性白質脳症（progressive multifocal leukoencephalopathy：PML），ビタミンB_{12}欠乏症などがある。鑑別診断は，多発性硬化症やサルコイドーシス，血管炎症候群，ベーチェット病，脳腫瘍，脳血管奇形である。

4）頭痛

頭痛（片頭痛および良性頭蓋内圧亢進症も含む）（headache including migraine and benign intracranial hypertension）については下記の5つの症状にわけて述べる。

（1）片頭痛

前兆を伴わない片頭痛：特発性で反復する頭痛，頭痛発作が4〜72時間持続する。片側性で拍動性，中等〜強度の痛みで，日常的な動作により増悪する。悪心，嘔吐，光過敏，

音過敏を伴う。以上の特徴を持つ頭痛発作が，5回以上ある。

前兆を伴う片頭痛：特発性で反復する頭痛，一過性の前兆があり脳皮質または脳幹の局所神経症候と考えられる。前兆は5～20分にわたり進展し，60分以上持続することはない。頭痛，悪心，光過敏といった症状は，前兆直後または前兆後60分以内に生じる。頭痛は4～72時間持続するが，まったく生じないこともある。

(2) 緊張型頭痛（エピソード様緊張型頭痛）

エピソード様に反復する頭痛で，数分から数日持続する。圧迫または締めつけるような性状で軽度～中等度の痛みであり，両側性で，日常的な動作により増悪しない。悪心は稀であるが，光過敏や音過敏を伴うことがある。以上の特徴を持つ頭痛が10回以上ある。

(3) 群発頭痛

突発性に起こる片側性の激しい頭痛で，眼窩，眼窩上，側頭に広がる。15～180分持続し，少なくとも2日に1回から1日に8回の頻度で起こる。随伴症状として結膜の充血，流涙，鼻閉，鼻汁，前額および顔面発汗，縮瞳，眼瞼下垂，眼瞼浮腫がある。頭痛発作は数週間から数カ月の間に「群発」して起こり，間欠期は数カ月から数年にわたる。

(4) 頭蓋内圧亢進症による頭痛（偽性脳腫瘍，良性頭蓋内圧亢進症）

頭蓋内圧亢進（200mmH$_2$O以上）が腰椎穿刺にて認められ，乳頭浮腫と一部の症例にみられる第Ⅵ脳神経（外転神経）麻痺以外は，神経学的所見は正常である。画像検査は正常で，髄液蛋白は正常～低下しており細胞数は正常範囲である。静脈洞血栓症は認められない。

(5) 難治性頭痛，非特異的頭痛

従来「ループス頭痛」と呼ばれていたものである。難治性で麻薬性鎮痛薬にも反応しない頭痛の多くはこの分類に入る[22]。

上記頭痛に関する除外診断には，無菌性髄膜炎，薬剤性頭痛（経口避妊薬，サルファ薬など），中枢神経系感染症，脳腫瘍，低髄圧，外傷，てんかん後，敗血症，脳出血・脳塞栓などがある。鑑別診断は，脳神経炎，眼・耳・副鼻腔・側頭骨下顎骨関節・頸髄の異常である。

5）運動障害（舞踏病）

運動障害（舞踏病）[movement disorder (chorea)] は不規則で不随意，律動的な運動をきたし，無秩序な順番で体のいかなる部位でも生じる。運動の持続は短く，出現予期不可能である。除外診断は，ウィルソン病，ハンチントン舞踏病，薬剤性（神経弛緩薬，経口避妊薬，フェニトイン，レボドパ，カルシウムチャネル遮断薬），違法薬物性である。鑑別診断は，抗リン脂質抗体症候群などによる脳梗塞，妊娠舞踏病，リウマチ熱によるもの，脳腫瘍などである。

6) 脊髄障害

脊髄障害（myelopathy）によって，痙性麻痺と感覚障害が急速に展開する。両側の下肢（上肢も伴うことがある）の筋力低下が認められ，左右非対称性のこともある。筋力低下のレベルと感覚障害のレベルがほぼ一致し（横断性脊髄障害のことが多い），膀胱直腸障害をきたすこともある。除外診断は，椎間板ヘルニア，脊髄腫瘍，血管腫，脊髄血管奇形による出血，馬尾病変などである。鑑別診断は，脊髄感染症や，抗リン脂質抗体症候群による脊髄梗塞などである。

7) 痙攣発作および発作性疾患

痙攣発作および発作性疾患（seizure and seizure disorders）は脳内で発作性に起こる神経細胞の異常放電による病態で，脳機能の異常をきたす。1回のみの痙攣発作"seizure"は，てんかん"epilepsy"の診断とは区別する。てんかん"epilepsy"は，反復する非誘発性発作をきたす慢性疾患であり，症状は毎回同じである。誘発性発作は，SLEをはじめ睡眠不足，刺激となる毒物の曝露，麻薬やバルビツレートやアルコールの禁断症状，発熱，感染，代謝性疾患などで生じ，反復すると発作性障害"seizure disorders"と診断される。また，seizureは全般発作と部分発作にわけられる（表Ⅶ-4-11）。部分発作は臨床

■ 表Ⅶ-4-11　seizureの分類

Ⅰ．一次性全般発作（両側対称性で局所的発作を示さない：痙攣性あるいは非痙攣性）
 a. 強直間代発作（大発作），強直発作，間代発作
 b. 脱力発作（失立発作）
 c. 欠伸発作（小発作）：定型欠伸発作は，突然に起こり速やかに終了する意識消失発作である。自動症，ミオクロニー発作，強直発作や自律神経発作は伴っても伴わなくてもよい。脳波で3Hzの棘徐波複合を認める。非定型欠伸発作は，意識消失の起始および終了がより緩徐であり，強直がより長く続き，脳波で3Hzより遅い遅棘徐波複合を認める
 d. ミオクロニー発作

Ⅱ．部分発作または焦点発作（局所的に始まる発作：ジャクソン型発作，側頭葉てんかん，精神運動性発作に関連）
 a. 単純部分発作：意識障害を伴わない。発作波の解剖学的局在によって，初期症状が運動障害，感覚障害，失語，認知障害，情動異常，記憶障害，錯覚，異常臭，精神症状などにわたる
 b. 複雑部分発作：意識障害を伴う。単純部分発作から始まるものもあり，意識の変容または消失が続いて起こる。初期症状は単純部分発作と同じ
 c. 単純部分発作または複雑部分発作から二次性全般化発作（強直間代発作）に移行するもの

的にも脳波においても局所的発作の所見がみられる。すなわち，異常放電は通常脳の片側で起こり，発作の間に脳の残りの部分に広がる。一次性全般発作は，脳波に局所的発作がみられない。

除外診断は，血管迷走神経性失神，心原性失神，ヒステリー，過呼吸，チック，ナルコレプシー，カタレプシー，内耳炎，アルコール中毒，薬物中毒，薬剤性（キノロン系抗菌薬，イミペネム），くも膜下出血，外傷，低血糖，パニック発作，痙攣性疾患，詐病である。鑑別診断は，血栓性血小板減少性紫斑病（TTP），脳梗塞，片頭痛，代謝性疾患，脳腫瘍，感染症である。

b. びまん性精神的／精神神経症候

1) 急性昏迷状態

急性昏迷状態（acute confusional state）はせん妄（delirium）と同義語であり，意識または覚醒レベルの障害である。注意を集中・維持し，他に転じる能力の低下を特徴とし，認知，気分，情動，行動の障害を伴う。その障害は通常数時間から数日のうちに出現し，1日の経過の中で変動する傾向がある。覚醒低下から覚醒過剰まで含まれ，せん妄から昏睡まで幅広いスペクトラムを含む。急性ないし亜急性の認知の変化であり，記憶や失見当識をきたす。また，行動や気分や情動の変化があり，具体的には不眠，過度の活動，覚醒リズムの逆転，興奮，無感情，不安，気分不安定などである。本症状の発症以前から「認知障害」の症状が存続していた場合は，両者を併記する。除外診断は，SLEによらない精神神経疾患，代謝性疾患，物質・薬物性せん妄，感染症である。写真Ⅶ-4-8に，SLEの経過中進行する認知障害が出現し脳脊髄液からJCウイルスDNAが検出され，PMLと診断された症例を示す。感染症の併発で死亡したが，剖検で広汎な白質の脱髄巣と腫大した異常な核を認めた。また，図Ⅶ-4-3に，トキソプラズマ症によると考えられる意識障害と失見当識を認めた症例の治療経過を示す。いずれもNPSLEとの鑑別を要する疾患で留意が必要である。さらに，ステロイドによる精神症状，TTPなどとの鑑別も重要である。

2) 不安障害

不安障害（anxiety disorder）は不安または不快，緊張を伴った，危険または不幸の予期。不安，パニック障害，パニック発作，強迫性障害を顕著にきたし，社会生活や就業などに困難や障害をきたすもの，と定義されている。除外診断は，SLEに対するストレス反応，物質・薬物誘発性不安障害，さらに急性昏迷状態や気分障害，精神病性症状の経過中に生じたものは除外する。ただし，SLEに対するストレス反応は除外診断が困難なことがある。鑑別診断は，ステロイド精神症状などである。

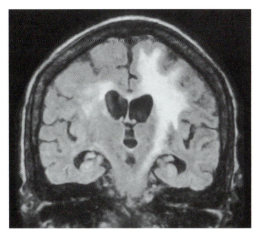

頭部MRIで左前頭葉中心前回の白質下から半卵円中心後部および内包後脚付近にFLAIRで高信号を呈す。

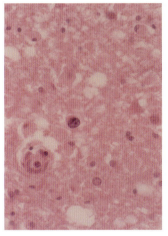

脳のHE染色。濃染し腫大した異常な核が散見される。抗JCウイルス抗体で染色されるoligodendrogliaの核。

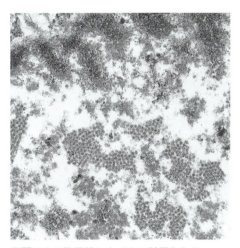

電顕により胞子状にウイルス粒子をみる。

写真Ⅶ-4-8　進行性多巣性白質脳症（PML）を合併したSLE症例
（papovavirusの一種であるJCウイルスによる脳への日和見感染）

3）認知障害

　認知障害（cognitive dysfunction）は単純または複雑注意力，推理力，実行機能（計画を立てる，組織化する，順序立てる），記憶力（学習する，想起する），視空間構成機能，言語機能（言語の流暢さ），情動運動の速度，といった認知機能のいずれかまたはすべてが著しく欠損している状態。認知障害は，病前の高い機能水準からの低下を示し，軽度の障害から重度の障害である認知症まで含む。障害の重症度によっては，社会生活や就学生

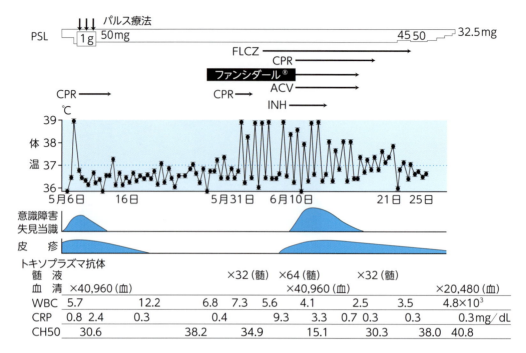

図Ⅶ-4-3 トキソプラズマ症によると考えられる意識障害をきたしたSLE症例（28歳，女性）の治療経過

ファンシダール®は2010年に国内販売中止。

活，就業生活に支障をきたす．認知障害を疑った場合はWAIS-Rなどの神経心理学的検査が必要であり，その解釈は精神神経科専門医により行われる．鑑別診断は，ステロイド精神症状，薬物中毒，他の精神神経疾患，代謝性疾患（尿毒症，糖尿病），外傷，抗リン脂質抗体症候群による脳梗塞などである．

4）気分障害

　気分障害（mood disorder）には異常かつ持続する気分障害．気分の落ち込みと，すべての活動に対して興味や喜びを喪失する抑うつ状態や，高揚し開放的で易怒的な気分の躁状態の両者があり，いずれも社会生活や就業などに困難や障害をきたすもの，と定義されている．除外診断は，もともと精神疾患があるもの，物質・薬物誘発性気分障害，抑うつ気分を伴う適応障害である．鑑別診断は，ステロイド精神症状などである．また，気分障害が急性昏迷状態や精神病性症状の経過中にみられた場合は，それぞれに分類する．抑うつ状態の中には，死についての反復思考，反復的な自殺念慮，自殺のための計画が含まれる．うつ症状に関して，FujitaらはMontgomery-Asberg Depression Rating Scale（MADRS）陽性のうつ症状を有するSLE症例は，髄液中のneuroinflammatory marker (HVA homovanillic acid), SDF-1α (stromal cell-derived factor-1α), SCGF-1β (stem cell growth factor-β)が低値を示し，病態に関与していることを示唆している[26]。

5) 精神病性症状

精神病性症状 (psychosis) は幻覚や妄想によって特徴づけられ，「認知」の重度の障害である。幻覚もしくは妄想のどちらかが認められ，社会生活または就業などに支障をきたす。急性昏迷状態の経過中に認められたものは除外する。除外診断は，他の精神疾患（統合失調症，躁病など），薬剤性（NSAIDs，抗マラリア薬など），SLEに対する心因反応などである。鑑別診断は，ステロイド精神症状などである。

● [B] 末梢神経系

1) 急性炎症性脱髄性多発神経根神経炎，ギラン・バレー症候群

急性炎症性脱髄性多発神経根神経炎，ギラン・バレー症候群 (acute inflammatory demyelinating polyradiculoneuropathy, Guillain-Barré syndrome) は急性炎症性脱髄性疾患で，脊髄根や末梢神経，時に脳神経が障害される。臨床所見としては，進行性の多発神経根ニューロパチーで，通常下肢から上行する運動障害優位で，21日以内に完成する。深部腱反射が消失し，比較的左右対称性で，躯幹筋障害のために呼吸困難をきたすことがある。検査所見は，髄液で蛋白細胞解離がある。電気生理学的所見は，運動神経伝導速度が低下し，神経刺激の近位で減弱する神経伝導ブロックが認められ，F波の導出が困難となり，終末潜時が延長する。除外診断は，急性脊髄索疾患，ボツリヌス中毒，ポリオ脊髄炎もしくは他の感染症，急性の重症筋無力症である。

2) 自律神経障害

自律神経障害 (autonomic disorder) は自律神経系の障害をきたし，起立性低血圧，勃起/射精障害，発汗障害，熱不耐症，便秘症などがみられる。自律神経機能検査として，体位変換試験，呼吸による脈拍変動，Valsalva試験，発汗試験を施行する（表Ⅶ-4-10）[23]。除外診断は，Eaton-Lambert症候群，三環系抗うつ薬による副作用，有機リン酸，Shy-Drager症候群，加齢によるものである。

3) 単神経炎，単発/多発

末梢神経が走行中に1本のみ障害されるのが単神経炎で，単神経炎が複数存在する場合は多発性単神経炎と呼ぶ〔単神経炎，単発/多発 (mononeuropathy, single/multiplex)〕。

運動神経の伝導ブロックもしくは神経軸索障害によって，左右非対称の筋力低下/麻痺もしくは感覚障害をきたす。鑑別診断は，糖尿病神経障害，局所障害（外傷，放射線，悪性腫瘍，サルコイドーシス），感染症（HIV，ヘルペス），血管炎症候群（結節性多発動脈炎，ウェゲナー肉芽腫症，クリオグロブリン血症，RA，SjS）などである。

4) 重症筋無力症

重症筋無力症（myasthenia gravis）は神経筋伝達障害で，日内変動する筋力低下と球筋および骨格筋の易疲労性を特徴とする。腱反射は正常で，感覚障害や他の神経学的機能障害をきたさない。アセチルコリン受容体に対する抗体によって発症する自己免疫疾患である。臨床症状は，複視，眼瞼下垂，構音障害，嚥下困難，咬筋，骨格筋・頸部筋・躯幹筋の筋力低下などである。労作や反復使用によって疲労が増悪し，休息によって改善する。抗コリンエステラーゼ薬（エドロホニウム，ネオスチグミン）によって劇的に改善する。ステロイド薬を含む免疫抑制薬に奏効しない場合には，抗補体（C5）モノクローナル抗体のエクリズマブないし，胎児性Fc受容体と競合阻害するFcフラグメント製剤のエフガルチギモド アルファを使用する。除外診断は，先天性の筋無力症や，ステロイドミオパチー，ギラン・バレー症候群，Eaton-Lambert症候群，脳梗塞，低カリウム血症，低リン血症などである。鑑別診断は，甲状腺機能異常，胸腺腫などである。写真Ⅶ-4-9に重症筋無力症を合併したSLE患者の胸部X線における胸腺腫を示す。

5) 脳神経障害

脳神経障害（neuropathy cranial）は，嗅神経から舌下神経まで12の各脳神経障害によって運動障害もしくは感覚障害をきたす。

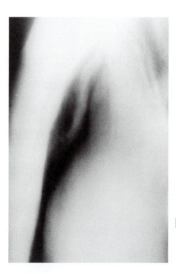

■ 写真Ⅶ-4-9 重症筋無力症を合併したSLE患者にみられた胸腺腫（胸部X線，断層側面像）

- 第Ⅰ脳神経（嗅神経）：嗅覚消失，嗅覚の歪み，嗅覚識別能消失
- 第Ⅱ脳神経（視神経）：視力低下，色彩感覚減弱，求心性の瞳孔反射障害，視野欠損
- 第Ⅲ脳神経（動眼神経）：眼瞼下垂，眼球の上・下方運動障害，麻痺性散瞳
- 第Ⅳ脳神経（滑車神経）：患側の眼球の外転および下方運動の障害
- 第Ⅴ脳神経（三叉神経）：三叉神経圧痛点の刺激によって起こる口唇・歯肉・頬・顎の発作的な痛み（三叉神経痛），顔面の感覚障害，下顎筋の筋力低下
- 第Ⅵ脳神経（外転神経）：眼球の外転障害
- 第Ⅶ脳神経（顔面神経）：顔面表情筋の一側または両側の麻痺，味覚障害，聴覚過敏
- 第Ⅷ脳神経（内耳神経）：難聴，耳鳴り，めまい
- 第Ⅸ脳神経（舌咽神経）：嚥下困難，軟口蓋の健側偏位，後咽頭の知覚障害，舌咽神経痛（咳，くしゃみ，嚥下などによって起こる，一側の舌咽頭の刺すような痛み）
- 第Ⅹ脳神経（迷走神経）：軟口蓋の下垂，咽頭反射の消失，嗄声，鼻声，外耳道の感覚消失
- 第Ⅺ脳神経（副神経）：胸鎖乳突筋および僧帽筋上部の筋力低下
- 第Ⅻ脳神経（舌下神経）：舌の患側への偏位

除外診断は，頭蓋骨骨折，脳腫瘍，神経梅毒や帯状疱疹などの感染症などである。合併しうる鑑別診断は，ビタミンB₁欠乏症や糖尿病，多発性硬化症，巨細胞性動脈炎などである。

6) 神経叢炎

神経叢炎（plexopathy）は上腕神経叢もしくは腰仙骨神経叢の障害で，単一の神経もしくは神経根の支配領域によらない，筋力低下や感覚障害や腱反射の変化をきたす。上腕神経叢炎では，肩の強い痛み，上肢の筋力低下や感覚障害，腱反射の減弱が認められる。腰仙骨神経叢炎では，大腿部の強い痛み，下肢の筋力低下や感覚障害，腱反射の減弱をきたす。除外診断は，外傷，腫瘍，動脈瘤，放射線障害，ヘロイン中毒，帯状疱疹などの感染症である。鑑別診断は，結節性多発動脈炎などの血管炎症候群，糖尿病，類肉腫（サルコイド）である。

7) 多発性神経炎

多発性神経炎（polyneuropathy）は急性または慢性の感覚・運動末梢神経障害で，末梢部位が対称性に障害される。筋電図にて脱神経の所見が認められ，末梢神経伝導速度の低下が認められる。除外診断は，ビタミンB₁₂欠乏，甲状腺機能低下症などである。鑑別診断として，多発性神経炎は糖尿病や癌などの全身疾患から発症するものが多いため，それらの検索が必要である。

ACRのNPSLE分類に含まれない末梢神経障害に小線維性神経症（small-fiber neuropathy）が挙げられる．疼痛を伴う非定型的な末梢神経障害をきたし，靴下状知覚障害はみられず，皮膚生検で脊髄後根神経節の神経細胞の消失を示唆する．末梢神経障害を見るSLE症例の約17%にみられる[27]．

4. 治療

ステロイド薬による治療が基本である．特に，急性昏迷状態ないしOBS，反復する痙攣発作の病態においては，パルス療法を含むステロイド多量投与が行われる（図Ⅶ-4-4）[28]．後療法はPSL 1〜2 mg/kg/日であるが，48時間以内に効果が認められない場合には12時間ごとに水溶性ハイドロコートン®250〜500 mgの投与を行う．各種病態に応じステロイド薬を中ないし高用量用いるが，ステロイド単独投与で効果が得られない場合にはIVCYのパルス療法，またはリツキシマブを考慮する．中等度の病態で経口摂取可能であればステロイド薬と併用でCYが経口投与で用いられるが，速効性を必要とする場合にはIVCYを選択する．ステロイド薬は，軽快後6週間以上経過し，急性期反応所見や臓器機能が安定している場合，2週間ごとに10 mgずつを目安に減量する．1日15 mgからの減

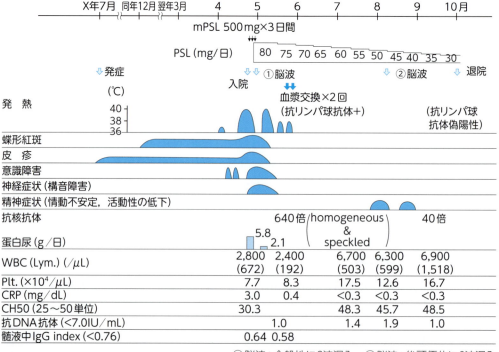

図Ⅶ-4-4 器質性脳症候群（OBS）をきたしたSLE症例（46歳，女性）の治療経過表

量は漸減療法とし，再燃傾向のないことを確認しながら1mgずつ減量する。びまん性精神神経症候では，器質的な病変が認められずサイトカインを介した機序や白血球凝集などに伴う血流障害で生じている可能性も否定できない。薬物療法に加えて血漿交換療法を併用し，改善をみることもある。

　錯乱，せん妄，興奮，幻覚・妄想などの精神症状を認める場合には抗精神病薬が用いられる。意識障害や失見当識などがみられればステロイド薬が併用されるが，ステロイド薬との相互作用でフェノチアジン系薬剤はステロイドの作用を増強させるため留意する。軽度の認知障害では，NSAIDsなどの原因となる薬剤が用いられていれば中止とする。また，抑うつ状態によっても認知障害をみることがある。抑うつ状態に対しては三環系，非三環系抗うつ薬，スルピリドなどが用いられる。フェノチアジン系薬剤と同様に，抗うつ薬の

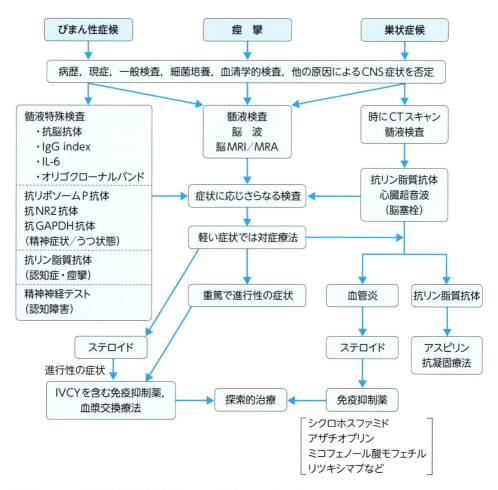

図Ⅶ-4-5　**精神神経症状を伴うSLEの治療アルゴリズム**
IVCY：シクロホスファミドの間欠大量静注療法

（文献29より一部改変引用）

中に痙攣発作を誘発する薬剤があるため留意する。また，ステロイド薬との併用で三環系抗うつ薬の血中濃度が増加する。

各種痙攣発作には，フェニトイン，カルバマゼピン，プリミドンなどが用いられるが，疾患活動性を伴っている場合にはステロイド薬が併用される。この場合，フェノバルビタールやヒダントインはステロイド異化亢進作用があり，ステロイドを増量して用いる必要がある。

脳血管障害では出血，塞栓，血栓などをみる。これらに関与する因子として高血圧，脂質異常症，血管炎，抗リン脂質抗体症候群，疣贅性心内膜炎（疣贅は小さく容易に剝離されることがないため，これによる塞栓の可能性は少ない）などが挙げられ，これらの治療・管理とともに脳血管障害の病態に応じた治療を行う。出血と塞栓・梗塞の鑑別は治療上重要である。抗リン脂質抗体症候群に対しては，ヘパリンやワルファリンを含む抗凝固療法，抗血小板薬，デキストラン硫酸をリガンドとする免疫吸着療法などで治療する。血栓症の既往を有する症例では，早期にワルファリンを使用する。中枢神経ならびに末梢神経障害による後遺症としての機能障害に対して，リハビリテーションを含む理学療法を行う。精神神経症状を伴うSLEの治療アルゴリズムを図Ⅶ-4-5に示す[29]。

寛解維持療法は，多発性単神経炎および中枢神経血管炎に対して，AZまたはMMFが推奨されている[30]。

〈文献〉

1) 戸叶嘉明：CNSループス. 医学のあゆみ 173：39, 1995.
2) 赤沢　滋：全身性エリテマトーデスの精神症状. 精神科治療学 3：183, 1988.
3) D'Cruz DP, et al：Clinical observation：are nightmares a manifestation of neuropsychiatric lupus? Rheumatology (Oxford) 62(6)：2030-2031, 2023.
4) Faraguna U, et al：Actigraphic and self-reported characterization of sleep in systemic lupus erythematosus patients. Rheumatology (Oxford) 63(4)：1076-1083, 2024.
5) 小林茂人, 他：目でみる膠原病　全身性および中枢神経血管炎を認めた抗リン脂質抗体症候群合併全身性エリテマトーデスの一例. モダンフィジシャン 25(3)：351-352, 2005.
6) 橋本博史：全身性エリテマトーデスの臨床評価と治療管理. 内科 80：67, 1997.
7) Hirano T, et al：Antiglycolipid autoantibody detected in the sera from systemic lupus erythematosus patients. J Clin Invest 66：1437, 1980.
8) Schneebaum AB, et al：Association of psychiatric manifestations with antibodies to ribosomal-P proteins in systemic lupus erythematosus. Am J Med 90：54, 1991.
9) Lapteva L, et al：Anti-N-methyl-D-aspartate receptor antibodies, cognitive dysfunction, and depression in systemic lupus erythematosus. Arthritis Rheum 54(8)：2505-2514, 2006.
10) Yoshio T, et al：Association of IgG anti-NR2 glutamate receptor antibodies in cerebrospinal fluid with neuropsychiatric systemic lupus erythematosus. Arthritis Rheum 54(2)：675-678, 2006.

11) Lauvsnes MB, et al：Association of hippocampal atrophy with cerebrospinal fluid antibodies against the NR2 subtype of the N-mechyl-D-aspartate receptor in patients with systemic lupus erythematosus and patients with primary Sjogren's syndrome. Arthritis Rheum 66：3387, 2014.
12) Delunardo F, et al：Anti-GAPDH autoantibodies as a pathogenic determinant and potential biomarker of neuropsychiatric diseases. Arthritis Rheum 68：2708, 2016.
13) Hall RC, et al：Psychiatric symptoms in patients with systemic lupus erythematosus. Psychosomatics 22：15, 1981.
14) Hall RC, et al：Presentation of steroid psychosis. J Nerv Ment Dis 167：229, 1979.
15) Hirohata S, et al：A patient with systemic lupus erythematosus presenting both central nervous system lupus and steroid induced psychosis. J Rheumatol 15：706, 1988.
16) 厚生労働科学免疫アレルギー疾患予防・治療研究事業　免疫疾患の合併症とその治療法に関する研究班（主任研究者　橋本博史）：免疫疾患の合併症とその治療法に関する診療ガイドライン. 2005.
17) Hirohata S, et al：Accuracy of cerebrospinal fluid IL-6 testing for diagnosis of lupus psychosis. A multicenter retrospective study. Clin Rheumatol 28(11)：1319-1323, 2009.
18) Liang MH, et al：Neurologic manifestations of lupus. The Clinical Management of Systemic Lupus Erythematosus. ed by Shur PH, Lippincott-Raven, Philadelphia, 1996, p141.
19) Fujieda Y, et al：Clinical features of reversible posterior leukoencephalopathy syndrome in patients with systemic lupus erythematosus. Mod Rheumatol 21(3)：276-281, 2011.
20) Magro-Checa A, et al：Changes in white matter microstructure suggest an inflammatory origin of neuropsychiatric systemic lupus erythematosus. Arthritis Rheum 68：1945, 2016.
21) Hiraiwa M, et al：Positron emission tomography in systemic lupus erythematosus：relation to cerebral vasculitis to PET findings. Am J Neuroradiol 4：541, 1983.
22) ACR Ad Hoc Committee on Neuropsychiatric Lupus Nomenclature. The American College of Rheumatology nomenclature and case definitions for neuropsychiatric lupus syndromes. Arthritis Rheum 42：599, 1999.
23) 満尾晶子：Neuropsychiatric syndrome of SLE（NPSLE）のACR分類. リウマチ科 32：436, 2004.
24) 広畑俊成：ACRより新たに提唱されたSLEの精神神経症状の分類. リウマチ科 30：171, 2003.
25) 高橋三郎, 他：DSM-Ⅳ-TR. 精神疾患の診断・統計マニュアル. 医学書院, 2002.
26) Fujita Y, et al：Reduced homovanillic acid, SDF-1α and SCGF-β levels in cerebrospinal fluid are related to depressive states in systemic lupus erythematosus. Rheumatology (Oxford) 62(10)：3490-3500, 2023.
27) Oomatia A, et al：Peripheral neuropathies in systemic lupus erythematosus. Arthritis Rheum 66：1000, 2014.
28) 橋本博史：難治性ループスの治療をどうするか. 内科 83：349, 1999.
29) West SG：The nervous system. Dubois' Lupus Erythematosus. 7th ed, ed by Wallace DJ, Hahn BH, Lippincott Williams & Wilkins, Philadelphia, 2007, p729.
30) 厚生労働科学研究費補助金難治性疾患等政策研究事業 自己免疫疾患に関する調査研究（自己免疫班）, 日本リウマチ学会 編：全身性エリテマトーデス診療ガイドライン 2019. 南山堂, 2019, p79.

5. 心病変

1. 心嚢炎

心嚢炎はSLE症例の約8～25％に認め最も多くみられる心病変であるが，日本では比較的少なく自験例で7％の頻度である。初発症状のひとつでもある。剖検例の報告では，53％に心嚢炎を認め，その多くは線維性である[1]。心嚢炎を有する症例の特徴を検討すると，表Ⅶ-5-1のごとく発熱，CRP陽性の頻度が高く活動性を示唆し，レイノー現象や胸膜炎，多量蛋白尿も高率に認められる。前胸部痛は摩擦音と関連するが，胸痛を認めずに貯留液をみることがある。大量の貯留液により心タンポナーデをきたす。心電図では，低電位を示す（写真Ⅶ-5-1）。収縮性心膜炎も報告されている。心臓超音波による無症候性の少量貯留液は54％にみられる[2]。心嚢液の検索では抗核抗体，LE細胞とともに補体価の低下をみる。

心嚢炎の多くはプレドニゾロン（PSL）0.5～1mg／日のステロイド薬に良く反応し改善をみるが，タンポナーデの徴候があれば多量投与を行う。

無症候性の少量の貯留液では経過観察とし，他の活動性臓器病変がみられれば併せて治療を行う。

2. 心筋炎

心筋炎は稀であるが，自験SLEでは2％に認める。心電図による一過性の心筋虚血性変化はしばしば認められ，頻脈をきたすことがある。心筋炎は，CRP陽性，IgGクラス抗

表Ⅶ-5-1　心嚢炎をみるSLEの臨床的特徴　　　　　　　　　　　　　　　　　　　$n=47$

発　熱		96		精神症状	40
皮膚症状	網状皮斑	13	精神神経症状	痙攣	23
	皮膚潰瘍	13		意識消失	20
	レイノー現象	64	CRP陽性		84
リンパ節腫大		51	低蛋白血症		58
心筋炎		7	血清クレアチニン増加		72
肺病変	胸膜炎	51	総コレステロール増加		80
	間質性肺炎	13	LE細胞陽性		69
多量蛋白尿		49			（％）

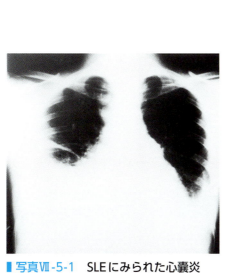

■写真Ⅶ-5-1　SLEにみられた心囊炎
胸水も認められる。心電図では低電位をみる。

　dsDNA抗体陽性，赤血球尿など疾患活動性をみることが多く（表Ⅶ-5-2），しばしば心外膜炎や胸膜炎も同時に認められる。また，不整脈や伝導障害（S-AやA-Vブロック，脚ブロックなど）を伴うこともあり，これらの所見とともに頻脈，心肥大，うっ血性心不全がみられれば急性期の重篤な心筋炎を示唆する。心筋生検は他の心筋症と鑑別する上で有用である。

　うっ血性心不全を伴う心筋炎では，ステロイド多量投与（PSL 1～1.5mg/kg/日，分3～4）を行う。

　図Ⅶ-5-1にうっ血性心不全をきたし心筋生検で心筋炎と診断されたSLEの臨床経過を示す[3]。症例は41歳の男性で，4年前に発熱，顔面・四肢紅斑，筋痛，関節痛をきたし，抗核抗体陽性，抗DNA抗体陽性などによりSLEと診断され，ステロイド薬による治療を受けている。しかし自己判断で通院を中断し，今回，咳，労作時息切れをきたし，心臓超音波で拡張型心筋症が疑われ入院となった。現症では心雑音は聴取されず，第1，2心音軽度低下，第3心音を聴取している。

　入院時の検査所見は表Ⅶ-5-3のごとくであるが，各種，特に心筋親和性ウイルス抗体を検索したが有意な上昇は認めていない。胸部X線で心胸郭比の拡大，肺野血管陰影の増強を認め，心電図では左房負荷，四肢誘導low voltage，胸部誘導poor R wave

■ 表Ⅶ-5-2　心筋炎をみるSLEの臨床的特徴　n＝9

心嚢炎	3
胸膜炎	3
赤血球尿（≧20/HPF）	8
溶血性貧血	3
高ガンマグロブリン血症	9
IgG増加	7/7
リン脂質増加	5/5
CK上昇	5/7
血清クレアチニン高値	9
CRP陽性	9
IgGクラス抗dsDNA	4/4

右欄は症例数

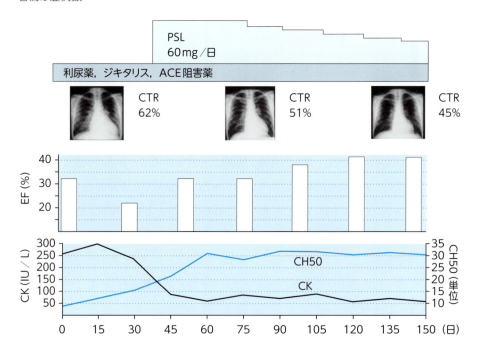

■ 図Ⅶ-5-1　心筋炎をきたしたSLE症例の臨床経過（41歳，男性）

progression，V_5，V_6においてT波逆転がみられ，心筋障害が示唆された（写真Ⅶ-5-2）。心臓超音波では，左心室内腔拡大，壁運動はびまん性に低下し拡張型心筋症様の所見を認め，駆出率（ejection fraction：EF）は0.32と著明低下を認めた。

　心不全に対し利尿薬，強心薬による治療を開始し症状の改善を認めたが，心臓超音波によるEFは31％より21％に低下し，持続的な心機能の低下の進行が示唆された。確定診断のため心カテーテル，心筋生検を施行した。冠状動脈には病変を認めず，心筋生検によ

■ 表Ⅶ-5-3 入院時検査成績

WBC	7,200/μL	ANA：1,280倍	speckled型
Neu	72%	抗DNA抗体（RIA）	9.7IU/mL
Eos	7%	抗RNP抗体	×16
Lym	21% (1,512/μL)	抗Sm抗体	× 8
		抗SS-A抗体	（－）
RBC	4.71×10^6/μL	抗SS-B抗体	（－）
Hb	14.4g/dL	抗Jo-1抗体	（－）
Hct	43.1%	CH50	8.6単位
Plt	11.9×10^4/μL	C3	35mg/dL
ESR	42mm	C4	<5mg/dL
PT	67%	IgG	3,602mg/dL
APTT	48.8/39.5	IgA	667mg/dL
ミオグロビン	190ng/mL	IgM	669mg/dL
トロポニンT	0.23ng/mL	IgE	3,112mg/dL
LDH	743IU/L		
CPK	245IU/L （CK-MB：15%）		
AST（GOT）	58IU/L		
ALT（GPT）	42IU/L		
ALP	253IU/L		
γGTP	12IU/L		
TB	1.16mg/L		
TP	7.5g/dL		
ALB	3.2g/dL		
BUN	11mg/dL		
Cr	0.7mg/dL		
Na	135mM/L		
K	3.8mM/L		
Cl	104mM/L		
CRP	1.5mg/dL		

り写真Ⅶ-5-3の左側に示すごとく，HE染色で心内膜下から広がる巣状の心筋細胞の脱落を認め，置換性の線維化と小円形細胞浸潤が認められた．写真Ⅶ-5-3の右側に示すごとく，leukocyte common antigen およびT細胞マーカーが陽性を示し，T細胞系リンパ球の細胞浸潤と考えられた．以上より，SLEによる心筋炎と診断しステロイド薬多量投与による治療を行った．投与後，EFは徐々に改善し42%まで上昇し，心胸郭比も45%まで改善し，併行してCPKと血清補体価の改善も認めている．心電図においても，特にV_3，V_4

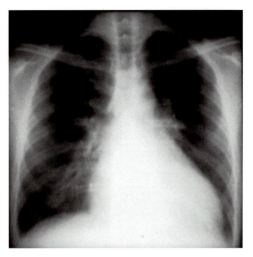
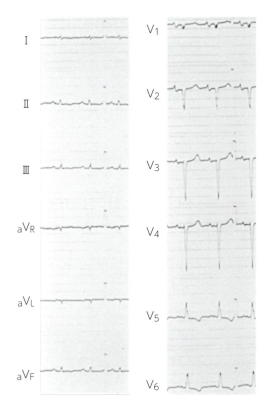

■ 写真Ⅶ-5-2　心筋炎をきたしたSLE症例の胸部X線，心電図

● 心臓超音波所見
・左心室内腔の拡大
・壁運動：diffuseに低下
・駆出率：0.32

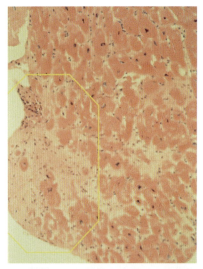
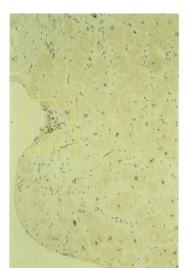

HE染色　　　　　　　　UCHL-1（T細胞マーカー）

■ 写真Ⅶ-5-3　心筋炎の心筋生検所見

　　誘導におけるR波の減高はステロイド治療により増高を認めている（写真Ⅶ-5-4）。
　　心筋炎を伴うSLE治療のRCTはないが，グルココルチコイド（GC）と免疫抑制薬の併用により心機能の改善をみる心筋炎ないし心不全の症例報告をみる。心機能低下や心タン

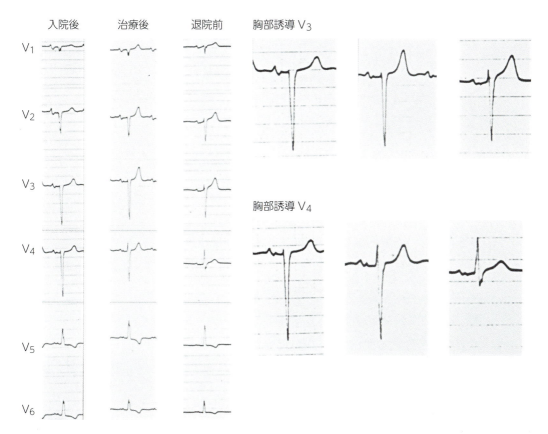

写真Ⅶ-5-4　心筋炎の治療による心電図の経時的変化

ポナーデ，多臓器障害を合併している症例では，ステロイドパルス療法が考慮される。これまでの報告例では，高用量のGCに加えミコフェノール酸モフェチル（MMF），シクロホスファミド静注投与（IVCY），アザチオプリン（AZ）などの免疫抑制薬，ガンマグロブリン静注（IVIg），リツキシマブなどが用いられている[4]。

カルシニューリン阻害薬に関しては，腎移植例において，それらによる心筋障害の可能性についての報告があり，留意すべきである[5,6]。

3. 心内膜炎

SLEでみられる心内膜炎は，疣贅性で，Libman-Sacks（L-S）型心内膜炎とも呼ばれ本疾患に特異的である[7]。しかしながら，その多くは剖検例で見出され（1/3～2/3程度，臨床的に弁膜症による症状をきたすことは少なく，最近では減少傾向にある。侵される弁は僧帽弁，三尖弁，大動脈弁が多い。疣贅は小さく，硬く，密で，弁では弁輪，弁小葉，弁の心室面と心内膜の近接部であるポケットなどに硬く付着して存在する[8]（☞82頁，写真Ⅱ-6-22，23）。顕微鏡的には細胞増生，フィブリノイド変性，ヘマトキシリン体，

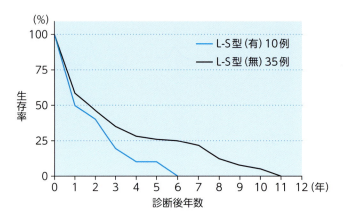

■ 図Ⅶ-5-2　L-S型心内膜炎の有無によるSLEの予後（剖検例）

結合織増生，細胞浸潤などを認める．心内膜炎をきたす他の疾患との相違では，リウマチ熱では壁在性心内膜の病変は稀で，疣贅の付着部がより狭く，硬く付着し容易に離れない．疣贅の付着部はL-S型心内膜炎のほうが幅広い．

　細菌性心内膜炎では，疣贅はより大きく，高く，もろく，その中に細菌を認め，塞栓を生じやすい点でL-S型心内膜炎と異なる．

　L-S型心内膜炎に特徴的な臨床症状はなく，心雑音が認められたとしてもL-S型心内膜炎を示すものではない．むしろ，貧血や発熱，頻脈，心肥大によることのほうが多い．心臓超音波によりL-S型心内膜炎が診断されることもあるが，これにより治療されることはない．多くはL-S型心内膜炎以外の病態に併せて治療される．剖検例の検討であるが，L-S型心内膜炎の有無による生命予後を図Ⅶ-5-2に示す．有意差はないが，L-S型心内膜炎を有する症例はやや予後不良である．

　しかしながら，細菌感染により細菌性心内膜炎が併発すれば予後不良の病態をきたす可能性があり，抜歯などの必要性があればあらかじめ抗菌薬の予防投与が必要となる．弁膜症と抗リン脂質抗体との関連も指摘されている[9]．

4. 心筋梗塞，冠動脈病変

　SLE症例における心筋梗塞の合併頻度は3〜8%とされているが[10]，近年，生命予後の改善と長期生存例の増加に伴い増加傾向にある[11]．診断早期の発症は冠動脈炎によるとする報告がなされてきたが，最近では冠動脈の粥状硬化（写真Ⅶ-5-5）との関連が強く示唆されている．心筋梗塞をきたすリスクファクターは数多く挙げられ（☞393頁，表Ⅶ-10-14），それらはネフローゼ症候群を含む腎症，脂質異常症，高血圧，ステロイド長期投与，抗リン脂質抗体などである．心筋梗塞をきたした11例の自験例の検討では，SLEの平均診断時

年齢が37歳（26〜63歳），心筋梗塞発症時の平均年齢が51歳（41〜66歳）である。死亡例は2例で，心破裂で死亡した症例が1例含まれている。10例中4例は，高血圧，脂質異常症，糖尿病（DM）のリスクファクターをいずれも有する症例であった。また，半数の症例で抗リン脂質抗体陽性を認めている。

治療は，多くは保存的治療が行われ，経皮的経管冠動脈形成術（PTCA）や時に大動脈-冠動脈（AC）バイパス術（写真Ⅶ-5-6）も施行される。

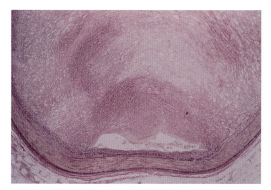

▎写真Ⅶ-5-5　粥状硬化による強度の冠動脈狭窄を認める

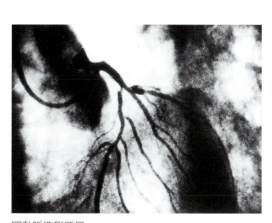

冠動脈造影所見

▎写真Ⅶ-5-6　左冠動脈前下行枝に90％の狭窄を認め，ACバイパスを施行した症例（38歳，男性）

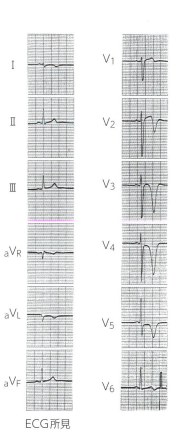

ECG所見

5．心病変　**321**

心筋梗塞は，SLEの10〜30年以上という長期経過に伴う後期の死因のひとつに挙げられる．その予防対策は診断当初よりなされるべきであり，食事療法，脂質異常症の防止，高血圧の管理，禁煙などの指導が必要である．

SLEと同様に，心血管病変のリスクであるDMとの比較検討が行われている．2007〜2010年のUS Medicaid Analytic eXtractを用いて性と年齢をマッチさせ，SLEとDMと一般人を1：2：4に振りわけ比較検討した結果，心血管病変をみる症例は1,000人年当たりSLEは8.99，DMは7.07，一般人は2.36で，SLEの心血管病変をきたすリスクは一般人に比べて高いことが示された[12]．

SLE患者の妊娠の転帰と心血管病変との関連が指摘されている．妊娠に伴う高血圧や死産，胎盤剥離，低体重出産などはmaternal placental syndrome (MPS) と言われているが，その既往を有するSLE患者は心血管病変による死亡率 (13.5%) が高く，特に胎盤剥離の既往を有する患者のリスクが高いことが指摘されている[13]．また，健常人と同様にビタミンD (25-hydroxyvitamin D) 低下と心筋梗塞や心不全，狭心症などの心血管病変との関連も大規模コホート研究により指摘されている[14]．炎症性サイトカインとプロトロンビン蛋白複合体のS100A8/A9は，SLE，RAを含む炎症性疾患のみならず心筋梗塞や急性冠動脈疾患でも上昇をみるが，心筋梗塞の既往を有するSLEや抗リン脂質抗体症候群でも上昇がみられ，心血管病変をもたらすリスク因子と考えられる[15]．

5. 血管病変（組織所見は6. 病理組織学的所見の項☞83頁，写真参照）

筆者らは，SLE 34例の剖検例を用いて，侵される動脈の太さと病理組織学的所見から区分し全身性血管炎の特徴を検討した．中型動脈炎をきたす症例は小動脈炎をみる症例に比べ予後不良で（図Ⅶ-5-3），中枢神経障害による死因が多く認められた．組織学的所見では，病像に有意な差はみられなかったが，フィブリノイド壊死（☞83頁，写真Ⅱ-6-24）と血栓

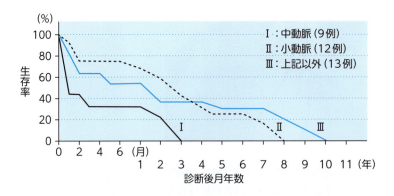

図Ⅶ-5-3　侵される血管の太さによるSLEの生命予後（剖検例）

(☞83頁, 写真Ⅱ-6-26) をみる症例の死因は腎不全が多く, 内膜肥厚型 (☞83頁, 写真Ⅱ-6-25) の血管病変をみる症例は感染症による死亡が多く認められた[16]。予後の観点からは血栓をみる症例が最も不良であった。これらの所見は, 生検により診断される血管炎を伴う症例の治療と予後を考える上で有用と考えられる。

〈文献〉

1) Bulkley BH, et al：The heart in systemic lupus erythematosus and the changes induced in it by corticosteroid therapy. Am J Med 58：243, 1975.
2) Crozier IG, et al：Cardiac involvement in systemic lupus erythematosus detected by echocardiography. Am J Cardiol 65：1145, 1990.
3) 李 鐘碩：心筋炎による心不全を主症状とした全身性エリテマトーデスの1例. 日内会誌 86：113, 1997.
4) 天野浩文：SLEの心筋炎に対する治療はどのように行うか？ 全身性エリテマトーデス診療ガイドライン2019 (厚生労働科学研究費補助金難治性疾患等政策研究事業 自己免疫疾患に関する調査研究 (自己免疫班), 日本リウマチ学会 編). 南山堂, 2019, p136-139.
5) 清野精彦, 他：Tacrolimusの心臓障害について. 腎移植・血管外 9(2)：125-130, 1998.
6) Bowman LJ, et al：Tacrolimus-induced cardiomyopathy in an adult renal transplant recipient. Pharmacotherapy 35(12)：1109-1116, 2015.
7) Libman E, et al：A hitherto undescribed form of valvular and mural endocarditis. Arch Intern Med 33：701, 1924.
8) 橋本博史：膠原病の弁膜疾患. 内科シリーズ―心臓弁膜病のすべて. 南江堂, 1976, p371.
9) Nihoyannopoulos P, et al：Cardiac abnormalities in systemic lupus erythematosus. Association with raised anticardiolipin antibodies. Circulation 82：369, 1990.
10) 杉本正邦, 他：高度の冠動脈硬化症を伴う心筋梗塞を合併した, 30才男子SLEの一剖検例. リウマチ 21：30, 1981.
11) 橋本博史：全身性エリテマトーデスの病態と治療 ― 病像の変貌と今後の課題. 日内会誌 92：1638, 2003.
12) Barbhaiya M, et al：Comparative risks of cardiovascular disease in patients with systemic lupus erythematosus, diabetes mellitus, and in general medicaid recipients. Arthritis Care Res(Hoboken) 72(10)：1431-1439, 2020.
13) Soh MC, et al：Association between pregnancy outcome and death from cardiovascular causes in parous women with systemic lupus erythematosus：A study using Swedish population registries. Arthritis Rheum 67：2376, 2015.
14) Lertratanakul A, et al：25-hydroxyvitamin D and cardiovascular disease in patients with systemic lupus erythematosus：Data from a large international inception cohort. Arthritis Care Res 66：1167, 2014.
15) Lood C, et al：Platelet-derived S100A8/A9 and cardiovascular disease in systemic lupus erythematosus. Arthritis Rheum 68：1970, 2016.
16) Hashimoto H, et al：Systemic vascular lesions and prognosis in systemic lupus erythematosus. Scand J Rheumatol 13：45, 1984.

6. 肺病変

1. 胸膜病変

　　胸膜炎および胸水は，SLEの肺病変のうち最も高頻度に認められるが（11～22％）[1]，自験例では11％に認められ（表Ⅶ-6-1，写真Ⅶ-6-1），日本では欧米に比べて少ない。

■ 表Ⅶ-6-1　SLEの肺病変　　n＝1,125，（　）内は％

胸膜炎	119（11）
間質性肺炎・肺線維症	85（8）
肺胞出血	8（1）
肺高血圧症	17（2）
肺梗塞	10（1）
拘束性障害	39／503（8）
拡散能障害	80／523（15）

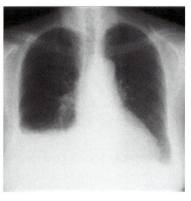
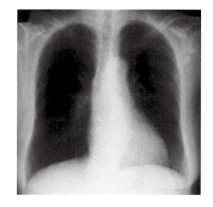
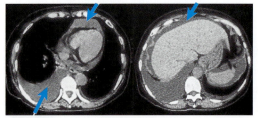
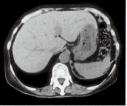

治療前　　　　　　　　　　　　　　　治療40日後

■ 写真Ⅶ-6-1　胸膜炎の治療前後における画像所見

■ 表Ⅶ-6-2　SLEにおける胸膜炎の胸水の性状

色　調	淡黄～黄褐色
pH	正常
糖	増加
蛋　白	増加
細　胞	リンパ球もしくは好中球優位
補体価	低下
抗核抗体	陽性
免疫複合体	しばしば陽性

　頻度は低いが，胸膜炎はSLEの初発症状となる。剖検では高頻度に認められる（50～83％）。胸膜生検では，線維病変に沿ってリンパ球や形質細胞の浸潤がみられ，稀に血管炎やヘマトキシリン体をみる。臨床的には，胸膜炎に伴う胸水は約半数の症例で両側性に貯留し，貯留量は通常少量～中等量である。胸痛を伴う場合には，多くは咳嗽，呼吸困難，発熱を伴う。胸部X線上胸水が認められず，胸痛のみ認める場合もある。CRPも通常陽性を示す。

　SLEに胸水を認めた場合，感染，うっ血性心不全，肺血栓・塞栓，ネフローゼ症候群に伴う低蛋白血症などと鑑別すべきであるが，SLEにみられる胸水（表Ⅶ-6-2）は，通常透明ないしやや黄色を帯びた滲出液である。自然気胸は時にみられるが，多量の血性貯留液は稀である。胸水中に好中球・単球の増加を認め，蛋白・糖が高値を示す。また，補体価の低下，抗核抗体，免疫複合体を認め，しばしばLE細胞が検出される。

　胸膜炎の治療では，ステロイド薬が用いられ，中等量のプレドニゾロン（PSL）（20～40mg／日）で多くは寛解する。多量の貯留液をみる胸膜炎では，ステロイド薬に対する反応性が悪く，呼吸困難を改善するために胸郭開口術によるドレナージを必要とすることがある。また，ステロイド薬とテトラサイクリン硬化療法に反応しない多量の貯留液をみる場合には，胸腔内タルク撒布法を施行し改善した症例が報告されている[2]。胸痛に対しては非ステロイド性抗炎症薬（NSAIDs）を併用する。

2. 肺臓炎・間質性肺炎

1）急性ループス肺臓炎

　SLEによる肺臓炎・間質性肺炎は，急性ループス肺臓炎と慢性間質性肺炎・肺線維症に分類される。肺臓炎をみるSLEは，高齢発症の占める率が高く，重複症候群もみられ，発熱，蝶形紅斑，皮膚血管炎，胸膜炎，ワッセルマン反応（serological test for syphilis：STS），偽陽性などの陽性率が高い傾向にある（表Ⅶ-6-3）。急性肺臓炎は比較的稀で，発

表Ⅶ-6-3　間質性肺炎/肺線維症を伴うSLEの臨床像　　　　　　　　　　　　　　　　n = 46

高齢発症SLE（≧50歳）		15
重複症候群（SSc, SjS, ルポイド肝炎）		14
発　熱		94
皮膚症状	蝶形紅斑	61
	紫　斑	33
	下腿潰瘍	13
	壊　疽	13
	石灰化	9
	爪変形	25
心外膜炎		17

肺病変	胸膜炎	39
	拘束性障害	46
	拡散能障害	54
	肺　炎	25
食道蠕動障害		17
CK上昇		53
血清クレアチニン値上昇		74
IgM高値		31
ワッセルマン反応偽陽性		29
抗ssDNA抗体高値		27

間質性肺炎/肺線維症の有無により有意差のあったものを示す。　　　　　　　　　　　　　　（％）

症頻度は0.5〜11.7%である[3,4]。臨床症状として，突然の呼吸困難，乾性咳嗽，発熱，胸痛，時に血痰を認め，SLEの初発症状となることもある。動脈血液ガス分析にて低酸素血症を認め，時に横隔膜挙上や胸水を伴う。胸部X線上，両側あるいは片側肺の下肺野に網状影，肺胞浸潤影を認め，胸水の貯留を伴う例もある。急性ループス肺臓炎の診断は必ずしも容易ではない。診断にKL-6などの間質性肺炎の血清学的マーカーが有用との報告もあるが，ウイルス（特にサイトメガロウイルス），真菌などの感染症を否定する必要がある。組織学的には急性肺胞炎，肺胞壁壊死，肺胞出血，間質浮腫，硝子膜形成，炎症性細胞浸潤，血栓形成などを認める。免疫組織学的には，肺胞壁，間質，毛細管内皮細胞にIgGやC3の顆粒状沈着と，電顕上，肺胞毛細血管の内皮下に免疫複合体の沈着が認められている[5]。しかしながら，開胸肺生検による免疫組織学的，電顕的所見に相反する見解もみられる。

急性ループス肺臓炎の治療は，ステロイド薬が中心で，多くは劇的な改善をみる。通常，ステロイドパルス療法が行われ，後療法としてPSL 1〜2mg/kg/日が投与される。写真Ⅶ-6-2に急性ループス肺臓炎で発症した自験SLE症例の単純胸部X線写真と胸部CTを示す。この症例は抗核抗体陽性，抗U1-RNP抗体陽性，頸部リンパ節腫脹があり経過観察されていたが，3カ月後に突然の発熱，皮疹，胸痛，呼吸困難が出現し，胸部X線写真上，両下肺野に浸潤影，胸水を認め，胸部CTでも両中下肺野に浸潤影，胸水を認めた。入院後SLEと診断され，肺病変については諸検査により感染症の可能性は否定された。急性ループス肺臓炎の診断のもとPSL 1mg/kg/日の多量ステロイド療法を行った。投与2週間後には，両下肺野の浸潤影，胸水の消失を認め，呼吸困難，胸痛も消失した。

このようにステロイド薬に反応し劇的に改善する症例もあるが，必ずしもすべてがステ

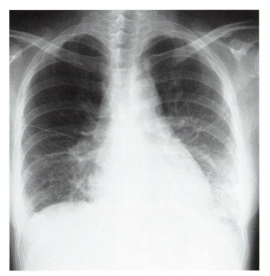
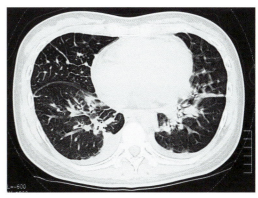

■写真Ⅶ-6-2　SLEにみられた急性ループス肺臓炎のX線所見とCT所見

■表Ⅶ-6-4　自験11例における間質性肺炎の臨床像（過去10年間の集計による）

		急性ループス肺臓炎	慢性間質性肺炎
例　数		6	5（うち1例は急性に移行）
初　発		1	1
抗U1-RNP抗体陽性		0	2
併発病態		腎症　1	肺高血圧症　1
治　療	ステロイドパルス療法	6	1（急性移行例に対し）
	シクロスポリン投与	1	1
転　帰	軽　快	3	1
	不　変	0	1
	死　亡	3（全例肺出血による）	3（1例は急性移行例）

ロイド薬に反応するわけではなく，肺胞出血を併発し死亡する症例も少なからずみられる。また，慢性型から急性増悪した症例は予後不良である（表Ⅶ-6-4）。一方，急性期に改善をみた例でも再発を繰り返し，しばしば肺線維症に進展する症例も存在する。ステロイド薬に抵抗性を示す場合には，シクロホスファミド（CY）やアザチオプリン，さらにはシクロスポリン（写真Ⅶ-6-3）などの免疫抑制薬が用いられる。しかしながら，急性の病態を改善するには効果発現まで時間がかかることが難点で，使用するとすれば早期にステロイド薬の併用下で用いる。また，シクロホスファミド間欠大量静注療法（IVCY）も試みられる。自験例ではこれらの薬物療法に加えて白血球除去療法が有効であった症例を経験している。

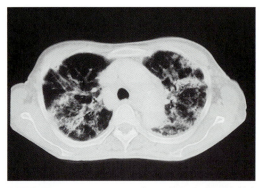 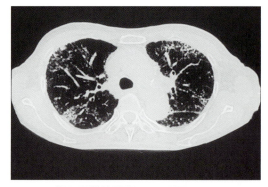

写真Ⅶ-6-3　シクロスポリン投与により改善をみたSLEに伴う間質性肺炎のCT所見
左：治療前
右：治療後。シクロスポリンAによる2カ月間の治療により粒状，網状陰影の改善をみる。

2) 慢性間質性肺炎

　SLEにおける慢性間質性肺炎は，強皮症やPM/DM，RAと比較するとその頻度は比較的低い（3～5%）[6]。認められたとしても線維化は重篤なものではなく，限局性のことが多い。びまん性の間質性肺炎をみる症例は，同時に胸膜炎や横隔膜の挙上，無気肺，巣状の肺浸潤などが認められる。したがって，びまん性に認められれば間質性肺炎をきたしやすい他の膠原病との重複症候群も考慮されなければならない。また，びまん性の間質性肺炎と肺線維症は急性肺臓炎の慢性期である可能性がある。急性肺臓炎の既往を持つ症例の多くは，持続性の呼吸機能低下と胸部X線上での不透明像をみる。ステロイド薬の反応性を考える上で間質性肺炎の持続期間が重要であるが，ステロイド薬の反応性を判断するには組織学的所見が重要である。しかしながら，すべての症例に経気管支的肺生検（TBLB）や気管支肺胞洗浄（BAL）ができるとは限らず，KL-6やSP-Dなどの血清学的指標，ガリウムシンチグラフィ，CTスキャンなどによる評価が必要である。

　治療は，間質性肺炎の広がりと活動性，呼吸機能などによるが，多くは免疫抑制薬を含む薬物による維持療法が行われる。また，在宅酸素療法（HOT）の導入を必要とする症例も少なからず存在する。

3) 肺胞出血

　肺胞出血はSLEの肺合併症では比較的稀で，欧米では1.4～1.7％との報告があるが[7]，生命予後を左右する重篤な合併症である。自験SLE 1,125例中8例に認められ，その頻度は0.7％である（表Ⅶ-6-1，5）。急性または亜急性の経過をとり，血痰と呼吸困難で発症するが，重篤な肺胞出血にもかかわらず血痰を欠く症例も存在する。貧血と低酸素血症が急速に進行するのが特徴で，自験8例では，すべての症例において急激な貧血の進行

表Ⅶ-6-5 自験例における肺胞出血・肺高血圧症・肺梗塞（血栓・塞栓症）の臨床像

		肺胞出血	肺高血圧症	肺血栓・塞栓
	頻度（1,125例中）	0.7%（8例）	1.5%（17例）	0.9%（10例）
臨床像	蝶形紅斑	50.0%	76.5%	50.0%
	関節炎	87.5%	62.5%	60.0%
	腎症	100.0%	70.0%	70.0%
	レイノー現象	−	29.4%	60.0%
	貧血	100.0%	−	−
	低補体価	50.0%	38.4%	40.0%
	抗DNA抗体高値	25.0%	58.8%	80.0%
	抗U1-RNP抗体陽性	25.0%	41.2%	20.0%
	ループス抗凝固因子陽性	−	5.9%	60.0%
	平均肺動脈圧	−	55.2mmHg	−
治療	ステロイド＜20mg/日	−	23.5%	10.0%
	20〜40mg/日	−	35.3%	40.0%
	≧40mg/日	−	35.3%	40.0%
	ステロイドパルス療法	100.0%	5.9%	10.0%
	血漿交換療法	25.0%	18.8%	−
	免疫抑制薬	37.5%	12.5%	10.0%
	抗凝固療法	−	100.0%	100.0%
	血栓溶解療法	−	−	10.0%
転帰	軽快	−	29.4%	70.0%
	不変	−	35.3%	−
	死亡	100.0%	35.3%	30.0%

（Hb 1.5g/dL以上減少）と低酸素血症を認めている。また，疾患活動性が高い時期に発症することが多く，広範囲の出血例ではループス腎炎や中枢神経性ループスに合併することが多い。自験例では全例に腎症を合併していた。胸部X線上，両下肺野を中心にびまん性斑状影を認めるが片側性の場合もある。喀痰あるいは気管支肺胞洗浄液（BALF）中にヘモジデリンを貪食したマクロファージを認める。組織学的には胞隔への免疫グロブリン，補体成分の沈着や血管炎の関与も指摘されているが一定の見解には至っていない。SLEの肺胞出血にはMPO-ANCA[8]や抗基底膜抗体[9]の存在も指摘されており，病態への関与が示唆されている。また，SLEに合併する抗リン脂質抗体症候群（APS）においても肺胞出血・肺血栓・塞栓症が発症することがあり，留意すべき点である。

予後はきわめて悪く，早期からのステロイドパルス療法を含めた大量ステロイド薬の投与が必要である。また，免疫抑制薬，血漿交換療法の併用も早期から行う必要があるが，治療への抵抗性を認める症例が多く，自験例でも全例救命しえなかった（写真Ⅶ-6-4,

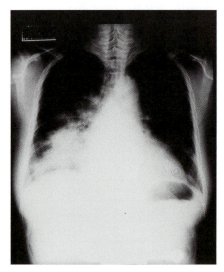
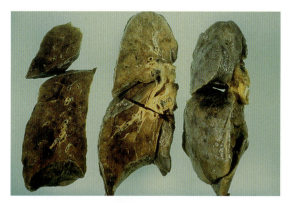

■ 写真Ⅶ-6-4　肺胞出血をきたしたSLE症例の胸部X線所見と剖検肺

■ 図Ⅶ-6-1　肺胞出血をきたしたSLE症例の治療経過

図Ⅶ-6-1）。びまん性の肺胞出血例ではほとんどの場合，人工呼吸管理が必要であり，特に呼吸終末陽圧呼吸（PEEP）の有用性が指摘されている。また，前述の急性間質性肺炎に合併して起こるものや，播種性血管内凝固症候群（DIC）などに伴い二次的に発症する症例も多いため注意を要する。

3. 肺血管病変

1）肺高血圧症

本邦のSLEにおける肺高血圧症の頻度は1.6〜6%とされており，自験例では1.5%である。MCTD（12〜15%），SSc（7%）に比べその頻度は低い[10]。心臓超音波検査（UCG）による診断では多少頻度が高くなる傾向にあり，自験例では約5%である。

SLEにおける肺高血圧症の予後は，SScに比べて良好である（図Ⅶ-6-2）[11]。

臨床症状として，労作時呼吸困難，胸痛，易疲労感，浮腫，腹水などが認められ，理学的所見として第二肺動脈音の亢進，胸骨左縁の収縮期拍動，収縮期雑音を認める。胸部X線上，右室拡張による右第二弓の突出，肺動脈の拡張（写真Ⅶ-6-5）を，心電図，UCGでは右室肥大，右室負荷所見（写真Ⅶ-6-6）を認め，肺動脈平均圧は25mmHg以上となる。自験17例の肺高血圧症の平均肺動脈圧は55.2mmHgである。また，レイノー現象，関節炎，手指の腫脹，抗U1-RNP抗体，IgG抗カルジオリピン抗体の陽性率が高いことなどMCTD様の症状が多くみられることが報告されているが[10]，自験例においても蝶形

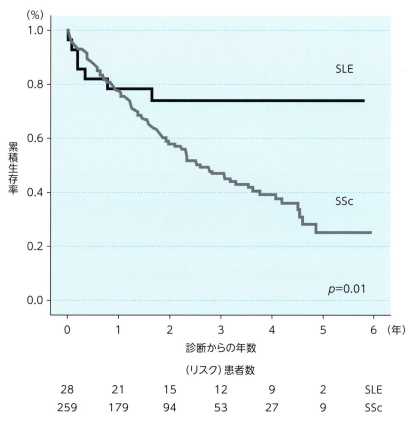

図Ⅶ-6-2　SLEとSScにおける肺高血圧症の予後

（文献11より引用）

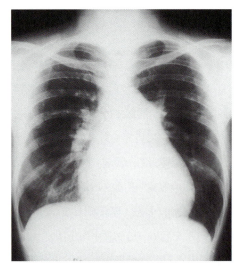
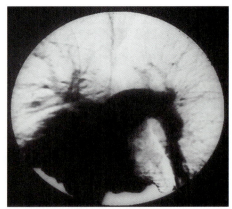

■ 写真Ⅶ-6-5　肺高血圧症のX線所見とCT所見
胸部X線第二弓の突出と血管造影で肺動脈とその主幹部の拡張を認める。

紅斑，関節炎，腎症，抗U1-RNP抗体陽性などを高率に認めている（表Ⅶ-6-5）。

組織学的にはplexiform lesionを伴う同心性の中膜あるいは内膜の肥厚，線維化を呈し（☞83頁，写真Ⅱ-6-28），血栓を認めることもある．SLEにおける肺高血圧症の発症機序は一律ではなく，肺血管攣縮，肺動脈内膜あるいは中膜の肥厚，血管炎などが単独，もしくは重複して存在していると思われる．病理学的には壊死性血管炎，内膜肥厚，弾性板の変性，血管周囲の線維化，動脈瘤などがみられ[12]，肺血管に免疫グロブリン，補体の沈着もみられる[13]．また，血栓・塞栓の関与も重要視され，その要因のひとつに抗リン脂質抗体が挙げられる．肺血管のみならず，下肢や骨盤内の血栓によっても引き起こされる．時に，SLEにみられる肺高血圧症では，門脈圧亢進症，門脈血栓症，上腸間膜動脈血栓症などが合併することが報告され，その要因のひとつにも抗リン脂質抗体が指摘されている．

2012年に厚生労働省調査研究班の合同研究班と関連学会より「肺高血圧症治療ガイドライン（2011年度）」が提唱されているため，MCTD，SLEを含む結合組織病に併発する肺高血圧症の診断手順を図Ⅶ-6-3に示す[14]．

治療としては，安静，減塩および水分摂取の制限，過労の回避などを含む日常生活の指導と，原疾患に対するステロイド薬，免疫抑制薬に加え，酸素療法，血管拡張薬〔カルシウム拮抗薬，亜硝酸薬，プロスタグランジン（PG）E_1およびPG I_2製剤など〕，抗凝固薬，強心薬・利尿薬が用いられる[15]．肺動脈血栓・塞栓が要因の場合には摘出術も考慮される．ステロイド薬への反応性はMCTDや強皮症，特発性肺動脈性肺高血圧症（idiopathic

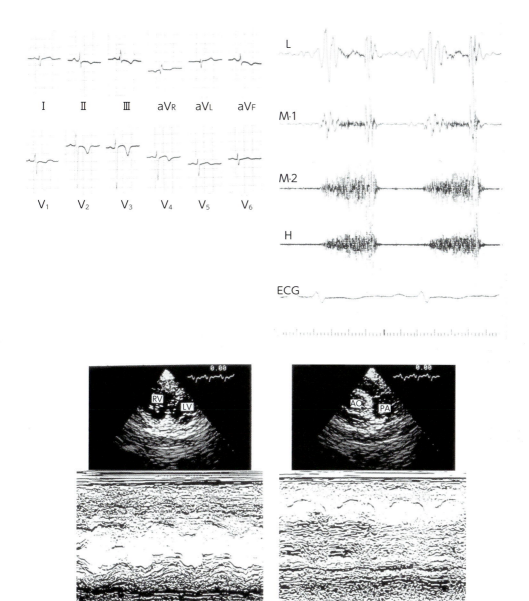

■ 写真Ⅶ-6-6　肺高血圧症をきたした症例の心音図と心臓超音波

上段：心電図で右軸偏位，右室肥大所見を示し，心音図で漸増性高調性収縮期雑音とⅡ音の亢進をみる。
下段：心臓超音波では，右室の拡大，壁の肥厚，肺動脈（PA）の著明な拡張を認める。

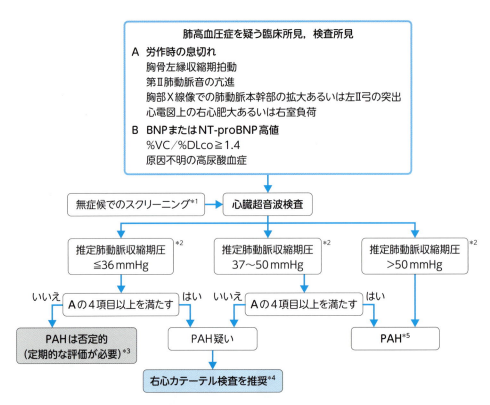

*1 混合性結合組織病（MCTD）患者では肺高血圧症を示唆する臨床所見や検査所見がなくても，心臓超音波検査を行うことが望ましい
*2 右房圧は5 mmHgと仮定
*3 推定肺動脈収縮期圧以外の肺高血圧症を示唆するパラメータである肺動脈弁逆流速度の上昇，肺動脈への右室駆出時間の短縮，右心系の径の増大，心室中隔の形状および機能の異常，右室肥厚の増加，主肺動脈の拡張を認める場合には，推定肺動脈収縮期圧が36 mmHg以下であっても，少なくとも1年以内に再評価することが望ましい
*4 右心カテーテル検査が施行できない場合には慎重に経過観察し，治療を行わない場合でも3ヵ月後に心エコー検査を行い，再評価する
*5 肺高血圧症の臨床分類や重症度評価のため，治療開始前に右心カテーテル検査を施行することが望ましい

図Ⅶ-6-3　MCTDを対象としたPAH診断の手引き
注）本手引きでは右心カテーテル検査が必須になっていないが，肺血管拡張薬の使用前には必ず実施すべきである。

（文献14より引用）

pulmonary arterial hypertension：IPAH）[16]に比べ良いとされ[17]，その要因に壊死性血管炎の可能性や他の疾患に比べ軽症例が多いことなどが考えられる。進行すると心不全や不整脈を合併して重症化するため，早期診断によりステロイド多量投与（PSL 1mg/kg/日）を試みるべきと考えられる。肺血管拡張薬についても，肺動脈性肺高血圧症（pulmonary arterial hypertension：PAH）の特異的治療薬を順次追加していく逐次併用療法

(sequential combination therapy)が行われ生命予後の改善が得られてきたが，治療介入の遅れは予後悪化につながることから，近年は早期から複数のPAH特異的治療薬を併用する初期併用療法(upfront combination therapy)も注目されている[18]。

最近，原発性肺高血圧症に対する新しい治療薬がいくつか開発され，膠原病に伴う二次性の肺高血圧症に対しても臨床応用されている。それらは，エポプロステノールナトリウム(PGI_2製剤)，ボセンタン，アンブリセンタン，シルデナフィルクエン酸塩，タダラフィルなどである。肺高血圧症治療薬とその作用機序を図Ⅶ-6-4[19]に，厚生労働省合同研究班より提唱されている結合組織病に伴う肺高血圧症の治療手順を図Ⅶ-6-5[14]に示す。エポプロステノールは，1分間当たり2ng/kgの投与速度でインフュージョンポンプにより持続静脈内投与で用いる。患者の状態(症状，血圧，心拍数，血行動態など)を観察しながら15分以上の間隔をおいて1〜2ng/kg/分ずつ増量し，10ng/kg/分までの間で最適投与速度を決定する。最適投与速度の決定にあたっては，増量時の副作用(潮紅，頭痛，嘔気など)を指標とする。効果がみられる場合には，平均肺動脈圧および全肺血管抵抗の低下，心拍数の増加，血清BNPの低下がみられる。

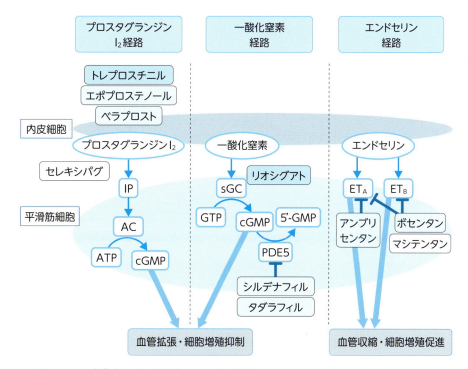

図Ⅶ-6-4 肺高血圧症治療薬とその作用機序

肺高血圧症では，血管拡張・細胞増殖抑制作用を発揮するcAMPとcGMPの産生系であるプロスタグランジンI_2と一酸化窒素が減少し，血管収縮・細胞増殖促進作用のあるエンドセリンが増加していることが病態に関与しているとされ，この3系統に対する薬剤が開発されている。リオシグアトは，慢性血栓塞栓性肺高血圧症に対してのみ承認されている。

(文献19より一部改変引用)

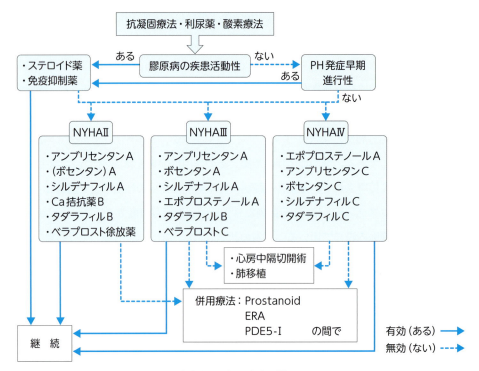

図Ⅶ-6-5　結合組織病に伴う肺高血圧症の治療手順

結合組織病合併肺高血圧症の治療ガイドラインより
- 薬剤名の後のアルファベットは, Barst RJ, et al:Updated evidence-based treatment algorithm in pulmonary arterial hypertension. J Am Coll Cardiol. 54 (1 Suppl):S78-S84, 2009. による推奨度である。同じ推奨度の中ではABC順に薬剤名を記した。
- ボセンタンはNYHAⅢ度以上に保険適用が限定されているため, NYHAⅡ度の欄ではカッコをつけた。
- ERA：エンドセリン受容体拮抗薬（アンブリセンタン, ボセンタン）
  PDE5-Ⅰ：ホスホジエステラーゼ5阻害薬（シルデナフィル, タダラフィル）
  （本治療手順は2011年作成のため, 若干今回2012年改訂版のIPAH/HPAHに対する治療手順とは異なる）

（文献14より引用）

　副作用は, 血圧低下, 潮紅, 嘔気・嘔吐, 徐脈, 意識消失, 尿量減少などである。ボセンタンはエンドセリン受容体拮抗薬で, 1日125～250mgが用いられる。この薬剤は経口薬でエポプロステノールと同等の効果があり[20]), 臨床の場では投与のしやすさという利点がある。

　シルデナフィルクエン酸塩は, ホスホジエステラーゼ5（PDE-5）阻害薬であるが, 硝酸薬・NO供与薬併用で降圧作用が増強するため併用を避ける。最近, 新たにPDE-5阻害薬としてタダラフィルがPAHに適応となった。PDE-5阻害薬は, サイクリックGMP（cGMP）を分解する酵素（PDE-5）の働きを阻害し, 細胞内のcGMPを高いレベルの状態に維持することで肺循環を改善する。

　これらの治療薬剤により予後の改善が期待されるが, これまでの自験17例における予

後は軽快，不変，死亡がほぼ同率であった。軽快例はほとんどUCGで見出された軽症例で，不変例の中には経過中悪化しHOTを導入された症例もあり，死亡例では突然死が多く認められる。

「肺高血圧症治療ガイドライン（2017年改訂版）」によれば，結合組織疾患に伴う肺高血圧症では，疾患活動性があれば重症度に応じて免疫抑制薬の投与が行われる[21]。有効性の多くはSLEやMCTDであるが，NYHA／WHO機能分類でリスク度の評価を行い，治療反応性が乏しい場合は，段階的な特異的肺血管拡張薬の導入，状況に応じて併用療法を検討する[21]。

2）肺血栓・塞栓症

肺血栓・塞栓症の頻度は，欧米では5.6％との報告があり[22]，自験例では0.9％であった（表Ⅶ-6-5）。臨床症状としては，胸痛，血痰，咳嗽，呼吸困難，発熱などが主で，胸部X線写真上，典型的な楔状影を認めるが，むしろ陰影が明らかでないもののほうが多い。確定診断には肺血流シンチグラフィを施行し，欠損像を確認することが有用である（写真Ⅶ-6-7）。一般に肺血栓・塞栓症は急性の病態であり，その原因として主たるものは血管炎，APSを含む凝固系の異常と考えられており，時に下肢や骨盤腔などの肺以外の血管に血栓を認める。自験例でも60％にループス抗凝固因子陽性を認めている（表Ⅶ-6-5）。

治療は，その要因にもよるが，ステロイド薬とともに抗凝固療法として，ヘパリン，ワルファリンの投与，血栓溶解療法としてウロキナーゼの投与が全身的，あるいは右心カテーテル下に局所的に行われる。また，下大静脈フィルター挿入療法も有効である。内科的治療で救命できないと判断されれば，早期に塞栓摘出術が行われる。その判定基準としては，強力な内科的治療を行っても収縮期血圧90mmHg以下，1時間尿量20mL以下，PaO_2 60mmHg以下である場合，肺動脈本幹が50％閉塞しているか，または片側肺動脈が閉塞している場合などである[23]。予後は血栓・塞栓の程度により異なるが，自験10例では70％が軽快し，30％が死亡している（表Ⅶ-6-5）。

4. 横隔膜病変

SLEの肺病変では，これまで述べてきたような胸膜，肺実質，血管病変のほか，呼吸筋の機能障害をきたすこともある。1965年にHoffbrandらは，SLE患者において無気肺で横隔膜の挙上を呈し，肺容量の低下・呼吸困難をきたす病態を縮小肺（shrinking lungまたはvanishing lung）として初めて報告した[24]。shrinking lungは肺陰影が乏しいのに対し，肺野の著明な縮小を認めることを特徴とし，肺活量，肺気量，肺コンプライアンスの低下を伴う著しい拘束性換気障害を呈するが，拡散能は多くは正常で，これは間質性肺炎

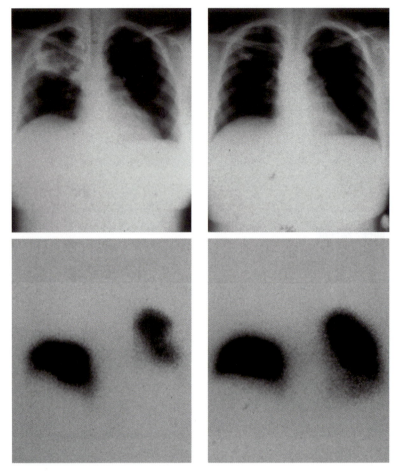

■ 写真Ⅶ-6-7　SLEにみられた肺梗塞（左：治療前，右：治療後）
上段：胸部X線所見。入院時，右上葉に梗塞性病変を認める。
下段：シンチグラフィ所見。入院時，X線所見に一致して欠損像を認めるが，左下肺野の欠損も認める。退院時，改善を認めるもいまだ軽度の欠損像を認める。

のような肺実質に起因する場合と区別される。むしろ，胸郭の神経筋病変など，肺外に起因する拘束を示唆する。また，SLEにみられる反復性の胸膜炎が横隔膜の挙上をもたらしている可能性がある。

　Gibsonらは，肺実質の病変が存在することもあるが，無気肺によって十分な肺の拡張が損なわれたときに肺外拘束が生じやすいことを指摘している。そして，半横隔膜の挙上はあるが，胸郭X線所見に比べ呼吸困難が強く，肺胞換気によって拡散能は補正され正常を示すことが多いことを報告している[25]。Martensらは呼吸筋力の低下をみる症例に陽圧の換気をかけることによって静肺コンプライアンスの正常化を認めている[26]。これは十分に吸入しえないことによって生じる微小無気肺が静肺コンプライアンスを減少さ

■表Ⅶ-6-6 拘束性換気障害の鑑別診断

所見/症状	呼吸筋力低下	間質性肺病変
肺コンプライアンス	正常またはやや低下 (肺膨張により正常化)	低下
呼吸困難	背臥位で悪化(起坐呼吸)	体位に関係しない
胸部X線	正常ないし基底部無気肺	異常所見
DLco	減少	減少
DLco/VA	正常またはやや減少	減少
RV/TLC	しばしば上昇	種々
最大吸気, 呼気圧	減少	正常

DLCO:肺拡散能力, VA:肺胞換気量, RV:残気量, TLC:全肺気量　　　　　　　　(文献28より)

せていることの傍証になっている。これらの症例では、全肺気量に対する残気量(RV/TLC)が非常に高く、間質性肺病変と筋力低下による肺外拘束との鑑別に有用視される。呼吸筋の筋力低下は、SLE自体によるミオパチー、ステロイドミオパチーなどが考えられるが、横隔膜の神経障害の関与は否定的である。

shrinking lung syndromeの剖検例では、びまん性に横隔膜の線維化が認められる[27]。表Ⅶ-6-6 [28]に、拘束性換気障害の鑑別診断を示す。

ステロイド薬は、横隔膜の機能障害を十分に改善するとは言いがたいが、shrinking lung syndromeを伴う活動性SLEにステロイド薬を多量投与(PSL 40mg/日)し、呼吸困難の改善を認めた症例が報告されている[29]。呼吸困難が持続する症例に気管支拡張薬が効果的であったとする報告もある。呼吸困難や横隔膜挙上は、時に持続するが、予後は比較的良好である。

5. その他

その他、アミロイドーシス、サルコイドーシス、閉塞性気管支炎などの併発が認められることがある。ステロイド薬に抵抗性を示す閉塞性気管支炎では、CYの併用で長期改善した症例が認められている。肺感染症は、10. 合併症の項(☞377頁)を参照されたい。

〈文献〉

1) 橋本博史:全身性エリテマトーデスの肺病変. リウマチ 33:186, 1993.
2) Kaine JL:Refractory massive pleural effusion in systemic lupus erythematosus treated with talc poudrage. Ann Rheum Dis 44:61, 1985.
3) Matthay RA, et al:Pulmonary manifestation of systemic lupus erythematosus:review of twelve cases of acute lupus. Medicine 54:397, 1975.

4) 森本真司, 他:膠原病とその類縁疾患と肺―全身性エリテマトーデス. 呼吸器科 5:201, 2002.
5) Inoue T, et al:Immunopathologic studies of pneumonitis in systemic lupus erythematosus. Ann Intern Med 91:30, 1979.
6) Boulware DW, et al:Lupus pneumonitis and anti-SSA(Ro)antibodies. J Rheumatol 16:479, 1989.
7) Schwab EP, et al:pulmonary alveolar hemorrhage in systemic lupus erythematosus. Semin Arthritis Rheum 23:8, 1993.
8) 斉藤峰輝, 他:大量肺胞出血にて死亡した抗好中球細胞質抗体陽性SLEの1例. 日内会誌 82:1884, 1993.
9) Wiedemann HP, et al:Pulmonary manifestations of the collagen vascular disease. Clin Chest Med 10:677-722, 1989.
10) 粕川禮司, 他:膠原病における肺高血圧症の治療アンケート調査:最終集計報告. 厚生省特定疾患混合性結合組織病調査研究班昭和62年度研究報告書. 1988, p42.
11) Condliffe R, et al:Connective tissue disease-associated pulmonary arterial hypertension in the modern treatment era. Am J Respir Crit Care Med 179(2):151-157, 2009.
12) Fayemi AO:Pulmonary vascular disease in systemic lupus erythematosus. Am J Clin Pathol 65(3):284-290, 1976.
13) Brentjens J, et al:Disseminated immune deposits in lupus erythematosus. Arthritis Rheum 20(4):962-968, 1977.
14) 吉田俊治, 他:混合性結合組織病(MCTD)の肺動脈性肺高血圧症(PAH)診断の手引き改訂について. 厚生労働省難治性疾患克服研究事業混合性結合組織病調査研究班平成22年度報告書.
15) 橋本博史:膠原病における肺高血圧症の治療. 臨免疫 17(12):1095-1102, 1985.
16) Simonneau G, et al:Clinical classification of pulmonary hypertension. J Am Coll Cardiol 43:5S, 2004.
17) 橋本博史, 他:全身性エリテマトーデスの病型分類に関する全国調査結果について. 各種臨床病態別による転帰と治療法の解析. リウマチ 32:27, 1992.
18) 新納宏昭:SLEの肺高血圧症に対する治療はどのように行うか？ 全身性エリテマトーデス診療ガイドライン 2019(厚生労働科学研究費補助金難治性疾患等政策研究事業 自己免疫疾患に関する調査研究(自己免疫班), 日本リウマチ学会 編). 南山堂, 2019, p145-150.
19) 小川愛子, 他:肺高血圧症の新しい治療, 日内会誌104:1652, 2015.
20) 近藤啓文, 他:免疫疾患の合併症とその治療法に関する研究(主任研究者:橋本博史). 平成14年度総括研究報告書. 厚生科学研究費補助金 免疫アレルギー疾患予防・治療研究事業. 2003, p29.
21) 日本循環器学会, 他:肺高血圧症治療ガイドライン(2017年改訂版). [https://www.j-circ.or.jp/cms/wp-content/uploads/2017/10/JCS2017_fukuda_h.pdf]
22) Gladman DD, et al:Venous syndrome and pulmonary embolism in systemic lupus erythematosus. Ann Rheum Dis 39:340, 1980.
23) Sasahara AA, et al:Another look at pulmonary embolectomy. Ann Thorac Surg 16:317, 1973.
24) Hoffbrand BJ, et al:Unexplained dyspnea and shrinking lungs in systemic lupus erythematosus. Br Med J 1:1273, 1965.
25) Gibson GJ, et al:Diaphragm function and lung involvement in systemic lupus erythematosus. Am J Med 63:926, 1977.

26) Martens J, et al:Respiratory muscle dysfunction in systemic lupus erythematosus. Chest 84:170, 1983.
27) Rubin LA, et al:Shrinking lung syndrome in SLE-a clinical pathologic study. J Rheumatol 10:973, 1983.
28) Wiedemann HP, et al:Pulmonary manifestations of systemic lupus erythematosus. J Thorac Imaging 7:1-18, 1992.
29) Walz-Leblanc BAE, et al:The "shrinking lungs syndrome" in systemic lupus erythematosus-Improvement with corticosteroid therapy. J Rheumatol 19:1970, 1992.

7. 消化器病変

　腹痛をはじめ種々の消化器症状を認める場合には，SLEの再燃をはじめ，消化管の虚血性病変，感染症，薬剤の副作用などを鑑別する必要がある．自験例における消化器症状を表Ⅶ-7-1に示す．Hopkins Lupus Cohortのデータによれば，軽症例の増加や治療による寛解導入例の増加などにより，過去の報告に比べ肝腫や脾腫の頻度は著しく低下しており，他方，SLEの経過からみると，診断後期に脾腫や膵炎の頻度が高くなる傾向にある(表Ⅶ-7-2)[1]．

1. 消化管障害

　腹痛，嘔気・嘔吐，下痢，食欲不振などの非特異的消化器症状は，多くはSLE自体よりもステロイド薬や非ステロイド性抗炎症薬(NSAIDs)，免疫抑制薬などの薬剤，感染症

■ 表Ⅶ-7-1　SLEの消化器症状　　$n=1,125$，(　)内は％

急性腹症	56 (5)
腹膜炎	14 (1)
イレウス	12 (1)
腹水	22 (2)
肝腫	126 (11)
脾腫	41 (4)
ルポイド肝炎	9/1,202 (1)

(SLE, 2002)

■ 表Ⅶ-7-2　SLEの診断後経過と消化器病変の出現　　(　)内は％

	診断後1～4年 ($n=211$)	診断後5年以上 ($n=138$)	P値
肝腫	6% (2.8)	3% (2.2)	
脾腫	2% (0.9)	13% (9.4)	0.0004
他の消化器症状*	3% (1.4)	3% (2.2)	
膵炎	1% (0.5)	6% (4.3)	

＊：腸管の血管炎やSLEによる腹水なども含む．

などによることが多い。ステロイド薬（9％）やNSAIDs（7％）による消化管潰瘍はよく知られているところである。NSAIDsによる消化管潰瘍には*Helicobacter pylori*菌の関与が示され，潰瘍とともに菌が同定されれば休薬とともに除菌が行われる。消化管潰瘍の治療には，H_2ブロッカーやオメプラゾールが用いられる。

　NSAIDsによる消化管潰瘍の予防薬として種々の抗潰瘍薬が挙げられるが，有効とされるのはミソプロストールである。ステロイド薬とNSAIDsの併用による消化管潰瘍の頻度は，併用しない場合に比べ15倍のリスクとなる[2]。また，ステロイド薬の多量投与は無症候性の穿孔性消化管潰瘍をもたらすため留意が必要である。

2. 腹膜炎・腹水

　腹膜炎はしばしば心外膜炎や胸膜炎とともに認められる。腹膜に限局するループス腹膜炎は虚血性腸疾患や感染症との鑑別を要し，腸間膜動脈造影や内視鏡検査，腹部CT検査などで初めて診断されることもある。小腸癒着による慢性のループス腹膜炎も存在する。

　腹水は，ループス腹膜炎や膵炎，腸梗塞，Budd-Chiari症候群，細菌性腹膜炎などにより出現する。SLEの再燃に伴う急性の腹水は，漿膜下や粘膜下層の血管炎によることもある。慢性の腹水は，二次的にうっ血性心不全やネフローゼ症候群，肝硬変などの病態で認められ，稀に慢性ループス腹膜炎，収縮性心外膜炎，Budd-Chiari症候群，蛋白漏出性腸症などでみられる。ループス腹膜炎による腹水は，ステロイド多量投与で治療し改善をみる。

3. 腸管の血管炎

　しばしば腸管の血管炎による急性腹症がみられる。時に外科的手術を必要とする。Zizicらの報告[3]によれば，急性腹症は140例中15例に認め，そのうち53％が死亡している。開腹手術をした11例中9例に血管炎を認め，腸穿孔は6例に認めている。急性腹症をきたすリスクファクターとして，末梢血管炎，精神神経ループス，無菌性骨壊死，血小板減少症，リウマトイド因子陽性を挙げている。自験例では4例に血管炎を認め，そのうち3例に腸管穿孔を認め，3例死亡している（表Ⅶ-7-3）。時に，血管炎による腸管出血や腹膜出血をみる。腸管の血管炎により腸管嚢腫様気腫をきたすことがある（写真Ⅶ-7-1，2，表Ⅶ-7-4）。

　腸間膜動脈炎では，激しい腹痛とともに嘔気・嘔吐，下痢，腹水，消化管出血，発熱などをみるが，ステロイド薬や免疫抑制薬により症状が隠蔽され，診断が遅れることがある。腸管の血管炎の鑑別診断には，胃腸炎，腸閉塞，虫垂炎，消化管潰瘍，膵炎，卵巣嚢腫，子宮外妊娠，憩室炎，炎症性腸疾患など，SLEに関連したものでは腹膜炎，膵炎，抗リン

表Ⅶ-7-3 SLEにみられた消化管病変の特徴（自験例）

		腸炎	UC	血管炎	APS関連
例　数		5	2	4	3
初　発		1	1	0	2
診断からの期間（平均年）		10.5±5.7	9	10.25±9.25	11
下　血		0	1（50％）	2（50％）	3（100％）
穿　孔		0	0	3（75％）	1（33％）
腎　症		1	1	2	1
漿膜炎		1	0	0	0
ループス膀胱炎		2	0	0	0
血小板減少		1	0	0	3
下腿潰瘍		0	0	1	0
末梢神経障害		0	0	1	0
CRP上昇		0	0	4	0
血清低補体価		2	0	1	2
抗DNA抗体高値		1	0	1	1
抗リン脂質抗体陽性		0	0	0	3
治　療	ステロイド薬	5	2	4	3
	免疫抑制薬	1	1	0	0
	手　術	1	0	3	0
転　帰	軽　快	5	2	1	1
	死　亡	0	0	3	2

UC：潰瘍性大腸炎
APS：抗リン脂質抗体症候群

脂質抗体症候群（antiphospholipid syndrome：APS），さらには動脈硬化性病変など，腹痛をきたす疾患が数多く含まれる．他の臓器の活動性病変がみられればSLEによる血管炎が示唆されるが，腸管の血管炎は単独でもみられる．診断がつかず腸梗塞か穿孔が疑われる場合には，腹腔鏡か開腹術（図Ⅶ-7-1）により診断につながることがある．

　腸間膜動脈炎の治療は，ステロイドパルス療法を含むステロイド多量投与を行う．急速な改善が得られない場合にはシクロホスファミド間欠大量静注投与（IVCY）を併用する．腸梗塞や穿孔をきたしている場合には，感染症に対する治療も併せて行われる．長期抗菌薬の投与を必要とすることが多いが，日和見感染をきたしやすく留意が必要である．

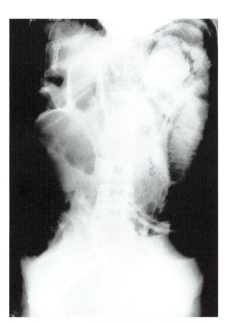

■ 写真Ⅶ-7-1　腸管囊腫様気腫を合併したSLE症例（腹部X線）

free airとともに著明な腸管気腫を認める。

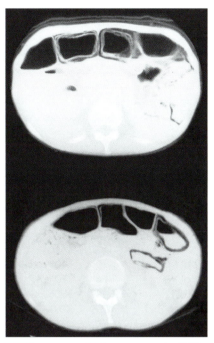

■ 写真Ⅶ-7-2　写真Ⅶ-7-1のCT所見

小腸壁の肥厚および腸管壁内の気腫性変化を認める。

■ 表Ⅶ-7-4　腸管囊腫様気腫を合併したSLEの報告例

報告者（年）	年齢	性別	発症後	ステロイド投与量	合併症
Freiman, et al (1975)	54歳	女性	6カ月	（−）	
Kleinman, et al (1976)	35歳	女性	3年	30mg	肺線維症
Morrison, et al (1976)	29歳	女性	不明	（−）	
Meyers, et al (1977)	35歳	女性	不明	不明	
Binstadt, et al (1977)	15歳	女性	不明	（＋）	
Derkson, et al (1978)	28歳	女性	不明	（−）	
Zizic, et al (1983)	不明	女性	不明	不明	結節性多発動脈炎
高畑ら (1983)	32歳	女性	不明	不明	強皮症
Leon, et al (1985)	37歳	女性	不明	（−）	
吉永ら (1988)	50歳	女性	19年	10mg	MCTD，肺線維症
Pruitt, et al (1988)	58歳	女性	10年	10mg	
Laing, et al (1988)	21歳	女性	2年	（＋）	
渥美ら (1991)	51歳	女性	12年	7mg	慢性腎不全
Cabrera, et al (1994)	不明	女性	不明	不明	
若松ら (1995)	45歳	女性	8年	7.5mg	MCTD，肺線維症

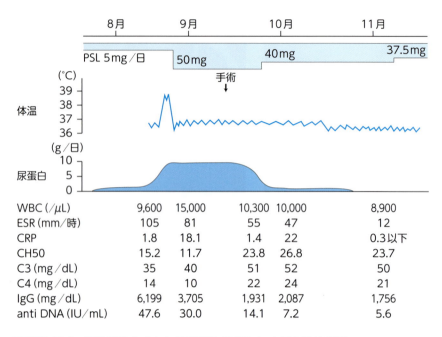

図Ⅶ-7-1　腸管穿孔をきたし開腹術を施行した症例の治療経過

4. 非血管炎による腸梗塞

　APSでは肝や脾の梗塞，腸梗塞をみることがある．副腎出血や副腎不全もきたしうる．抗リン脂質抗体陽性をみる3例の自験例（表Ⅶ-7-3）では，3例とも下血を認め，2例死亡し予後不良である．消化管穿孔をきたした抗リン脂質抗体陽性SLE症例（49歳，女性）の病理組織像を写真Ⅶ-7-3に示す．消化管潰瘍底部に血栓を伴う壊死性血管炎を認める．動脈硬化性病変による腸間膜病変や腸梗塞もみられる．腹部の虚血性病変の要因として血管炎，APS，動脈硬化性病変を鑑別するのは困難なことが多い．たとえば，抗リン脂質抗体が陽性の場合に，必ずしも血管炎や動脈硬化性病変を否定する根拠にはならない．劇症型のAPSであっても播種性血管内凝固や血栓性血小板減少性紫斑病との鑑別が困難なことがある．

　血栓による梗塞を伴うAPSでは，ヘパリンで治療を開始し，経過によりワルファリンに切り替える．血漿交換療法により効果をみることがある．動脈硬化性病変で腸梗塞をきたすことは少ないが，血管造影により診断され血行再建術が行われることがある．

　高齢発症SLEに認められた腸間膜動脈血栓症による小腸梗塞の症例を写真Ⅶ-7-4に示す[4]．

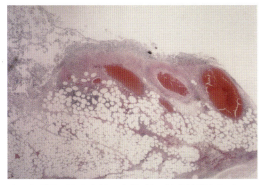
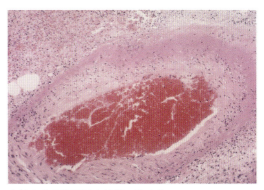

病理組織像：潰瘍底部に血栓, 壊死性血管炎を認める。　　血栓を伴う壊死性血管炎の拡大像

■ 写真Ⅶ-7-3　消化管穿孔をきたしたAPS合併SLE（49歳, 女性）

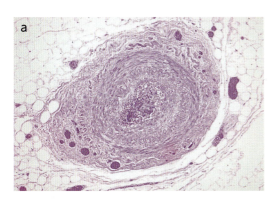
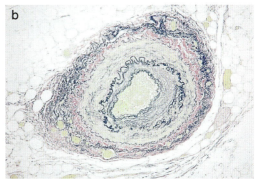
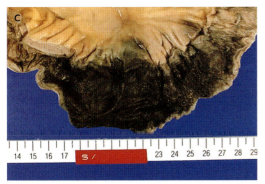

■ 写真Ⅶ-7-4　腸間膜動脈血栓症により小腸梗塞をきたしたSLEの剖検所見
a：腸間膜動脈HE染色, 強拡大
b：腸間膜動脈EVG染色, 強拡大。腸間膜動脈血管内膜の肥厚がみられる。血管内腔には血栓が認められる。
c：小腸梗塞。回盲部上流14～18cmの回腸に楔形の梗塞を伴う。この病変が下血の原因と考えられた。

5. 炎症性腸疾患

潰瘍性大腸炎の合併は稀で，0.4％にみられる[5]とされるが，自験例では2例である（表Ⅶ-7-3）。ループス腸炎という言葉は血管炎をみる粘膜潰瘍と考えられるが，潰瘍性大腸炎やクローン病との鑑別は必ずしも容易ではない。X線所見でクローン病と診断され，組織学的に血管炎が認められた症例が報告されている[6]。また，薬剤による影響もあり，たとえば，炎症性腸疾患の治療に用いられるサラゾスルファピリジンは薬剤誘発ループスをきたすことで知られ，イブプロフェンは若いSLEの女性に潰瘍性直腸肛門炎をきたすことが指摘されている[1]。自験例では，5例に腸炎を認めているが，その特徴を表Ⅶ-7-3に示す。また，直腸潰瘍をきたし，瘻孔を形成した症例の治療経過を図Ⅶ-7-2に，その症例の内視鏡所見，注腸検査所見を写真Ⅶ-7-5，6に示す。さらに，回盲部にみられた潰瘍の内視鏡所見を写真Ⅶ-7-7に示す。

6. 蛋白漏出性胃腸症・吸収障害

SLEによる蛋白漏出性胃腸症はきわめて稀である。心外膜炎やリンパ管拡張症など，他の原因を除外する必要がある。定型的には浮腫と低蛋白血症で，下痢は約半数にみられる。

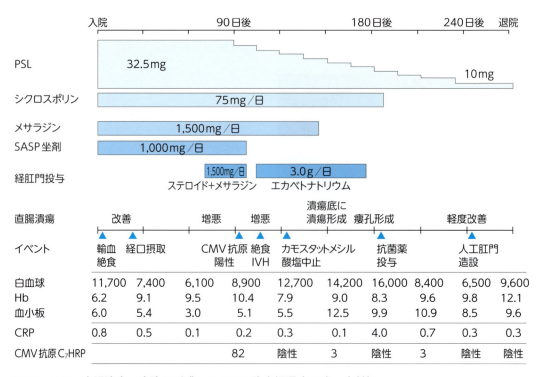

■ 図Ⅶ-7-2　直腸潰瘍，瘻孔を形成したSLEの臨床経過（44歳，女性）
PSL：プレドニゾロン，SASP：サラゾスルファピリジン，CMV：サイトメガロウイルス，IVH：中心静脈栄養

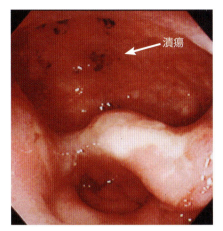

■写真Ⅶ-7-5　巨大な直腸潰瘍をきたしたSLEの内視鏡所見

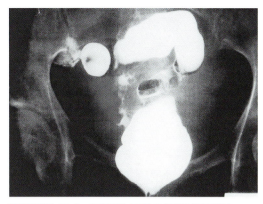

■写真Ⅶ-7-6　写真Ⅶ-7-5の注腸検査所見
瘻孔をみる。

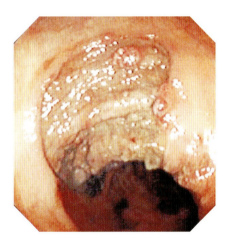

■写真Ⅶ-7-7　回盲部にみられた潰瘍

　小腸の蛍光抗体染色により腸絨毛の血管にC3の沈着をみることが報告されている[7]。蛋白漏出性胃腸症をきたした自験例（41歳，女性）の蛋白漏出シンチグラフィ所見を写真Ⅶ-7-8に，臨床経過を図Ⅶ-7-3に示す。本症例では，α_1-アンチトリプシンクリアランスが70.5と上昇し，D-キシロース吸収試験1.4と低下を認め，蛋白漏出シンチグラフィにより胃，小腸への集積が速やかに認められ，経時的に大腸への出現が描出されている。プレドニゾロン60mg/日の投与で改善を認めている。このように，多くはステロイド薬で軽快をみる。

7. 膵炎

　膵炎は稀であるが，心窩部痛，右季肋部痛，背部に放散する痛みなどの腹痛がある場合には鑑別すべき病態として考慮しなければならない。嘔吐，発熱，頻脈，低血圧なども

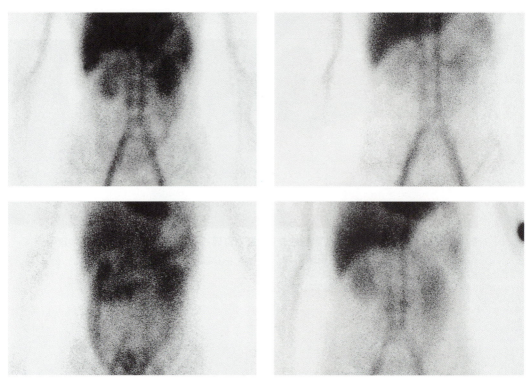

■ 写真Ⅶ-7-8　蛋白漏出性胃腸症における蛋白漏出シンチグラフィ（図Ⅶ-7-3と同一症例）

左：治療前，右：治療後

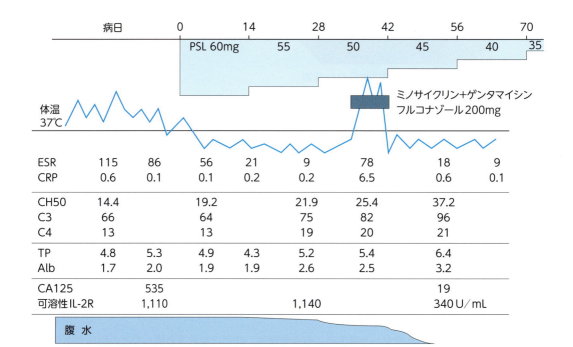

■ 図Ⅶ-7-3　蛋白漏出性胃腸症をきたしたSLEの臨床経過（41歳，女性）

みられる。診断する上で，膵由来の血清アミラーゼ，超音波所見，CT，MRI検査などが行われる。アミラーゼの上昇をみる場合にはSjSを含む唾液腺疾患，腸間膜梗塞，穿孔性消化管潰瘍，子宮外妊娠破裂，転移性悪性腫瘍，腎不全などが鑑別疾患として挙げられる。胆・肝疾患，飲酒，ウイルス感染，外傷など，SLEに関連しない疾患であることも多い。NSAIDsやアザチオプリン（AZ）などの薬剤も膵炎をきたす。表Ⅶ-7-5に薬剤性膵炎をきたす薬剤を示す[8]。

ステロイド薬と膵炎との関係は異論のあるところである。モデル動物では，ステロイド投与により膵の病変と膵周囲の脂肪壊死をみる。ヒトにおいても膵炎の所見をみることもあるが，必ずしもステロイド投与と関係しなくともみられる。膵炎をきたす機序として，動脈炎を含む血管病変，壊死性膵炎，結石，血栓などが考えられる。

また，自己免疫性膵炎がIgG4関連疾患を構成する病態の可能性として注目されている。

表Ⅶ-7-5　薬剤性膵炎の原因となる薬剤

1. 膵炎誘発の根拠が確実な薬剤
    免疫抑制薬：アザチオプリン，シクロスポリン
    利尿薬：フロセミド，ヒドロクロロチアジド
    降圧薬：α-メチルドパ，ACE阻害薬（カプトプリル，エナラプリル，リシノプリル）
    ホルモン薬：エストロゲン
    サルファ薬：サラゾスルファピリジン，スルファメチゾール
    抗菌薬：テトラサイクリン
    抗てんかん薬：バルプロ酸ナトリウム
2. 膵炎誘発の根拠が確からしい薬剤
    抗がん剤：L-アスパラギナーゼ，シスプラチン，シタラビン
    降圧・利尿薬：エタクリン酸
    抗原虫薬：メトロニダゾール，ペンタミジン
    ホルモン薬：プレドニゾロン
    抗不整脈薬：プロカインアミド
    医原性高カルシウム血症：ビタミンD，Caの投与
3. 膵炎誘発の根拠が乏しい薬剤
    非ステロイド性抗炎症薬：インドメタシン，サリチル酸
    鎮痛解熱薬：アセトアミノフェン
    抗潰瘍薬：シメチジン
    抗菌薬：リファンピシン，イソニアジド（INH）
    抗腫瘍薬：6-メルカプトプリン
    脂質異常症治療薬：コレスチラミン
    麻薬・非麻薬性鎮痛薬：モルヒネ塩酸塩，ペチジン塩酸塩，ペンタゾシン

（文献8より引用）

SLEにどの程度合併するのか定かではないが，特徴は，膵の腫大と膵管狭窄像がみられ，病理組織学的に膵にリンパ球と形質細胞を主とする細胞浸潤と線維化を認める。これに加えて，高ガンマグロブリン血症，高IgG血症，自己抗体を認めるが，これらの免疫異常はSLEでよくみられる所見で，併発する可能性がある。一般には，高齢の男性に好発し，閉塞性黄疸で発症することが多く，膵炎発作をきたすことは稀とされる。これまで，SjSやRAなどの自己免疫疾患との合併が報告されているが，高齢発症など定型像と異なることが多い。ステロイド薬は著効し予後良好とされる[9]。重篤な膵炎の場合においても，ステロイドパルス療法を含むステロイドの多量投与が行われる。

8. 肝障害

薬剤性肝障害が多く認められ，NSAIDs，AZやCYなどの免疫抑制薬，その他合併症に対して用いられる薬剤などによる。慢性活動性肝炎(ルポイド肝炎)はSLEと区別され，合併は稀である。慢性活動性肝炎では，抗平滑筋抗体(70％)や抗ミトコンドリア抗体(30％)の特異的抗体を認め，SLE様の皮疹や関節痛(大関節が多い)，レイノー現象，胸膜炎，リンパ節腫大，高ガンマグロブリン血症とともに抗核抗体(80％)やLE因子，クームス抗体などの自己抗体，慢性甲状腺炎やSjSなどの自己免疫疾患を認める。白血球減少，血小板減少も認められる。肝生検ではpiecemeal necrosisを認める。腎症は通常軽微である。壊死後性肝硬変に移行すると脾腫，門脈圧亢進症をみる。慢性活動性肝炎の鑑別疾患として，慢性持続性肝炎，B型肝炎，C型肝炎，薬剤性，ウィルソン病などが挙げられる。自験例における慢性活動性肝炎を伴うSLEの多くは，ステロイド薬の治療により軽快し，予後良好であるが，症例によっては免疫抑制薬や血漿交換療法を必要とする症例も含まれる(表Ⅶ-7-6)。自験SLE 73例の剖検例と生検例による病理学的検索では，うっ血肝(71％)，動脈炎(15％，1例に肝梗塞)，胆汁うっ滞(9％)，反応性肝炎(8％)，薬剤性ないし細胆管炎(3％)，肝の再生結節性過形成(7％)，自己免疫性肝炎(3％)，脂肪肝(73％)などがみられている[10]。肝の再生結節性過形成は本邦では少ないとされており，合併をみる場合には門脈圧亢進症をきたしやすく，レイノー現象や肺高血圧症，抗U1-RNP抗体陽性などをみることが多い[11]。

9. 食道障害

強皮症やMCTDの重複症候群がなければ重篤な食道機能障害は稀であるが，時に蠕動障害をみる。逆流性食道炎や胸やけなどの症状が強い場合には，H_2ブロッカーやプロトンポンプ阻害薬などを用いる。ステロイド薬を含む免疫抑制療法によりカンジダ食道炎をきたすことがある。抗真菌薬(クロトリマゾール・トローチ，フルコナゾールなど)で治療する。

表Ⅶ-7-6　慢性活動性肝炎を呈するSLE症例（1,202例中9例）

発症時	初　発	6例
	SLEの経過中	3例（全例，診断時は関節炎が主症状）
合併症	筋病変・横断性脊髄炎（後発）	1例
	眼内炎	1例
血清学的所見	低補体価	1/5（20％）
	抗DNA抗体高値	3/5（60％）
	抗U1-RNP抗体陽性	0
	抗Sm抗体陽性	0
	抗SS-A抗体陽性	0
	抗リン脂質抗体陽性	0
治　療	ステロイド　中等量	6例
	多　量	1例
	免疫抑制薬（アザチオプリン）	1例
	血漿交換療法	2例
転　帰	軽　快	8例
	死　亡	1例

〈文 献〉

1) Petri M：Gastrointestinal manifestation. The Clinical Management of Systemic Lupus Erythematosus. 2nd ed, ed by Schur PH, Lippincott, Philadelphia, 1996, p127.
2) Piper JM, et al：Corticosteroid use and peptic ulcer diseases. Role of nonsteroidal anti-inflammatory drugs. Ann Intern Med 114：735, 1991.
3) Zizic TM, et al：Acute abdominal complications of systemic lupus erythematosus and polyarteritis nodosa. Am J Med 73：525, 1982.
4) 金田和彦, 他：目でみる膠原病　高齢で発症した全身性エリテマトーデスの一例. モダンフィジシャン 25(4)：475-477, 2005.
5) Dubois EL, et al：Clinical manifestations of systemic lupus erythematosus. JAMA 190：104, 1964.
6) Gladman DD, et al：Bowel involvement in systemic lupus erythematosus：Crohn's disease or lupus vasculitis. Arthritis Rheum 28：466, 1985.
7) Tsutsumi A, et al：Protein losing enteropathy associated with collagen diseases. Ann Rheum Dis 50：178, 1991.
8) 渡辺伸一郎：血清アミラーゼ上昇作用のある薬剤. 日本医事新報 4011：106, 2001.
9) 神沢輝実：自己免疫性膵炎. 日内会誌 93：90, 2004.
10) Matsumoto T, et al：The liver in collagen diseases：pathologic study of 160 cases with particular reference to hepatic arteritis, primary biliary cirrhosis, autoimmune hepatitis and nodular regenerative hyperplasia of the liver. Liver 20：366, 2000.
11) 河野通史：肝のmultiple nodular hyperplasiaを合併した全身性エリテマトーデスの1例. 日臨免会誌 10：91, 1987.

8. 血液学的病変

1. 貧血

1) 炎症に伴う貧血

　貧血はSLEにおける約50％以上の患者に認められる。自験例では，Hb 10.0g/dL以下の貧血は38％に認められ，赤血球数380万以下の症例は63％を占める。その要因は種々であるが，多くは正球性正色素性の貧血で慢性炎症による。進行すると鉄欠乏性貧血に類似した低色素性，小球性の貧血をみることがあるが，血清鉄とTIBCは減少か正常で，フェリチンの増加をみる。腎不全では，エリスロポエチンの低下による腎性貧血をみる。

　治療は，鉄剤の投与は効果が少なく，多くはステロイド薬を含む免疫抑制療法による原疾患の治療により改善する。稀に，自己抗体により赤血球産生能が障害され貧血をみる。*in vitro*の系で自己ないし同種骨髄細胞の増殖は患者血清により抑制をみる。この種の貧血では，ステロイド薬を含む免疫抑制療法や血漿交換療法が効果的である[1]。

2) 自己免疫性溶血性貧血（AIHA）

　自験例では11％にみられる。日本では欧米に比べ少ない。自己免疫性溶血性貧血（autoimmune hemolytic anemia：AIHA）は赤血球に対する自己抗体によって赤血球の破壊が起こる後天性溶血性貧血である。抗体は体温下（37℃）で活性化する温式抗体と低温域で活性化する冷式抗体に区分される。それぞれ温式AIHA，冷式AIHAに分類されるが大部分は前者である。冷式AIHAは，さらに寒冷凝集素症と発作性寒冷ヘモグロビン尿症に分類される。厚生労働省調査研究班より提唱され，2022年に改訂された診断基準を表Ⅶ-8-1, 2[2]に示す。温式AIHAにおける抗赤血球抗体（クームス抗体）の多くはIgGクラスに属し，大部分は抗体の結合した赤血球がIgG Fc受容体を介して脾臓のマクロファージにより貪食され崩壊する血管外溶血である。その他，免疫複合体の結合をみる赤血球が補体を介して溶血を起こす機序，補体受容体を介し脾臓などの網内系に貪食される機序，抗体依存性細胞傷害の機序などが挙げられる。

　AIHAでは，直接クームス試験陽性に加えて貧血，黄疸，脾腫，ヘモグロビン尿，間接ビリルビン上昇，LDH高値，ハプトグロビン低下，網状赤血球増加などをみる。直接クームス試験は既に赤血球と結合している抗体を検出する方法であるが，溶血がみられず陽性を

表Ⅶ-8-1　溶血性貧血の診断基準

下記の1と2を満たし，3を除外したもの
1. 臨床所見
   貧血と黄疸を認める
2. 検査所見　以下6項目のうち4項目以上認める
   1) ヘモグロビン濃度低下
   2) 網赤血球増加
   3) 血清間接ビリルビン値上昇
   4) 尿中・便中ウロビリン体増加
   5) 血清ハプトグロビン値低下
   6) 骨髄赤芽球増加
3. 鑑別疾患
   巨赤芽球性貧血，骨髄異形成症候群，赤白血病，先天性赤血球形成異常性貧血（congenital dyserythropoietic anemia），肝胆道疾患，体質性黄疸

（文献2より引用）

示す場合にはIgG抗体ではなく，赤血球膜表面のC3bと反応している可能性がある。さらに，補体結合性の免疫複合体は赤血球膜上のC3b受容体と結合しうるため，免疫複合体により陽性を示すことがある。AIHAと特発性血小板減少性紫斑病が合併するEvans症候群もみられる。

　AIHAの約75％はステロイド薬に反応する。初回プレドニゾロン（PSL）換算で1〜1.5mg/kg/日で治療開始し，数週間継続投与する。改善が得られれば，網状赤血球を指標に漸減する。重篤な溶血がみられる場合にはステロイドパルス療法を行う。ステロイド薬に反応せず溶血が進行する場合には脾摘を考慮する。また，脾摘に先行してアザチオプリン（AZ）やシクロホスファミド（CY），シクロホスファミド間欠大量静注療法（IVCY），ミコフェノール酸モフェチル（MMF），シクロスポリン（CsA）などの免疫抑制薬が用いられる。一部の難治性症例では，血漿交換療法やIVIg，ダナゾールなどで効果をみる。輸血は重篤な貧血症状がみられる場合に施行される。間接クームス試験が陽性の場合にはクロスマッチで血液型不適合が生じやすいが，そのために輸血ができないということはない。しかし，SLEでは種々の赤血球抗体が出現しやすく，輸血は重篤な貧血の場合に限られる。

3）鉄欠乏性貧血

　SLEではよく血清鉄の低下がみられるが，多くは消化管出血や月経による。小球性低色素性貧血を呈し，血清鉄低値，TIBC増加，貯蔵鉄量減少，血清フェリチン値低下などをみる。慢性炎症による貧血と鑑別を要する。治療は，鉄剤の投与と原因の除去であるが，常に出血巣を念頭に置く。

表Ⅶ-8-2　自己免疫性溶血性貧血（AIHA）の診断基準

A. 溶血性貧血（※）の診断基準を満たす
B. 検査所見
　以下の1または2を満たす
　1. 広範囲抗血清による直接クームス試験が陽性である
　2. クームス試験陰性例では，赤血球結合IgG高値〔フローサイトメトリー（FCM）法，RIA法にて診断〕
　　　FCM法：カットオフ値 16平均蛍光強度差，基準範囲：5.5〜16.0
　　　RIA法：カットオフ値 赤血球当たり76.5 IgG分子，基準範囲：20〜46
C. 病型分類
　上記の診断のカテゴリーによってAIHAと診断するが，さらに抗赤血球自己抗体の反応至適温度によって，温式（37℃）の1）と，冷式（4℃）の2）および3）に区分する
　1) 温式自己免疫性溶血性貧血（温式AIHA）
　　　臨床像は症例差が大きい。特異抗血清による直接クームス試験でIgGのみ，またはIgGと補体成分が検出されるのが原則であるが，抗補体または広スペクトル抗血清でのみ陽性のこともある。診断は2），3）の除外によってもよい
　2) 寒冷凝集素症（CAD）
　　　血清中に寒冷凝集素価の上昇があり，寒冷曝露による溶血の悪化や慢性溶血がみられる。特異抗血清による直接クームス試験では補体成分が検出される
　3) 発作性寒冷ヘモグロビン尿症（PCH）
　　　ヘモグロビン尿を特徴とし，血清中に二相性溶血素〔ドナート・ランドスタイナー（Donath-Landsteiner）抗体〕が検出される。特異抗血清による直接クームス試験では補体成分が検出される
D. 以下によって経過分類と病因分類を行うが，指定難病の対象となるのは，原則として慢性で特発性のAIHAを対象とする
　　　急性：推定発病または診断から6カ月までに治癒する
　　　慢性：推定発病または診断から6カ月以上遷延する
　　　特発性：基礎疾患を認めない
　　　続発性：先行または随伴する基礎疾患を認める
E. 参考所見
　1) 診断には赤血球の形態所見（球状赤血球，赤血球凝集など）も参考になる
　2) 特発性温式AIHAに特発性/免疫性血小板減少性紫斑病（idiopathic/immune thrombocytopenic purpura：ITP）が合併することがある（Evans症候群）。また，寒冷凝集素価の上昇を伴う混合型もみられる
　3) 寒冷凝集素症での溶血は寒冷凝集素価と相関するとは限らず，低力価でも溶血症状を示すことがある（低力価寒冷凝集素症）。直接凝集試験（寒冷凝集素症スクリーニング）が陰性の場合は，病的意義のない寒冷凝集素とほぼ判断できる
　4) 基礎疾患には自己免疫疾患，リウマチ性疾患，リンパ増殖性疾患，免疫不全症，腫瘍，感染症（マイコプラズマ，ウイルス）などが含まれる。特発性で経過中にこれらの疾患が顕性化することがあり，その時点で指定難病の対象から外れる
　5) 薬剤起因性免疫性溶血性貧血でも広範囲抗血清による直接クームス試験が陽性となるので留意する。診断には臨床経過，薬剤中止の影響，薬剤特異性抗体の検出などが参考になる

※診断基準および重症度分類の適応における留意事項
1. 病名診断に用いる臨床症状，検査所見などに関して，診断基準上に特段の規定がない場合には，いずれの時期のものを用いても差し支えない（ただし，当該疾病の経過を示す臨床症状などであって，確認可能なものに限る）。
2. 治療開始後における重症度分類については，適切な医学的管理の下で治療が行われている状態であって，直近6カ月間で最も悪い状態を医師が判断することとする。
3. なお，症状の程度が上記の重症度分類などで一定以上に該当しない者であるが，高額な医療を継続することが必要なものについては，医療費助成の対象とする。
4. CADについて寒冷回避が原則で，副腎皮質ステロイドが一般的に無効であるため，薬物療法が必要でも適切な治療法を選択し得ない場合がある。

（文献2より引用）

4) その他

　稀に赤芽球癆（pure red cell aplasia：PRCA）をみる。赤芽球に対する自己抗体や細胞傷害性リンパ球の存在などによる。正球性正色素性貧血を呈し，網赤血球は消失ないし著減し，赤芽球はほとんど認めない。血清鉄は著増し，不飽和鉄結合能は低下する。治療はステロイド薬，免疫抑制薬が用いられるが，胸腺腫を伴う場合には摘出術を行う。輸血も不可欠であるが，長期にわたるとヘモジデローシスをきたす。図Ⅶ-8-1にループス腎炎にPRCAを合併した症例の治療経過を示す。血液疾患，胸腺腫，悪性腫瘍，ウイルス感染などの関与は否定的で，ループス腎炎の悪化とともに認められたことからSLEによるPRCAと考えられた。ステロイド薬の治療により改善をみている。表Ⅶ-8-3に骨髄所見を，表Ⅶ-8-4[3]に後天性PRCAの治療法と有効率を示す。

　鎌状赤血球貧血は黒人にしばしばみられSLEに先行して発症することがあるが，関節炎，胸膜炎，腎症，痙攣，骨壊死など両者に共通する病態が多く，診断上問題となることがある[1]。その他，稀ではあるが骨髄線維症，再生不良性貧血などがみられる。

2. 白血球減少

1) 顆粒球減少

　白血球減少の頻度は高く，活動性とも関連するが，その多くはリンパ球の減少による。自験例では4,000以下の白血球減少は62％にみられ，1,500以下のリンパ球減少は91％に認められる。1,000以下の顆粒球減少は稀であるが，存在すればリンパ球減少よりも重篤である。顆粒球減少がしばしばみられるのは薬剤性で，特に免疫抑制薬や抗菌薬投与による。その他，顆粒球抗体や補体活性化，特にC3b結合による顆粒球障害，さらには血球貪食症候群などが挙げられる。顆粒球減少は易感染性をもたらすが，ステロイド薬による軽度の顆粒球減少症の治療は感染症のリスクとなる。

　顆粒球数が正常であっても易感染性がみられ，これは接着や遊走，脱顆粒といった顆粒球の機能障害による可能性がある。これにはC3b受容体の欠損や免疫複合体によるFc受容体の消費なども関与する。一方，活性化した顆粒球はSLEの血管炎や精神神経障害などにおいても認められる。顆粒球増加はステロイド薬の治療によってよく認められる。好酸球増加は，アレルギー疾患や寄生虫感染の合併がなければ稀である。

2) リンパ球減少

　前述したごとく，リンパ球減少は高頻度にみられる。SjSやMCTDなどを除き他の自己免疫疾患では稀であるため，鑑別診断に有用な所見である。リンパ球はステロイド治療などによっても減少し，必ずしも活動性を反映するわけではないが，臨床経過に伴う減少

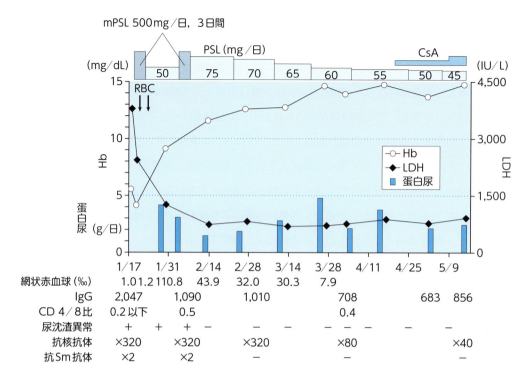

図Ⅶ-8-1　ループス腎炎にPRCAを合併した症例の治療経過
mPSL：メチルプレドニゾロン，PSL：プレドニゾロン，CsA：シクロスポリンA

表Ⅶ-8-3　図Ⅶ-8-1の症例の骨髄所見

NCC		17.3×10⁴/L
megakary.		9×10⁶/L
blasts		1.6%
myeloid series	myelobl.	1.6%
	promyel.	2.3%
	myelo.	21.3%
	meta.	9.9%
	N. band.	10.0%
	N. seg.	20.2%
	eosino.	0.6%
erythroid series	Polychro. Normoblast	0.2%
lymph.		24.3%
plasma.		1.0%
mono.		7.0%

造血器腫瘍細胞抗原検査結果
　CD45陰性細胞認めず，赤芽球はほとんど存在せず

病理診断
　赤芽球系が著明に減少。その他，特に異常細胞認めず。また巨大前赤芽球も認めず

染色体異常なし

■ 表Ⅶ-8-4　後天性赤芽球癆の治療法と有効率

治療法	有効率（有効例／治療例数）
シクロスポリン	82%（31／38）
メチルプレドニゾロン多量	62%（23／37）
プレドニゾロン	49%（27／55）
シクロホスファミド単独	29%（ 5／17）
プレドニゾロンとの併用	50%（ 7／14）
アザチオプリン単独	25%（ 2／ 8）
プレドニゾロンとの併用	60%（ 3／ 5）
蛋白同化ステロイド	22%（ 4／18）
抗胸腺細胞グロブリン・抗リンパ球グロブリン	50%（ 2／ 4）
ガンマグロブリン大量	0%（ 0／ 8）
エリスロポエチン	0%（ 0／ 5）
インターフェロンα	0%（ 0／ 1）
胸腺摘出術	12%（ 2／17）
摘脾術	0%（ 0／ 4）
血漿交換療法	50%（ 1／ 2）

（文献3より改変引用）

には留意する。要因は抗リンパ球抗体によると考えられるが，よくみられる抗体は非特異的で，IgMクラスに属し，寒冷により活性化される。これは，同胞や同居者などでも陽性をみることがある。T，B細胞ともに減少するが，T細胞のほうが顕著である。また，ループス腎炎などの病態によりCD4／CD8比の低下をみるが，これはサプレッサー・インデューサーT細胞の低下による。反面，活動性SLEではnull cellの相対数，絶対数ともに増加をみる。

3. 血小板減少

1）血小板減少症／血小板減少性紫斑病（TP）

　自験例では，15万以下の血小板減少は34％に認められる。しかし，5万以下の血小板減少は比較的少なく約10％である。2万以下に減少すれば紫斑，出血斑，鼻出血などの出血傾向を認める。稀に，自己免疫性血小板減少症／血小板減少性紫斑病（thrombocytopenic purpura：TP）とAIHAの合併，いわゆるEvans症候群をみることがあるが，多くはSLEに合併する。時に，自己免疫性血小板減少症がSLEに先行することがある。血小板減少の多くは抗血小板抗体（PA-IgG，PB-IgG）ないし抗リン脂質抗体（後述）による。自己免疫性血小板減少症では骨髄で巨核球の増加を認める。脾腫は稀である。自己免

疫性血小板減少症における血小板の破壊は，補体を介した細胞溶解にもよるが，脾臓のマクロファージによる血小板貪食による．これが抗原の供給源となり，主に脾臓で血小板抗体が産生される．さらに，血小板の平均寿命が約10日と短いために代償性も期待されがたい．SLEにみられる血小板減少症は，その原因に薬剤性も重要と考えられるが，石黒らは薬剤性の中でプロトンポンプ阻害薬（PPI）を最も多く認め（24例中7例），PPIを使用するも血小板減少症を認めなかった症例と比較し，入院時血清低補体価の頻度を有意に高く認めたため，留意すべきと思われる[4]．

　通常，血小板数が2万以下に減少すれば，初回PSL換算で1〜2mg/kg/日より治療を開始する．ステロイドに反応する場合には1〜3週間で改善をみる．3〜4週後より血小板数をモニターしながら漸減する．治療に反応せず出血傾向が進む場合には，ステロイドパルス療法を行う．また，緊急時や外科的手術（脾摘など）が必要な場合には，一過性の改善を目的にIVIgを行う．また，トロンボポエチン受容体に作用してトロンボポエチンを活性化することにより骨髄巨核球系の造血を促進し，血小板産生を亢進させる薬剤が使用可能になった．それらは，エルトロンボパグ オラミン，ロミプロスチムである．その他，効果が期待される治療法は，AZ，CY（経口，IVCY），CsA（少量を含む）やリツキシマブ（RTX）などの免疫抑制薬，ビンクリスチンなどである．最終的には，脾摘を考慮する．また，Khellafらは血小板減少症を伴うSLEにステロイド薬，ジアフェニルスルホンないしダナゾール併用下でヒドロキシクロロキン（HCQ）を追加併用し，高い奏効率（83％）を認めている[5]．

2）血栓性血小板減少性紫斑病（TTP）

　血栓性血小板減少性紫斑病（thrombotic thrombocytopenic purpura：TTP）は，細小動脈，毛細血管に微小血栓をきたし，これによる微小血管障害性溶血性貧血と血小板減少症をきたす疾患で，臨床的には発熱，出血傾向，変動する精神症状，腎障害をみる．検査所見では，血小板減少に加え貧血，網状赤血球増加，破砕赤血球，間接ビリルビンとLDHの増加，ハプトグロビンの低下，トロンボモジュリン高値，血尿，蛋白尿などをみる．SLEをはじめ後天性のTTPでは，von Willebrand因子の切断プロテアーゼに対する阻害因子（IgG inhibitor）が主たる要因と考えられ，自己抗体とされている[6]．先天性のTTPは，切断プロテアーゼの*ADAMTS13*遺伝子の変異によることが明らかにされている．TTPでは，しばしばDICや後述する劇症型抗リン脂質抗体症候群などとの鑑別ないしは併発をみることがある．稀に，凝固因子の第Ⅱ，Ⅷ，Ⅸ，Ⅺ，Ⅻ因子に対する抗体による出血傾向やvon Willebrand syndromeをみることがあり，鑑別を要する．

治療は，新鮮凍結血漿を用いた血漿交換療法と正常血漿輸注療法を行い，これに加えてパルス療法を含むステロイド薬多量投与，免疫抑制薬（IVCY含む），RTX，CsA，IVIg，抗血小板薬などを併用する。難治性ではビンクリスチン静注，脾摘などを考慮する。

4. 抗リン脂質抗体症候群（APS）

1）定義

　抗リン脂質抗体（antiphospholipid antibodies：aPL）の発端は，1928年のSLE患者におけるワッセルマン反応生物学的偽陽性（biological false positive for syphilis：BFP-STS）の指摘に始まる。1941年，ワッセルマン反応に用いられる抗原が酸性リン脂質のカルジオリピン（cardiolipin：CL）であることが明らかにされた。1952年，Conleyらは凝固因子の欠損がないにもかかわらず抗凝固因子活性を認めるSLEの2症例を報告した。以後，抗凝固因子活性が血栓症と関連すること，リン脂質に対して反応していること，SLEに多く認められることなどから，この因子はループス抗凝固因子（lupus anticoagulant：LAC）と名づけられた。その後，1983年にHarrisら[7]により抗カルジオリピン抗体（aCL）の測定法が報告され，SLEのみならず数多くの疾患で陽性をみることが報告された。さらに，自己免疫疾患にみられるaCLはβ_2グリコプロテインⅠ（β_2-glycoprotein I：β_2-GP I）依存性のaCLであることも明らかにされた[8]。これらのaPLを有する症例は動・静脈血栓症や習慣流産，血小板減少症などと関連し，SLEに多く認められるものの疾患の枠を超えて存在するため，抗リン脂質抗体症候群（antiphospholipid syndrome：APS）と呼ばれている[9]。APSには，原発性と続発性があり，続発性の多くはSLEである。

2）aPLの生物学的特性

　リン脂質は細胞膜の構成成分で，細胞の機能に重要な役割を果たしている。リン脂質は大きく①コリンリン脂質，②エタノールアミンリン脂質，③酸性リン脂質の3つにわけられる。aPLにはCLと同様にホスファチジルセリン（PS）やイノシトール（PI）などの陰性荷電を示す酸性リン脂質に対する抗体も認められる。aPLは多様性を示し，特定の抗原認識部位に反応する特異性の高いものから，陰性荷電を有する幅広い酸性リン脂質に反応するものまで含まれていると考えられている。また，ある種のaCLはLACやBFP-STSを示し，またリン脂質に限らず，DNAなどの核酸や血小板，β_2-GP Iなどの糖蛋白，IgG-Fcなどの蛋白質，デキストラン硫酸などの糖質など，いろいろな物質に交差反応性を示すことが指摘されている。

3) aPLの分類

aPLの分類を**表Ⅶ-8-5**に示す[10]。LACはガンマグロブリン分画に存在する自己抗体と考えられている。凝固系のカスケードの中で第X因子，第V因子，Ca，リン脂質からなるいわゆるprothrombin activator complexに作用してAPTTの延長をもたらす。*in vitro*では凝固抑制作用を持つが，*in vivo*でむしろ血栓形成を起こす。なぜaPLが凝固亢進に働くのかは不明であるが，①リン脂質依存性凝固反応を抑制的に制御しているβ_2-GPⅠを阻害する，②プロテインCの活性化を阻害する，③血管内皮細胞上のトロンボモジュリンを阻害する，④血管内皮細胞からのプロスタサイクリン産生を抑制する，⑤血管内皮細胞からvon Willebrand因子やプラスミノーゲンアクチベーターインヒビターの産生放出を増加させる，⑥血管内皮細胞膜表面に存在するヘパラン硫酸を障害するなどが考えられている。凝固因子欠乏症と鑑別するために，被検血漿にみられる凝固時間の延長が正常人血漿によって補正されないことが重要である。梅毒血清反応の抗原はCL，lecithin，cholesterolの複合体から構成され，APSの際の陽性反応はBFP-STSとして知られている。SLE患者におけるBFP-STSの陽性率は17～44％，そのうちLAC陽性者では47～87％の陽性率をみる。

APSでみられるaCLはβ_2-GPⅠ依存性であることが多く，β_2-GPⅠそのものに対する抗体も存在する。一方，感染症やAIDSなど血栓症を起こさない疾患で認められるaCLは，β_2-GPⅠ非依存性であることが知られている。しかしながら，β_2-GPⅠ依存性のaCLが中～高力価であっても，必ずしもすべて臨床症状がみられるわけではない。aCLの免疫グロブリン・クラスはIgG，IgM，IgAが認められているが，臨床症状とよく相関するのは多くはIgGである。aCLは悪性腫瘍，感染症（梅毒，AIDS，肝炎，伝染性単核球症など），薬剤（クロルプロマジン，プロカインアミド，ヒドララジンなど），血液疾患などでも陽性となる。しかし，自己免疫疾患以外では一般に抗体は低力価で，IgM typeのものが多い。

表Ⅶ-8-5 aPLの分類

抗体の種類		標的抗原	リン脂質依存性血液凝固
ループス抗凝固因子(LAC)		リン脂質−プロトロンビン複合体	抑制する
抗カルジオリピン抗体	タイプA	リン脂質−β_2-GPⅠ複合体	抑制する（LAC活性あり）
	タイプB	リン脂質−β_2-GPⅠ複合体	抑制しない
抗β_2-GPⅠ抗体		β_2-GPⅠ	β_2-GPⅠ依存性に抑制する
抗プロテインSおよび活性化プロテインC抗体		リン脂質に結合したプロテインSおよび活性化プロテインC	プロテインSと活性化プロテインCの凝固抑制を阻害する

(文献10より)

aCLとLACは，必ずしも同一患者血中に両者が認められるわけではない。一般にLAC陽性患者の50〜60％はaCLを有し，LAC陽性患者の25〜70％に血栓症が認められる。SLE患者全体では4.5〜18％に血栓症を合併するが，LAC陽性SLE患者では27〜46％と血栓症のリスクが増大する。

リン脂質に結合したプロテインSおよび活性化プロテインCに対する抗体も存在し，その他，陰性荷電のリン脂質のみに反応するaPLの存在も知られている。

4) 臨床症状

APSに認められる血栓症は多様性に富んでおり，多発性，再発性が多く，大血管よりも中小の血管に好発する。APSにみられる症状を表Ⅶ-8-6に示す。また，静脈系よりも動脈系が多いが，動脈・静脈系ともに起こることもある。静脈血栓症としては四肢血栓性静脈炎が多く，網膜中心静脈血栓症，肺梗塞，アジソン病などもある。動脈血栓症としては一過性脳虚血発作，多発性脳梗塞（認知症）などの中枢神経症状が多く，心筋梗塞，網膜動脈血栓症，指尖潰瘍などもみられる。また，心臓の弁機能不全や疣贅が認められることがある。50歳以下で虚血性脳神経症状が出現した患者の約45％にaPLが認められ，自然流産の10〜30％にaCLが認められ，その19％に血栓症の既往がみられる。その他，舞踏病，ギラン・バレー症候群，精神病，無菌性骨壊死，肺高血圧症，溶血性貧血など

表Ⅶ-8-6　APSに関連した臨床症状

静脈系	四　肢	深部静脈血栓症，血栓性静脈炎
	肝　臓	Budd-Chiari症候群，肝腫大，血清酵素上昇
	腎	腎静脈血栓症
	副　腎	副腎機能低下症
	肺	肺梗塞，肺高血圧症
	皮　膚	網状青色皮斑，血管炎様皮疹，皮膚結節
	眼	網膜静脈血栓症
動脈系	四　肢	虚血，壊疽
	脳血管	脳梗塞，多発性脳梗塞，一過性脳虚血性発作，Sneddon症候群
	心　臓	心筋梗塞，弁膜症，心筋症，血栓症，不整脈，徐脈
	腎	腎動脈血栓症，renal thrombotic microangiopathy
	肝　臓	肝梗塞
	大動脈	大動脈弓症候群，跛行
	眼	網膜動脈血栓症
その他	習慣流産 血小板減少	

がaPLとの関連性で論議されている．また，健康人の約6〜7%にaCLが認められるが，その大多数は低力価とされている．特殊な病型として劇症型APS（catastrophic APS：CAPS）の存在が知られている（図Ⅶ-8-2，写真Ⅶ-8-1）[11]．これは，急速に多発性の動静脈血栓による多臓器梗塞を認め予後不良の経過をとる．一般にaPLは高力価で，血小板減少も高頻度にみられる．障害される器官は多数に及び，強度の腎障害，脳血管障害，ARDS様の呼吸障害，心筋梗塞，DICなどの重篤な症状が出現する．特別な誘因がなくSLEにDICが併発することがあるが，病因上APSとの関連が示唆される．

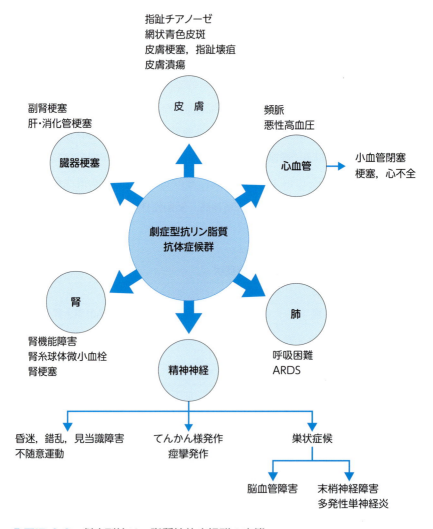

図Ⅶ-8-2　劇症型抗リン脂質抗体症候群の病態

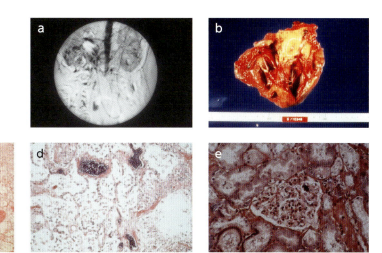

■ 写真Ⅶ-8-1　劇症型抗リン脂質抗体症候群の症例（55歳，女性，SLE＋APS）
a：両総腸骨動脈閉塞，b：左室・大動脈血栓，c：肺に新旧小出血巣，d：肺動脈血栓，e：腎糸球体血栓（本症例ではこの他，腕頭動脈狭窄，右房・右室・右肺動脈血栓，間質性肺炎，大腿骨頭無菌性骨壊死などもみられている）

5) 診断基準

1998年に提唱されたAPSの分類基準を表Ⅶ-8-7に示す[12]。この基準では，aPL陽性のTPがAPSに含まれてしまうため，血小板減少症は基準項目から除外されている。なお，この分類基準は，厚生労働省の原発性抗リン脂質抗体症候群指定難病の診断基準として用いられている。

2023年にACR/EULARよりAPSの改訂基準が提唱された[13]。基準項目には，ループス凝固因子，aCL，抗β_2GPⅠ抗体のいずれかの抗リン脂質抗体を認め，6つのドメインからなる臨床症状と検査所見に重みづけされたスコアの合計が3以上の場合にAPSと診断される。表Ⅶ-8-7[12]の分類基準は2006年に改訂（サッポロ基準・シドニー改変）されているが，その分類基準と比較すると，特異度は2023年基準99%，2006年基準86%，感度は2023年基準84%，2006年基準は99%とされ，2023年の基準は特異度に重きが置かれている。

6) 治療

APSの治療は，血栓症に対する抗凝固療法と抗血小板療法が基本である。SLEの活動性があればそれに加えてHCQ，ステロイド薬を含む免疫抑制療法が行われる。また，aPLの血中除去を目的として血漿交換療法，特にデキストラン硫酸をリガンドとする免疫吸着療法が行われる。主な臨床病態と治療法を表Ⅶ-8-8に示す。

急性期の主要臓器病変の動静脈血栓症に対してはヘパリン，低分子ヘパリン，ウロキ

表Ⅶ-8-7　原発性抗リン脂質抗体症候群の分類基準

臨床基準の1項目以上が存在し，かつ検査基準のうち1項目以上が存在する場合，APSとする[*1]

〈臨床基準〉

1. 血栓症[*2]
   画像診断，あるいは組織学的に証明された明らかな血管壁の炎症を伴わない動静脈あるいは小血管の血栓症
   ・いかなる組織，臓器でもよい
   ・過去の血栓症も診断方法が適切で明らかな他の原因がない場合は臨床基準に含めてよい
   ・表層性の静脈血栓は含まない

2. 妊娠合併症
   a. 妊娠10週以降で，他に原因のない正常形態胎児の死亡，または
   b. （ⅰ）子癇，重症の妊娠高血圧腎症，または（ⅱ）胎盤機能不全[*3]による妊娠34週以前の正常形態胎児の早産，または
   c. 3回以上続けての，妊娠10週以前の流産（ただし，母体の解剖学的異常，内分泌学的異常，父母の染色体異常を除く）

〈検査基準[*4]〉

1. International Society of Thrombosis and Hemostasisのガイドラインに基づいた測定法で，ループス抗凝固因子（LA）が12週間以上の間隔を置いて2回以上検出される
2. 標準化されたELISA法において，中等度以上の力価（＞40 GPL or MPL，または＞99パーセンタイル）IgG型またはIgM型のaCLが12週間以上の間隔を置いて2回以上検出される
3. 標準化されたELISA法において，中等度以上の力価（＞99パーセンタイル）のIgG型またはIgM型の抗β_2-GPⅠ抗体が12週間以上の間隔を置いて2回以上検出される

[*1]：臨床症状とaPLの検出の間隔が12週以下または5年以上の場合は，APSの分類を行うべきではない。
[*2]：先天性・後天性の血栓素因が共存してもAPSを除外する理由とはならないが，年齢（男性＞55歳，女性＞65歳），高血圧症，糖尿病，高LDL血症，低HDL血症，喫煙，若年性心血管障害の家族歴，肥満，ミクロアルブミン尿，腎機能低下，家族性血栓症，経口避妊薬，ネフローゼ症候群，悪性腫瘍，長期臥床，手術などの危険因子の，(a) あり，(b) なし，でサブグループに分類する。
[*3]：一般的な胎盤機能不全の臨床像とは，（ⅰ）non-stress testにおける無反応など胎児低酸素を示唆する胎児検査異常，（ⅱ）胎児低酸素を示唆するドプラ所見，（ⅲ）乏羊水症，（ⅳ）出産後の体重が10パーセンタイル以下を指す。
[*4]：Ⅰ：2つ以上の検査所見が陽性，Ⅱa：LAのみ陽性，Ⅱb：aCLのみ陽性，Ⅱc：抗β_2-GPⅠ抗体のみ陽性の4つのカテゴリーに分類することが望ましい。

（文献12より引用）

ナーゼなどによる抗凝固線溶療法を行う。時に，血漿交換療法を併用する。維持療法では，静脈血栓症に対してワルファリン療法を行い，PT-INR 2～2.5を目安とする。動脈血栓に対しては，少量のアスピリンを含む抗血小板薬で治療する。習慣流産の既往を有する症例では，少量のアスピリンの投与を行い，効果が得られない場合には低分子ヘパリンないし血漿交換療法を併用する。出産時ないし帝王切開施行時に出血を防止するため抗凝固療法を休薬する場合には，多臓器梗塞の契機になることがあるため留意する。

無症状の場合には，少量のアスピリンの予防投与を行う。著しい血小板減少は稀であ

表Ⅶ-8-8 抗リン脂質抗体症候群の治療法

病態 \ 治療法	抗凝固療法 抗血小板薬 アスピリン少量	抗凝固療法 抗血小板薬 シロスタゾールなど ジピリダモール チクロピジン塩酸塩	抗凝固療法 抗血小板薬 プロスタグランジン製剤	抗凝固療法 抗凝固薬 ヘパリン（静注・皮下）	抗凝固療法 抗凝固薬 ワルファリン（経口）	線維素溶解剤	ヒドロキシクロロキン	免疫抑制療法 ステロイド 少量投与	免疫抑制療法 ステロイド 中・多量投与(*1)	免疫抑制療法 免疫抑制薬(*2)	免疫抑制療法 血漿交換療法	免疫抑制療法 ガンマグロブリン療法
無症状*3	○						○					
血栓性静脈炎	○	○	○	○	○	○	○	○	△	△	△	
皮膚潰瘍・指趾壊疽	○	○	○	△	△	○	○	○	○	△	△	
臓器梗塞（catastrophic含む）	○	○	○	○	○	○	△	○	○	○	○	○
反復流産・習慣流産	○			○				△	○	△	○	○
血小板減少症	○*4						△	△	○	○	○	○

○：よく用いられる。
△：時に用いられる。
＊1：ステロイドパルス療法を含む。
＊2：シクロホスファミド（パルス療法含む），アザチオプリン
＊3：喫煙，高血圧，脂質異常症，腎症，経口避妊薬などのリスクファクターを避ける，ないしは治療・管理する。
＊4：血小板数2万以下で要注意。

るが，2万以下の場合には少量のアスピリンで出血傾向がみられるため留意する。また，APSと診断されれば喫煙，高血圧，脂質異常症，腎症，経口避妊薬などのリスクファクターに留意，ないし避けるようにする。

SLEに伴うCAPSでは，上記の抗凝固療法，線溶療法に加え，ステロイド多量投与，シクロホスファミド（IVCY療法ないし経口投与）を含む免疫抑制薬，血漿交換療法，IVIgなどが併用される。これらの治療を駆使し，CAPSの死亡率は50％から20％に減少した。CAPS280例の解析では，抗凝固療法とステロイド療法に加えて急速な抗リン脂質抗体価の減少を図った血漿交換療法ないしはIVIgの併用療法群は約70％という高い生存率を認めている[14]。併用療法におけるIVIgの効果発現機序は不明であるが，難治性病態に対して試みられる選択肢のひとつである。CAPSの誘因には，上記のリスクファクターに加え，感染，外傷，手術，薬剤（利尿薬・ACE阻害薬など），抗凝固薬の休薬・中止などが挙げられる。

5. 血球貪食症候群（HPS）

　　血球貪食症候群（hemophagocytic syndrome：HPS）は，骨髄をはじめとする網内系での組織球，マクロファージによる血球貪食を特徴とする疾患である。その病態は，マクロファージ，T細胞の異常な活性化に伴う高サイトカイン血症によるもので，TNFα，IFNγ，IL-1，sIL-2R，IL-6，IL-10，M-CSFなどの炎症性サイトカインが上昇し，血球貪食とともに多彩な臨床症状を呈する。HPSは，家族性を含む原発性と二次性に分類されるが，SLEにみられるHPSは二次性の自己免疫関連HPSに含まれる。自己免疫HPSでは，活性化した免疫担当細胞から産生されるサイトカインが直接組織球を活性化する機序や，血球に対する自己抗体ないし免疫複合体がFcを介して組織球を活性化する機序などが考えられる[15]。

　　HPSにみられる症状と病態は高サイトカイン血症で説明される。すなわち，発熱はIL-1β，IL-6の増加，皮疹はTNFαを含む種々のサイトカインによる血管炎，ASTやLDHなどの増加はサイトカインによる細胞傷害やクッパー細胞の異常活性化など，肝脾腫は肝脾内におけるマクロファージ活性により肝類洞における血流のうっ滞，門脈から脾静脈へのback pressure，血清フェリチン上昇は網内系の活性化と組織球貪食に際するフェリチンの放出，中性脂肪増加はTNFαによるリポプロテインリパーゼの阻害，低フィブリノーゲン血症はTNFαの線維素溶解などである[16]。診断は，2系統以上の血球減少と症状・検査所見，病理組織学的に血球貪食像を認めることによる。表Ⅶ-8-9に自己免疫性HPSを含む二次性HPSの診断基準を示す[17]。また，表Ⅶ-8-10に自験例のHPSの病像と写真Ⅶ-8-2に骨髄における血球貪食像を示す。

　　HPSは予後不良な病態で，HPSを伴ったSLEは疾患活動性や多臓器障害を有することが

表Ⅶ-8-9　二次性HPSの診断基準

1. 臨床および検査値基準 　発熱持続（7日以上，ピークが38.5℃以上） 　血球減少 　　末梢血で2系統以上の細胞の減少を認め，かつ骨髄の低・異形成によらない 　　Hb≦9g/dL，血小板≦100×10^9/L，好中球≦1×10^9/L 　高フェリチン血症および高LDH血症 　　フェリチン；年齢相当正常値のmean＋3SD以上，通常＞1,000ng/mL 　　LDH；年齢相当正常値のmean＋3SD以上，通常＞1,000U/L 2. 病理組織学的基準 　骨髄，脾臓，リンパ節に血球貪食像をみる。しばしば，成熟したまたは幼若な大顆粒リンパ球（LGL）の増生を認める

（文献17より引用）

■ 表Ⅶ-8-10　SLEにおけるHPS (hemophagocytic syndrome) の病像（自験例より）

	診　断	ウイルス	骨　髄	血　算	LDH	フェリチン	TG	GPT	治　療
1[†]	s/o VAHS	zoster	未施行	汎血球減少	↑	↑		↑	semipulse, IVCY, γgbl
2	HPS	／	貪食＋	WBC・Plt↓	↑	↑	?	→	semipulse, γgbl
3	s/o VAHS	CMV Zoster	貪食散見	汎血球減少	↑	↑	↑	↑	PP, CsA, liposteroid
4	s/o HPS	／	貪食−	WBC・Plt↓	↑	↑	↑	↑	semipulse, CsA, liposteroid
5	s/o HPS	／	貪食散見	WBC・Hb↓	↑	↑	↑	→	semipulse, PP, CsA
6	HPS	／	貪食＋	WBC・Plt↓	↑	↑	↑	↑	CsA, liposteroid
7	HPS	／	貪食＋	WBC・Hb↓	↑	↑	↑	↑	semipulse
8	s/o HPS	／	貪食散見	WBC・Hb↓	↑	↑	↑	↑	pulse, CsA
9	s/o HPS	／	貪食＋	汎血球減少	↑	↑	↑	↑	semipulse, PP, CsA

†：死亡, VAHS：viral associated hemophagocytic syndrome, HPS：hemophagocytic syndrome, WBC：白血球, Plt：血小板, Hb：血色素量
semipulse：ステロイドセミパルス, IVCY：シクロホスファミドパルス, γgbl：ガンマグロブリン療法, PP：血漿交換療法, CsA：シクロスポリンA, liposteroid：リポ化ステロイド

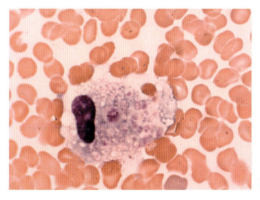

■ 写真Ⅶ-8-2　骨髄における血球貪食像

多く，早期の病態診断とともに強力な免疫抑制療法と高サイトカイン血症に対する治療が必要である。通常，ステロイドパルス療法を含むステロイド薬の多量投与が行われる。ステロイド薬の中でもリポ化ステロイド薬が貪食細胞に選択的に取り込まれるため効果的である。また，IVCYを含むCY療法，CsAなどの免疫抑制薬が併用される。難治性の場合には血漿交換療法やIVIgが試みられる。

〈文 献〉

1) Shoenfeld Y, et al：Hematologic manifestations. The Clinical Management of Systemic Lupus Erythematosus. 2nd ed, ed by Shur PH, Lippincott-Raven, Philadelphia, 1996, p95.
2) 厚生労働省 特発性造血障害に関する調査研究班：自己免疫性溶血性貧血診療の参照ガイド 令和4年度改訂版. 2023.
[http://zoketsushogaihan.umin.jp/file/2022/AIHA_final20230801.pdf]
3) Mamiya S, et al：Acquired pure red cell aplasia in Japan. Eur J Haematol 59：199, 1997.
4) 石黒賢志, 他：全身性エリテマトーデスにおける続発性血小板減少症の原因とその臨床的特徴に関する検討. 第68回日本リウマチ学会抄録集. 2024, p640.
5) Khellaf M, et al：Hydroxychloroquine is a good second-line treatment for adults with immune thrombocytopenia and positive antinuclear antibodies. Am J Hematol 89(2)：194-198, 2014.
6) Tsai HM, et al：Antibodies to von Willebrand factor-cleaving protease in acute thrombotic thrombocytopenic purpura. N Engl J Med 26：1585, 1998.
7) Harris EN, et al：Anticardiolipin antibodies：detection by radioimmunoassay and association with thrombosis in systemic lupus erythematosus. Lancet 2(8361)：1211, 1983.
8) Matsuura E, et al：Anticardiolipin cofactor(s)and differential diagnosis of autoimmune disease. Lancet 336(8708)：177, 1990.
9) Hughes GRV：The antiphospholipid syndrome：ten year on. Lancet 342：341, 1993.
10) Galli M, et al：Inhibition of phospholipid-dependent coagulation reaction by "antiphospholipid antibodies"：possible modes of action. Lupus 3：223, 1994.
11) Asherson RA：The catastrophic antiphospholipid syndrome. J Rheumatol 19：508, 1992.
12) Miyakis S, et al：International consensus statement on an update of the classification criteria for definite antiphospholipid syndrome(APS). J Thromb Haemost 4：295, 2006.
13) Barbhaiya M, et al：The 2023 ACR/EULAR antiphospholipid syndrome classification criteria. Arthritis Rheumatol 75(10)：1687-1702, 2023.
14) Cervera R, et al：Catastrophic antiphospholipid syndrome(CAPS)：descriptive analysis of a series of 280 patients from the "CAPS Registry". J Autoimmun 32(3-4)：240-245, 2009.
15) 熊倉俊一, 他：自己免疫関連血球貪食症候群. 炎症と免疫 11：69, 2003.
16) 今川智之, 他：マクロファージ活性化症候群：高サイトカイン血症とその病態. Molecular Med 33：1052, 1996.
17) Imashuku S：Differential diagnosis of hemophagocytic syndrome：underlying disorders and selection of the most effective treatment. Int J Hematol 66：135, 1997.

Ⅶ章　臨床病態と治療・管理

9. 内分泌系障害，膀胱障害

1. 甲状腺疾患

　SLEにみられる甲状腺機能障害と自己抗体の頻度について，主なものを表Ⅶ-9-1に示す[1]。これらの報告をもとにSLEにみられる甲状腺機能異常の特徴を挙げると，①甲状腺機能亢進症がSLEに先行して発症し，抗甲状腺薬によってSLEが発症する可能性があること，②甲状腺刺激ホルモンの増加が高頻度にみられ，甲状腺機能低下は表Ⅶ-9-1に示す頻度よりも高い可能性があること，③SLEに合併する甲状腺疾患の頻度は，イギリスの疫学調査で示されているように健常人に発症する頻度に比べ高い可能性があること，④ある種の臨床症状は甲状腺疾患とSLEに共通していること，⑤さらに，慢性甲状腺炎とSLEはSjSを伴いやすいことなどが挙げられる。抗サイログロブリン抗体や抗マイクロゾーム抗体などの陽性率も高く，臓器特異性自己免疫疾患の合併ないしSLEの自己免疫異常の一面を表していると考えられる。

2. 1型糖尿病

　1型糖尿病は，組織障害性のT細胞と抗膵島抗体により膵島細胞を傷害する自己免疫疾患と考えられているが，その41％に抗核抗体をみる[2]。また，1型糖尿病と抗インスリン受容体抗体を有する患者の30％にSLE様の症候をみる[3]。抗インスリン受容体抗体を有するSLEでは重篤な低血糖発作をきたし，ステロイド治療を必要とすることがある[4]。

表Ⅶ-9-1　SLEにみられる甲状腺機能障害と自己抗体

	Gorden & Isenberg	Byron & Mowat	Goh & Wang	Miller et al	Ropes	Boey et al
症　例	41	64	319	332	142	129
甲状腺機能低下（％）	9.8	4.7	0.9	6.6	0.7	5.0
甲状腺機能亢進（％）	2.4	10.9	2.8	5.0	−	8.9
橋本病（％）	−	−	0.6	−	2.1	3.9
甲状腺抗体（％）	−	−	−	20	−	32.2

3. 副腎不全

ステロイド離脱症候による副腎不全以外に，抗リン脂質抗体による副腎皮質梗塞やアミロイド沈着，副腎出血などによる副腎不全が報告されている[1〜5]。

4. 副甲状腺疾患

血液透析患者では二次性（続発性）副甲状腺機能亢進症がみられ，Jaccoud様関節変形をきたしやすい。稀に，副甲状腺機能低下症の併発がみられる。

5. 高プロラクチン血症

SLEでは，しばしば高プロラクチン血症がみられ，疾患活動性との関連が指摘されている。また，妊娠中に疾患活動性をみる場合においても高値をみる。しかしながら，血中プロラクチンは妊娠や腎不全，薬剤（表Ⅶ-9-2），甲状腺機能障害などにおいても増加をみる[6]。疾患活動性にみられる高プロラクチン血症はサイトカインの影響による可能性がある。IL-1，IL-2，IL-6の受容体は下垂体前葉細胞に発現しており，これらのサイトカインに加えてTNFαやIFNγも下垂体前葉から強力にプロラクチン分泌を促す。他方，血中プロラクチンを低下させる麦角アルカロイドのブロモクリプチンがSLEの治療に試みられている。オープンラベルの検討では，投与後SLEの疾患活動性が有意に低下し，投与中止後，高プロラクチン血症と疾患活動性の増加が認められている[7]。

■ 表Ⅶ-9-2　高プロラクチン血症を起こす可能性のある薬剤

強力精神安定薬（major tranquilizer）
　a）フェノチアジン系薬剤
　　　クロルプロマジン，レボメプロマジン，ペルフェナジンなど
　b）ブチロフェノン系薬剤
　　　ハロペリドール
高血圧治療薬
　メチルドパ
中枢性抗潰瘍薬
　スルピリド
中枢性制吐薬
　メトクロプラミド

6. 膀胱障害

　間質性膀胱炎は，尿意切迫感や頻尿，充満時の膀胱痛，恥骨上部や骨盤，尿道の疼痛，排尿によって解消する疼痛などを主訴とする疾患であるが，稀にSLEでもみられループス膀胱炎と呼ばれる。膀胱鏡検査時の点状出血や古典的ハンナー潰瘍（Hunner's ulcer）をみることがある。間質性膀胱炎の診断に際しては，夜間頻尿がないことや覚醒時の排尿回数が1日8回未満，細菌性膀胱炎，シクロホスファミド（CY）を含む薬剤性膀胱炎，悪性腫瘍，神経因性膀胱などの除外項目もあり，必ずしも容易ではない[8]。SLEでは，下痢，消化吸収障害や精神神経症状を伴うことが多いとされている[9]が，自験例（表Ⅶ-9-3）では精神神経症状を認めていない。原因は不明であるが，免疫複合体による膀胱の血管炎によると考えられる。抗核抗体高値陽性をみるが，特発性間質性膀胱炎においても57％に抗核抗体を認め，その中に少なからずSLEの症例をみる[10]。膀胱容積は著しく減少し，膀胱壁の肥厚と不整がみられ，血管壁に免疫複合体の沈着をみる。診断早期のステロイド多量投与による治療で軽快をみるが，時にdimethyl sulfoxide（DMSO）の局所療法が行われる[11]。ステロイド治療抵抗性の場合には，CY，シクロスポリン，タクロリムス，アザチオプリン，ミコフェノール酸モフェチル（MMF）などを用いる。図Ⅶ-9-1に自験例の治療経過を，写真Ⅶ-9-1，2に治療前後の腎盂造影所見と骨盤内CT所見を示す。また，写真Ⅶ-9-3にCT所見による治療前の腸管壁の肥厚を示す。ループス膀胱炎では尿管拡張をきたすが，時に狭窄をきたし水腎症を生じることがあるため留意する[12]。

　その他の膀胱障害として，炎症性多発性神経障害や脊髄障害を含む神経原性の障害，CYによる出血性膀胱炎，感染症などが挙げられる。

表Ⅶ-9-3　ループス膀胱炎3症例のまとめ（自験例）

	症例1 55歳女性	症例2 36歳女性	症例3 47歳女性
消化器症状	慢性下痢	嘔気 嘔吐	嘔気 嘔吐
精神神経症状	無	無	無
SLEの活動性所見	軽度の低補体価，抗DNA抗体陽性	軽度の低補体価	不明
治療開始時期と転帰	発症6カ月以内に治療開始し改善をみる	発症4カ月以内に治療開始し改善をみる	発症1年以上経過後，治療開始し，不可逆的な水腎症をみる

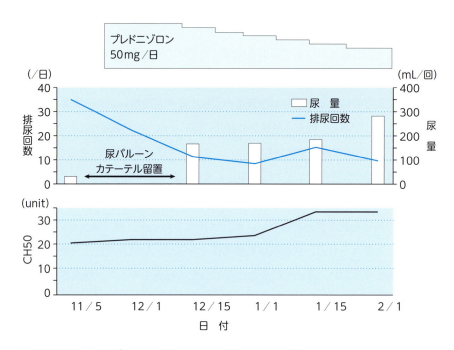

図Ⅶ-9-1　ループス膀胱炎症例の治療経過（自験例）

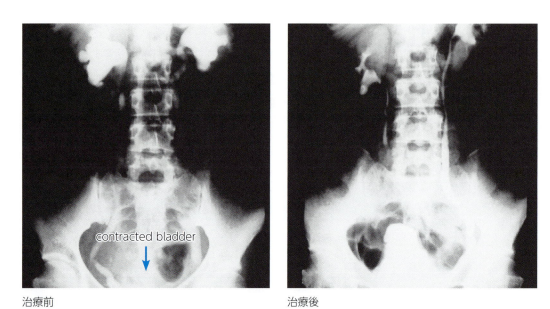

治療前　　　　　　　　　　　　　治療後

写真Ⅶ-9-1　腎盂造影所見
治療により著しい水腎症の改善をみる。いまだ不整形ではあるが収縮した膀胱（矢印）の拡張をみる。

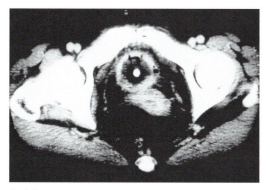 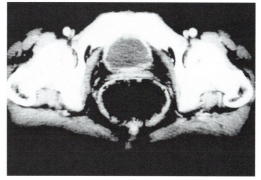

治療前　　　　　　　　　　　　　　　　治療後

■ 写真Ⅶ-9-2　骨盤内CT所見
収縮した膀胱と膀胱壁の肥厚 (左) は治療により改善をみる (右)。

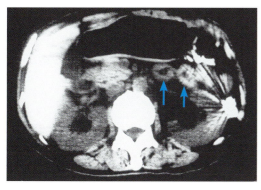

■ 写真Ⅶ-9-3　腹部CT所見 (治療前)
腸管壁の肥厚 (矢印) をみる。

〈文 献〉

1) Buyon JP, et al : The endocrine system, use of exogenous estrogens, and the urogenital tract. Dubois' Lupus Erythematosus. 5th ed, ed by Wallace DJ, et al, Williams & Wilkins, Baltimore, 1997, p817.
2) Helmke K, et al : Islet cell antibodies, circulating immune complexes and antinuclear antibodies in diabetes mellitus. Horm Metab Res 19 : 312, 1987.
3) Tsokos GC, et al : Lupus nephritis and other autoimmune features in patients with diabetes mellitus due to autoantibody in insulin receptors. Ann Intern Med 102 : 176, 1985.
4) Varga J, et al : Hypoglycemia due to antiinsulin receptor antibodies in systemic lupus erythematosus. J Rheumatol 17 : 1226, 1990.
5) Rigalleau V, et al : Unilateral adrenal hemorrhage in antiphospholipid syndrome associated with a lupus patient. Presse Med 23 : 1092, 1994.
6) Walker SF : The importance of sex hormones in lupus. Dubois' Lupus Erythematosus, 5th ed, ed by Wallace DJ, et al, Williams & Wilkins, Baltimore, 1997, p311.
7) Mc Murray RW, et al : Efficacy of bromocriptine in an open label therapeutic trial for systemic lupus erythematosus. J Rheumatol 22 : 2084, 1995.

8) Wein AJ, et al : Interstitial cystitis. Springer-Verlag, London, 1990, p3.
9) 小池隆夫, 他：間質性膀胱炎を伴うSLE. 臨床免疫 19：551, 1987.
10) Jokinen EJ, et al : Antitissue antibodies in interstitial cystitis. Clin Exp Immunol 11：333, 1972.
11) Sotolongo JR, et al : Successful treatment of lupus erythematosus cystitis with DMSO. Urology 23：125, 1984.
12) Abe Y, et al : In lupus cystitis, is the urinary tract dilated or obstructed? Immun Inflamm Dis 11(2)：e777, 2023.

Ⅶ章 臨床病態と治療・管理

10. 合併症

　SLEでは種々の合併症がみられる。特に，生命予後の改善に伴い長期経過観察される患者が増え，動脈硬化症による合併症や悪性腫瘍の増加傾向がみられる。表Ⅶ-10-1に20年以上長期経過観察された97症例の主な合併症とその出現時期を示す。狭心症，心筋梗塞，糖尿病，脳梗塞，悪性腫瘍などは，発症から9年以降は増加する傾向にある。これらに加え，感染症や骨粗鬆症・圧迫骨折などが危惧される。無菌性骨壊死は発症当初よりみられる。これらの合併症の多くは加齢とともに治療薬の影響によるところが大きい。

表Ⅶ-10-1　長期経過観察されたSLE症例の主な合併症と出現時期（97症例）

経過年数（年）		初発	1〜2	3〜4	5〜8	9〜12	13〜16	17〜20	21〜
他の膠原病，自己免疫疾患	RA	2	(2)	(2)	(2)	(2)	(2)	1 (3)	(3)
	SjS	5	(5)	(5)	(5)	1 (6)	(6)	5 (11)	3 (8)
	APS				1				
	慢性甲状腺炎	2	(2)	(2)	(2)	(2)	(2)	(2)	(2)
	ルポイド肝炎				2	1			
感染症	帯状疱疹			2	2	6 (7)	3	2	1 (2)
	敗血症			1		2			
	髄膜炎					1			
	肺　炎							1	1	(1)
悪性腫瘍	子宮頸癌					1		1	
	卵巣癌								1
	乳　癌						1		1
	大腸癌								1
	直腸癌							1	
その他	心筋梗塞					1			3
	狭心症				1		1		2 (3)
	肥大型心筋症			1					1
	糖尿病					3	1 (4)	3 (7)	5 (8)
	脳梗塞					1	3	3 (4)	4
	高血圧		10	(9)	5 (14)	8 (26)	4 (21)	5 (25)	10 (23)
	骨壊死		1	3	5 (8)	1 (6)	4 (9)	3 (8)	3 (6)

（　）：疾患ないし病態が継続する症例を含む。

1. 感染症

　高頻度に認められる合併症で，主たる死因ともなる。SLEにおける易感染性の要因を表Ⅶ-10-2に示す[1]。SLEにみられる細胞性免疫の低下，血清補体価の低下，貪食細胞の機能低下，白血球減少などはウイルス感染や細菌感染に対する防御機構に欠陥をもたらす。これらに加えて，ステロイド薬や免疫抑制薬は易感染性を増長する。ステロイド薬では，1日の使用量と感染症の合併が関連する（表Ⅶ-10-3）[2]。すなわち，プレドニゾロン（PSL）少量（2～10mg/日）では感染症の併発はほとんどみられないが，PSL中等量（20mg/日）以上では生体防御機構に対する抑制作用が顕著に認められ，投与14日後から感染症の発生率は徐々に増加する。また，総投与量の増加に従い感染症の発生率は増加する。SLEの活動性に伴うネフローゼ症候群，高窒素血症も感染症のリスクとなる。

　原因菌として，カンジダ，クリプトコッカス，アスペルギルス，ニューモシスチス（*Pneumocystis jirovecii*）などの真菌，大腸菌やブドウ球菌・溶連菌などの一般細菌，

表Ⅶ-10-2　SLEに感染症が合併しやすい要因

SLEの免疫異常による	1) 血清補体価の低下 2) 貪食能の低下 3) 白血球遊走能の低下 4) リンパ球細胞傷害 5) 遅延型過敏症の障害 6) 細胞性免疫の選択的障害 7) 抗白血球抗体，抗リンパ球抗体 8) 外来抗原に対する抗体（特にIgM）産生の低下
SLEの臨床病態による	1) ネフローゼ症候群 2) 尿毒症
SLEの治療薬剤による	1) 副腎皮質ステロイド 2) 免疫抑制薬

表Ⅶ-10-3　SLEにおけるステロイド投与量と感染症の合併頻度
（100日間の経過観察中に感染症を合併した頻度）

非ステロイド投与群	0.43
プレドニゾロン20mg/日未満	0.92
プレドニゾロン20～50mg/日	2.17
プレドニゾロン50～80mg/日	2.12
プレドニゾロン80mg/日以上	4.00

上記の結果はRAと原発性ネフローゼ症候群のステロイド使用例と比較し，いずれも有意に多い。

結核菌，ウイルスなどが挙げられる。最近は，真菌や菌交代症による感染の増加傾向が認められる。SLEにみられる感染症を表Ⅶ-10-4に，主な感染症を写真Ⅶ-10-1～10に示す。また，主な原因菌とステロイド平均総投与量，平均投与期間との関係を表Ⅶ-10-5に示す。大腸菌や結核やMRSAでは平均総投与量が多く平均投与期間も長い傾向にある。

Kogamiらは，2009～2020年に経験した細菌感染症SLE65症例を用いて予後に及ぼす因子について解析している[3]。死亡16症例を生存例と比較し，死亡例はより高齢で，Glasgow Coma Scale（GCS）スコアが低く，Sequential Organ Failure Assessment（SOFA）スコアは高く，血中フィブリノーゲンが低いことを認め，感染症が疑われる症例ではSOFAスコアに留意しながら感染防止に努める必要性を指摘した。

感染症の診断に有用とされるバイオマーカーにCRP，TNFα，IL-6，CD64（FcγRI）などがあるが，重症の細菌感染症，特に敗血症ではプロカルシトニンの高値をみる[4]。

結核やニューモシスチス肺炎などに対しては予防投与も行われる。結核に対しては，抗結核薬イソニアジド（INH）0.2～0.5g（4～10mg/kg）の1回/日投与が行われている。ニューモシスチス肺炎に対しては，高齢者，ステロイド薬中等量（30mg/日）以上の投与例，リンパ球減少（1,000/μL以下）例，免疫抑制薬の併用例などが発症の危険因子とされており，表Ⅶ-10-6[5]に予防基準を示す。予防法は，スルファメトキサゾール（SMZ）・トリメトプリム（TMP）：ST合剤（SMZ 400mg＋TMP 80mg）の1錠/日連日投与，あるいは2錠/日を2日/週の投与が行われる。また，ST合剤が使用できない場

表Ⅶ-10-4　SLEにみられる感染症

病原体
細菌感染 　ブドウ球菌，MRSA（メチシリン耐性黄色ブドウ球菌），溶連菌，緑膿菌，結核菌，非定型抗酸菌症，大腸菌，サルモネラ，淋菌，プロテウス，髄膜炎菌，リステリア 　日和見感染として，ネズミ腸チフス，腸炎菌，レジオネラ，カンピロバクター，マイコプラズマなど ウイルス感染 　帯状疱疹，単純ヘルペス，EBウイルス，サイトメガロウイルス，肝炎ウイルスなど 真　菌 　カンジダ，クリプトコッカス，アスペルギルス，毛菌症，コクシジオイデス，ノカルジア，ヒストプラズマ，ニューモシスチスなど 寄生虫 　糞線虫，トキソプラズマなど

感染巣
呼吸器感染，尿路感染，消化管感染，髄膜炎，脳炎，皮膚感染症，関節炎，敗血症，菌血症，その他

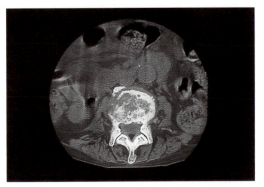

▌写真Ⅶ-10-1　カンジダによる化膿性脊椎炎

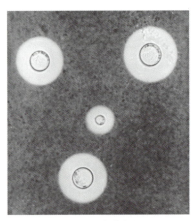

▌写真Ⅶ-10-2　髄膜炎をきたした
　　　　　　　クリプトコッカス

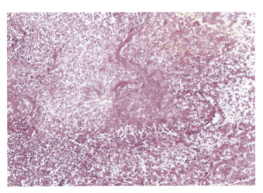

▌写真Ⅶ-10-3　肺アスペルギルス症

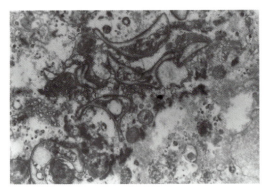

▌写真Ⅶ-10-4　ニューモシスチス肺炎をきたしたニューモシスチス

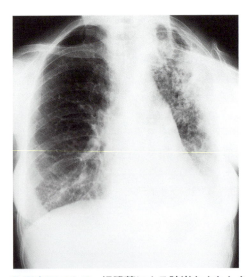
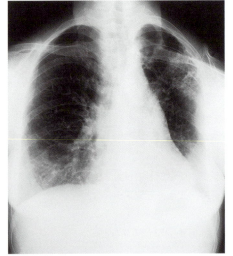

▌写真Ⅶ-10-5　緑膿菌による肺炎をきたしたSLE患者の胸部X線
左：治療前，右：治療後

380　Ⅶ章　臨床病態と治療・管理

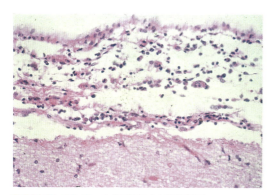
■ 写真Ⅶ-10-6　大腸菌による髄膜炎

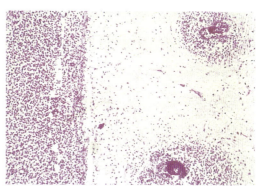
■ 写真Ⅶ-10-7　化膿性軟髄膜炎

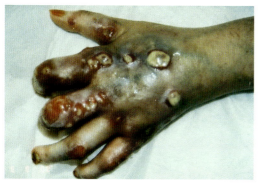
■ 写真Ⅶ-10-8　非定型抗酸菌症による皮下膿瘍

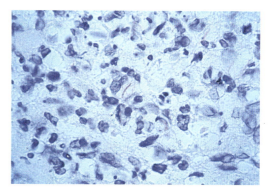
■ 写真Ⅶ-10-9　非定型抗酸菌
（*Mycobacterium kansasii*）

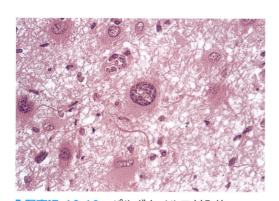
■ 写真Ⅶ-10-10　パルボウイルス封入体

合はペンタミジン300mg/回を1～2回/月吸入投与する方法も行われる。ST合剤使用困難な場合には，アトバコン（サムチレール®）を用いるが，重症例では効果が十分に検討されていない。

　ウイルスでは単純疱疹ウイルス，水痘−帯状疱疹ウイルス，サイトメガロウイルス（CMV）

10. 合併症　**381**

表Ⅶ-10-5 主な原因菌とステロイド平均総投与量，平均投与期間

原因菌	緑膿菌	MRSA	大腸菌	結核	帯状疱疹	CMV	ニューモシスチス	カンジダ
例数	2	3	1	3	7	2	7	13
平均総投与量(g)	1.16	29.4	54	35.6	10.8	1.95	18.1	14.6
平均投与期間(月)	18.5	68.3	264	84	19.4	1	40	43

MRSA：メチシリン耐性黄色ブドウ球菌，CMV：サイトメガロウイルス

表Ⅶ-10-6 免疫疾患におけるニューモシスチス肺炎予防基準

一次予防	
年齢　50歳以上	
ステロイド薬投与例	PSL 1.2mg/kg/日以上 あるいは PSL 0.8mg/kg/日以上で免疫抑制薬併用 中止基準　PSL 0.4mg/kg/日以下
免疫抑制薬投与例	PSL 0.8mg/kg/日以上併用 あるいは 末梢血リンパ球数500/μL以下 中止基準　PSL 0.4mg/kg/日以下併用 あるいは 安定して末梢血リンパ球数500/μL以上
二次予防	
発症例全例	中止基準　一次予防と同じ

(文献5より)

などが原因となっている。CMVは体内に潜伏感染があり，再活性化により発症する。感染が考えられた場合に血清抗体価（EIA法）の測定が行われるが陽性率は低い。そのため，保険適用外であるがantigenemia法（C7HRF，C10C11）での測定が行われている。単純疱疹ウイルス，水痘－帯状疱疹ウイルスに対する治療はアシクロビル，CMVに対してはガンシクロビルやホスカルネットが使用されている。低ガンマグロブリン血症や重症感染症に対しては，免疫グロブリン製剤の投与が行われる。

　2019年12月31日に中国武漢市衛生局はコロナウイルスSARS-CoV-2のクラスターの発生を発表した。翌年2月にWHOは病名をCOVID-19と命名し，パンデミックとみなされた。日本における1例目は既に1月に報告されていたが，3月に新型インフルエンザ等感染症（2類感染症相当）に位置づけされた。COVID-19は重篤な急性呼吸器感染症

をきたすが，免疫異常の素因や自己免疫疾患を有する患者では病態の悪化や新たな自己免疫疾患の発症のトリガーになる可能性が危惧されている。Gracia-Ramosらは，COVID-19を発症した症例（45歳，男性）に呼吸器症状，胸水，腹水，脾腫，血小板減少症，蛋白尿，血尿，腎不全を認め，さらに臨床症状に加え免疫異常所見からSLEと診断し，パルス療法を含むステロイド薬，難治性の血小板減少症に対してIVIg療法，リツキシマブ，脾摘の治療を行ったことを報告している[6]。

また，COVID-19により重篤な血小板減少性紫斑病やSLEに抗リン脂質抗体症候群の併発をみる症例も報告されている[7,8]。米国におけるSLE患者の人種とCOVID-19の転帰に関する検討では，黒人とヒスパニックは白人に比べより重篤であることが指摘されている[9]。

SARS-CoV-2ワクチンに関して，リウマチ・膠原病患者に対するCOVID-19の予防効果や安全性に関して国内外で報告され，ACR statementsにおいてもワクチン接種を推奨している。リウマチ・膠原病患者に用いられる主な免疫抑制薬の使用時期とSARS-CoV-2ワクチン接種に関するガイダンスが出されており，その主なものを表Ⅶ-10-7[10]に記す。

表Ⅶ-10-7 リウマチ・膠原病患者に用いられる主な免疫抑制薬の使用時期とSARS-CoV-2ワクチン接種

アセトアミノフェン，非ステロイド性抗炎症薬	ワクチン使用24時間前から使用を控え，ワクチン副反応出現時の使用は制限しない（中）
ヒドロキシクロロキン，ステロイド（PSL＜20md/日），ガンマグロブリン大量静注療法	時間の調整は不要（強～中）
上記以外の従来の免疫調節薬，免疫抑制薬〔JAK阻害薬，サラゾスルファピリジン，シクロホスファミド（経口），ミコフェノール酸モフェチルなど〕	接種後1～2週間の休薬（中）
アバタセプト静注	投与4週後に初回ワクチン接種，1週後にアバタセプト静注（投与後5週目）（中）
アバタセプト皮下注射	疾患活動性なければ1～2週休薬。2週以後休薬なし（中）
ベリムマブ	ワクチン接種後，疾患活動性がなければ1～2週休薬（中）
シクロホスファミド静注	ワクチン接種後1週以内に投与（中）
リツキシマブ	リツキシマブ投与4週前にワクチン接種，2回目以降は薬剤投与の2～4週前にワクチン接種（中）
TNF，IL-6R，IL-1R，IL-17，IL-12/23，IL-23，他のサイトカイン阻害薬	タスクフォースのコンセンサスが得られていない

（ ）内はタスクフォースの同意度

2. 糖尿病

ステロイド薬による糖尿病，耐糖能異常がみられやすい。高血糖，尿糖がみられるが，空腹時血糖は正常なこともあり，食後の高血糖が特徴である。糖化ヘモグロビン（HbA1c）や糖化アルブミンを指標として治療を行うが，ステロイド薬の減量とともに高血糖の改善がみられる。治療は，副腎皮質ステロイド薬（ステロイド薬）の項（☞197頁）を参照されたい。

3. 消化性潰瘍

ステロイド薬や非ステロイド性抗炎症薬（NSAIDs）などの治療薬によることが多い。薬剤性では，酸・ペプシンの分泌の増加による粘膜障害，粘膜の微小循環障害，粘膜のプロスタグランジン阻害などによる。ステロイド薬の長期・多量投与により消化性潰瘍が発症しやすいが，特にNSAIDsとの併用で注意が必要である。

H$_2$ブロッカー，プロトンポンプ阻害薬などで治療される。NSAIDsによる消化管潰瘍の予防投与では，ミソプロストールが用いられる。

4. 骨粗鬆症・圧迫骨折

骨粗鬆症は，骨量が減少し，骨微細構造の劣化により骨強度が低下し，骨折しやすくなる全身性疾患と定義される。閉経後の女性や高齢者においてみられる原発性と，疾患あるいは薬剤によってみられる続発性に分類される（表Ⅶ-10-8）。

■ 表Ⅶ-10-8　骨粗鬆症の分類

原発性
閉経後
老人性
続発性
1）内分泌疾患 　　甲状腺機能亢進症，卵巣機能不全，クッシング症候群 2）食餌性 　　低栄養，カルシウムやビタミンD摂取不足，過度のアルコール 3）薬剤性 　　ステロイド薬，ヘパリン 4）不動性 　　運動不足，臥床安静 5）先天性 　　骨形成不全症，マルファン症候群 6）全身性疾患 　　RA，糖尿病，肝疾患，腎不全 7）その他 　　胃切除後，喫煙

女性では，閉経後約10年経過した60歳代から骨粗鬆症が増加し，脊椎圧迫骨折はさらに約10年経過した70歳代から増えてくる。脊椎圧迫骨折の有病率は60歳代前半で約5％，60歳代後半で約8％で，70歳代前半で約25％，80歳以上では40％以上になる。閉経後の女性において骨密度が1SD（約12％）低下すると骨折危険率は2倍になるが，閉経後のステロイド薬投与により骨密度の低下は1SD未満でも骨折危険率は3.2〜12.3倍となる。

日本骨代謝学会の原発性骨粗鬆症の診断基準（2012年度改訂版）を示す（表Ⅶ-10-9, 10）[11]。厚生科学免疫疾患の合併症とその治療法に関する研究では，PSL換算で7.5mg／日を超すステロイド薬を投与した例での骨密度は，若年成人（20〜44歳）平均値（YAM）の80％を示し[12]，6カ月以上投与あるいは，その予定のある患者には予防的治療が必要であることを示した。

最近では，脊椎圧迫骨折後はQOLが低下し，死亡率が高くなるという報告もみられている。ステロイド誘発性骨粗鬆症については，4）骨粗鬆症・圧迫骨折（☞197頁）も参照されたい。早期発見のための骨塩量および骨代謝マーカーの定期的測定と，予防的治療も含めた食事療法，理学療法，薬物療法などの総合的治療が必要である。

骨代謝マーカーとして骨形成マーカーと骨吸収マーカーがあり，骨形成マーカーは骨型

表Ⅶ-10-9　原発性骨粗鬆症の診断基準（2012年度改訂版）

低骨量をきたす骨粗鬆症以外の疾患または続発性骨粗鬆症を認めず，骨評価の結果が下記の条件を満たす場合，原発性骨粗鬆症と診断する。

Ⅰ．脆弱性骨折[注1]あり
1. 椎体骨折[注2]または大腿骨近位部骨折あり
2. その他の脆弱性骨折[注3]があり，骨密度[注4]がYAMの80％未満
Ⅱ．脆弱性骨折なし
骨密度[注4]がYAMの70％以下または−2.5SD以下

YAM：若年成人平均値（腰椎では20〜44歳，大腿骨近位部では20〜29歳）

注1　軽微な外力によって発生した非外傷性骨折。軽微な外力とは，立った姿勢からの転倒か，それ以下の外力をさす。
注2　形態椎体骨折のうち，3分の2は無症候性であることに留意するとともに，鑑別診断の観点からも脊椎X線像を確認することが望ましい。
注3　その他の脆弱性骨折：軽微な外力によって発生した非外傷性骨折で，骨折部位は肋骨，骨盤（恥骨，坐骨，仙骨を含む），上腕骨近位部，橈骨遠位端，下腿骨。
注4　骨密度は原則として腰椎または大腿骨近位部骨密度とする。また，複数部位で測定した場合にはより低い％値またはSD値を採用することとする。腰椎においてはL1〜L4またはL2〜L4を基準値とする。ただし，高齢者において，脊椎変形などのために腰椎骨密度の測定が困難な場合には大腿骨近位部骨密度とする。大腿骨近位部骨密度には頸部またはtotal hip（total proximal femur）を用いる。これらの測定が困難な場合は橈骨，第二中手骨の骨密度とするが，この場合は％のみ使用する。表Ⅶ-10-10に日本人女性における骨密度のカットオフ値を示す。

付記
骨量減少（骨減少）［low bone mass（osteopenia）］：骨密度が−2.5SDより大きく−1.0SD未満の場合を骨量減少とする。

（文献11より引用）

表VII-10-10　日本人における骨密度のカットオフ値 (g/cm²)[注1]

女　性

部　位	機　種	骨密度 (YAM±SD)	YAMの80%に 相当する骨密度値	骨粗鬆症の カットオフ値[注2]
腰　椎 (L1～L4)	QDR*	0.989±0.112	0.791	0.709
	DPX*	1.152±0.139	0.922	0.805
	DCS-900*	1.020±0.116	0.816	0.730
腰　椎 (L2～L4)	QDR	1.011±0.119	0.809	0.708
	DPX	1.192±0.146	0.954	0.834
	DSC-900*	1.066±0.126	0.853	0.751
	XR	1.040±0.136	0.832	0.728
	1X	1.084±0.129	0.867	0.758
大腿骨頸部	QDR*	0.790±0.090	0.632	0.565
	DPX*	0.939±0.114	0.751	0.654
	DSC-900*	0.961±0.114	0.769	0.676
total hip	QDR*	0.875±0.100	0.700	0.625
	DPX*	0.961±0.130	0.769	0.636
	DSC-900*	0.960±0.114	0.768	0.675
橈　骨	DSC-600	0.646±0.052	0.517	0.452
	XCT-960[注3]	405.36±61.68	324.29	283.75
	pDXA	0.753±0.066	0.602	0.527
	DTX-200	0.476±0.054	0.381	0.333
第二中手骨	CXD[注4]	2.741±0.232	2.193	1.919
	DIP[注4]	2.864±0.247	2.291	2.005

男　性

部　位	機　種	骨密度 (YAM±SD)	YAMの80%に 相当する骨密度値	骨粗鬆症の カットオフ値[注2]
橈　骨	DSC-600	0.772±0.070	0.618	0.540
	DTX-200	0.571±0.065	0.457	0.400
第二中手骨	DIP[注4]	2.984±0.294	2.387	2.089

注1　1996年度改訂版診断基準のデータに2006年のデータ(*印で示す機種)を追加, 変更した.
注2　脆弱性骨折のない場合のカットオフ値(YAMの70%または－2.5SD)を示す.
注3　XCT-960：mg/cm³
注4　CXD, DIP：mmAl

(文献11より引用)

ALP（BAP），オステオカルシン，Ⅰ型プロコラーゲンCプロペプチド（PICP），Ⅰ型プロコラーゲンNプロペプチド（PINP）などがあり，骨吸収マーカーは尿中のⅠ型コラーゲンN末端テロペプチド（NTx），デオキシピリジノリン（Dpd），Ⅰ型コラーゲン架橋Cテロペプチド（CTX），Ⅰ型コラーゲンCテロペプチド（ICTP）などがある。

　薬物療法として従来よりCa製剤，活性化ビタミンD_3製剤，ビタミンK_2製剤，カルシトニン製剤およびエストロゲン製剤が単独あるいは併用投与されてきたが，難治例も多くみられていた。近年，エチドロネート，アレンドロネート，リセドロネートなどのビスホスホネート（BP）製剤の開発により，骨塩量の改善の有効率は増加し，難治例にも改善が認められるようになった。さらに，ステロイド多量投与（0.5mg/kg/日）の患者では，閉経前であっても骨密度Tスコア1以上にもかかわらず骨折をきたす症例がみられることが明らかとなり，骨折防止のためのBP製剤の予防投与の必要性が提言されている[12]。

　2014年に日本骨代謝学会（当時：田中良哉理事長）は，「ステロイド性骨粗鬆症の管理と治療ガイドライン：2014年改訂版」を発表した。学会の作業部会が作成したガイドラインを図Ⅶ-10-1に示す[13]。このガイドラインでは，既存骨折，年齢，ステロイド投与量，腰椎骨密度の4つの危険因子を挙げ，それぞれスコア化し，スコアが3以上の場合に薬物療法を推奨している。スコア3以上であれば，第一選択薬としてアレンドロネー

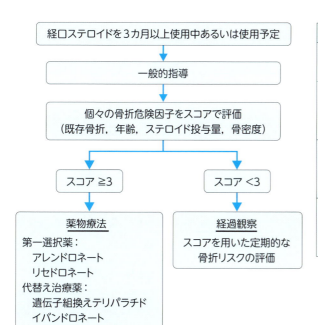

図Ⅶ-10-1　ステロイド性骨粗鬆症の管理と治療ガイドライン（2014年改訂版）
YAM：若年成人平均値（20〜44歳）　　　　　　　　　　　　　　　　　　　　　　（文献13より引用）

ト，リセドロネートの投与を推奨している．骨粗鬆症治療薬は，新しい治療薬を含め多くの薬剤が臨床応用されているが，ガイドラインでは併せて各種薬剤の推奨度を提示している(表Ⅶ-10-11)[13]．これらの推奨度は，これまでの骨折予防の効果を示すRCTやメタ解析をもとに総合的に評価されたとされ，今後エビデンスが充足されれば推奨レベルが上げられる可能性を含んでいるとしている．

　表Ⅶ-10-11[13]のヒト副甲状腺ホルモンのテリパラチドは，骨折の危険性の高い骨粗鬆症患者が適応となる．本薬剤は，骨芽細胞の分化の促進とアポトーシスの抑制により骨形成に直接関与する骨芽細胞が破骨細胞を上回って活性化され骨形成を促進する．そのため，従来の骨吸収抑制薬とは機序が異なる．使用期間に制約があり，遺伝子組換えテリパ

表Ⅶ-10-11　薬物療法の推奨度

製剤	薬剤名	推奨度*	剤形・容量
ビスホスホネート製剤	アレンドロネート	A	5mg/日，35mg/週　経口，900μg/4週　点滴
	リセドロネート	A	2.5mg/日，17.5mg/週，75mg/月　経口
	エチドロネート	C	200mg，400mg，2週間/3カ月，間欠投与経口
	ミノドロン酸	C	1mg/日，50mg/4週　経口
	イバンドロネート	B	1mg/月，静注
活性型ビタミンD_3製剤	アルファカルシドール	B	0.25μg，0.5μg，1μg/日　経口
	カルシトリオール	B	0.25μg，0.5μg/日　経口
	エルデカルシトール	C	0.5μg，0.75μg/日　経口
ヒト副甲状腺ホルモン	遺伝子組換えテリパラチド	B	20μg　1日1回　皮下注
	テリパラチド酢酸塩	C	56.5μg/週1回　皮下注
ビタミンK_2製剤	メナテトレノン	C	45mg/日　経口
SERM	ラロキシフェン	C	60mg/日　経口
	バゼドキシフェン	C	20mg/日　経口
ヒト型抗RANKLモノクローナル抗体	デノスマブ	C	60mg/6カ月，皮下注

＊推奨度
A：第一選択薬として推奨する薬剤
B：第一選択薬が禁忌などで使用できない，早期不耐容である，あるいは第一選択薬の効果が不十分であるときの代替薬として使用する
C：現在のところ推奨するだけの有効性に関するデータが不足している

(文献13より引用)

ラチドは24カ月まで，テリパラチド酢酸塩は72週までである。

また，閉経後骨粗鬆症の骨折を予防する薬剤として選択的エストロゲン受容体モジュレーター（SERM）がある．骨代謝においては，破骨細胞の分化と機能を調節するサイトカインを介して骨吸収を抑制する．ラロキシフェン塩酸塩（エビスタ®），バゼドキシフェン酢酸塩（ビビアント®）が用いられる．前者は1日1回60mg，後者は1日1回20mgを経口投与で用い，食事の有無や投与時間には影響されない．主な副作用は血管拡張，下肢痙攣などであるが，静脈血栓塞栓症には注意が必要で，その既往歴のある患者のほか，長期不動状態，抗リン脂質抗体症候群の患者，妊娠または妊娠している可能性のある女性，および授乳婦は禁忌である．

表Ⅶ-10-12に主な骨粗鬆症治療薬を示す．

表Ⅶ-10-12 主な骨粗鬆症治療薬

分類	一般名	適応	投与経路	クラスの特徴
選択的エストロゲン受容体モジュレーター（SERM）	バゼドキシフェン ラロキシフェン	閉経後骨粗鬆症	経口	骨吸収抑制薬．骨代謝，脂質代謝に関連する細胞でエストロゲン作動活性を示す．食事の有無や投与時間に影響されず服用できる
ビスホスホネート（BP）	エチドロネート アレンドロネート リセドロネート ミノドロネート イバンドロネート* ゾレドロン酸水和物（年1回）	骨粗鬆症	経口 *静注シリンジ 点滴静注	骨吸収抑制薬．豊富なデータ．用法は独特．アレンドロネートには週1回投与，リセドロネートには週1回，4週1回投与製剤もある
活性型ビタミンD₃	アルファカルシドール カルシトリオール エルデカルシトール	骨粗鬆症	経口	筋力増加と転倒頻度低下なども関与するとみられている
カルシトニン	エルカトニン	骨粗鬆症における疼痛	筋注	骨吸収抑制薬．中枢性の鎮痛作用があり，骨粗鬆症による腰背部痛などに用いられる
副甲状腺ホルモン	テリパラチド	骨折の危険度の高い骨粗鬆症	皮下注	骨形成促進薬．1日1回皮下注と週1回皮下注の製剤がある
抗ヒト化・抗スクレロスチンモノクローナル抗体	ロモソズマブ	骨折の危険度の高い骨粗鬆症	皮下注	骨形成促進作用，骨吸収抑制作用

＊静注シリンジ

2022年にACRはステロイド（グルココルチコイド：GC）による骨粗鬆症の予防と治療のためのガイドラインを発表した。その要点は以下のごとくである[14]。

①40歳以上の患者にGC2.5mg/日以上を3カ月以上投与する場合には，できるだけ早期に骨折リスクの有無についてFRAX®を用い評価し，脊椎骨折評価（VFA）や一般X線（XP）ともに二重エネルギーX線吸収測定法（DXA）による骨密度測定検査（BMD）を行う。40歳以下の場合にはFRAX®は認められていないため，VFA試験によるBMDや脊椎XP検査の必要性について説明する。

②GCを服用している患者に適切な食事，カルシウムとビタミンDのサプリメントの摂取，適度の運動，禁煙と過度の飲酒の回避を勧める。

③中等度～高度の骨折リスクを有する成人患者には骨粗鬆症治療を提供すべきである。

④高度の骨折リスクを有する成人には経口BP製剤を強く推奨する。

⑤高度の骨折リスクを有する成人には，場合によってはBP製剤やデノスマブよりも副甲状腺薬（PTH），PTH関連蛋白（PTHrP）を推奨する。

⑥40歳以上の高度の骨折リスクを有する患者には，BP製剤よりもデノスマブまたはPTH/PTHrPを推奨する。

⑦中等度の骨折リスクを有する場合には，経口ないし静注用のBP製剤，デノスマブ，PTH/PTHrPを推奨する。

⑧意思決定には，デノスマブ，ロモソズマブ，BP製剤，PTH/PTHrPの中止後の反跳骨減少と，脊椎骨折を防止するために引き続き骨粗鬆症の治療の推奨を含む。

最近，日本骨代謝学会，日本骨粗鬆症学会，日本歯科放射線学会，日本歯周病学会，日本口腔外科学会，日本臨床口腔病理学会の6学会合同によるARONJ（骨吸収抑制薬関連顎骨壊死）のポジションペーパー「骨吸収抑制薬関連顎骨壊死の病態と管理」が発刊された。これまでBP製剤による顎骨壊死（BRONJ，BP系薬剤関連顎骨壊死）の発症危惧がもたれてきたが，デノスマブにおいても同様の顎骨壊死がみられること，また，その頻度は低く（骨粗鬆症，パジェット病における発症率0.01～0.04％）侵襲的歯科治療前にBPの休薬を積極的に支持する根拠がないことが示された。しかしながら，その防止にあたっては医科と歯科の連携が重要であることが強調された。

5. 無菌性骨壊死

無菌性骨壊死はSLEの約10％に認められ，大腿骨頭が好発部位であるが，大腿骨顆部，上腕骨頭，脛骨近位および遠位端，膝蓋骨，距骨，脊椎骨などにも発生する。多発性のこ

ともある。大腿骨頭壊死は大腿骨頭骨髄部において部分的に，または広範囲にわたって無菌性，阻血性の骨壊死を生じ，進行性に股関節の変形，破壊をきたして起立，歩行障害を引き起こし，患者のQOLを著しく低下させる。

厚生労働省特発性大腿骨頭壊死症（idiopathic osteonecrosis of the femoral head：ION）研究班の疫学調査[15]によれば，明らかな外傷性のものを除くと，要因として，アルコール多飲（36％），ステロイド薬の投与歴のあるもの（56％）などが挙げられる。ステロイド薬投与対象疾患ではSLEが最も多く（22～37％），ついでネフローゼ症候群（7～16％）である。男女比は，ステロイド薬の投与歴のある例では女性のほうが多く（1：1.1～2），投与歴のない例では男性のほうが多い（2.3～3.5：1）。ステロイド薬の投与歴のある例では20歳代がピークで，投与歴のない例では40歳代がピークである。

高用量ステロイド薬（PSL30mg／日以上を1カ月以上）投与のSLE患者の前向き調査では，15％（9人／62人）にIONが発生し，発症時期は高用量ステロイド薬投与開始から平均640日であった[16]。また厚生労働省ION研究班によるSLE患者の症例・対照研究[15]では，ION発症関連危険因子は腎障害，精神神経症状であった。またステロイド薬投与に関しては，総投与量はION発生と関連はなかったが，PSL16.6mg／日以上投与およびパルス療法でリスクが認められた。さらにステロイド薬投与開始からほぼ6カ月以内に発生し，それ以後の発生は稀であることも示されている[17]。

骨壊死の発生が認められても，症状としての訴えがない時期があるため，できるだけ早期に診断し（表Ⅶ-10-13，写真Ⅶ-10-11），壊死領域の大きさと分布によって病型を判定し，予後予測を行う。

表Ⅶ-10-13　特発性大腿骨頭壊死の診断基準

X線所見
1. 骨頭圧潰またはcrescent sign（骨頭軟骨下骨折線） 2. 骨頭内の帯状硬化像の形成 　　1．2．については 　　　①関節裂隙が狭小化していないこと 　　　②臼蓋には異常所見がないこと 　を要する
検査所見
3. 骨シンチグラム：骨頭のcold in hot像 4. 骨生検標本での修復反応層を伴う骨壊死層像 5. MRI：骨頭内帯状低信号域（T1強調画像）（写真Ⅶ-10-11右）
判　定
確定診断：上記5項目のうち2つ以上を有するもの 除外項目：腫瘍，腫瘍性疾患および骨端異形成症は除く

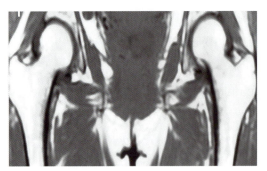
正常のMRI所見

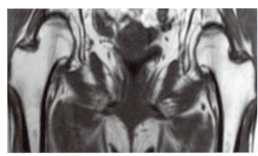
骨壊死のMRI所見
SLE患者で両側骨頭内の帯状低信号域を認める。

■写真Ⅶ-10-11　骨壊死のMRI所見

　治療の目的は，病期進行の防止と股関節機能の維持回復にある．骨壊死が進行した場合には，骨切術，人工骨頭置換術を含む骨移植術などの外科的手術となる．それまでは対症療法を行う．疼痛に対しては体重免荷やNSAIDsの投与を適宜行う．
　また，新しい治療法として自己骨髄単核球移植[18]，濃縮自家骨髄移植法[19]などが進められている．

6. 動脈硬化，心筋梗塞，冠動脈病変（☞320頁）

　SLEは動脈硬化性病変をきたしやすいことはよく知られているが，動脈硬化による病態の発症は，SLEの病初期の1.8％から病後期の27％に至るまでその頻度は様々である[20]．これは氷山の一角にすぎず，動脈硬化の前臨床病態を頸動脈プラークで評価すると，正常人に比べ有意に多い（37.1％ vs 15.2％）[21]．心血管病変は病後期の主たる死因であるが，心筋梗塞の頻度は，報告者により一般の人の2～10倍以上とされ，特に若年成人のリスクが大きい[20]．ピッツバーグ大学のSLEコホート研究によれば，35～44歳の女性SLE患者における心筋梗塞の頻度は，非SLE症例に比べ50倍以上とされている[22]．
　女性SLE患者の将来の動脈硬化を予測するバイオマーカーの検討が行われている[23]．頸動脈プラークは29％にみられ，プラーク形成と相関した因子は，48歳以上，piHDL機能高値，レプチンレベル34ng/dL以上，血漿可溶性TWEAK373pg/mL以上，ホモシステイン12μmoles/L以上，糖尿病の既往であった．しかしながら，単一因子との相関は認められず，複数の因子を併せ持つときに高いリスクを有すると考えられ，それは3つ以上のバイオマーカーが認められるか，または糖尿病の既往に加えて1つ以上のバイオマーカーを認める場合である．一方，ホモシステイン高値は高血圧をきたす独立したリスク因子であることが指摘されている[24]．

表VII-10-14 SLEにおける動脈硬化性病変，心筋梗塞・冠動脈病変の危険因子

SLE自体による
全身性炎症，ループス腎炎，CNSループス，血管炎，脂質異常，免疫複合体，補体活性化，内皮細胞抗体，抗リン脂質抗体，熱ショック蛋白，酸化LDL，高齢発症，長期経過症例など
治療薬剤による
ステロイド薬，特に長期投与症例，非ステロイド性抗炎症薬
普遍的な危険因子
高血圧，肥満，高コレステロール血症，糖尿病，喫煙，閉経など

　SLEにおける動脈硬化，特に心血管病変の発症には多くの危険因子が挙げられる（表VII-10-14）。SLE自体によるものでは，腎病変や中枢神経障害，血管炎などの活動性病変，さらには抗リン脂質抗体，補体欠損症，マンノース結合蛋白をコードしている遺伝子多型などが挙げられる[25〜27]。治療薬では，ステロイド薬の長期投与は動脈硬化性血管病変の危険因子として重要であるが，危険因子のひとつである疾患活動性を抑えることも動脈硬化性病変を防御する上で重要であり，過不足のないバランスのとれたステロイド薬の適切な使用が求められる。動脈硬化性の血管病変を有するSLE症例は，有さない症例に比べ通常言われている普遍的な危険因子を併せ持つことが多いが，伝統的なフラミンガム危険スコアのみでは説明がつかないことが報告されている[25, 28]。このことは，個々の危険因子の重要性はSLE患者と一般住民で異なることを示唆している。

7. 悪性腫瘍

　基盤にある，SLEの免疫異常や免疫抑制薬の影響などにより悪性腫瘍が合併しやすいかどうかは以前より問題のあるところであるが，いまだ結論は出ていない。1994〜2004年の自験例の入院患者では，38例の悪性腫瘍を認めている（表VII-10-15）。頻度の高いものから子宮癌，大腸癌と続くが，大腸癌で免疫抑制薬の使用例が多くみられるものの因果関係は不明である。また，2000年までにみられた自験例の悪性腫瘍の種類と発症年齢について1999年度の厚生省（現 厚労省）統計情報部・患者調査による日本人疫学データと比較すると，特に20歳代の悪性リンパ腫，25〜29歳の肝臓癌，30〜40歳代の子宮癌，30〜40歳代の胃癌が多い傾向にある（表VII-10-16）。最近のトロントにおける前向きの検討では，24年間のSLE 724例の経過観察により23人に24の悪性腫瘍の発症（3.2％）をみている[29]。最も頻度が高かったのは血液の悪性腫瘍6例で，いずれも免疫抑制薬非使用例である。同じ地区の一般人口における発生頻度と比較すると，全体の悪性腫瘍では有意差はないが，非ホジキンリンパ腫は有意に高いことが報告されている（SIR 5.38，95％CI

■ 表Ⅶ-10-15　SLEにおける悪性腫瘍（1994〜2004年の入院患者，悪性腫瘍合併38例）

悪性腫瘍の種類	頻度	免疫抑制薬使用例	死亡例
子宮癌	11 (29%)	2 (18%)	2 (18%)
大腸癌	5 (13%)	3 (60%)	1 (20%)
頭頸部癌	3 (8%)		
胃　癌	3 (8%)		1 (33%)
肺　癌	3 (8%)	1 (33%)	2 (67%)
直腸癌	3 (8%)		2 (67%)
前立腺癌	2 (5%)		
多発性骨髄腫	2 (5%)		
膀胱癌	1 (3%)	1 (100%)	
乳　癌	1 (3%)		
卵巣癌	1 (3%)		
胆道癌	1 (3%)		1 (100%)
白血病	1 (3%)		
悪性リンパ腫	1 (3%)	1 (100%)	

■ 表Ⅶ-10-16　SLEと悪性腫瘍

症例 年齢	悪性リンパ腫	肝臓癌	子宮癌	胃　癌	大腸癌	乳　癌
20〜24	0.8 (0.1)					
25〜29		0.8 (0)				
30〜34			0.8 (0.1)	0.8 (0.1)		
35〜39			1.6 (0.2)			0.8 (0.3)
40〜44			1.6 (0.1)	0.8 (0.4)		
45〜49			0.8 (0.3)	1.6 (0.8)		
50〜54					1.6 (0.7)	0.8 (1.1)
65〜70				0.8 (3.5)		
75〜80			0.8 (1.3)			

部位・年齢別比較：対1,000人　（　）；正常人　　　　　　　　　　　　（厚生省統計情報部，1999年による）

1.11-15.7）。同じ地区におけるRAとSScの悪性腫瘍の発症頻度と比較すると，SLEでは有意に低い。SLEにおいて非ホジキンリンパ腫が有意に多いことは，デンマークにおける検討でも指摘されている[30]。また，白人SLEでは乳癌が多いことも指摘されている[31]。2013年にSLEの悪性腫瘍に関して世界的な多施設大規模コホート研究結果が報告された[32]。30施設が参加し，SLE1万6,409例中644例の悪性腫瘍が報告されている。非ホ

ジキンリンパ腫と白血病の血液疾患が多く，ついで，陰部癌，肺癌，甲状腺癌であるが，非ホジキンリンパ腫以外は一般人に比べ著しく多いとは言いがたい。一方，乳癌や子宮内膜癌，卵巣癌などは一般人に比べ少ない結果であった。これまでの報告では，治療薬剤との関連は指摘されていないが，今後検討されるべき課題である。

　日本人成人女性のSLE患者を対象にアンケート調査を行い，ヒトパピローマウイルスワクチン接種と子宮頸癌予防効果に関するアンケート調査結果が報告された[33]。それによるとSLE患者における子宮頸癌の発症は多く，免疫抑制薬使用例に多い傾向にあったが，それにも増してワクチン接種率の低さとスクリーニング検査実施率の低さが要因として挙げられた。本邦では2013～2021年の間，政府がワクチン接種を積極的に推奨しなかったことが要因のひとつに挙げられ，子宮頸癌の防止のために積極的なワクチン接種と子宮頸癌のスクリーニング検査の重要性を指摘した。なお，2010年に子宮頸がん予防対策強化事業（健康局総務課がん対策推進室）により癌対策が提示され，子宮頸癌予防ワクチンと癌検診をセットで実施することにより子宮頸癌対策のさらなる効果が期待され，現在，各自治体において様々な実施方法で行われている。

〈文献〉

1) 橋本博史：膠原病と感染症．塩川優一，監，ヘキスト出版，1981.
2) Gerding DN, et al：Bacterial and mycotic infections in systemic lupus erythematosus. Arthritis Rheum 13：317, 1970.
3) Kogami M, et al：Bacteremia in systemic lupus erythematosus：Risk factors, clinical and microbiological characteristics, and outcomes in the largest single-center retrospective cohort in Japan. Lupus 30(14)：2292-2297, 2021.
4) Assicot M, et al：High serum procalcitonin concentrations in patients with sepsis and infection. Lancet 341(8844)：515-518, 1993.
5) 厚生科学免疫疾患の合併症とその治療法に関する研究「診療ガイドライン」：免疫疾患に合併するニューモシスティス肺炎の予防基準．厚生科学免疫疾患の合併症とその治療法に関する研究（主任研究者：橋本博史），2005.
6) Gracia-Ramos, et al：Can the SARS-CoV-2 infection trigger systemic lupus erythematosus? A case-based review. Rheumatol Int 41：799-809, 2021.
7) Mathian A, et al：Clinical course of coronavirus disease 2019(COVID-19)In a series of 17 patients with systemic lupus erythematosus using long-term treatment with hydroxychloroquine. Ann Rheum Dis 79(6)：837-839, 2020.
8) Kondo Y, et al：Exacerbation of immune thrombocytopenia triggered by COVID-19 in patients with systemic lupus erythematosus. Ann Rheum Dis 80(5)：e77, 2021.
9) Ugarte-Gil, et al：Association between race/ethnicity and COVID-19 outcome in systemic lupus erythematosus patients from the United States：Data from the COVID-19 Global Rheumatology Alliance. Arthritis Care Res(Hoboken) 75(1)：53-60, 2023.

10) Curtis JR, et al：American College of Rheumatology Guidance for COVID-19 vaccination in patients with rheumatic and musculoskeletal diseases：Version 5. Arthritis Rheumatol 75(1)：E1-E16, 2022.
11) 日本骨代謝学会, 他：原発性骨粗鬆症の診断基準（2012年度改訂版）. Osteoporo Jpn 21(1)：9-21, 2013.
12) 厚生科学免疫疾患の合併症とその治療法に関する研究「診療ガイドライン」：ステロイド性骨粗鬆症の予防と治療. 厚生科学免疫疾患の合併症とその治療法に関する研究（主任研究者：橋本博史）, 2005.
13) Suzuki Y, et al：Guidelines on the management and treatment of glucocorticoid-induced osteoporosis of the Japanese Society for Bone and Mineral Research：2014 update. J Bone Miner Metab 32：337-350, 2014.
14) Humphrey MB, et al：2022 American College of Rheumatology Guideline for the Prevention and Treatment of Glucocorticoid-induced Osteoporosis. Arthritis Car Res 75(1)：2405-2419, 2023.
15) 高岡邦夫, 他：厚生労働省難治性疾患克服研究事業. 特発性大腿骨頭壊死症の診断・治療に関するガイドライン（平成15年度）. 骨・関節系調査研究班特発性大腿骨頭壊死症調査研究分科会, 2003.
16) Ono K, et al：Risk factors of avascular necrosis of the femoral head in patients with systemic lupus erythematosus under high-dose corticosteroid therapy. Clin Orthop 277：89, 1992.
17) 長澤浩平：ステロイド性骨粗鬆症. 日内会誌 89：2122, 2000.
18) 安永裕司, 他：特発性大腿骨頭壊死に対する自己骨髄単球移植. 整・災外 52：977, 2009.
19) 三島 初, 他：大腿骨頭壊死に対する濃縮自家骨髄血移植術（CABMAT）による治療. 整・災外 52：983, 2009.
20) Symmons DPM, et al：Epidemiology of CVD in rheumatic disease, with a focus on RA and SLE. Nat Rev Rheumatol 7(7)：399-408, 2011.
21) Roman MJ, et al：Prevalence and correlates of accelerated atherosclerosis in systemic lupus erythematosus. N Engl J Med 349(25)：2399-2406, 2003.
22) Manzi S, et al：Age-specific incidence rates of myocardial infarction and angina in women with systemic lupus erythematosus：comparison with the Framingham Study. Am J Epidemiol 145(5)：408-415, 1997.
23) McMahon M, et al：A panel of biomarkers is associated with increased risk of the presence and progression of Atherosclerosis in women with systemic lupus erythematosus. Arthritis Rheum 66：130, 2014.
24) Sabio JM, et al：Relationship between homocysteine levels and hypertension in systemic lupus erythematosus. Arthritis Care Res 66：1528, 2014.
25) Urowitz MB, et al：Atherosclerotic vascular events in a single large lupus cohort：prevalence and risk factors. J Rheumatol 34(1)：70-75, 2007.
26) Mikdashi J, et al：Baseline disease activity, hyperlipidemia, and hypertension are predictive factors for ischemic stroke and stroke severity in systemic lupus erythematosus. Stroke 38(2)：281-285, 2007.
27) Haque S, et al：Atherosclerosis in rheumatoid arthritis and systemic lupus erythematosus. Curr Opin Lipidol 19(4)：338-343, 2008.
28) Esdaile JM, et al：Traditional Framingham risk factors fail to fully account for accelerated atherosclerosis in systemic lupus erythematosus. Arthritis Rheum 44(10)：2331-2337, 2001.

29) Abu-Shakra M, et al：Malignancy in SLE. Arthritis Rheum 39：1050, 1996.
30) Mellemkjaer L, et al：Non-Hodgkin's lymphoma and other cancers among a cohort of patients with systemic lupus erythematosus. Arthritis Rheum 40：761, 1997.
31) Ramsey-Goldman R, et al：Increased risk of malignancy in patients with systemic lupus erythematosus. J Invest Med 46：27, 1998.
32) Bernatsky S, et al：Cancer risk in systemic lupus：An updated international multi-centre cohort study. J Autoimmunity 43：130, 2013.
33) Murakawa Y, et al：Questionnaire survey on the prevention and development of cervical cancer in patients with systemic lupus erythematosus in Japan. Mod Rheumatol 34(2)：352-8, 2024.

Ⅶ章　臨床病態と治療・管理

11. 妊娠・出産

1. 妊娠・出産の容認

　SLE患者が妊娠・出産を希望する場合に，それが可能かどうかの判断を迫られることがある．SLEは遺伝病と言えるほど遺伝性が強いものではなく，遺伝性のみで妊娠を否定する必要はない．むしろ，いかなる臓器障害があり，どの程度の機能障害があるのかを把握することが重要である．基本的には，ステロイド薬が維持量で寛解状態にあり，重篤な臓器障害がなければ，ほとんど妊娠・出産は問題ないと考えられる．また，活動性があり臓器の機能障害があったとしても，治療によって回復可能であれば，治療後に妊娠・出産することは可能である．

　問題となるのは不可逆性の臓器障害があり，それに伴う機能障害により妊娠継続が危ぶまれたり，危険因子があり母子へのリスクが大きいと考えられる場合である．筆者らは表Ⅶ-11-1[1]に示すようないくつかの条件を設定し，SLE患者の妊娠・出産の容認を行っているが，最終的な判断はSLE患者本人とその家族に委ねられる．妊娠・出産に際しては，あらかじめリスクとなる事項について説明し，患者に理解してもらった上で判断してもらうことが重要である．また，妊娠・出産を予定した場合には妊娠する時期の選択が必要であり，この点を指導するとともに，選択の時期までは避妊を勧める．病気のために結婚が遅れたり，結婚してもSLEの寛解導入までに年月を要し，実際の妊娠・出産年齢は高くなりがちである．

表Ⅶ-11-1　膠原病患者の妊娠・出産の容認条件

- 病態がステロイド維持量で10カ月以上寛解状態にあること
- 膠原病による重篤な臓器病変がないこと
- ステロイドによる重篤な副作用の既往がないこと
- 免疫抑制薬の併用がないこと
- 抗リン脂質抗体＊，抗SS-A＊，抗SS-B抗体＊が陰性であることが望ましい
- 出産後の育児が可能であること

＊：これらの抗体が陽性の場合には，そのリスクについて患者に説明する必要がある．

2. 妊娠がSLEに及ぼす影響

妊娠・出産はSLE発症の誘因（10％以下）ともなるが，SLEの経過中の妊娠・出産はSLEの急性増悪の因子でもある。一般に，妊娠14週まではSLEが悪化する傾向にあり，以後分娩まではむしろ症状が軽快し，分娩直後より再度悪化の危険性が高まる。Friedmanら[2]は，80例，181回の妊娠の分析で，妊娠前期と中期では，再燃と寛解がほぼ同数であり，妊娠後期では，全例で病状が安定するが，分娩後には必ず再燃・悪化すると述べている。分娩後に再燃・悪化をみる場合が多いことから，最近では分娩直後よりステロイド薬の増量することで再燃・悪化を防止することが多い。表Ⅶ-11-2は自験例の再燃頻度を他の報告と比較したものであるが，自験例では他の報告例に比べ妊娠後期と分娩後の再燃率が高い[3]。

妊娠中の免疫血清学的経時的変化を検討すると（図Ⅶ-11-1），妊娠経過とともに抗DNA抗体価は減少傾向にあり，血清補体価，特にCH50の有意な増加をみる。このような免疫血清学的変化に対して，蛋白尿と尿沈渣異常は妊娠後期に増加する傾向がみられた。SLE患者の妊娠中に腎病変の悪化をみた場合に，SLEの急性増悪と考えるか，妊娠高血圧症候群の併発と考えるか，問題のあるところである。最近，Lipocalin-2（LCN2）がリウマチ性疾患や子癇前症を含む炎症性疾患のバイオマーカーとして注目され，SLEではループス腎炎患者の尿中LCN2がループス腎炎の診断や活動性，再燃の予測などに有用とされている[4]。妊娠中のSLE患者の血清LCN2を経時的に測定し，RAや健常人と比べ有意に低値を認めているが，疾患活動性と妊娠予後との関連はみられていない[5]。Donaldson[6]によれば，SLEにみられる妊娠高血圧症候群は81例中20例（25％）で，子癇前症の発症率は対照の6％に比べ20％と有意に高い。子癇前症は妊娠20週以降にみられる重篤な合併症であるが，経産婦のSLE患者は未経産の患者に比べ子癇前症のリスクが有意に少ない。この点をふまえ，妊娠・出産を希望するSLE患者には妊娠前より治療管理に留意する必要がある[7]。SLEでは，軽症・重症含め75％以上に腎病変を認めることから，腎病変を伴うSLEでは腎血管病変の進展による妊娠高血圧症候群が加味されると思

表Ⅶ-11-2 SLE合併妊娠における再燃頻度

報告者	SLE患者数／妊娠数	再燃総数	妊娠中再燃例 前期	妊娠中再燃例 中期	妊娠中再燃例 後期	分娩後再燃例
Mintz, et al (1986)	75/102	53 (52%)	30 (57%)	7 (13%)	7 (13%)	9 (17%)
Petri, et al (1991)	37/40	34 (85%)	6 (18%)	16 (47%)	5 (15%)	7 (21%)
Urowitz, et al (1993)	46/79	37 (47%)	15 (41%)	10 (27%)	4 (11%)	3 (8%)
自験例 (1998)	65/77	25 (32%)*1	5 (20%)*2	5 (20%)*2	9 (36%)*2	6 (24%)*2

＊1：妊娠総数に対する比率
＊2：再燃総数に対する比率

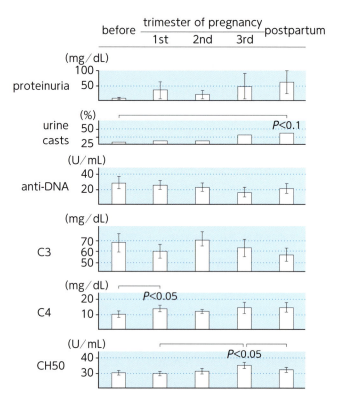

■ 図Ⅶ-11-1　出産しえた15例のSLE患者における妊娠中の検査所見の変動

われる。妊娠中にみられるSLEの改善には，胎児や胎盤からのホルモンの分泌，胎児からのサプレッサーT細胞活性因子や抗Ia抗体，イディオタイプ抗体の移入などが考えられる。一方，妊娠における胎児胎盤系はTh2サイトカインを介してTh1抑制性の免疫応答へ向かう能力を持っている。すなわち，Th1サイトカインを抑制するTh2サイトカイン（IL-4，IL-5，IL-6，IL-10）の分泌を刺激することによって児自身を保護している[8]。このことは，Th2優位とされるSLEを悪化させる要因となる可能性がある。

3. 胎児へ及ぼす影響

1) 児の転帰・予後

SLEでは，母体への影響に比べ胎児への影響のほうが大きい。妊娠能力については，無月経のこともあり低いとされた時期もあったが，現在ではSLE患者の妊娠率は正常女性と差がないとの考え方が一般的である。すなわち，重症SLEでない限り妊娠の可能性（妊孕性）に影響を及ぼさない。しかしながら，SLEが妊娠の経過に与える影響は大きい。表Ⅶ-11-3

表Ⅶ-11-3　SLEにおける診断時期からみた妊娠の転帰（自験例）

	SLE診断前の妊娠 $n=84$	妊娠中にSLEと診断 $n=7$	出産後にSLEと診断 $n=6$	SLEと診断された後の妊娠 $n=95$	合　計 $n=192$
人工流産	8 (10%)	1 (14%)	1 (17%)	19 (20%)	29 (15%)
自然流産	8 (10%)	0	0	10 (11%)	18 (9%)
子宮内胎児死亡	1 (1%)	3 (43%)	1 (17%)	12 (13%)	17 (9%)
早　産	2 (2%)	0	0	19 (20%)	21 (11%)
満期産	65 (77%)	3[*1] (43%)	4[*2] (67%)	35 (37%)	107 (56%)

*1：died of fetal aspiration syndromeにより死亡。
*2：このうち1人は先天性心ブロックであった。

表Ⅶ-11-4　SLE合併妊娠の転帰

転　帰	自験例	Kiss E, et al (Hungary)[*1]	Kleinman D, et al (USA)[*2]	Rahman P, et al (Canada)[*3]
人工流産	50 (20%)	26 (43%)	—	20 (14.0%)
自然流産（＜12週）	16 (7%)	7 (11%)	6 (10%)	34 (23.8%)
子宮内胎児死亡（≧12週）	17 (7%)	0	2 (3.3%)	3 (2.1%)
早　産	48 (20%)	10 (16%)	48 (85%)	86 (60.1%)
満期産	113 (46%)	15 (25%)〔子宮外妊娠　3 (5%)〕		
計	244	61	56	143

自験例：1979～2001年，順天堂大学膠原病内科

*1：Kiss E, et al：Pregnancy in women with systemic lupus erythematosus. Eur J Obstet Gynecol Reprou Biol 101, 2002.
*2：Kleinman D, et al：Perinatal outcomes in women with systemic lupus erythematosus. J Perinatol 18, 1998.
*3：Rahman P, et al：Clinical predictors of fetal outcome in lupus erythematosus. J Rheumatol 25, 1998.

は，妊娠した自験SLE患者について妊娠の予後とSLE診断時期との関係をみたものである。診断前における正常分娩の率は診断後に妊娠した場合に比べ高く，子宮内胎児死亡は診断後妊娠の場合のほうが高い。一方，自然流産の率はほぼ同率である。自験SLE例の合併妊娠の転帰をみると（表Ⅶ-11-4），早産，満期産を合わせ66％が児を出生し，自然流産・子宮内胎児死亡はKiss，Kleinmanらの報告とほぼ同率である。妊娠12週以後の死児の出産率は人口動態統計で定める死産にあたるが，1983年の厚生省（現　厚労省）統計では，出産1,000に対して死産は25.4（約3％）であり，これを自験SLE（7％）と比較すると有意に死産率が高いことがわかる。また，出生をみた自験45例の出生体重を報告

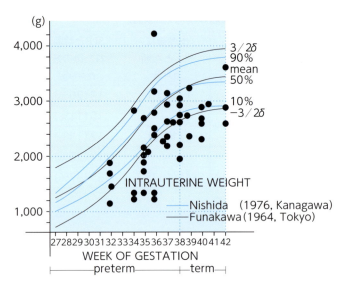

図Ⅶ-11-2　SLEの母親から出生した児45例の体重
　　　　　（曲線内は標準体重）（自験例）

されている標準体重曲線と比較すると（図Ⅶ-11-2），半数近い児が標準を下まわり，胎内発育遅延が認められる．

　このように，SLEでは自然流産率が高く，低出生体重児出生率も高い．その要因には数多くのことが考えられるが，疾患活動性や血清低補体価を含む免疫血清学的異常に加え，子宮胎盤血管系の攣縮，抗リンパ球抗体の存在，抗リン脂質抗体，トロホブラスト基底膜や脱落膜の血管系における免疫複合体による組織障害，HLA-G，EによるNK細胞活性制御の障害[9]，ステロイドの影響などが挙げられる．少なくとも，十分に治療・管理された症例は正常分娩に至りやすい[1]．SLEの母親における死産（1.24%）は健常人（0.55%）よりも多いが，その要因として，高血圧，子癇，胎児の発育障害，胎盤剝離など胎盤を介した事象が多いことが示唆されている[10]．

　稀に児に口蓋裂や多指症がみられ，母体のステロイド療法による催奇形性が疑われているが，健常女性から生まれた新生児の奇形発生頻度と差はなく，通常用いられているステロイド量では催奇形性はないとされている．

　最近，妊娠の予後について大規模な多施設共同研究（PROMISSE Study：Predictors of Pregnancy Outcome：Biomarkers in Antiphospholipid Antibody Syndrome and Systemic Lupus Erythematosus）が行われ報告された[11]．妊娠したSLE患者333例（白人56.8%，黒人10.2%，アジア系13.2%，ヒスパニック16.0%など）の80%は正常分娩を認め良好な転帰をみている．63例は妊娠予後不良の転帰であったが，死産は

19例，早産ないし未熟児出産は30例であった．いわゆる子癇前症は10％にみられた．妊娠転帰が不良となる因子は妊娠中のSLE疾患活動性の増加，抗リン脂質抗体高値，高尿酸血症が挙げられたが，腎症の既往やC3値，C4値，抗dsDNA抗体との関連はみられていない．重篤なSLEの再燃は妊娠中期と後期にそれぞれ約2％みられている．

2）抗リン脂質抗体（aPL）による習慣流産

自然流産の要因のひとつにループス抗凝固因子や抗カルジオリピン抗体を含むaPLが挙げられる．自験SLE患者の約25％はaPL陽性であるが，血栓症の有無にかかわらず妊娠を希望する場合には少量のアスピリンを投与している．しかし，これによりどの程度自然流産が防止できているのか定かではない．図Ⅶ-11-3は，aPL陽性のSLE患者が妊娠し，帝王切開にて出産後，多臓器梗塞をきたした症例の治療経過である．自然流産，胎内児死亡，血栓症防止のためアスピリン少量投与を行っていたが，帝王切開にて出産後，消化管，肺，腎などの多臓器梗塞を思わせる臨床像がみられ，さらに痙攣発作を認めた．血栓性血小板減少性紫斑病が強く示唆されたが，要因として帝王切開の外科的手術による易出血性を防止するために少量のアスピリンを休薬したことが多臓器梗塞の契機になったと考えられる．

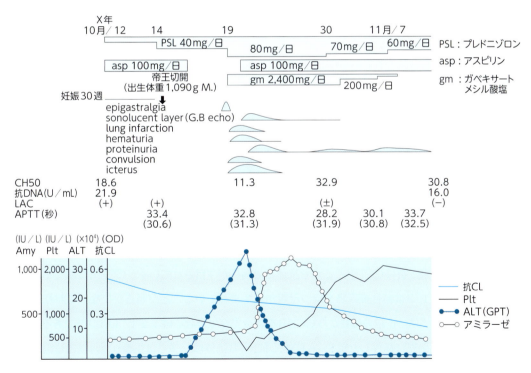

図Ⅶ-11-3 分娩を契機に劇症型aPL症候群（catastrophic aPL syndrome）をきたしたSLE症例（30歳）

表Ⅶ-11-5　高リスク合併妊娠における血漿交換療法

aPL陽性で反復流産・IUFDの既往を有するSLE症例

	妊娠回数	出生児	自然流産・子宮内胎児死亡
血漿交換施行例 （症例数）	19（16）	14（12） （74%）	5（4） （26%）

52kD 抗SS-A抗体／48kD 抗SS-B抗体陽性SLE／SjS症例の児におけるCCHB

	妊娠回数	CCHB（−）	CCHB（＋）
血漿交換施行例 （症例数）	15（13）	14（12） （93%）	1（1） （7%）

aPL：antiphospholipid antibodies, CCHB：congenital complete heart block, IUFD：intrauterine fetal death

このような症例では，血漿交換療法の併用が有用と考えられる。習慣流産の既往がある患者では，少量のアスピリンに加え血漿交換療法を併用し有用性を認めている（表Ⅶ-11-5）。また，ガンマグロブリン大量静注療法（IVIg療法）の有用性も指摘され，IVIg 1g/kg/日，2日間を，妊娠終了まで毎月投与することにより，ヘパリンとアスピリンの少量投与の併用療法と同様の効果がみられることが報告されている[12, 13]。なお，厚生労働省調査研究班より，抗リン脂質抗体を伴う習慣流産に対する治療指針が提唱されている[14]ため，参考にされたい。

3）新生児ループス

新生児ループスは，1954年，McCuistionら[15]により初めて記述された。新生児ループスでは，ループス様皮疹（写真Ⅶ-11-1），溶血性貧血，血小板減少，先天性完全房室ブロック（congenital complete heart block：CCHB）（写真Ⅶ-11-2）などがみられ，稀にSLEの発症をみる。母親が出産時にLE因子やIgGの抗核抗体を有する場合には，それらは胎盤を通過して胎児に移行し，新生児にこれらを証明することができる。しかし，通常，新生児がこれらの抗体を有してもSLEの発症に結びつかず，多くは6カ月以内に消失する。溶血性貧血や血小板減少も多くは一過性で，正常化することが多い。

Francoら[16]により，新生児ループスと抗SS-A抗体，抗SS-B抗体との関連が指摘されて以来，特にCCHBとこれら抗体との関係が注目されている。CCHBに関しては，既にその1/3は結合織疾患を持つ母親から生まれていることが明らかになっており，この因果関係は，正常の母親からCCHBを伴う児が生まれる確率が1/3,000万であることによる。胎児に移行した抗SS-A抗体，抗SS-B抗体は，多くは生後6カ月以内に消失するが，CCHBは永久に児に残る。CCHBないしループス様皮疹をみる児を出産した母親の抗SS-A抗体を調べると明らかに高率である（表Ⅶ-11-6上段）。他方，抗SS-A抗体を有

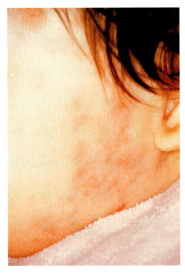

■写真Ⅶ-11-1　新生児ループスにみられた皮疹（再掲）

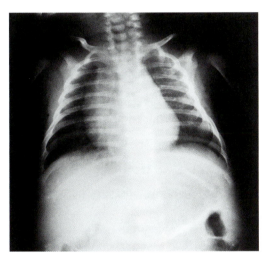

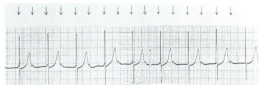

↓：P波の位置を示す。

■写真Ⅶ-11-2　完全房室ブロックをきたした新生児ループスと患者の胸部X線写真と心電図所見

する母親からCCHBやループス様皮疹を伴う児が生まれる率は，自験例でそれぞれ4〜8％である[17]。

　Calmesら[18]は，無作為に抽出した300組の母児を調べたところ，3組に抗SS-A抗体を認めたが，児にCCHBやループス様皮疹をみたものはなかった。2001年，Brucatoら[19]は，100例の抗SS-A抗体陽性の母親について調査し，CCHB児の生まれる確率は2％であると報告している。このように，抗SS-A抗体の存在は，必ずしもCCHBに結びつくわけではないが，そのリスクは明らかであり，抗SS-A抗体，抗SS-B抗体陽性の膠原病患者が妊娠を希望している場合には，あらかじめそのリスクについて説明しておく必要がある。抗体価に

表Ⅶ-11-6　新生児ループスと母親が有する抗SS-A抗体との関係

新生児ループス		抗SS-A抗体	文　献
CCHB	($n=41$)	34（83%）	Scott JS, et al（1983）
CCHB＋CLE	($n=2$)	2（100%）	Lee LA, et al（1983）
CLE	($n=5$)	4（80%）	
CCHB	($n=2$)	2（100%）	Hashimoto Hv, et al（1992）
CLE	($n=2$)	2（100%）	
抗SS-A抗体		**新生児ループス**	**文　献**
抗SS-A抗体によるSLE	($n=26$)	CCHB 1（4%）	Hashimoto H, et al（1992）
		CLE 2（8%）	
抗SS-A抗体による結合組織疾患	($n=30$)	CCHB 2（7%）	Hashimoto H, et al（1992）
		CLE 2（7%）	
無作為に選んだ母子300組	($n=3$)	0	Calmes M, et al（1985）

CCHB：congenital complete heart block
CLE：cutaneous LE

関しては，二重免疫拡散法で母親の血清抗SS-A抗体価が32倍以上の場合にCCHB児を出産するリスクが高いことが指摘されている[20]。

また，日本では抗SS-A抗体を有する結合組織疾患患者の母親から出生した児の全国調査が行われ，抗SS-A抗体高値を有する場合に児の完全房室ブロック（CHB）発症のリスクとなることを確認するとともに妊娠後16週前にプレドニゾロン（PSL）換算で10mg以上の投与が児のCHB防止につながることが報告されている[21]。甲状腺機能低下を伴う抗SS-A抗体陽性の母親もCHBのリスクを有することが指摘されている[22]。最近，Buyonらは，抗SS-A／SS-B抗体陽性妊婦SLE患者の胎児心音と心臓超音波検査による前向き研究を行い，抗体価の変動はみられないものの，抗SS-A抗体高値陽性261例中3.8%に房室ブロックを認めたことを報告している[23]。

抗SS-A抗体と抗SS-B抗体の病因的エピトープの解析では，52kD SS-Aに対する抗体と48kD SS-Bに対する抗体が重要視されている。表Ⅶ-11-7は，自験例の検討であるが，新生児ループスを発症した児を出生した母親は52kD抗SS-A抗体と48kD抗SS-B抗体の陽性率が有意に高く，60kD SS-Aのみに対する抗体を有する症例が有意に少ない。これらの抗体の病因的意義についてはいまだ不明であるが，心伝導系の組織にみられる対応抗原との関連が示唆されている。すなわち，母親からのIgGは自己抗体を含め17週目より胎盤を通過し児に移行する。24週目までに400mg，32週までに800mgに達する（図Ⅶ-11-4）。一方，児の心伝導系は機能的に16週までに完成するとされ，18～24週には組織に48kD SS-B抗原が強く発現し，60kD SS-Aはいまだ量的に少ないが，

■表Ⅶ-11-7 母親が有する抗SS-A/SS-B抗体と新生児ルー
プスの発症―免疫ブロット法の解析

抗 体	NLEの発症率	
	NLEあり n=4	NLEなし n=32
60kD (SS-A)	4 (100)	30 (94)
52kD (SS-A)	3 (75) *1	6 (19) *1
48kD (SS-B)	3 (75) *1	7 (22) *1
60kDのみ	1 (25) *2	29 (91) *2
60kD＋52kD	2 (50)	7 (22)
60kD＋48kD	3 (75)	7 (22)
60kD＋52kD＋48kD	2 (50)	2 (6)

(　)：％，NLE：新生児ループス
＊1：$P<0.05$
＊2：$P<0.005$

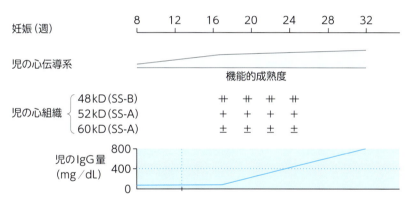

■図Ⅶ-11-4 胎児における心伝導系の発達ならびに心組織におけるSS-A/SS-B発現と母体より移入されるIgG量との関係

52kD SS-Aの発現も認められる。これらの抗原は，母親から移入されたIgGクラスの抗体の標的となり，組織障害に関与する[17]。

　CCHBは心刺激伝導系の線維化や洞房結節の線維化による置換，初期の炎症による石灰化により伝導系が分断されるために生じるとされているが，伝導系の免疫学的機序による損傷は比較的早期に起こり，線維化は遅延するという報告もあり，妊娠中のみならず，出産後も十分な観察が必要である。筆者らは，52kD抗SS-A抗体/48kD抗SS-B抗体を有する13例（妊娠回数15回）の患者に妊娠中血漿交換療法を施行したが，そのうち1例は防止できずCCHBを認めている（表Ⅶ-11-5下段）。

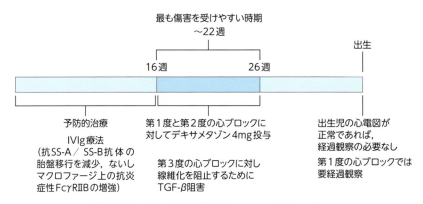

図Ⅶ-11-5　妊娠経過に伴う先天性心ブロックの治療アプローチ

(文献24より一部改変引用)

Buyonらによって提唱されている妊娠経過に伴う先天性心ブロックの治療アプローチを図Ⅶ-11-5に示す[24]。すなわち，妊娠16週までは抗SS-A/SS-B抗体の胎盤移行を減少させるためにIVIg療法を，妊娠16～26週までは第1度と第2度の心ブロックに対してデキサメタゾンの投与を行う。

4. 妊娠・出産の治療・管理

1) 妊娠中の治療・管理

内科医と産婦人科医とが密接な連絡を保ち，治療・管理することが重要である。SLE患者の妊娠中は，通常，ステロイド維持量を変える必要はない。妊娠初期に軽度の悪化をみることがあるが，病態に応じてステロイドの増量を試みる。ステロイドの多量投与を必要とする病態が認められれば，母体の危険性とステロイドによる胎児への影響を考え，早期の人工中絶を行い，同時に必要かつ十分なステロイド療法を行う。

ステロイド投与中は，胎児の血漿コルチゾール値が減少するが，コルチゾール分泌率とACTHに対する反応は正常に保たれているとされている[25]。母親がPSLやヒドロコルチゾンで治療されている場合には胎盤の11β-hydroxysteroid dehydrogenaseにより非活性化され，胎児への影響が少ないと考えられるが，デキサメタゾンとベタメタゾンは，その酵素による非活性化が弱く，胎児への影響が少なからずあると考えられ，使用に際しては留意する。

免疫抑制薬とステロイドの維持量で治療されているSLEも妊娠・出産に支障がないとされ，免疫抑制薬による催奇形性や染色体異常を認めなかったとする報告もみられるが，少数例の報告で安全性が確認されていないため，免疫抑制薬の併用は避けるのが原則である。しかしながら，実際の臨床の場では免疫抑制薬の使用中に妊娠が判明する場合や，使

表Ⅶ-11-8　SLEの妊婦に使用できる薬剤と禁忌薬剤

薬　剤	使用可能薬剤	禁忌薬剤
ステロイド薬	プレドニゾロン（パルス），メチルプレドニゾロン，ベタメタゾン，デキサメタゾン	なし
抗マラリア薬	ヒドロキシクロロキン	なし
免疫抑制薬	アザチオプリン，シクロスポリン，タクロリムス	シクロホスファミド，ミコフェノール酸モフェチル，メトトレキサート，レフルノミド，リツキシマブ，ベリムマブ
抗血小板薬	アスピリン	チクロピジン，クロピドグレル硫酸塩
抗凝固薬	ヘパリン	ワルファリン
降圧薬	メチルドパ，ラベタロール塩酸塩，ニフェジピン，ヒドララジン（要注意），β遮断薬（要注意）	ACE阻害薬，ARB，利尿薬
鎮痛薬，抗炎症薬	アセトアミノフェン，NSAIDs（妊娠32週まで）	COX-2阻害薬
骨・カルシウム薬	カルシウム製剤，ビタミンD	ビスホスホネート製剤

ACE：angiotensin-converting-enzyme, ARB：angiotensin-receptor blocker, NSAIDs：non-steroidal antiinflammatory drugs

（文献26より引用）

用中であっても挙児を強く希望する場合もある。表Ⅶ-11-8[26]にSLEで用いることができる薬剤と禁忌薬剤を示す。シクロホスファミドは妊娠以前の問題として不妊（無月経）をきたしやすく，高齢者ほど胚細胞の喪失や卵巣の線維化をきたしやすい。タクロリムスは妊娠しているSLE患者が使用できる薬剤であるが，多数例での解析で使用有無により比較し高血糖・高血圧などを含め有意な有害事象は認められていない[27]。

　非ステロイド性抗炎症薬（NSAIDs）の投与は，必要があればほぼ支障がないと考えられるが，プロスタグランジン（PG）合成を阻害し陣痛を長びかせる可能性があり，出産日が近づいたら中止する。

　また，アスピリンの少量投与を除き，インドメタシンなどのPG合成阻害薬は胎児の動脈管早期収縮をきたし，早期閉塞につながるため，妊娠32週までに中止とする。そのリスクはNSAIDsの使用により15倍に上昇する[28]。

　産科的には，胎児の発育，羊水量，胎盤機能，心拍数などが定期的にチェックされる。

　SLEがステロイド維持量で寛解状態にある症例では，多くは順調に経過する。しかし，本人と家族の強い希望でハイリスク妊娠の治療・管理を余儀なくされることもしばしばある。図Ⅶ-11-6は，高度の腎機能障害を伴い妊娠・出産したSLE症例の全治療経過表で

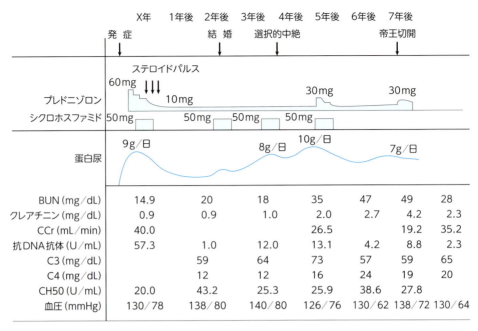

図Ⅶ-11-6 高度の腎機能障害を伴い妊娠・出産したSLE症例の全治療経過表

ある。腎症は，腎生検により巣状糸球体硬化症であることが既にわかっている。ステロイド多量投与は，むしろ硬化性病変を進展させると考え，ステロイド維持量と抗凝固療法により治療継続した。妊娠29週で胎児仮死（胎児機能不全）の徴候が認められ，これ以上の妊娠継続は母児ともに危険と考え，帝王切開術にて女児を娩出した。児の出生時体重は765gと超低体重で，生後認められた高ビリルビン血症に対して光線療法を，白血球と血小板の減少に対して新鮮血輸血ならびにIVIgを施行した。その後，順調に経過し生後85日で退院となった。母親に対しては，PSL換算で30mg/日に増量し，産褥4週目には腎機能は妊娠前のレベルに改善し，産褥56日に退院となった。

2) 分娩時，分娩後の留意点と治療・管理

(1) 再燃の防止

SLEでは，突然の分娩開始など対応が難しいことがあり，また，母児の集中治療が重要になることがあるため，分娩予定日より早めに入院し母児の管理を行う。妊娠が順調に経過し，SLEの活動性も認められない場合には，分娩直後よりSLEの再燃防止のためにステロイドの増量を行う。投与量は通常，分娩前の使用量の2～3倍が目安となる。再燃のないことを確認しながら4～7日ごとに10％ずつ減量し，最終的に妊娠時の投与量まで減量して経過観察する。

妊娠後期にSLEの再燃がみられ，活動性ループス腎炎や漿膜炎などが存在する場合には，できるだけ早期に児の娩出を図り，病態に対応する治療を開始する。治療法は通常行われるSLEの治療に準ずる。

　aPL陽性の症例では，分娩後ステロイドを増量することもあり抗体価は減少するが，前述した症例のごとく，血栓症や多臓器梗塞をみることがあるため，予防的にアスピリンの少量投与，ジピリダモールなどの投与を行う。

(2) 授乳

　分娩時よりステロイドが増量されるが，母乳から新生児へのステロイド移行(0.1～0.3％/日)[29]を考慮し，PSL換算で1日20mg以下になるまで授乳を禁止する。SLEの褥婦では，乳汁分泌自体が少なかったり，新生児の吸う力が弱いことなどがあり，母乳哺育は難しいとされている。

〈文 献〉

1) 橋本博史：膠原病妊婦のケア．臨床免疫 20：657, 1988.
2) Friedman EA, et al：Pregnancy and lupus erythematosus. Obstet Gynecol 18：601, 1956.
3) 阿部香織：合併妊娠．膠原病診療のミニマムエッセンシャル．橋本博史, 監．新興医学出版社, 2005, p250.
4) Gao Y, et al：Elevated urinary neutrophil gelatinase-associated lipocalin is a biomarker for lupus nephritis：a systematic review and meta-analysis. Biomed Res Int 2020：2768326, 2020.
5) Pedersen TT, et al：Low serum lipocalin-2 in pregnant women with systemic lupus erythematosus. Clin Rxp Rheumatol 41(9)：1838-1846, 2023.
6) Donaldson LB：Lupus erythematosus in pregnancy. West J Surg Obstet Gynecol 60：579, 1952.
7) Maeda Y, et al：The effect of parity, history of preeclampsia, and pregnancy care on the incidence of subsequent preeclampsia in multiparous women with SLE. Mod Rheumatol 31(4)：843-848, 2021.
8) 田中忠夫, 他：妊娠は自己免疫疾患にどう影響するか．臨婦産 50：766, 1996.
9) Tanaka T, et al：β2-microglobulin required for cell surface expression of blastocyst MHC. Biochem Biophys Res Commun 332：311, 2005.
10) Vinet E, et al：Causes of stillbirths in women with systemic lupus erythematosus. Arthritis Rheum 68：2487, 2016.
11) Buyon JP, et al：Favorable prognosis in a large, prospective multicenter study of lupus pregnancies. Arthritis Rheum 63(Suppl.10)：S669, 2011.
12) Carreras LD, et al：Lupus anticoagulant and recurrent fetal loss：successful treatment with gammaglobulin. Lancet 2(8607)：393-394, 1988.
13) Branch DW, et al：A multicenter, placebo-controlled pilot study of intravenous immune globulin treatment of antiphospholipid syndrome during pregnancy. The Pregnancy Loss Study Group. Am J Obstet Gynecol 182(1 Pt 1)：122-127, 2000.

14) 厚生労働省特定疾患・自己免疫疾患の病因・病態解析と新たな治療法の開発に関する研究報告書（主任研究者：小池隆夫）．135, 2002.
15) McCuistion CH, et al：Possible discoid lupus erythematosus in newborn infants. Arch Dermatol 70：782, 1954.
16) Franco HL, et al：Autoantibodies directed against sicca syndrome antigens in the neonatal lupus syndrome. J Am Acad Dermatol 4：67, 1981.
17) Hashimoto H, et al：Systemic lupus erythematosus and congenital anomalies, focusing on neonatal lupus erythematosus and anti-SS-A/SS-B antibodies. Cong Anom 32：301, 1992.
18) Calmes M, et al：SS-A(Ro)antibody in random mother-infant pairs. J Clin Pathol 38：73, 1985.
19) Brucato A, et al：Risk of congenital complete heart block in newborns of mothers with anti-Ro/SSA antibodies detected by counterimmunoelectrophoresis：a prospective study of 100 women. Arthritis Rheum 44：1832, 2001.
20) Amani A, et al：The predictive value of anti-SS-A antibodies titration in pregnant women with fetal congenital heart block. Mod Rheumatol 23：653, 2013.
21) Tsuboi H, et al：Maternal predictive factors for fetal congenital heart block in pregnant mothers positive for anti-SS-A antibodies. Mod Rheumatol 26：569, 2016.
22) Spence D, et al：Increase risk of complete congenital heart block in infants born to women with hypothyroidism and anti-Ro and/or anti-La antibodies. J Rheumatol 33：167, 2006.
23) Buyon JP, et al：Prospective Evaluation of High Titer Autoantibodies and Fetal Home Monitoring in the Detection of Atrioventricular Block Among Anti-SSA/Ro Pregnancies. Arthritis Rheumatol 76(3)：411-20, 2024.
24) Buyon JP, et al：Cardiac manifestations of neonatal lupus erythematosus：guidelines to management, integrating clues from the bench and bedside. Nat Clin Pract Rheumatol 5(3)：139-148, 2009.
25) Price HV, et al：Immunosuppressive drugs and foetus. Transplantation 21：294, 1976.
26) Lateef A, et al：Management of pregnancy in systemic lupus erythematosus. Nature Rev Rheumatol 8：710, 2012.
27) Kitada A, et al：Safety of tacrolimus use during pregnancy and related pregnancy outcomes in patients with systemic lupus erythematosus：A retrospective single-center analysis in Japan. Lupus 32(3)：352-362, 2023.
28) Koren G, et al：Nonsteroidal anti-inflammatory drugs during third trimester and the risk of premature closure of the ductus arteriosus：a meta-analysis. Ann Pharmacother 40：824, 2006.
29) 工藤尚文, 他：薬剤の母乳への移行. 産婦人科の世界　増刊号：382, 1985.

Ⅷ章

臨床評価／日常生活指導

Ⅷ章　臨床評価／日常生活指導

1. 臨床評価

1. 活動性指標

　　SLEの診断がなされると，活動性や重症度を含む病態の診断が行われ，治療方針が決められる．SLEの活動性は主に炎症によるものであり，可逆性として理解されるが，その評価は必ずしも容易ではない．それは活動性と重症度が必ずしも並行しないこと，新たな症状や症候のみならず，既に侵されている臓器障害の悪化や進行も評価されなければならないこと，SLEの病態は多臓器障害を特徴とし，侵されている臓器障害によって活動性の評価が変わりうること，感染症を含む合併症との鑑別が必ずしも容易でないことなどによる．侵されている臓器障害の活動性については各臨床病態の項で触れているため，ここでは全身性の活動性指標について述べる．

1）日本における活動性判定基準

　　日本においては，厚生省（現　厚生労働省）特定疾患自己免疫疾患調査研究班（1986）によりSLE活動性判定基準が提唱されている（表Ⅷ-1-1）[1]．これは主治医の判定により活動期と非活動期と評価された症例を班員より収集し，統計学的解析により最も高い感度と特異度を持つ判定基準を作成したものである．判定基準は9項目からなり，3項目以上

■ 表Ⅷ-1-1　SLE活動性判定基準

1. 発熱
2. 関節痛
3. 紅斑（顔面以外も含む）
4. 口腔潰瘍または大量脱毛
5. 血沈亢進（30 mm／時以上）
6. 低補体血症（CH50：20 U／mL以下）
7. 白血球減少症（4,000／μL以下）
8. 低アルブミン血症（3.5 g／dL以下）
9. LE細胞またはLEテスト陽性

9項目中3項目以上を満たせば活動性と判定される．
（厚生省調査研究班，1986年）

の陽性を活動性と判定したとき，その感度は95.7％，特異度は94.0％を示す．また，この判定基準を適用した第二次調査も行われており，それによれば，感度・特異度いずれも92.7％を示す．

しかし，いくつかの問題点も提起され，感染症との鑑別の問題，精神神経症状との鑑別の問題，抗DNA抗体の有用性の有無，項目が既に存在している場合と新たに出現した場合の評価の問題，初発時と再燃時におけるカットオフポイントの変更の可否，漿膜炎の項目における採用の可否，LEテストの非特異性，CRPの有用性の有無などである．適用に際し，これらの問題点を念頭に置く必要がある．

2）欧米における活動性判定基準

欧米においては，これまで単一施設，共同研究を含め，いくつかの活動性判定基準が提唱されている．その中で，British Isles Lupus Assessment Group (BILAG)[2]，SLE-Disease Activity Index (SLE-DAI)[3]，Systemic Lupus Activity Measures (SLAM)[4]などが妥当性のある活動性判定基準として評価されている．

SLE-DAIは，米国とカナダの複数のリウマチ専門家（lupologists）によって疾患活動性の評価項目が選択され，最終的に統計学的手法によってスコアリングシステムを導入した活動性評価基準である．評価項目の中で紅斑，脱毛，粘膜潰瘍，蛋白尿の4項目による活動性の定義が改変され，2002年に改訂SLEDAI-2Kが提唱された．それを表Ⅷ-1-2に示す[5]．9つの臓器病変[CNSループス，血管病変，腎症，筋・関節病変，漿膜炎，皮膚病変，免疫学的所見，発熱，血液学的異常]は，それぞれ回帰係数による数量的重みづけで4つのカテゴリー（CNSループス，血管病変は8，筋・関節病変，腎症は4，漿膜炎，皮膚病変，免疫学的異常は2，発熱，血液学的異常は1）にわけられている．これらの所見は，10日以内に認められたものとする時間的要素も定められている．SLE-DAIは理論的には最高105の活動性を示す可能性があるが，上記の項目を同時にすべて満たす症例は稀で，多くは24項目の数量化により10～15の活動性を示す．また，SLE-DAIで3ポイント以上の変化は軽ないし中程度の再燃と評価され，12ポイント以上の変化は重症の再燃と評価され[6]，それぞれステロイド薬の増量を含む治療薬の再評価の対象となる．この活動性判定基準は妥当性と再現性に優れているとされているが，個々の臨床例に適用したときの信頼性が問われている．

BILAGは，イギリスのリウマチ専門家のグループによって提唱された活動性判定基準である．この基準では評価に8つの臓器病変が挙げられているが，臓器病変による重みづけはされていない．活動性の判定は，治療を必要とするかどうかに重きが置かれている．

これまで薬剤の臨床試験が行われているが，2009年に全般的な疾患活動性の改善を評

表Ⅷ-1-2 SLEDAI-2K

- (8) 痙攣：代謝異常，感染症，薬剤など他の要因を除く
- (8) 精神症状：尿毒症や薬剤を除く。（精神神経症状の項，☞289頁参照）
- (8) 器質性脳症候群：意識障害を伴う精神症状。（精神神経症状の項，☞289頁参照）
- (8) 視力障害：cytoid body，網膜出血などによる。代謝異常，感染症，薬剤を除く
- (8) 脳神経障害：脳神経障害による感覚障害ないし運動障害
- (8) ループス頭痛：持続性で重篤な頭痛。（精神神経症状の項，☞289頁参照）
- (8) 脳血管障害：動脈硬化症によるものを除く
- (8) 血管炎：潰瘍・壊死，結節，爪下出血など，ないし組織所見や血管造影で確認されたもの
- (4) 関節炎：2関節以上の炎症
- (4) 筋炎：近位筋の疼痛，筋力低下，筋原性酵素上昇，筋電図異常
- (4) 尿円柱：赤血球円柱，顆粒円柱など
- (4) 赤血球尿：各視野5個以上の赤血球尿。結石や感染など他の原因を除く
- (4) 蛋白尿：1日0.5g以上
- (4) 白血球尿：各視野5個以上の白血球。感染症を除く
- (2) 紅斑：炎症を伴う
- (2) 脱毛：粗ないしびまん性の異常な脱毛
- (2) 粘膜潰瘍：口腔ないし鼻腔内の潰瘍
- (2) 胸膜炎：摩擦音や貯留液，胸膜肥厚などをみる胸膜炎
- (2) 心嚢炎：心嚢痛があり，摩擦音や貯留液，心電図や心臓超音波などで確認される
- (2) 血清低補体価：CH50，C4，C3のいずれか低下
- (2) 抗DNA抗体高値：Farr assayによる25％以上の結合能または抗体価の増加
- (1) 発熱：38℃以上，感染症を除く
- (1) 血小板減少：10万以下。薬剤性を除く
- (1) 白血球減少：3,000以下。薬剤性を除く

各臨床症状は，10日以内に認められたものを（ ）内に記されたスコアにより評価される。
合計のスコアをもって，その患者の活動性と評価する。

価するためのSELENA-SLEDAI[7]，重症度に応じた治療方針の決定を目的としたBILAG，0～3点までの段階にわけた10cmのVisual Analogue Scale（VAS）を使用し，医師による患者の全般的疾患活動性の評価であるPhysician Global Assessment（PGA）[8]の3つを組み合わせた治療反応性指標（SLE Responder Index：SRI）が提唱された。SLEで初めて承認されたベリムマブの臨床試験の評価に用いられたが，実臨床では複数の指標の評価が求められ煩雑である。

2. 傷害度指数

Systemic Lupus International Collaborating ClinicsとACRより提唱されているSLICC/ACR Damage Index (DI) (表Ⅷ-1-3)[9]が用いられる。SLE発症後の臓器の傷害度を評価するものであるが，傷害は病態とその後遺症，あるいはその治療に起因するも

表Ⅷ-1-3　SLICC/ACR Damage Index (DI)

A. 眼病変（いずれかの眼）
　a. 白内障
　b. 網膜病変ないし視神経萎縮

B. 精神神経病変
　a. 認知障害（記憶障害，計算困難，言語障害，集中力障害，重篤な精神症状など）
　b. 痙攣（6カ月の間治療を必要としたもの）
　c. 脳血管障害（6カ月以内に反復している場合にはスコア2）
　d. 脳障害ないし末梢神経障害（視神経を除く）
　e. 横断性脊髄炎

C. 腎病変
　a. 糸球体濾過率50％以下
　b. 蛋白尿3.5g/日以上

D. 肺病変
　a. 肺高血圧症
　b. 肺線維症
　c. 萎縮肺（画像による）
　d. 胸膜線維化
　e. 肺梗塞（画像による）

E. 心血管病変
　a. 狭心症ないしバイパス術施行
　b. 心筋梗塞（6カ月以内に反復している場合はスコア2）
　c. 心筋症（心室機能障害）
　d. 心嚢炎（6カ月間）ないし心外膜切除術施行

F. 末梢血管障害
　a. 間欠性跛行（6カ月間）
　b. 小組織の欠損
　c. 組織欠損（指趾切断など，1指以上であればスコア2）
　d. 腫脹や潰瘍を伴う血栓性静脈炎

G. 胃腸病変
　a. 十二指腸以降の腹部消化管，肝，脾，胆嚢などの梗塞ないし切除（原因は問わない，2つ以上あればスコア2）
　b. 腸間膜不全
　c. 慢性腹膜炎
　d. 上部消化管狭窄ないし外科的手術

H. 筋骨格病変
　a. 筋萎縮ないし筋力低下
　b. 関節変形ないしびらん性関節炎（Jaccoud様関節炎を含む，骨壊死は除外）
　c. 圧迫骨折ないし虚脱を伴う骨粗鬆症（骨壊死は除外）
　d. 無菌性骨壊死（1つ以上あればスコア2）
　e. 骨髄炎

I. 皮膚病変
　a. 痂皮を伴う慢性脱毛
　b. 頭皮と口蓋以外の著明な瘢痕
　c. 皮膚潰瘍（6カ月間，血栓を除く）

J. 性腺機能障害

K. 糖尿病（治療と関連しない）

L. 悪性腫瘍（異形成は除く，複数あればスコア2）

SLE発症後にみられた不可逆性病変（活動性とは無関係）が6カ月間存在するものを評価する。スコアはすべて1（付記事項を除く）であるが，少なくとも6カ月以上間隔を空けて反復して認められた場合にはスコアを2とする。同一病変はスコア2と評価しない。
スコアを合計したものが，その患者の傷害度の評価となる。

（文献9より一部改変引用）

のが含まれ，活動性とは区別される．評価項目は12の臓器からなり，臓器障害は少なくとも6カ月間存在するものを評価の対象とする．このSLICC/ACR DIを用いた8つの専門医療機関によるSLE1,297例の検討では，経過とともにDIは増加し，99例の死亡を認めている．死亡例は予後良好の症例に比べ，早期よりDIが有意に高いことが認められている（$P=0.0003$）[10]．

活動性指標のSLE-DAIと傷害度指標のSLICC/ACR DIの両者を用いることにより，治療効果の評価がしやすくなると考えられる．

SLICC, ACR, Lupus Foundation of America (LFA) はSLICC/ACR Damage Index (SDI) の改訂を進めている．SLEの傷害の概念は，診断以前に生じた傷害もSLEに起因するという考えを示している．傷害は不可逆性であるが，機能は理学療法により改善される可能性もあることから，改訂されるSDIの概念とその枠組みは，診断前からの傷害をも含めた患者の生活史をふまえて検討されている[11]．

また，フレイルは高齢者にみられる病態であるが，シカゴのStudy of Lupus Vascular and Bone Long-Term Endpoints (SOLVABLE) コホート研究のデータをもとに，フレイルによるSLE患者における臓器損傷の発生頻度を検討した論文が報告されている．女性SLE患者149例における5年間の経過観察によるSystemic Lupus International Collaborating Clinics Frailty Index (SLICC-FI) とSLICC/ACR Damage Index (SDI) のスコアを算出して累積傷害度が検討され，SLICC-FIスコアのベースラインの高い症例は5年間の追跡調査で，その後の損傷が発生するリスクが高くなることを認めている[12]．同様の報告はUgarte-Gilらによってもなされている[13]．

3. 寛解基準と再燃

確立したSLEの寛解基準は存在しないが，definitions of remission in SLE (DORIS)[14] 基準では，活動性病変，治療薬なしで，血清学的にも陰性の場合を完全寛解，血清学的陰性を満たさない場合は臨床的寛解とし，プレドニゾロン5mg/日以下と免疫抑制薬使用を許容した治療下の完全寛解，治療下の臨床的寛解を規定している．また，最近ではLupus Low Disease Activity State (LLDAS, 表Ⅷ-1-4)[15] がよく知られ用いられているが，これを満たす場合には再燃リスクが低下することが知られている．

SLEは寛解と再燃を繰り返す疾患であることはよく知られているが，その実態は不明である．monocentric cohort研究であるが，SLE423例の多数例についてSELENA-SLEDAI Flare Composite[16]を用いてSLEの再燃について検討した報告がされている[17]．年代を3群にわけ平均観察期間は25.9年であるが，平均再燃回数は0.51，1回以上再燃を認めた症例は31.9％を占める．2回以上の再燃は10歳代の若年者に多くみられ，高齢

表Ⅶ-1-4　Lupus Low Disease Activity State (LLDAS)

疾患活動性
①SLEDAI-2K≦4かつ活動性臓器病変なし
②新たなSLEに随伴する症候なし
③医師による全般評価 (PGA：0〜3) ≦1
免疫抑制治療
④ステロイド使用量 (PSL換算) ≦7.5mg
⑤承認範囲内の免疫抑制薬，生物学的製剤で良好な状態

PGA：physician's global assessment

（文献15より引用）

になるに従い頻度は低下する。初発時にみられ再燃時にもみられる症状は発熱，紅斑，関節痛，血小板減少が有意に多く，血小板減少症は再燃の予測因子になることを示唆した。

　Imaizumiらは，BILAG-2004を用いてSLE症例を2013〜2017年の間と1999〜2003年の間にわけて，ステロイド薬と免疫抑制薬の治療が再燃に及ぼす影響を検討している。2013年代の症例はループス腎炎とCNSループスの症例は有意に減少し，再燃も有意に減少しているが，ステロイド初回投与量は両群間で差はないものの，初期の免疫抑制薬使用例が有意に多く，再燃の減少に寄与していると考察している[18]。

　2019年にEULARはRAで勧められているtreat-to-target (T2T) の概念をSLEにおいて推奨した。その到達目標は疾患活動性がなく，寛解状態にあり，後遺症は最小限で，薬剤による有害事象・障害がなく，組織障害が防止され，再燃がなく，長期予後良好で，QOLが保たれていることであるが，多臓器病変を伴い多彩な病態を示すSLEでは，実施にあたっては標的によって異なる方法が求められる。免疫抑制薬や生物学的製剤の使用によりステロイド薬を中止することも意図されているが，選択できる手持ちの特異的な治療薬を増やす必要がある。

　また，T2Tの目標に達するために治療を段階的に踏む必要があり，より高価な治療につながる可能性があるなど，その実施にはいくつかの解決すべき事項がある[19]。

4. 健康度指標 (QOL評価)

　SLEでは，Medical Outcomes Study Short Form 36 (SF-36)[20〜23]がQOL評価に用いられ，また，BILAGの活動性スコアやSLICC/ACR DIの傷害度スコアと相関する傾向にあることも指摘されている[24]。

〈文献〉

1) 横張龍一：厚生省特定疾患自己免疫疾患調査研究班（班長：常松徳五郎）昭和60年度研究報告書. 1986, p50.
2) Symmons DPM, et al：Development and assessment of a computerized index of clinical disease activity in systemic lupus erythematosus. Q J Med 68：927, 1988.
3) Bombardier C, et al：A disease activity index for lupus patients. The Committee on Prognosis Studies in SLE. Arthritis Rheum 35：630, 1992.
4) Liang MH, et al：Reliability and validity of six systems for the clinical assessment of disease activity in systemic lupus erythematosus. Arthritis Rheum 32：1107, 1989.
5) Gladman DD, et al：Systemic lupus erythematosus disease activity index 2000. J Rheumatol 29：288, 2002.
6) Petri M, et al：Reliability of SELENA-SLEDAI and flares as a clinical trial outcome. Arthritis Rheum 31：S218, 1998.
7) Furie RA, et al：Safety of Estrogens in Lupus Erythematosus National Assessment SLE Disease Activity Index. Arthritis Rheum 61：1143-1151, 2009.
8) Petri M, et al：Definition, incidence, and clinical description of flare in systemic lupus erythematosus. A prospective cohort study. Arthritis Rheum 34(8)：937-944, 1991.
9) Gladman DD, et al：The development and initial validation of the Systemic Lupus International Collaborating Clinics/American College of Rheumatology Damage Index for systemic lupus erythematosus. Arthritis Rheum 39：363, 1996.
10) Gladman DD, et al：The Systemic Lupus International Collaborating Clinics/American College of Rheumatology(CLICC/ACR)Damage Index for Systemic Lupus Erythematosus International Comparison. J Rheumatol 27：373, 2000.
11) Johnson SR, et al：Evaluating the Construct of Damage in Systemic Lupus Erythematosus. Arthritis Care Res (Hoboken) 75(5)：998-1006, 2023.
12) Lima K, et al：Association of the Systemic Lupus International Collaborating Clinics Frailty Index and Damage Accrual in Longstanding Systemic Lupus Erythematosus. Arthritis Care Res (Hoboken) 75(3)：578-584, 2023.
13) Ugarte-Gil MF, et al：Association of Systemic Lupus International Collaborating Clinics Frailty Index With Damage in Systemic Lupus Erythematosus Patients：Results From a Multiethnic, Multicenter US Cohort of Patients With Lupus. Arthritis Care Res (Hoboken) 75(3)：585-589, 2023.
14) van Vollenhoven R, et al：A framework for remission in SLE：consensus findings from a large international task force on definitions of remission in SLE(DORIS). Ann Rheum Dis 76(3)：554-561, 2017.
15) Franklyn K, et al：Definition and initial validation of a Lupus Low Disease Activity State(LLDAS). Ann Rheum Dis 75(9)：1615-1821, 2016.
16) Petri M, et al：Combined oral contraceptives in women with systemic lupus erythematosus. N Engl J Med 353(24)：2550-2558, 2005.
17) Minowa K, et al：Disease flare patterns and predictors of systemic lupus erythematosus in a monocentric cohort of 423 Japanese patients during a long-term follow-up：The JUDE study. Mod Rheumatol 27(1)：72-76, 2017.

18) Imaizumi C, et al：Reduced rate of disease flares in Japanese patients with systemic lupus erythematosus：An altered balance between the use of glucocorticoids and immunosuppressants in recent decades. Intern Med 61(21)：3189-3196, 2022.
19) Parra Sánchez AR, et al：Treat-to-target in systemic lupus erythematosus：advancing towards its implementation. Nat Rev Rheumatol 18(3)：146-157, 2022.
20) Stoll T, et al：Consistency and validity of patient administered assessment of quality of life by the MOS SF-36；its association with disease activity and damage in patients with systemic lupus erythematosus. J Rheumatol 24：1608, 1997.
21) Fukuhara S, et al：Translation, adaptation, and validation of the SF-36 Health Survey for use in Japan. J Clin Epidemiology 51：1037, 1998.
22) Fukuhara S, et al：Psychometric and clinical tests of validity of the Japanese SF-36 Health Survey. J Clin Epidemiology 51：1045, 1998.
23) 福原俊一，他：SF-36v2日本語版マニュアル：健康関連QOL尺度．健康医療評価研究機構，京都，2004.
24) Thumboo J, et al：Validation of the MOS SF-36 for quality of life assessment of patients with systemic lupus erythematosus in Singapore. J Rheumatol 26：97, 1999.

Ⅷ章　臨床評価／日常生活指導

2. 日常生活指導

1. 安静

　どの程度の安静が必要であるかは，患者の病気の状態によって異なる．入院して絶対安静を必要とする患者から，健康な人とほとんど変わらないくらいの仕事ができる患者まで種々である．SLEがまだ活動期にある患者には，安静度を守り睡眠は十分にとるように指導する（1日8〜10時間）．

　入院していた患者が退院した場合に，退院後，自分自身の本来の体調に戻るまでに数カ月の期間を要することが多いため，それまでは少しずつ動く量を増やしながら身体を慣らしていく必要がある．どの程度の仕事や家事をいつ頃から始めればよいかは患者によって異なるが，翌日に疲れが残らない程度を大体の目安とする．仕事後に極度の疲労感が出たり，翌日に疲れが残るようであれば，仕事量は過量である．退院後，仕事に復帰する場合には，本来の体調に戻るまで自宅で療養し，その後1日1/3ないし1/2の仕事量から始め，しだいに身体を慣らしていくことが大切である．患者が主婦である場合には，退院後は何かと家族の方の協力が必要となる．休養時間は長時間よりも短時間のほうがよく，たとえば，家事の場合には30分の仕事について5〜10分くらいの休憩をとる．仕事量が多い場合には，何日かに仕事をわけてゆっくりするように指導する．疲れが激しい場合には，外出や仕事，学校へ行くことなどを休むよう指導する．

2. 食事

　臓器障害や合併症により腎機能障害，心不全，高血圧，糖尿病，脂質異常症などがある場合には，その程度に応じて食事療法を行う．食事療法を必要としない場合には，バランスのとれた栄養価が高く消化の良い食事を指導する．ステロイド薬の服用による体重増加，脂質異常症，高血圧，骨粗鬆症，圧迫骨折などを防止するための食事指導も必要となる．

3. 薬

　治療薬の服薬を厳守するよう，自分勝手に服用量を加減しないよう指導する．現在，服用している薬剤とともに，これまでの過敏症やアレルギー症状がみられた薬剤について記載したメモを常に身につけるよう指導する．他科ないし他医を受診している場合には，処

方されている薬剤について知らせるよう指導するとともに，病診連携，病病連携が必要となる場合があることを説明する。サプリメントや健康食品などを使用していれば把握する。

4. 歯の治療・外科的手術

歯の治療や外科的手術が必要な場合には，ストレスが加わり，ステロイド薬の必要量が増大する場合があることを説明する。また，上記同様に病診連携，病病連携が必要であることを説明する。一方，歯科医や外科医には必ず，SLEに罹患し治療していることを伝えるように指導する。出血しやすいかどうか，麻酔薬や術後の鎮痛薬や抗菌薬などの治療薬に対する過敏症があるかどうかなどを，あらかじめチェックする必要があることを説明する。

5. 予防接種

SLEが寛解期にあり，ステロイド薬も維持量で経過している場合には，インフルエンザ，狂犬病，肺炎球菌，A型肝炎，B型肝炎などに対する不活化ワクチンの接種は可能で，また，トキソイドに含まれるジフテリアと破傷風のワクチン接種も可能である。しかしながら，ステロイド薬や免疫抑制薬，生物学的製剤で治療されている場合には，生ワクチンによる二次感染の可能性が否定できないこともあり，麻疹やムンプス，ポリオなどのワクチン接種は通常禁忌である。また，ワクチンの有効性に関して，免疫抑制薬やステロイド薬を使用している場合には，免疫応答が抑えられ防御に必要なワクチンの抗体価の上昇が得られないことがある。したがって，アザチオプリン，ミゾリビン，シクロホスファミド，タクロリムスなどの免疫抑制薬が用いられる場合は，インフルエンザワクチンを含め不活化ワクチンの抗体産生が減弱して効果が出ない可能性があるため，薬剤投与前のワクチン接種が望ましい。

RAで導入されている生物学的製剤（TNF阻害薬，IL-6受容体阻害薬，CTLA4-Igなど）は，SLEでも用いられる可能性があるが，その場合はRAに準じ生ワクチンは回避すべきで，インフルエンザや肺炎球菌，B型肝炎などの不活化ワクチン接種は可能である。ワクチンの効力発現の減弱については不明な点が多いが，多くは健常人と同等の予防効果があるとされている。しかしながら，抗体産生に関わるBリンパ球を標的とする生物学的製剤（抗CD20モノクローナル抗体など）を使用する場合には，インフルエンザワクチンの抗体価の上昇をみる症例は健常者に比べ少ないとされており，T細胞非依存性の免疫応答が関与する肺炎球菌ワクチンと同様に，投与前に接種することが推奨されている。COVID-19のワクチン接種については，☞383頁参照のこと。

ヒトパピローマウイルス（HPV）は，子宮頸癌をはじめ，肛門癌，腟癌などで発生をみるが，HPV感染を防ぐワクチン（HPVワクチン）の定期接種が行われている（☞395頁参照）。

6. 紫外線・日光照射

　　日光照射による病気の悪化は，外出時にどの程度皮膚を露出しているかということと日光過敏症があるかどうかによる．日光過敏症がなければ，通常，日焼け止めクリームなしに10～15分くらいの外出は可能である．日光過敏症があれば，紫外線を避けるよう指導する．日光過敏症の有無にかかわらず，たとえ日陰であっても海岸で何時間も釣りをしたり，プールサイドで何時間も座っていたり，スキーをしたりすることは避けるよう指導する．雪や砂や水などによる日光の反射も悪い影響を及ぼす．紫外線を避けるためには，肌をできるだけ露出させない，肌に合った日焼け止めクリームの使用，つばの広い帽子をかぶる，日傘を使うなどを指導する．

7. 戸外スポーツ・レクリエーション

　　寛解期では，過労にならない程度の戸外スポーツや卓球，体操，ダンス，散歩などは可能である．この場合，紫外線に対する配慮を指導する．皮膚が傷つきやすく骨折を起こしやすいため，転ばないよう，ケガをしないように注意を促す．感染症も起こしやすいため，環境にも留意させる．履き物も安定したものとし，ハイヒールなどの踵の高いものは避けるように指導する．

8. 家事

　　炊事，洗濯に際し指先を傷つけないように指導する．SLEでは皮膚の菲薄化がみられ，傷つきやすく化膿しやすい．指趾末梢ではレイノー現象などの末梢循環障害もみられる．小さな傷がもとで難治性の潰瘍や壊死，感染症などを生じやすいことを説明する．また，指先や手に紅斑や皮膚潰瘍のある場合には洗剤・石鹸の使用に注意し，できるだけゴム手袋を使用するよう指導する．指先や手の荒れやすい人も直接洗剤や石鹸を使用しないよう指導する．また，冷水は避け，できるだけ温水を用いる．

9. 鍼・灸

　　鍼，灸は皮膚病変を悪化させるため避けるよう指導する．特に皮膚病変を有する患者は，皮膚病変のみならず疾患自体の悪化につながることがある．

10. 結婚

　　結婚すること自体は問題ない．結婚する相手の方に病気のことをよく理解してもらうことが大切である．長い療養生活の間には，家事が制約され家族の方の協力が必要になることが多いため，この点をよく理解してもらい，協力して結婚生活を進めていくよう指導す

る。相手の方とその両親を交えて説明する必要がある。

　結婚すると，妊娠・出産のことと同時に遺伝性のことが問題となる。妊娠・出産については次項で述べるが，生まれてくる子どもが患者と同じSLEに罹ってしまうかどうかという不安がある。このことは，1．遺伝的要因の項（☞28頁）で触れたように罹りやすい体質・素因が受け継がれることはあるが，必ず受け継がれるわけではなく，また，必ず病気に罹ってしまうという強い遺伝性のものでもない。したがって，生まれてくる子どものことが心配で結婚が妨げられるということはない。

11. 妊娠・出産

　DLEの患者は妊娠について問題はない。服用薬について留意する。

　SLEの患者は，病気が寛解期にあり，服用しているステロイド量も少なく維持量で経過し，重篤な内臓病変や機能障害，合併症がなければ妊娠・出産は可能であることを説明する。寛解導入開始からまもない患者や，ステロイド減量中ないしは免疫抑制薬使用中でいまだ寛解状態に至っていない患者の場合には，近い将来の妊娠・出産の可能性と妊娠の時期について説明する。また，あらかじめ妊娠・出産のリスクとなる因子について検索し，もしも認められれば〔例：抗リン脂質抗体（☞361頁参照）や抗SS-A/SS-B抗体（☞404頁参照）など〕，妊娠・出産した場合の見通しについて説明する。加えて，妊娠経過中と分娩後の予測される事項やその間の治療法，対策について説明する。妊娠・出産に際しては，産婦人科医との協力体制が必須で，両者による治療・管理が必要である。出産時にSLEが悪化する可能性があるため，早めの入院と悪化防止策が必要である。また，出産後は育児などで適切な休養をとりにくく，ストレスの増加も懸念されることについても触れておく。

12. 避妊

　避妊する場合には，避妊用隔膜やゼリー，コンドームの使用が安全である。経口避妊薬のピルは副作用の出現が多く，特に抗リン脂質抗体症候群では避けるよう指導する。子宮内装置による避妊は感染症を起こしやすいため，注意が必要である。

13. 指定難病の医療費の助成

　1972年に「難病対策要綱」が策定されてから50年以上経過したが，この間，難病の疾患間での不公平感や医療費助成における都道府県の超過負担，難病に関する普及啓発の不十分さ，増加傾向にある難病患者の長期にわたる療養と社会生活を支える総合的な対策の不十分さなど，多くの課題が指摘され，2013年に「難病対策の改革について（提言）」が取りまとめられた。これをもとに「難病対策の改革に向けた取組について」が取りまとめられ，

表Ⅷ-2-1　主な膠原病および類縁疾患の指定難病

SLE, PM/DM, SSc, MCTD, 高安動脈炎, 結節性多発動脈炎, 顕微鏡的多発血管炎, 多発血管炎性肉芽腫症, 悪性RA, ベーチェット病, SjS, 成人発症スチル病, 原発性抗リン脂質抗体症候群, 巨細胞性動脈炎, 好酸球性多発血管炎性肉芽腫症, 再発性多発軟骨炎, 若年性特発性関節炎, 封入体筋炎, IgG4関連疾患

2014年の通常国会で「難病の患者に対する医療等に関する法律（難病法）」が成立した。これにより，難病の調査研究，新たな医療費助成，国民の理解の促進と社会参画のための施策の充実など，総合的な難病対策が2015（平成27）年度より施行されている。

2014年の「難病の患者に対する医療等に関する法律」の成立に伴い，2015年からSLEを含む大部分の膠原病が「指定難病」に含まれる（表Ⅷ-2-1）。指定難病は，以前は特定疾患と呼ばれていたものであるが，患者数が少なく，原因が不明で治療法が確立しておらず，長期療養を必要とする疾患である。指定難病は医療費の助成を受けることができるが，医療を受けている指定医療機関の難病指定医による診断書（臨床調査個人票）の作成が必要である。診断書には重症度分類に基づく重症度も記載され，これにより医療費の助成が行われる。すなわち，指定難病と認定されると「特定医療費受給者証」が交付され，患者の病状と所得に応じ医療費の自己負担の限度額が決められ，その限度額を超えた金額が公費で負担される。

旧制度である特定疾患治療研究事業から継続して医療費助成制度を受けている患者は，3年間の経過措置の対象になっており，その経過措置は2017年12月31日をもって終了となった。経過措置終了後は，指定難病の診断書の提出とともに重症度分類により一定以上の重症度を認める場合に医療費助成の対象となっている。また，一定以上の重症度が認められない軽症者は医療費助成の対象にならないが，その場合であっても高額な医療を継続することが必要な場合には「軽症高額該当」として医療費の助成を受けることができる。医療費助成の対象者であっても全額助成されるわけではなく，年収の階層区分により自己負担上限額が定められている。詳細は難病医学研究財団が管轄している「難病情報センター」のホームページ（https://www.nanbyou.or.jp）で閲覧可能である。

索引

数字

1型糖尿病 *371*
Ⅰ型IFNα阻害薬 *222*
Ⅲ/Ⅳ型ループス腎炎の寛解導入療法 *282*

欧文

A
ACLE：acute cutaneous lupus erythematosus *246*
ACR
　──によるNPSLEの分類 *300*
　──による増殖性/膜性LNの腎病変評価基準 *269*
　──分類で規定されている自律神経機能検査 *301*
ACR/EULAR
　──2016 SjSの改訂分類基準 *126*
　──によるEGPAの改訂分類基準（2022年）*141*
　──によるGPAの新分類基準（2022年）*139*
　──によるMPA分類基準（2022年）*136*
　──による新SSc分類基準 *122*
　──の新分類基準（2019年）*109*
acute confusional state *304*
adult Still disease *144*
AIHA：autoimmune hemolytic anemia *354*
anxiety disorder *304*
aPL：antiphospholipid antibodies *361*
　──の分類 *362*
APS：antiphospholipid syndrome *175, 361*
aseptic meningitis *299*
atacicept *239*
autonomic disorder *307*
axial SpAのASAS分類基準（2009年）*151*

B
BAFF *60*
Behçet's disease *147*
bullous LE *249*
B細胞異常 *60*

C
C4遺伝子 *31*
CAP：cytapheresis *226*
CAR-T療法 *62*
CCHB：congenital complete heart block *404*
CCLE：chronic cutaneous lupus erythematosus *248*
cerebrovascular disease *299*
CMV：cytomegalovirus *46*
CNSループス *23, 71, 229*
cognitive dysfunction *305*
COVID-19 *382*
COX-1 *184*
COX-2 *184*
CRP陽性 *314*

D
DAD：diffuse alveolar damage *82*
demyelinating syndrome *301*
DFPP：double filtration PP *227*
discrete speckled pattern *87*
DLE：discoid lupus erythematosus *173*
DMARDs：disease modifying anti-rheumatic drugs *204*
DNAメチル化 *49*
DN T細胞 *58*

E
EBV：Epstein-Barr virus *46*
EGPA：eosinophilic granulomatosis with polyangiitis *139*

epratuzumab 239
ESSDAIによるSjSの重症度分類 127
Evans症候群 355, 359

F
Fcγ受容体ファミリー遺伝子群 32
FCGR3B 71
fibromyalgia syndrome 152

G
giant cell arteritis 141
GPA：granulomatosis with polyangiitis 137
Guillain-Barré syndrome 307
GWAS：genome-wide association study 5, 35

H
HCQ：hydroxychloroquine sulfate 200
　――の用法・用量 202
HE体：hematoxylin stained bodies 3
*Helicobacter pylori*菌 343
HLA：human leukocyte antigen 30
homogeneous pattern 87
HPS：hemophagocytic syndrome 368
Hunner's ulcer 373

I
IgG4関連疾患 127
　――包括診断基準 128
IIF：indirect immunofluorescent antibody method 87
IL-6阻害薬 217, 219

ISN/RPS：International Society of Nephrology and Renal Pathology Society 75
　――によるループス腎炎の2003年分類 76
ITGAM 71

J
Jaccoud様関節変形 372
JAK阻害薬 210

L
laquinimod 241
LE細胞現象 3
Libman-Sacks型心内膜炎 81
litifilimab 238

M
MCP-1 71
MCTD：mixed connective tissue disease 129
　――の診断基準 131
　――を対象としたPAH診断の手引き 334
MHC：major histocompatibility complex 30
monogenic lupus 30, 36
mononeuropathy 307
mood disorder 306
movement disorder 302
MPA：microscopic polyangiitis 133
MSR1：macrophage scavenger receptor 1 53
Mycobacterium kansasii 381

N
NCF1 34
NCF2 34

NETs：neutrophil extracellular traps 37, 54
neuropathy cranial 308
NPSLE：neuropsychiatric syndromes of SLE 289
NSAIDs：nonsteroidal anti-inflammatory drugs 182
　――の血中半減期 186
　――の分類 185
nucleolar pattern 87

O
OBS：organic brain syndrome 289, 293, 310
ocrelizumab 239
onion-skin像 84
overlapping syndrome 129

P
PE：plasma exchange 226
　――施行上の注意点 233
peripheral pattern 87
PM/DM：polymyositis/dermatomyositis 122
　――の診断基準 124
PML 304
PMR：polymyalgia rheumatica 147
PN：polyarteritis nodosa 132
PRCA：pure red cell aplasia 357
Pre-SLE 170

R
RA：rheumatoid arthritis 116
　――の分類基準 118, 119
RPLS：reversible posterior leukoencephalopathy 296

S

SARS-CoV-2　*382*

SCLE：subacute cutaneous lupus erythematosus　*174, 246*

seizure　*303*
　——の分類　*303*

SjS：Sjögren syndrome　*125, 357, 371*
　——の診断基準　*126*

SLE：systemic lupus erythematosus　*2*
　—— management　*9*
　——の合併症　*377*
　——の健康度指標　*419*
　——の検査所見　*16, 18*
　——の死因　*19, 21, 23*
　——の疾患感受性遺伝子　*29*
　——の死亡リスク　*11*
　——の重症度からみた病型分類　*165*
　——の初発症状　*15, 98*
　——の診断基準　*5*
　——の診断時年齢分布　*14*
　——の推定患者数　*11*
　——のステロイド減量スケジュール　*191*
　——の性差　*14*
　——の生存率　*19*
　——の治療　*237*
　——の治療アルゴリズム　*180*
　——の治療法　*178*
　　——の発症機構　*37*
　　——の病態形成モデル　*39*
　　——の分類改訂基準　*105*
　——の有病率　*11*
　——の予後　*20*
　——の臨床症状　*16, 18*

SLE-DAI：SLE-Disease Activity Index　*415*

SLICC：Systemic Lupus International Collaborating Clinics Classification Criteria (2012年)　*107*
　——Damage Index (DI)　*417*
　——分類基準　*5*

SpA：spondyloarthritis　*150*

speckled pattern　*87*

SPECT：single photon emission computed tomography　*297*

SSc：systemic sclerosis　*119*
　——の診断基準　*121*

T

T2T：treat to target　*237*

Takayasu's arteritis　*142*

telitacicept　*240*

Th1細胞　*57*

Th2細胞　*58*

Th17細胞　*58*

TLR　*60*

TLR阻害薬　*241*

TNFα阻害薬　*56, 217*

TP：thrombocytopenic purpura　*359*

TTP：thrombotic thrombocytopenic purpura　*360*

T細胞
　——異常　*57, 60*
　——を標的とする治療薬　*240*

U

UCTD：undifferentiated connective tissue disease　*129*

和文

あ

アザチオプリン　*207, 269*

アニフロルマブ　*6, 57, 217, 222*

アバタセプト　*240*

アフェレーシス療法　*226, 276*

アポトーシス細胞　*52*

アルキル化薬　*208*

アレルギー反応機序　*69*

亜急性皮膚型LE　*246*

悪性RAの改訂診断基準　*120*

悪性腫瘍　*393*

安静　*422*

い

インフリキシマブ　*217*

異種造血幹細胞移植　*242*

う

運動障害(舞踏病)　*302*

え

エタネルセプト　*217*

エピゲノム　*49*

エポプロステノール　*335*

壊死性血管炎　*82*

炎症反応の3つの病期　*70*

円板状エリテマトーデス　*173*

お

オビヌツズマブ　*239*

横隔膜病変　*337*

温式抗体　*354*

か

カンジダによる化膿性脊椎炎 380
ガンマグロブリン大量静注療法 (IVIg療法) 235, 404
可逆性後部白質脳症 296
可溶性メディエーター 55
家族集積性 28
化膿性軟髄膜炎 381
顆粒球減少 357
加齢 61, 159
画像検査 86
核酸クリアランス 36
核酸シグナル関連遺伝子 36
核小体型 87
角栓形成 74
活性型ビタミンD_3 388
寛解維持 181
間質性肺炎 325
間質性膀胱炎 373
関節リウマチ 116
感染症 378
乾癬性関節炎 151
完全房室ブロック 405
冠動脈狭窄 321
冠動脈病変 320, 392

き

ギラン・バレー症候群 307
器質性脳症候群 289
気分障害 306
喫煙 47
逆流性食道炎 352
急性炎症性脱髄性多発神経根神経炎 307
急性昏迷状態 304
急性皮膚型LE 246
急性ループス肺臓炎 325
急速進行性糸球体腎炎 229
胸膜病変 324
巨細胞性動脈炎 141
  ──の診断基準 142
均一型 87
筋症状 258
緊張型頭痛(エピソード様緊張型頭痛) 302

く

クームス抗体 354
クロロキン 200
グッドパスチャー症候群 74
グルココルチコイドの作用機序 188
群発頭痛 302

け

ゲノムワイド関連解析 30
外科的手術 423
蛍光抗体間接法 87
血液−脳関門 71
血液学的検査 86
血液透析 276
血管炎症候群 132
血管拡張薬 332
血管病変 322
血球成分除去療法 226
血球貪食症候群 368
血漿交換療法 226, 404
血栓症 363
血栓性血小板減少性紫斑病 360
結合織炎 152
結合組織疾患 129
結節性多発動脈炎 132
  ──の診断基準 134

顕微鏡的多発血管炎 74, 133
  ──の診断基準 135
幻覚 290
原発性抗リン脂質抗体症候群の分類基準 366

こ

コルチゾン酢酸エステル 189
古典的ハンナー潰瘍 373
抗DNA抗体 87
抗dsDNA抗体 71, 90
抗SS-A抗体 406
抗TWEAK (TNF-like weak inducer of apoptosis) 抗体 241
抗セントロメア抗体 91
抗リウマチ薬 204
抗リボソームP蛋白抗体 70
抗リン脂質抗体 5, 91, 361
  ──による習慣流産 403
  ──に関連した臨床症状 363
  ──症候群 175, 329, 361
  ──陽性SLE症例 346
口蓋裂 402
口腔内粘膜潰瘍 250
抗核抗体 3, 52, 87, 89, 371, 373
  ──陰性SLE 175
抗核小体抗体 91
抗ガレクチン3抗体 70
抗凝固線溶療法 366
抗凝固療法 276, 365
抗血小板療法 365
抗好中球細胞質抗体 266
抗非ヒストン核蛋白抗体 91
膠原病 113, 114
  ──および類縁疾患の指定難病 426

──の検査 114, 115
好酸球性多発血管炎性肉芽腫症 139
　──の診断基準 140
甲状腺機能亢進症 371
甲状腺機能障害と自己抗体 371
甲状腺刺激ホルモンの増加 371
甲状腺疾患 371
拘束性換気障害の鑑別診断 339
高プロラクチン血症 372
骨塩量の改善 387
骨粗鬆症 384
骨密度 385
混合性結合組織病 129

さ
サイトカイン阻害薬 241
細胞性免疫検査 95
細胞内シグナル伝達阻害薬 209

し
シェーグレン症候群 125
シクロスポリン 272
シクロホスファミド 269
　──間欠大量静注療法 327
紫外線 424
　──照射（日光照射） 46
子宮頸癌 395
子宮内胎児死亡 401
糸球体病変 75
自己炎症性疾患 150
自己免疫性血小板減少症／血小板減少性紫斑病 359
自己免疫性溶血性貧血 354
　──の診断基準 356
自然流産 363
自律神経障害 307
疾患修飾薬 204

指定難病の医療費の助成 425
主要組織適合性複合体 30
重症筋無力症 308
消化性潰瘍 384
少量アスピリン 403
心筋炎 314
心筋梗塞 320, 392
心タンポナーデ 314
心内膜炎 319
心囊炎 314
神経叢炎 309
新生児ループス 174, 249, 404
蕁麻疹様皮疹 250

す
スカベンジャー受容体1 53
ステロイド（薬） 181, 194, 355
　──の維持量 408
　──の抗炎症作用機序 187
　──の種類 187
　──の長期投与 393
　──の副作用 195, 196
　──パルス療法 326
　──初回投与量 189
　──性骨粗鬆症の管理と治療ガイドライン 387
　──多量投与 190
　──抵抗性 193
　──平均総投与量 379, 382
頭蓋内圧亢進症（偽性脳腫瘍） 302
膵炎 349
髄液検査 295

せ
正球性正色素性貧血 354
制御性T細胞 59
精神病性症状 307

成人スチル病 144
　──の診断基準 146
生殖細胞系列バリアント 29
生体防御機構 378
生物学的製剤 57, 217, 219
生理学的検査 86
赤芽球癆 357
脊髄障害 303
脊椎圧迫骨折 385
脊椎関節炎 150
線維筋痛症 152
　──の分類基準 153
全身性強皮症 119
先天性完全房室 404
蠕動障害 352

そ
組織常在型メモリーT細胞 59
巣状ループス腎炎 76
造血幹細胞移植 241
塞栓症 337

た
タクロリムス 272
ダラツムマブ 237
多臓器梗塞 403
多発血管炎性肉芽腫症 137
　──の診断基準 138
多発性筋炎・皮膚筋炎 122
多発性神経炎 309
代謝拮抗薬 207
体軸性脊椎関節炎 150
胎児への影響 400
胎内発育遅延 402
大腿骨頭壊死 391
高安動脈炎（大動脈炎症候群） 142
　──の診断基準 145

──の病型分類　144
　　　──の臨床症候　143
脱髄性症候群　301
脱毛　253
単神経炎　307
蛋白漏出性胃腸症　350
ち
チャーグ・ストラウス症候群　139
中枢神経症状　363
腸管嚢腫様気腫　345
腸間膜動脈炎　343
重複症候群　129
つ
通常型間質性肺炎　82
て
てんかん　303
デキサメタゾン　189
デュークラバシチニブ　241
低出生体重児　402
鉄欠乏性貧血　355
点状出血　373
と
トキソプラズマ症　304
トリアムシノロン　189
凍瘡様皮疹　253
糖尿病　384
動脈硬化　392
特発性大腿骨頭壊死の診断基準　391
な
内膜肥厚性血管炎　82
に
ニューモシスチス肺炎　380
二次性HPSの診断基準　368
二重濾過法　227

日光過敏症　250
尿検査　86
妊娠合併SLE　191
妊娠・出産　425
妊娠中の治療・管理　408
妊娠中の免疫血清学的経時的変化　399
妊孕性　400
認知障害　305
の
脳血管障害　299
脳神経障害　308
脳波　295
農薬　47
は
バイオシミラー　217
バンドテスト　74
パルボウイルス封入体　381
歯の治療　423
肺アスペルギルス症　380
肺血栓　337
肺高血圧症　82, 331
　　　──治療薬　335
肺臓炎　325
肺胞出血　328
発熱　100
鍼・灸　424
半月体形成性腎炎　78
反応性関節炎　152
ひ
びまん性ループス腎炎　76
ヒストン抗体　90
ヒストン修飾　49
ヒトアジュバント病　46
ヒトパピローマウイルスワクチン　395

ヒト型抗RANKLモノクローナル抗体　388
ヒト白血球抗原　30
ヒト副甲状腺ホルモン　388
ヒドロキシクロロキン　181, 200
ヒドロコルチゾン　189
ビスホスホネート　388
ビタミンK$_2$　388
脾腫　84
皮疹　158
皮膚血管炎　250
皮膚症状　101
非ステロイド性抗炎症薬　182
非定型抗酸菌症による皮下膿瘍　381
非特異的間質性肺炎　82
避妊　425
表皮角化　74
表皮の萎縮　74
貧血　354
ふ
プレドニゾロン　181, 189
ブレブ　53
プロカルシトニン高値　379
不安障害　304
副甲状腺疾患　372
副腎皮質ステロイド☞ステロイド（薬）
副腎不全　372
腹水　343
腹膜炎　343
分娩後のSLE　410
へ
ヘルパーT細胞　58
ベーチェット病　147
　　　──の診断基準　148

ベタメタゾン *189*
ベリムマブ *6, 57, 61, 217, 220*
閉経後のステロイド薬投与 *385*
片頭痛 *301*
便検査 *86*

ほ
ポリジェニックリスクスコア *40*
ボクロスポリン *6, 272*

ま
マイクロRNA *50*
マラリア *200*
末梢循環障害 *253*
慢性活動性肝炎 *353*
慢性間質性肺炎 *328*
慢性腎臓病 *284*
慢性皮膚型LE *248*

み
ミコフェノール酸モフェチル *207, 274*
ミゾリビン *207, 272*

む
無菌性骨壊死 *390*
無菌性髄膜炎 *299*

め
メチルプレドニゾロン *189*
メトトレキサート *204, 207*
免疫異常 *161*
免疫異常に対する治療戦略 *61*

免疫応答細胞 *55*
免疫寛容の破綻 *52*
免疫疾患におけるニューモシスチス肺炎予防基準 *382*
免疫複合体 *92*
免疫抑制薬 *6, 207, 327, 408*
　　——の副作用 *213*
免疫抑制療法 *354*

も
妄想状態 *290*

や
薬剤性肝障害 *352*
薬剤性膵炎 *351*
薬剤誘発ループス *172*

よ
予防接種 *423*
溶血性貧血の診断基準 *355*
葉酸拮抗薬 *209*
抑うつ状態 *290*

り
リウマチ性多発筋痛症 *147*
リツキシマブ *217, 275*
リンパ球減少 *357*
リンパ球浸潤 *74*
リンパ球性間質性肺炎 *82*
緑膿菌による肺炎 *380*

る
ループス腎炎 *71, 74, 162, 260, 262*
　　——の活動性指標 *263*
　　——の形態学的特徴 *79*
　　——の国際的治療指針 *281*
　　——の組織型の変化 *264*
　　——の治療アルゴリズム *280*
　　——の治療効果判定基準 *268*
　　——の転帰 *261*
　　——の病型別治療 *267*
ループス精神病の分類基準 *295*
ループス肺臓炎 *82*
ループス・バンド *70*
ループス膀胱炎 *373*

れ
レイノー現象 *253*
レクリエーション *424*

ろ
ロングノンコーディングRNA *50*
濾胞性ヘルパーT細胞 *59*

わ
ワイヤーループ像 *78*
ワクチン接種によるSLE発症のリスク *47*
ワッセルマン反応の偽陽性 *3*

索引 **433**

著者略歴　**橋本博史**(はしもと ひろし)

1964年3月	順天堂大学医学部卒業
1969年3月	順天堂大学大学院医学研究科(内科学)修了
1969年10月	順天堂大学医学部膠原病内科助手
1972年7月	同上，講師(医局長)
1980年2月	同上，助教授
1980年9月	UCLA Los Angeles校リウマチ科留学(指導:Prof. E.V.Barnett)
1994年5月	順天堂大学膠原病内科学講座教授
2002年4月	順天堂大学附属順天堂越谷病院院長(併任)
2005年4月	順天堂大学附属順天堂越谷病院院長，順天堂大学名誉教授
2007年7月	医療法人社団愛和会理事長
2015年4月	同上，名誉理事長
2024年8月	同上，退任

【専攻領域】
膠原病・リウマチ学

【所属学会】
日本内科学会(名誉会員，認定内科医)，日本リウマチ学会(名誉会員，認定専門医・指導医)，日本腎臓学会(功労会員，認定専門医・指導医)，日本アレルギー学会(功労会員，認定専門医)，日本免疫学会，日本炎症・再生医学会(功労会員)，日本アフェレシス学会，American College of Rheumatologyなど

【受賞歴】
1988年度　日本リウマチ学会賞
1995年度　日本リウマチ財団・日本チバガイギー「リウマチ賞」
2005年度　東京都医師会功労賞
2015年度　日本リウマチ財団柏崎リウマチ教育賞受賞など

【その他】
厚生省特定疾患難治性血管炎調査研究班班長(1996年4月～2002年3月)
厚生労働省厚生科学免疫疾患の合併症と治療に関する研究班班長(2002年4月～2005年3月)
ヒューマンサイエンス研究事業ANCA関連血管炎の本邦/欧州間での臨床疫学調査および診断薬と治療法に関する研究主任研究者(2004年4月～2007年3月)
第45回日本リウマチ学会会長(2001年5月)など

全身性エリテマトーデス臨床マニュアル

定価（本体9,000円＋税）

2006年	2月10日	第1版
2012年	1月17日	第2版
2014年	11月13日	第2版増補
2017年	9月13日	第3版
2025年	3月 5日	第4版
2025年	5月27日	第4版2刷

著　者　橋本博史
発行者　梅澤俊彦
発行所　日本医事新報社　www.jmedj.co.jp
　　　　〒101-8718　東京都千代田区神田駿河台2-9
　　　　☎ 03-3292-1555（販売），1557（編集）
　　　　振替口座　00100-3-25171
印　刷　ラン印刷社

© 橋本博史 2025　Printed in Japan
ISBN 978-4-7849-5415-5 C3047 ¥9000E

・本書の複製権・翻訳権・上映権・譲渡権・公衆送信権（送信可能化権を含む）は㈱日本医事新報社が保有します。

・JCOPY ＜(社)出版者著作権管理機構 委託出版物＞
本書の無断複写は著作権法上での例外を除き禁じられています。複写される場合は，そのつど事前に，(社)出版者著作権管理機構（電話 03-5244-5088，FAX 03-5244-5089, e-mail:info@jcopy.or.jp）の許諾を得てください。

電子版のご利用方法

巻末袋とじに記載された**シリアルナンバー**を下記手順にしたがい登録することで，本書の電子版を利用することができます。

❶ 日本医事新報社Webサイトより会員登録（無料）をお願いいたします。

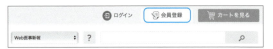

会員登録の手順は弊社Webサイトの
Web医事新報かんたん登録ガイドを
ご覧ください。

https://www.jmedj.co.jp/files/news/20191001_guide.pdf

（既に会員登録をしている方は**❷**にお進みください）

❷ ログインして「マイページ」に移動してください。

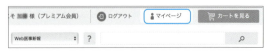

❸ 「未登録タイトル（SN登録）」をクリック。

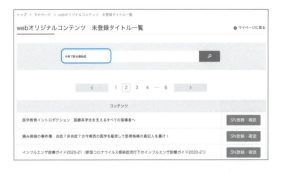

❹ 該当する書籍名を検索窓に入力し検索。

❺ 該当書籍名の右横にある「SN登録・確認」ボタンをクリック。

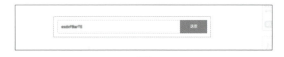

❻ 袋とじに記載されたシリアルナンバーを入力の上，送信。

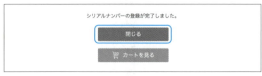

❼ 「閉じる」ボタンをクリック。

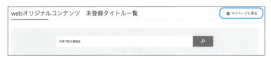

❽ 登録作業が完了し，**❹**の検索画面に戻ります。

【該当書籍の閲覧画面への遷移方法】
① 上記画面右上の「マイページに戻る」をクリック
　➡ **❸**の画面で「登録済みタイトル（閲覧）」を選択
　➡ 検索画面で書名検索 ➡ 該当書籍右横「閲覧する」
　ボタンをクリック
　または
② 「**書籍連動電子版一覧・検索**」＊ページに移動して，
　書名検索で該当書籍を検索 ➡ 書影下の
　「電子版を読む」ボタンをクリック
　https://www.jmedj.co.jp/premium/page6606/

＊「電子コンテンツ」Topページの「電子版付きの書籍を
　購入・利用される方はコチラ」からも遷移できます。